우리 산야에 자생하는 모든 약초들

동의보감
사계절 약초도감

약효와 사용법

자연을 담는 사람들 편

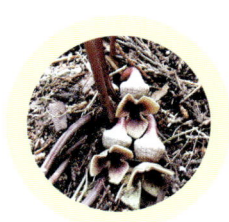
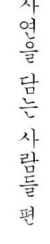

글로북스

■ 책을 내면서…

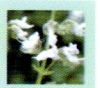 약의 재료로 쓰이는 식물, 즉 질병의 치료와 예방을 목적으로 사용할 수 있는 식물을 총괄하여 약초라고 한다.

과연 식물은 언제부터 어떻게 '약초'로서 사용되기 시작한 것일까. 그것은 자연에 적응하려는 인간의 천부적인 능력과 관련이 있다. 오랜 경험과 수없는 시행착오를 통해 식물마다의 식이食餌 여부와 유독有毒·무독無毒의 특성을 알게 되고, 그것을 종합해서 약물로서의 효능과 작용까지 인지하게 된 것이다.

그 과정에서 많은 사람들이 맛을 보거나, 병증에 직접 먹어보면서 식물별 특수작용을 시험해 왔다. 질병이 발생된 시기나 절기, 기후에 대해서 경험적인 근거를 이용하기도 했다. 그렇게 자연을 활용하고 적응하는 과정 속에서 인간은 경험의 집적을 이루었고, 그 결과 식물들을 질병 치료에 활용하게 되었다.

의사들은 이 경험의 결과물들을 직접 치료에 사용해 보면서 실증實證을 얻었다. 역대 의사들의 힘을 빌려 식물이 함유하고 있는 어떤 물질이 원인이 되어 질병을 치료하는지도 알아냈다. 이렇게 인류는 약초에 대한 지식을 알게 된 이후, 삶 속에서 만나게 되는 갖가지 질병을 치료해왔다. 경험이 축적될수록 약초에 대한 새로운 정보와 창조의 역사도 만들어지면서 이어져 내려왔다.

우리의 옛 선조들 역시 우리 산야에서 자라는 온갖 식물의 약효를 알아내고 지혜롭게 활용할 수 있는 건강비법을 정리해서 면면히 이용해왔다. 이 건강법은 대개 우리의 생활 주변에서 쉽게 보아온 것이며, 또한 그 식물들은 우리들이 늘 식생활에서 자주 먹는 식재료들이다.

『사계절 약초도감』은 누구나 쉽게 이해할 수 있고 찾아 쓸 수 있도록 컬러사진과 함께 실어 꾸몄다. 콩이나 참깨 중에서도 어느 색깔의 콩과 깨가 몸에 유익한지 그리고 무는 어떻게 먹는 것이 건강에 도움이 되는지 등의 간단한 생활의학을 제시했다. 시장에 흔하게 쌓여 있는 부추나 미나리, 마늘 한쪽도 제대로 먹으면 더위나 감기 따위를 예방할 수가 있다. 이런 간단한 건강법은 생활의 큰 지혜가 될 것이다.

이 책을 가정에 한 권씩 비치해 놓고 적용한다면, 응급시에나 만성적인 질병, 또 현대의학으로는 특별한 처방이 없는 다양한 질병을 예방하고 치료하는 데 많은 도움을 줄 것이라 믿는다.

차례

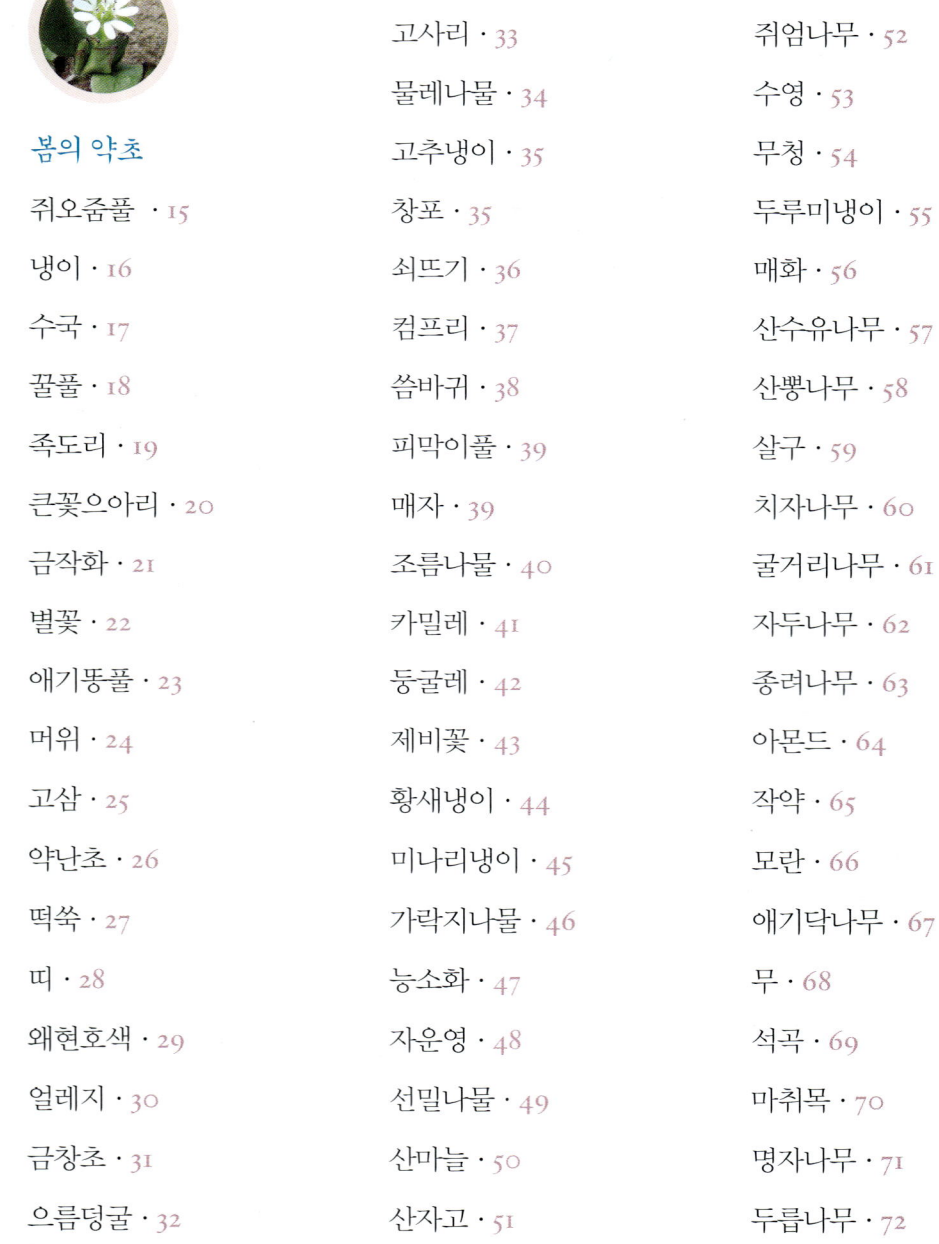

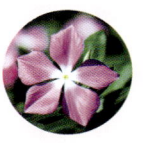

여름의 약초

차례

차례

봄의 약초

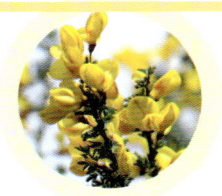

쥐오줌풀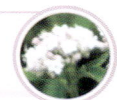

학명 Valeriana fauriei Briq.   분류 피자식물문 〉 쌍떡잎식물강 〉 마타리과

뿌리에서 쥐오줌 냄새가 난다고 해서 쥐오줌풀이라 부른다. 하지만 이름과는 다르게 꽃이 예
쁘고 약용하는 뿌리는 정유 성분이 풍부해서 신경 안정에 좋다.

산지의 약간 습한 곳이나 그늘진 곳에서 자라는 다년초로서 높이는 40~80cm이고, 뿌리에
강한 향기가 있으며 밑에서 뻗는 가지가 자라서 번식하고, 마디 부근에 긴 백색 털이 있다. 근
생엽은 꽃이 필 때가 되면 없어지며 경생엽莖生葉은 대생對生하고 5~7개로 갈라지며, 열편裂
片에 톱니가 있다. 열매에 털이 있는 것을 광릉쥐오줌풀, 잎 열편裂片에 톱니가 없는 것을 긴
잎쥐오줌풀이라고 한다. 어린 순을 나물로 하고 근경根莖을 진정 및 진경제로 사용하거나 담
배의 향료로 사용한다.

● 약효와 사용방법

히스테리 · 신경과민증 · 심계항진 – 잘게 썬 근경 약 5g을 1회 양으로 해서 끓는 물을 붓고
5분 정도 지난 후 복용한다. 1일 3회 복용이 좋다.

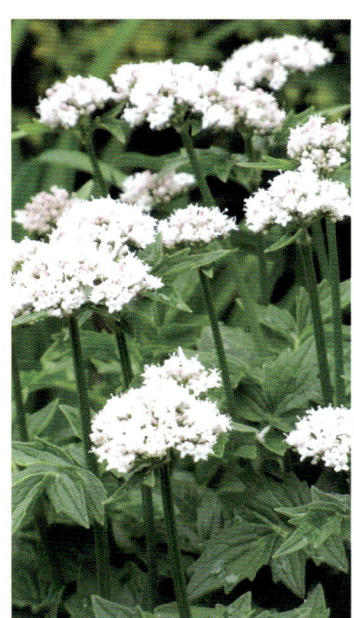
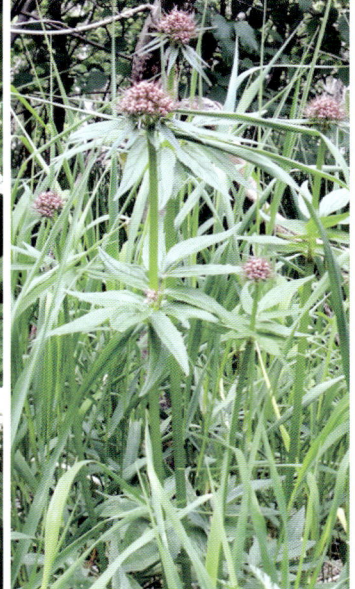
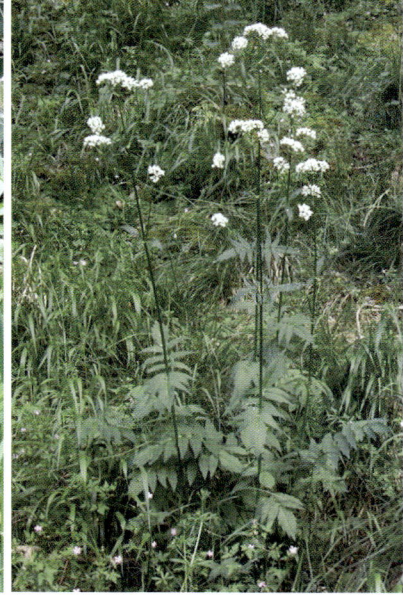

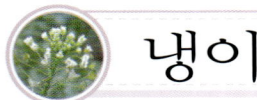

냉이

학명 Capsella burapastoris   분류 현화식물문 〉쌍떡잎식물강 〉십자화과

전국 각지에서 흔히 자라는 월년초로서 높이는 10~50cm이고 전체에 털이 있으며 곧추자라고 가지가 많이 갈라지며 뿌리가 곧고 백색이다.

근생약은 많이 돋아서 지면에 퍼지며 우상羽狀으로 갈라지지만 끝부분이 보다 넓고 길며 길이는 10cm 이상이다.

경생약은 호생互生하고 위로 올라갈수록 작아져서 엽병葉柄이 없어지며 피침형으로 원줄기를 반 정도 감싸고 가장자리가 근생엽과 마찬가지로 갈라지지만 위로 올라가면서 큰 예치상銳齒狀으로 된다. 어린 순은 뿌리와 더불어 이른 봄을 장식하는 나물이다.

• 약효와 사용방법

눈의 충혈 – 건조한 전초全草 10g을 물 200cc에 달여 2중가제에 비벼 살갗에 차가운 느낌이 들면 탈지면에 그 즙을 묻혀 눈을 씻는다.

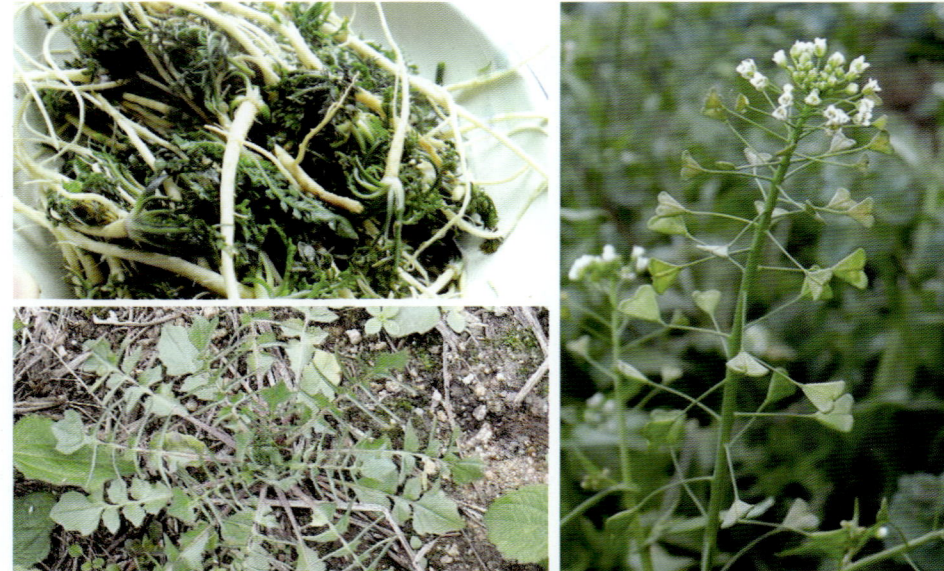

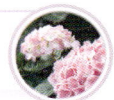
관상용으로 널리 재식하고 있는 낙엽 관목으로서 높이가 1m에 달하고 겨울 동안 윗부분이 고사한다. 잎은 대생하며 난형 또는 넓은 난형이고 두꺼우며 짙은 녹색이고 윤기가 있으며 길이는 7~15cm, 너비는 5~10cm로서 예첨두銳尖頭이고 넓은 예저銳底이며 가장자리에 톱니가 있다. 6~7월에 줄기 끝에 크고 둥글며 지름이 10~15cm인 산방화서가 달리고 꽃은 무성화이며 꽃받침잎은 4~5개로서 꽃잎 모양이고 처음에는 연한 자주색이던 것이 벽색碧色으로 되었다가 다시 연한 홍색으로 된다. 꽃잎은 극히 작으며 4~5개이고 수술은 10개 정도이며 암술은 퇴화되고 암술대는 3~4개이다.

- **약효와 사용방법**

해열 – 건조한 꽃 2~4g을 달여 복용하면 좋다.

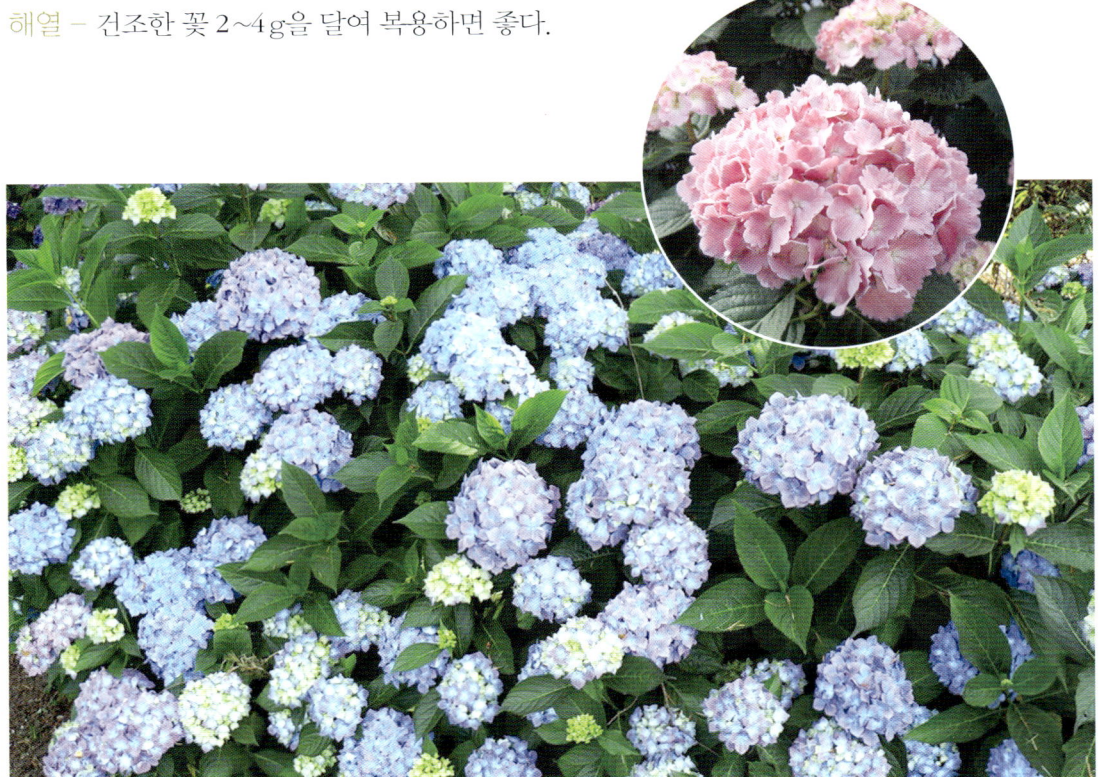

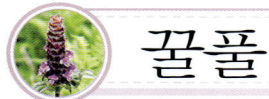

꿀풀

학명 Prunella vulgaris Linne var.　분류 피자식물문 〉쌍떡잎식물강 〉꿀풀과

양지에서 흔히 자라는 다년초로서 높이는 20~30cm이고 전체에 백색 털이 있으며 원줄기는
네모가 지고 꽃이 진 다음 밑에서 측지側枝가 뻗는다. 백색 꽃이 피는 것을 흰꿀풀, 적색 꽃이
피는 것을 붉은 꿀풀, 원줄기가 밑에서부터 곧추서고 포도지葡萄枝가 없으며 짧은 새순이 원
줄기 밑에 달리는 것을 두메꿀풀이라고 한다. 어린 순을 나물로 하고 성숙한 것을 이뇨제로
사용하거나 연주창連珠瘡에 사용한다.

• 약효와 사용방법

구내염 · 편도선염 – 1회 양으로 하고초 3~5g을 300cc의 물에 달여 그 달인 즙으로 수시로
양치질한다.

이뇨제 – 신장염, 방광염 등에 1일 양 10g을 달여 내복한다.

결막염 – 1회 5g 정도를 200cc의 물에 달여 펄펄 끓으면 불에서 내려 잠깐 두면 찌꺼기는 가
라앉는다. 위의 맑은 물을 탈지면에 묻혀 눈을 씻는다. 냉장고에 넣어 하루, 이틀 정도에 모두
사용한다.

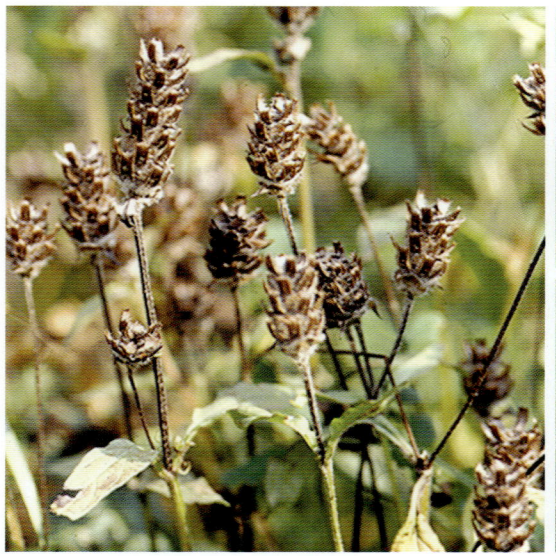

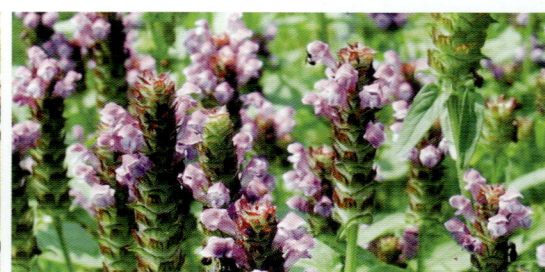

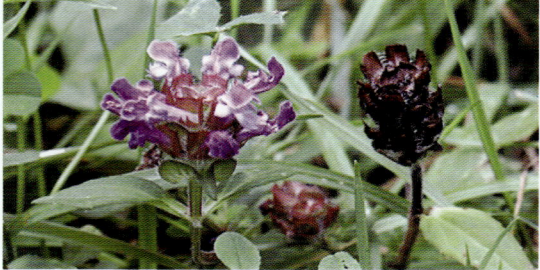

족도리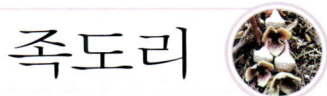

학명 Asarum sieboldii Miq.   분류 피자식물문 > 쌍떡잎식물강 > 쥐방울덩굴과

음지에서 자생하는 다년초. 잎은 겨울에는 말라 버리지만 늦봄에 줄기의 맨 끝에서부터 꽃자루가 있는 2장의 잎을 낸다. 광택이 없는 짙은 초록색으로 질은 가볍고 딱딱한 형이며 양쪽 엽맥의 눈에 가는 털이 나 있다.

• 약효와 사용방법

구내염 – 입 안의 염증과 거칠어지는 것을 치료하는데, 일반적 민간요법으로 안전하고 확실한 방법이다. 족도리풀의 분말을 대두립의 크기로 해서, 매일 밤 자기 전에 배꼽에 문지르듯 발라 위에서부터 가볍게 반창고로 붙여 놓는다.

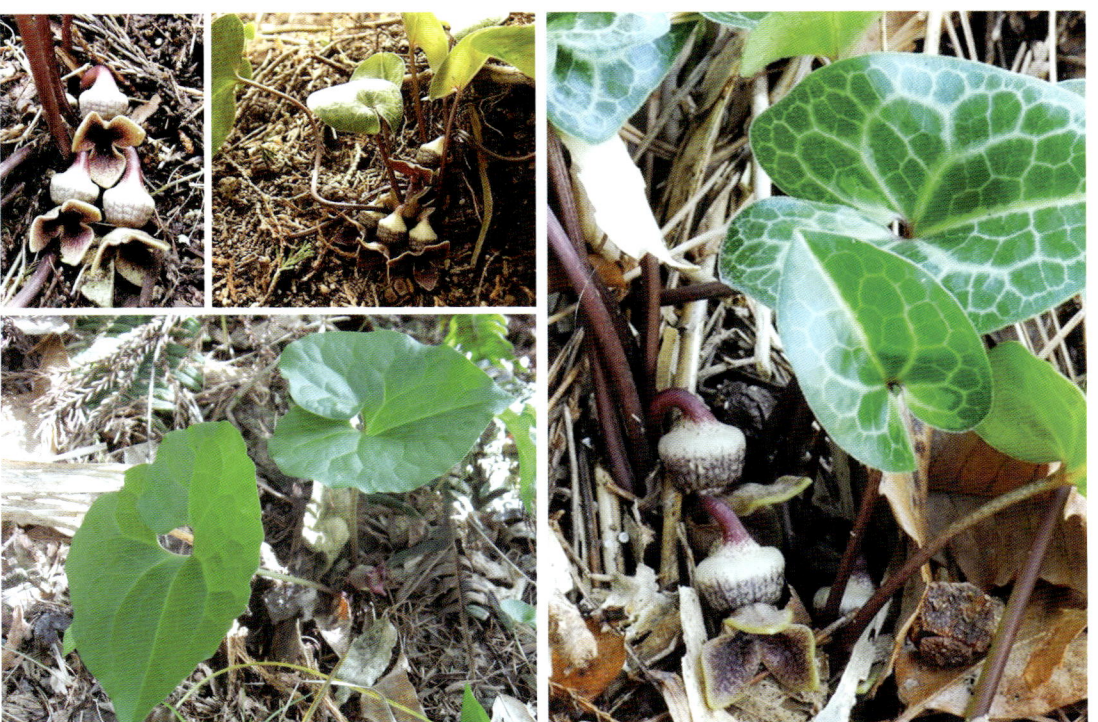

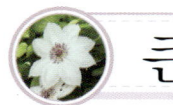

큰꽃으아리

학명 Clematis patens C.   분류 피자식물문 〉 쌍떡잎식물강 〉 미나리아재비과

덩굴식물로서 5~6월경, 그 해 새로 뻗은 가지 끝에 화경 10cm 정도의 아름다운 꽃을 피운다. 이 꽃에는 꽃잎은 없고 꽃받침 8장이 흰색과 연한 보라색으로 변해 꽃잎처럼 발달한다. 꽃이 아름답기 때문에 많이 재배되고 있으며 이 꽃의 뿌리는 토리텔펜의 오렌아놀산을 함유하고 있다.

● 약효와 사용방법

통풍 – 1일 양 5~8g을 물 400cc로 약 반이 되도록 달여서 1일 3회 식후 30분에 복용, 분량을 지킨다. 사람에 따라서 2~3주간 복용하다가 효과가 없으면 중지한다. 효과가 있어도 계속 사용하지 말고, 2~3주간의 휴지 기간을 둔다.

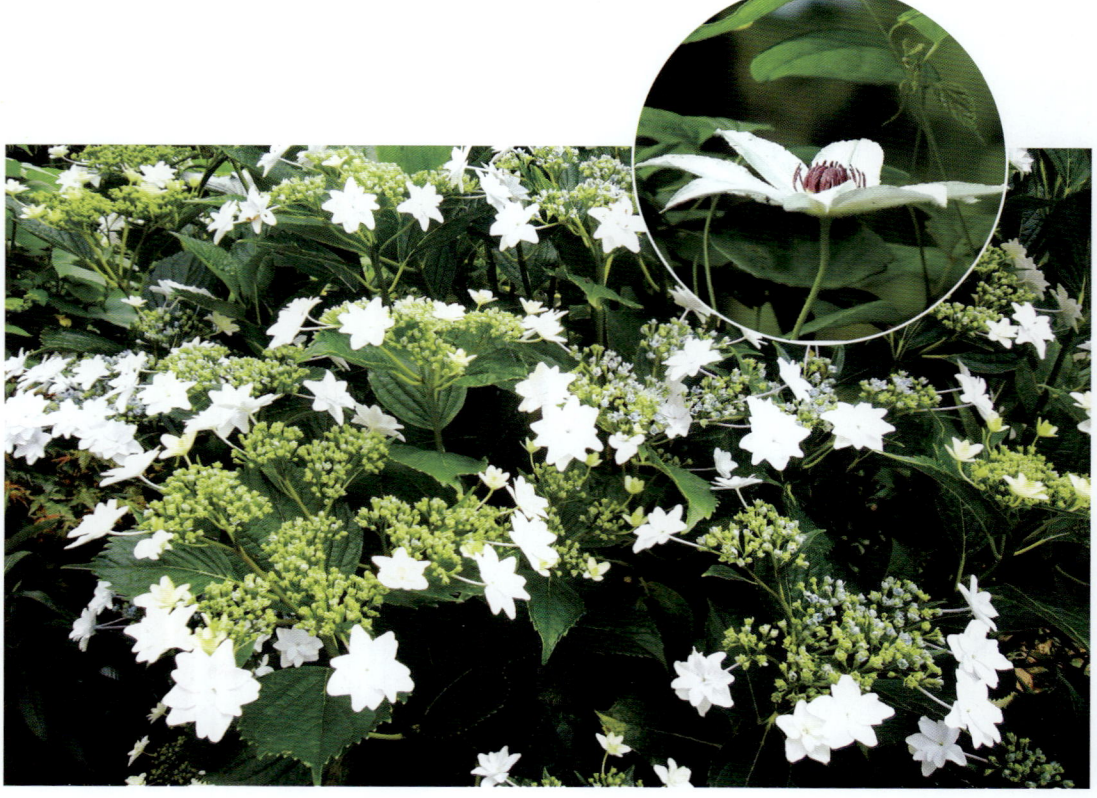

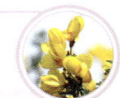
5~6월경에 샛노란 색의 나비 모양의 꽃이 작은 가지에 모인 것처럼 피어, 작은 가지는 꽃의 무게로 처지는 것처럼 된다.

이때가 꽃이 가장 예쁜 시기. 가지는 항상 녹색이기 때문에 겨울에 잎이 져도 낙엽수라는 느낌이 들지 않는다. 꽃이 지고 나면 콩깍지를 맺는데 편평하고 양끝에 가는 털이 있는 길이 4cm 정도의 것으로, 익으면 검게 되고 껍질이 비틀어지듯 벌어져 여러 개의 종자가 튕겨나오듯 밖으로 나온다. 꽃잎의 안에 붉은 빛을 띤 반점이 있는 것은 금작화의 변종이다.

• 약효와 사용방법

정원수로서 주위에서 흔히 볼 수 있는 약용 식물이지만, 일반적으로 약용의 목적으로 직접 사용하지는 않는다.

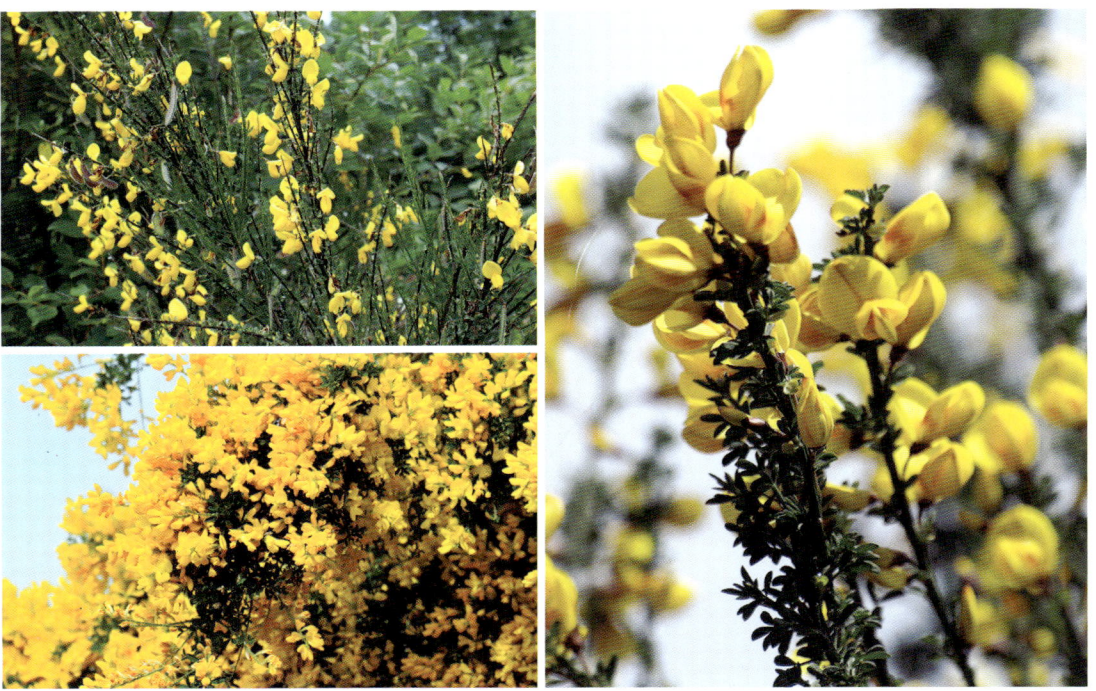

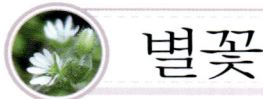

별꽃

학명 Stellaria media (L.) Vill. 분류 피지식물문 〉 쌍떡잎식물강 〉 석죽과

밭이나 길가에서 흔히 자라는 2년초로서 높이는 10~20cm이고 밑에서 가지가 많이 나와 총
생叢生한 것처럼 보이며 줄기에 1줄의 털이 있다.
꽃은 양성으로서 5~6월에 가지 끝이나 원줄기 끝의 취산화서에 달리며 포는 작고 잎 같다.
소화경은 길이는 5~40mm로서 1줄의 털이 있으며 꽃이 핀 다음 밑으로 처졌다가 열매가 익
으면 다시 위로 향한다. 꽃받침잎은 5개이고 난상이 긴 타원형이며 녹색이고 길이는 4mm 정
도로서 선모가 있다. 꽃잎은 5개이며 꽃받침보다 약간 짧고 2개로 깊게 갈라진다. 민간에서
전초를 최유제催乳劑로 사용한다.

• 약효와 사용방법

잇몸 출혈 · 치조 농루의 예방 – 믹서기로 즙을 내어 기름기 없는 프라이팬에 식염을 적당량
을 넣어 함께 볶는다. 잘 건조시켜 파란색의 별꽃 소금을 만든다. 손에 묻혀서 이를 닦는다.

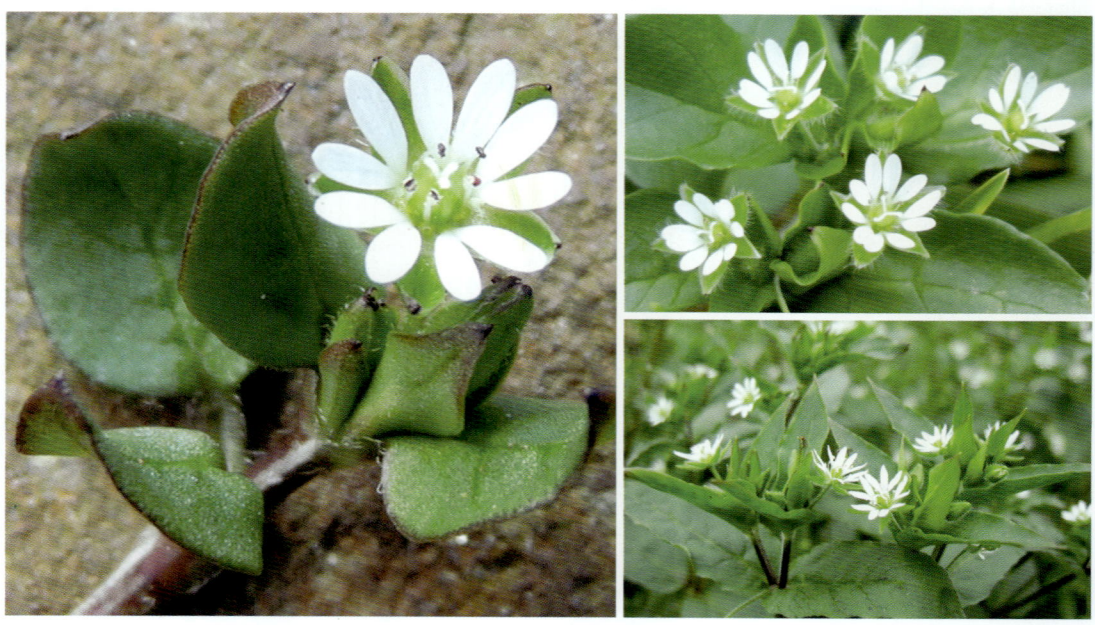

학명 Chelidonium majus var.　분류 피자식물문 > 쌍떡잎식물강 > 양귀비과

부락 근처의 양지 또는 숲 가장자리에 흔히 자라는 2년초로서 뿌리가 땅 속 깊이 들어가고 원줄기는 잎과 더불어 분을 칠한 듯한 흰빛이 돌고 다세포로 된 곱슬털이 있으나 나중에 거의 없어지며 상처를 내면 등황색의 유액이 나오기 때문에 애기똥풀이라고 한다.

잎은 호생하고 우상으로 갈라지며 끝이 둥글고 뒷면은 백색이며 털이 약간 남아 있기도 하고 표면은 녹색이며 가장자리에 둔한 톱니와 결각缺刻이 있다. 5~8월에 원줄기와 가지 끝에서 산형화서傘形花序가 발달하고 황색 꽃이 달린다. 삭과朔果는 양끝이 좁고 같은 길이의 대가 있다.

• 약효와 사용방법

습진 – 건조시킨 전초 50g을 달여 그 즙으로 환부를 닦는다.

사마귀 · 백선 – 생줄기잎을 눌러 짜낸 즙을 바른다.

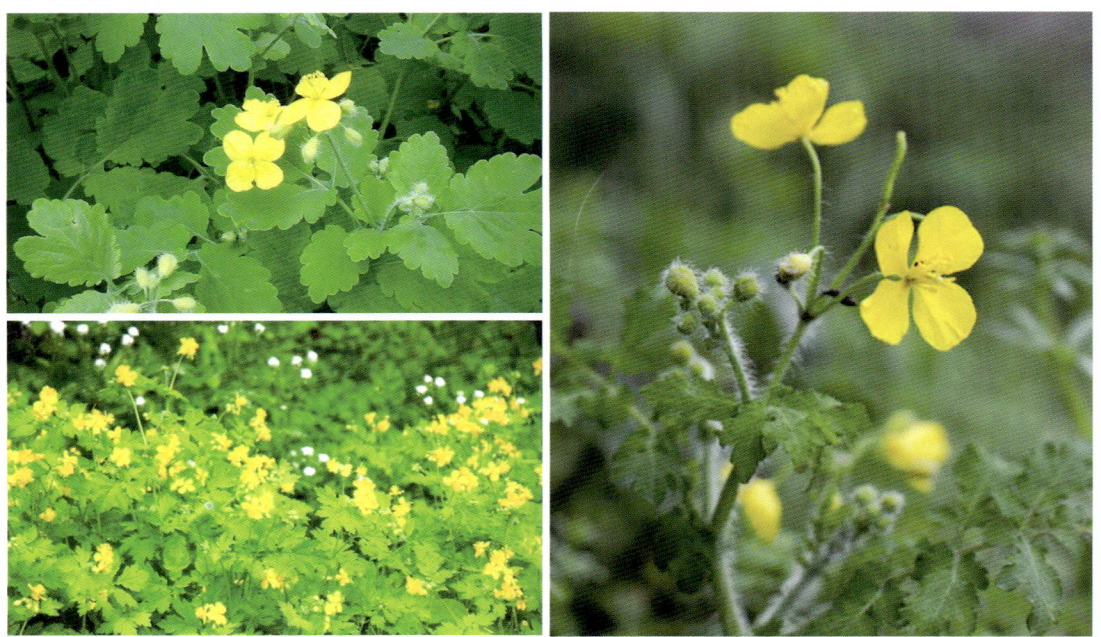

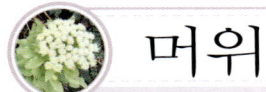

머위

학명 Petasites japonicus (S.et Z.) MAX.   분류 피자식물문 〉 쌍떡잎식물강 〉 국화과

습지에서 자라는 다년초로서 지하경이 사방으로 뻗으면서 번식하고 이른 봄에 높이 5~45cm의 화경이 나오며 평행한 맥이 있는 포가 화경에서 호생한다. 근생엽은 엽병이 길며 지름은 15~30cm로서 표면에 꼬부라진 털과 뒷면에 거미줄 같은 털이 있으나 없어지며 가장 자리에 불규칙한 톱니가 있다.

줄기는 길이 60cm, 지름 1cm로 자라고 윗부분에 홈이 생기며 녹색이지만 밑부분은 자줏빛이 돈다. 양성의 소화는 모두 결실하지 않고 자화서雌花序의 암꽃이 열매를 맺으며 자화서는 양성화와 같으나 꽃이 핀 다음 길이는 70cm 정도로 길어져서 총상總狀으로 된다.

● 약효와 사용방법

기침을 멎게 한다 – 어린 꽃 10~20g을 물 400cc로 반 정도 될 때까지 달여 1일 3회 나누어 복용한다.

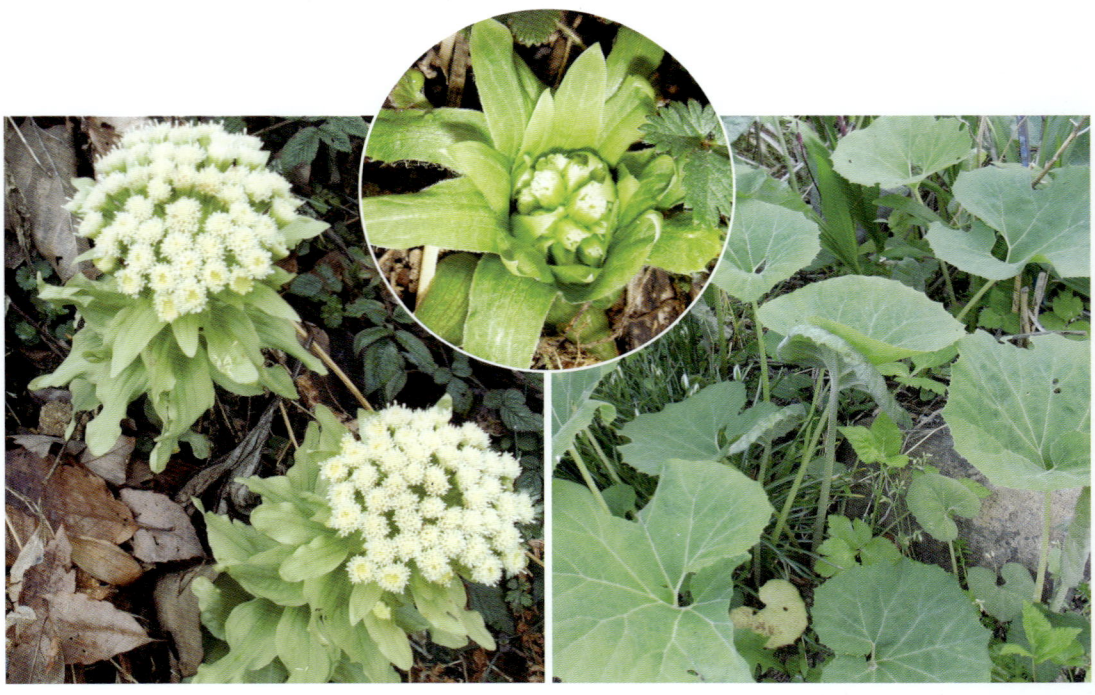

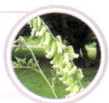

학명 Sophora flavescens Solander ex Aiton 분류 피자식물문 > 쌍떡잎식물강 > 장미

햇볕이 잘 드는 곳에서 자라는 다년초로서 높이가 1m에 달하고 녹색이지만 어릴 때는 검은 빛이 돈다. 잎은 호생하며 엽병이 길고 기수우상복엽奇數羽狀複葉이다. 소엽은 긴 타원형이고 둔두鈍頭 또는 예두銳頭이며 원저圓底이고 가장자리가 밋밋하다. 꽃은 6~8월에 피고 연한 황색이며 원줄기 끝과 가지 끝의 총상화서總狀花序에 꽃이 달린다. 꽃받침은 통 같고 겉에 복모가 있으며 끝이 5개로 얕게 갈라지고 꼬투리는 선형이며 짧은 대가 있다.

뿌리를 건위 및 구충제로 사용하거나 신경통에 사용한다. 아메바성 이질에 사용되는 고삼자苦蔘子는 고삼의 씨가 아니고 인도네시아에서 자라는 식물로부터 얻은 것이다.

• 약효와 사용방법

손발이 화끈화끈해서 잠을 못 이룰 때 – 황, 고삼 각 3g, 거황 6g을 1회 양으로 해서 400cc의 물이 반량이 되도록 달여 3회에 나누어 복용한다.

개선疥癬 – 개선충의 기생으로 생기는 전염성 피부병. 보통 '옴'이라고도 한다. 이를 치료하려면 고삼 20g을 달인 즙으로 환부를 닦거나, 살아 있는 뿌리의 즙을 바른다.

구충제 – 건조한 잎을 잘게 비벼 변기에 넣는다.

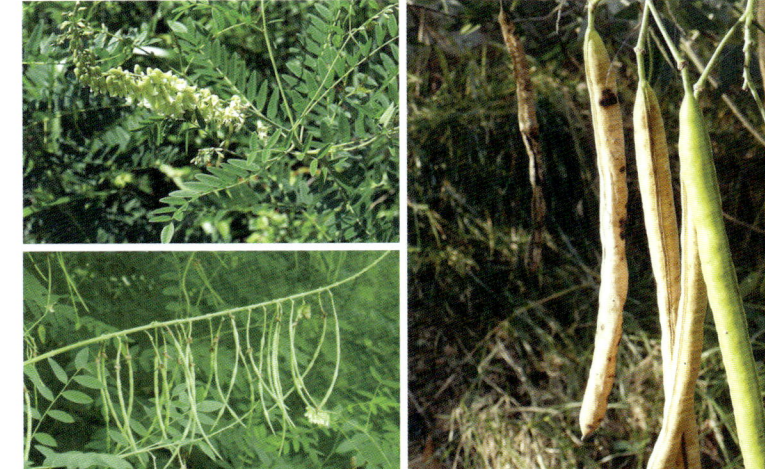

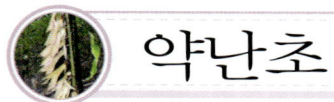

약난초

학명 Cremastra appendiculata (D.Don) Makino   분류 피자식물문 〉 외떡잎식물강 〉 난초과

내장산 이남 계곡 숲 속에서 자라는 다년초로서 위린경僞鱗莖은 땅 속으로 얕게 들어가며 옆으로 염주같이 연결되고 높이는 3cm이다. 잎은 1~2개가 인경 끝에서 나와 겨울이 지나면 마르며 긴 타원형이고 길이는 25~40cm, 나비는 4~5cm로서 3맥이 있으며 끝이 뾰족하고 밑부분이 좁아져서 엽병과 연결된다.

5~6월에 잎 옆에서 1개의 화경이 나와 높이 40cm 정도 곧추자라며 15~20개의 연한 자줏빛이 도는 갈색 꽃이 한쪽으로 치우쳐서 밑을 향해 달린다.

• 약효와 사용방법

가슴이 쓰릴 때 · 위장카타르위와 장의 점막에 나타나는 삼출성 염증 − 1일 양으로 2~4g을 달여 복용, 뜨거울 때 먹는 것이 좋다.

살갗 등이 튼 데 − 환부를 미지근한 물로 습기차게 한 다음 분말로 한 것을 가볍게 문질러 바른다. 이것을 반복하면 좋다.

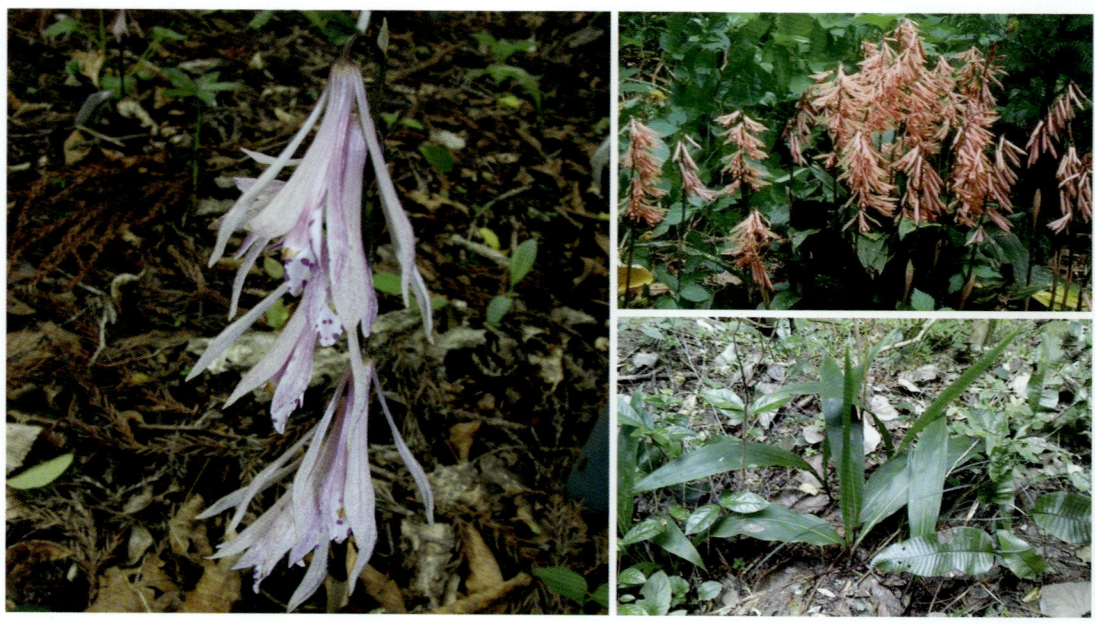

떡쑥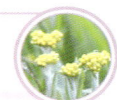

학명 Gnaphalium affine D. Don   분류 외떡잎식물문 | 쌍떡잎식물강 | 국화과

밭 근처에서 자라는 2년초로서 높이는 15~40cm이고, 전체가 백색 털로 덮여 있어 흰빛이 돈다. 근생엽은 꽃이 필 때 쓰러지며 경생엽은 자생한다. 꽃은 5~7월에 피고 원줄기 끝이 산방화서에 달린다.

관모는 길이 2.5mm 정도로서 황백색이고 밑부분이 완전히 합쳐지지 않는다. 어린 순을 나물로 하고 성숙한 것은 기침약으로 사용한다.

● **약효와 사용방법**

담 · 기침 – 10g을 200cc의 물로 반량이 되도록 달여서 복용한다. 또 잘 건조한 것을 잘게 썰어서 1회 양 20g 정도를 불에 태워, 일어나는 연기를 마셔도 좋다.

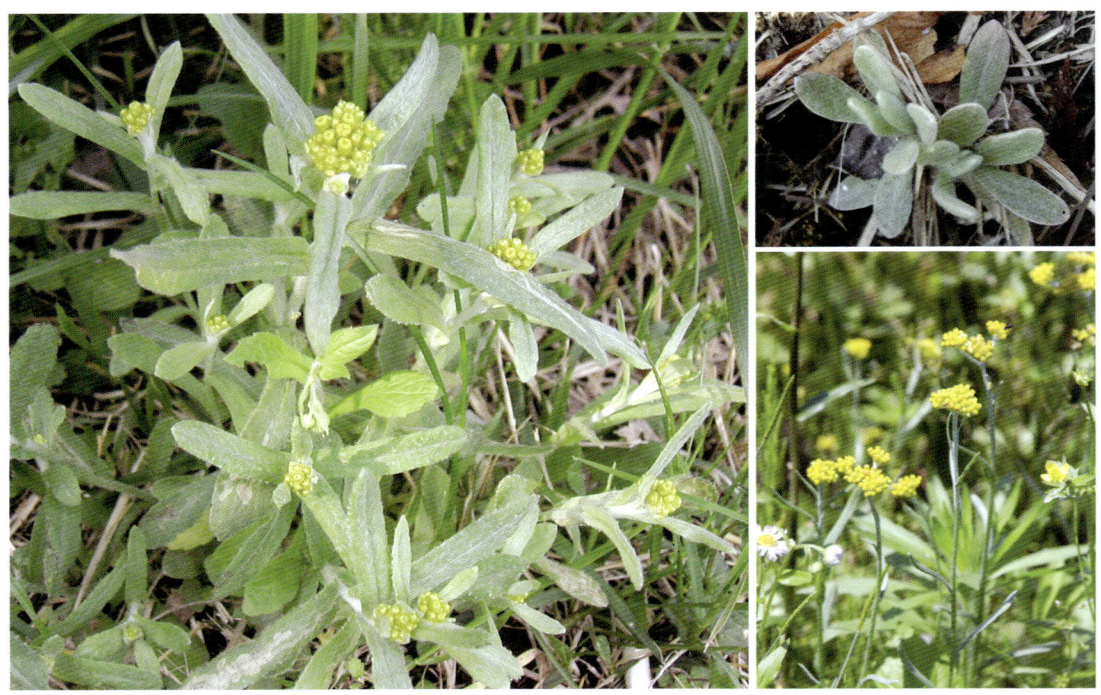

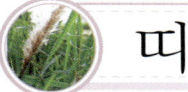

띠

학명 Imperata cylindrica var.   분류 피자식물문 〉 외떡잎식물강 〉 벼과

어린 시절 시골에서 '삐삐', '삘기'라고도 불렀으며 꽃대 올라오는 걸 뽑아먹기도 했다. 어린 이삭꽃을 '띠꽃'이라고 하는데, 뽑아서 씹어보면 달콤한 맛이 난다. 줄기 속도 달다. 이것을 겨울에서 봄에 걸쳐 뽑아서 물에 씻어 그늘에서 말린 것을 약용한다. 줄기 속은 담황색으로 심이 있고 홀쭉한데, 건조시킨 다음에 잘게 잘라서 쓴다.

산야에서 흔히 자라는 다년초로서 높이 30~80cm이고 근경은 땅 속 깊숙이 뻗으며 마디에 털이 있다. 근경은 이뇨 및 지혈제로 사용하고 잎은 지붕 또는 도롱이를 만드는 데 사용하며 어린 화수花穗는 먹을 수 있다.

• 약효와 사용방법

부종 – 이뇨제로써 1일 양 12g을 달여 마신다. 허약자의 이뇨제로는 저령猪苓 복령茯苓 등에 비해서 효과가 크다.

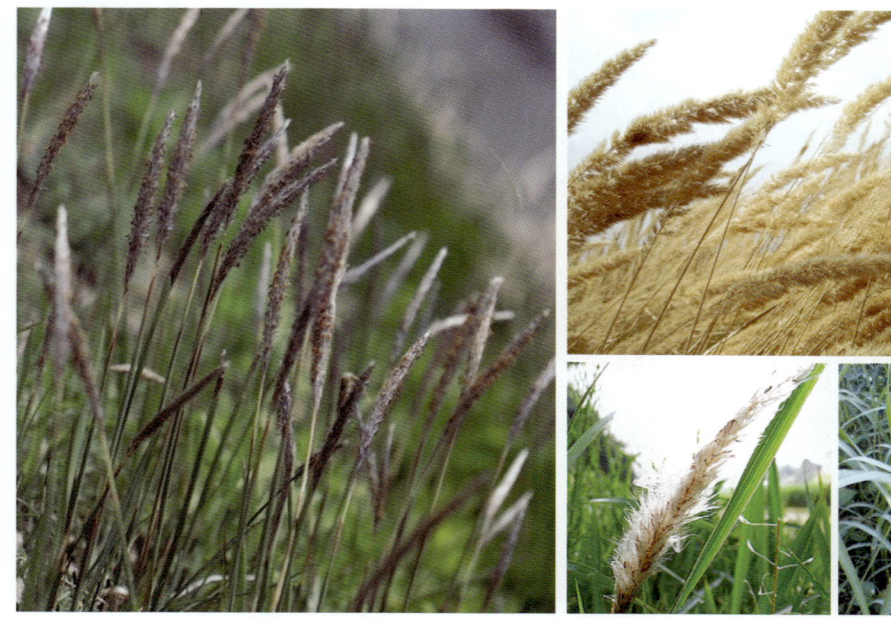

왜현호색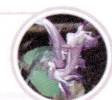

학명 Corydalis ambigua Cham. & Schltdl.   분류 피자식물문 〉 쌍떡잎식물강 〉 장미아강

충청 이북의 산지에서 자라는 다년초로서 땅 속에 있는 지름이 1.5cm 정도의 괴경塊莖에서 1개의 줄기가 나와 높이 10~30cm 정도 자라며 윗부분에 2개의 잎이 달린다. 잎은 엽병이 있고, 3개씩 1~3회 갈라진다.

꽃은 4~5월에 피며 길이는 17~25mm로서 한쪽으로 넓게 입술처럼 퍼지고 자줏빛이 도는 하늘색이며 원줄기 끝에 총상으로 달린다. 속이 약간 누른빛이 도는 괴경을 복통 및 두통에 사용하거나 월경통에 사용한다.

● 약효와 사용방법

복통 · 월경통 − 1일 양 2~5g을 200cc의 물로 반량으로 달여 1일 3회 복용한다. 쓰기 때문에 달인 양이 적은 것이 좋다.

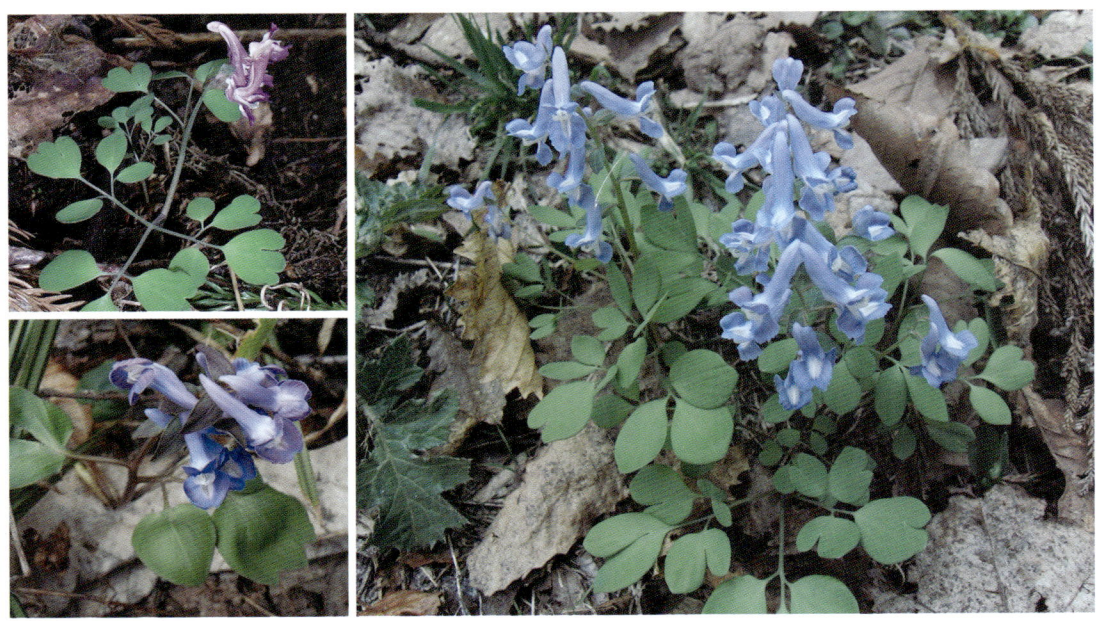

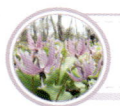

얼레지

학명 Erythronium japonicum (Balrer) Decne.   분류 피자식물문 〉 외떡잎식물강 〉 백합과

주로 높은 산악지대의 비옥한 땅에서 자라는 다년초로서 인경鱗莖은 땅 속 25~30cm 정도 깊게 들어 있고 한쪽은 길이가 6cm, 지름이 1cm이다.

봄철에 길이 25cm의 화경이 나오고 그 밑부분에 2개의 잎이 지면 가까이에 달린다.

꽃은 4월에 피며 화경 끝에 1개의 꽃이 밑을 향해 달린다. 꽃잎은 6개이고 뒤로 말리고 자주 색이지만 안쪽 밑부분에 더욱 짙은 W자형의 무늬가 있다. 수술은 6개이며 길이가 서로 같지 않고 꽃밥은 자주색이며 길이는 6~8mm로서 넓은 선형이고 암술머리는 3개로 갈라진다. 잎은 나물로 하고 인경은 약용한다.

● **약효와 사용방법**

찰과상 · 종기 · 습진 – 전분을 환부에 뿌린다.

감기 · 하리 · 복통 후의 자양 – 얼레지 전분에 소량의 물과 설탕을 적당히 넣어 펄펄 끓여 마신다.

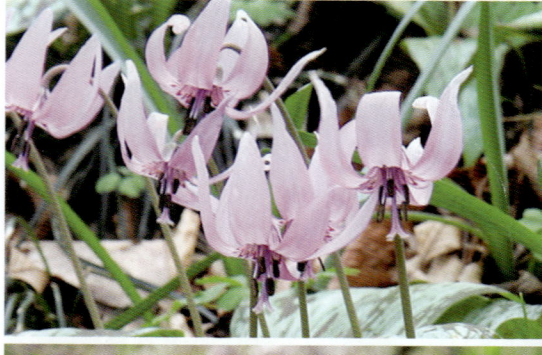

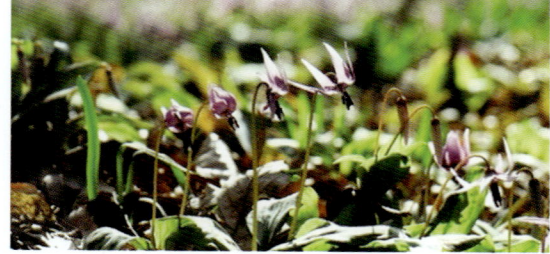

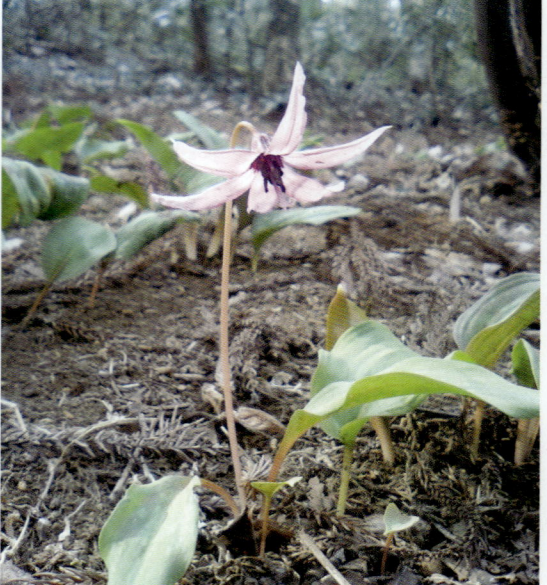

경상도, 전남 및 제주도에서 자라는 다년초로서 원줄기가 옆으로 뻗고 전체에 다세포의 털이 있다. 근생엽은 방사상으로 퍼지며 짙은 녹색이지만 흔히 자줏빛이 돌고 밑으로 점차 좁아지며 가장자리에 둔한 파상波狀의 톱니가 있다.

꽃은 5~6월에 피며 짙은 자주색으로서 엽맥葉脈에 몇 개씩 달리고 자줏빛이 돈다. 꽃받침은 5개로 갈라지며 털이 있고 화관은 길이 1cm 정도로서 윗부분의 것은 중앙부가 오그라들거나 갈라지고 밑부분의 것은 3개로 갈라지며 중앙부의 것이 가장 크고 끝이 얕게 갈라진다.

• 약효와 사용방법

기침 · 거담 · 해열 · 하리를 멎게 하는데 – 1일 양 10~15g을 물 400cc에서 1/3 정도의 분량이 되도록 달여 3회에 나누어 복용한다.

건위 – 1일 양으로 해서 위와 똑같은 분량, 용법으로 복용한다.

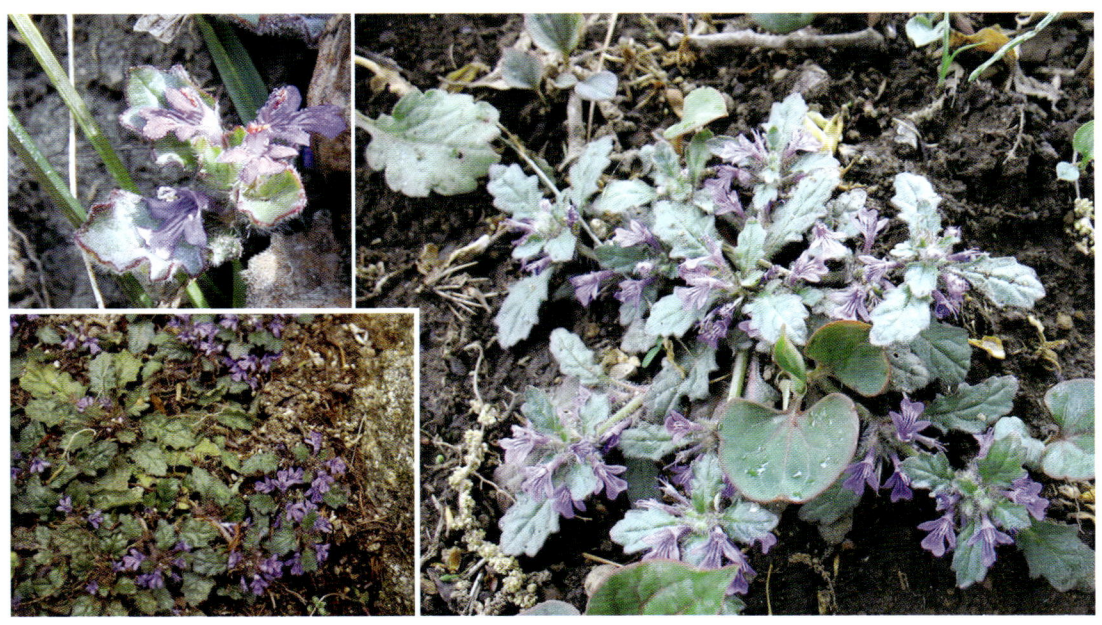

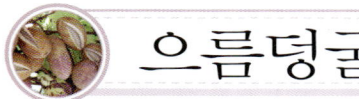

으름덩굴

학명 Akebia quinata (Thunb.) Decne   분류 피자식물문 〉 쌍떡잎식물강 〉 으름덩굴과

황해도 이남의 산야에서 흔히 자라는 낙엽만경落葉蔓莖으로서 길이가 5m에 달하고 가지는 털이 없으며 갈색이다. 잎은 새 가지에서는 자생하고 늙은 가지에서는 총생하며 장상복엽掌狀複葉이고 가장자리가 밋밋하다. 꽃은 1가화로서 4~5월에 피고 잎과 더불어 짧은 가지의 잎 사이에서 나오는 짧은 총상화서에 달리며 수꽃은 작고 많이 달리며 6개의 수술과 암꽃의 흔적이 있다. 암꽃은 크고 적게 달리며 자갈색이고 꽃잎은 없으며 3개의 꽃받침 잎이 있다. 장과漿果는 길이가 6~10cm로서 10월에 자갈색으로 익고 복봉선服縫線으로 터지며 과육은 먹을 수 있다. 줄기는 약용으로 하거나 바구니 등을 만드는 데 사용한다.

● 약효와 사용방법

신장염 · 요도염 · 방광염의 부종 – 건조한 줄기으름 10~15g을 1일 양으로 해서 달여 3회에 나누어 복용한다. 칼륨염의 효과로 생각된다.

종기 – 으름을 1회에 15g을 달여, 이 달인 즙으로 환부를 닦으면 좋다.

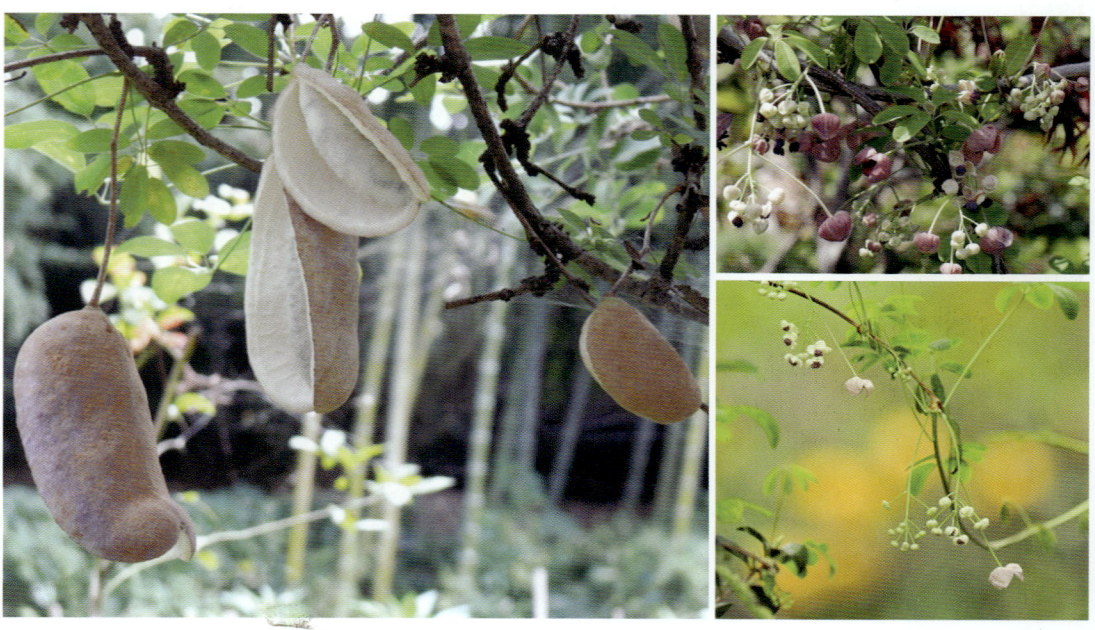

고사리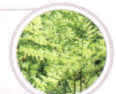

학명 Pteridium aquilinum var.   분류 양치식물문 〉 고사리강 〉 고사리과

햇볕이 잘 쬐는 양지에서 자라는 다년초로서 굵은 지하경이 옆으로 뻗으면서 군데군데 잎이 나오고 높이가 1m에 달한다. 엽병은 연한 볏짚색이며 우편羽片 밑을 제외하고는 털이 없으나 땅에 묻힌 밑부분은 흑갈색이고 털이 있다. 엽신은 난상卵狀 삼각형으로서 우상으로 갈라지고 뒷면에 털이 약간 있다. 열편은 가장자리가 밋밋하며 약간 뒤로 말리고 소우편小羽片은 끝이 갈라지지 않고 길게 자란다. 어린잎은 삶아서 말렸다가 식용으로 하고 뿌리에서 전분을 채취하여 풀이나 약용으로 한다.

• 약효와 사용방법

이뇨·종기 – 뿌리줄기와 지상부를 같이, 잘게 썬 것의 10~15g을 1일 양으로 물 400cc로 1/3의 양으로 달여 3회에 나누어 복용한다.

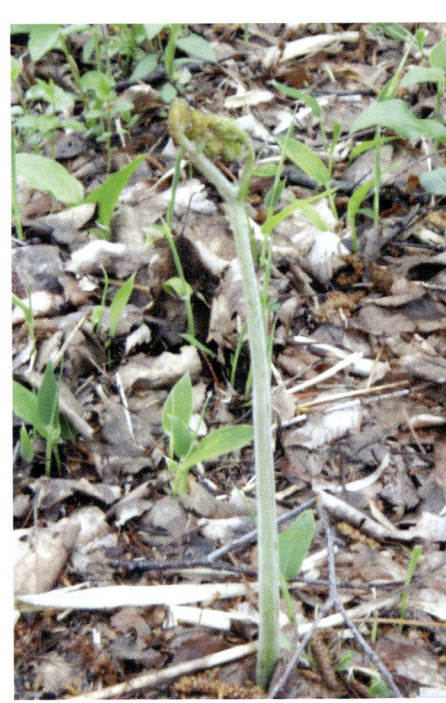

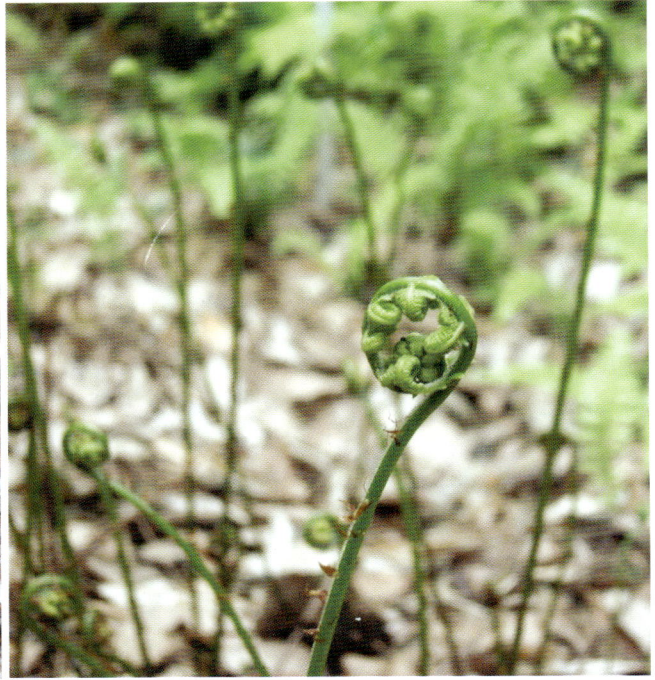

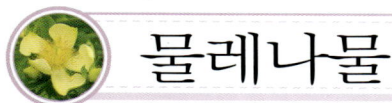

물레나물

학명 Hypericum ascyron L   분류 피자식물문 〉 쌍떡잎식물강 〉 물레나물과

양지와 바닷가에서 흔히 자라는 다년초로서 높이가 0.5~lm이고 원줄기는 네모가 지며 윗부분이 녹색이고 밑부분이 목질로 되며 연한 갈색이고 가지가 갈라진다. 잎은 대생하며 엽병이 없이 원줄기를 마주 싸고 끝이 뾰족한 피침형이다. 꽃은 6~8월에 피고 황색 바탕에 붉은 빛이 돌며 가지 끝에 큰 꽃이 달린다.

삭과는 난형이고 종자에 작은 그물맥이 있다. 어린 순을 나물로 하고, 한방에서는 연주창·부스럼 및 구충에 사용한다.

● 약효와 사용방법

종기·지혈 – 1일 양 5~10g을 300cc의 물로 반량으로 달여서 복용. 또, 35도의 소주 760㎖에 약 100g을 잘게 썰어 담가서 2개월 후에 1회 양으로 약 20cc를 복용해도 좋다.

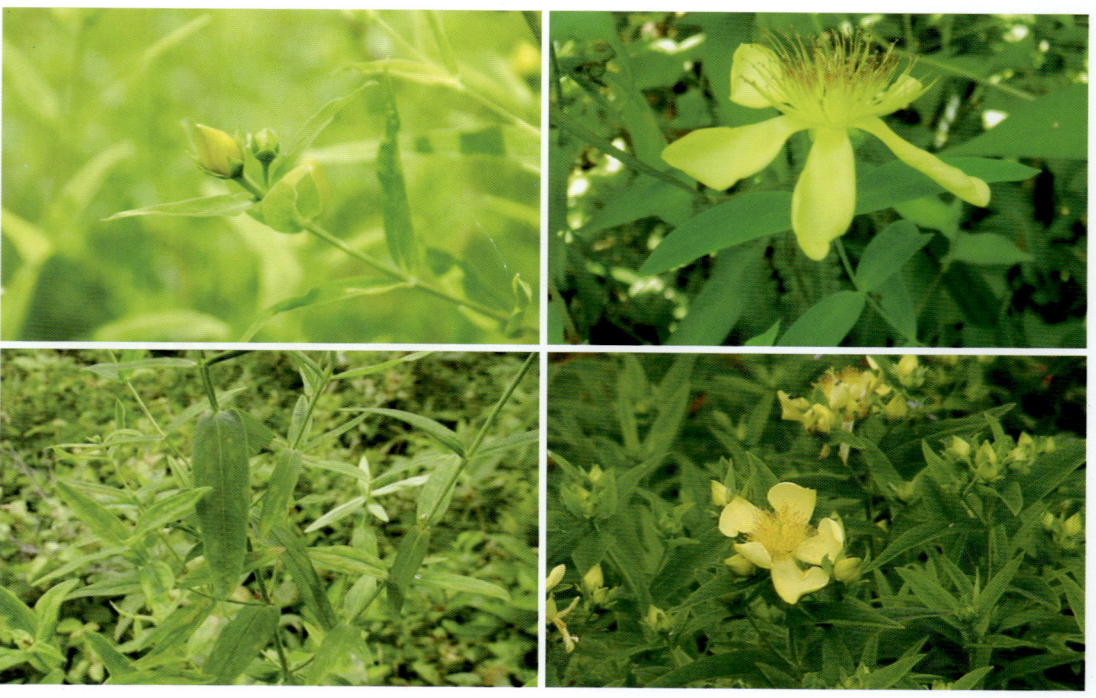

고추냉이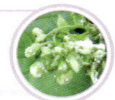

학명 Wasabia koreana NAKAI   분류 현화식물문 > 쌍떡잎식물강 > 십자화과

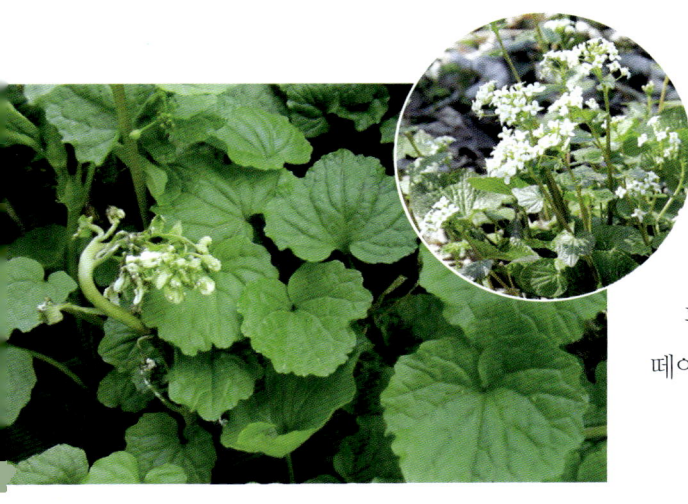

● 약효와 사용방법

식욕증진 – 고추 냉이즙으로 갈아, 향신료로 적당량을 취한다.

류머티즘 · 신경통 – 갈은 것을 베에 엷게 펴 발라서 환부에 붙인다. 10분 정도 있다가 떼어내면 된다.

창포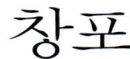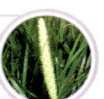

학명 Acorus calamus L.   분류 속씨식물문 > 외떡잎식물강 > 천남성과

● 약효와 사용방법

신경통 · 류머티즘 – 약탕의 재료로서, 잘게 썬 뿌리줄기를 손으로 가볍게 쥐어 한 줌 정도의 분량을 베보자기에 넣어, 우선 냄비에 적당량의 물을 넣고 펄펄 끓여, 식지 않도록 베보자기째로 욕조에 넣고 목욕한다.

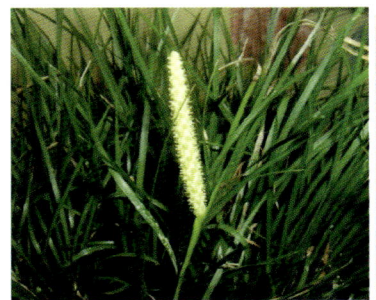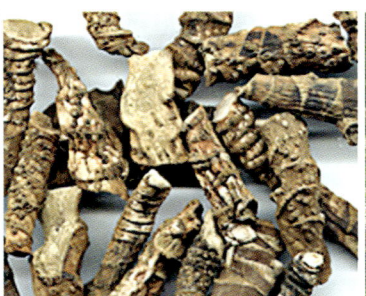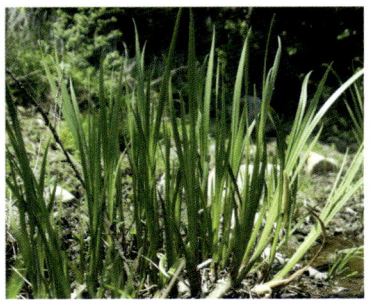

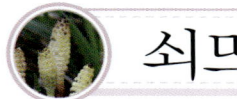

쇠뜨기

학명 Hippuris vulgaris L. 분류 피자식물문 〉 쌍떡잎식물강 〉 쇠뜨기과

햇볕이 잘 드는 풀밭에서 흔히 자라는 다년초로서 지하경이 길게 뻗으며 번식한다. 생식경生殖莖은 이른 봄에 나오고 마디에 비늘 같은 잎이 윤생하며 가지가 없다.

영양경은 뒤늦게 나오고 처음에는 비스듬히 자라다가 지상에서는 곧추서며 높이는 30~40cm로서 속이 비어 있고 겉에 능선이 있으며 마디에는 가지와 비늘 같은 잎이 윤생한다. 잎의 수는 원줄기의 능선수와 같고 가지에는 4개의 능선이 있으며 윤생엽도 4개이다. 포자낭은 긴 타원형이고 육각형의 포자엽이 서로 밀착하여 거북등처럼 되며 안쪽에는 각각 7개 내외의 포자낭이 달린다. 포자에는 각각 4개씩의 탄사彈絲가 있어 마르고 습한 데 따라 신축운동으로 포자를 산포시킨다. 쇠뜨기란 소가 뜯는 풀이란 뜻이며 소가 잘 먹는다. 생식경은 식용으로 하고, 영양경은 이뇨제로 사용한다.

● 약효와 사용방법

이뇨 - 1일 양 3~10g을 물 300cc가 1/3 양이 되도록 달여 복용한다.
해열 · 기침 - 위와 같은 분량으로 달여 복용한다.

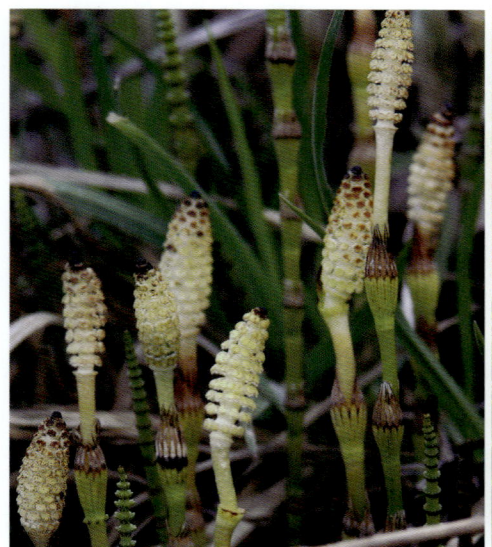
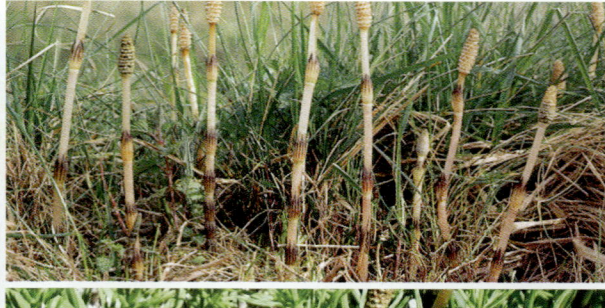
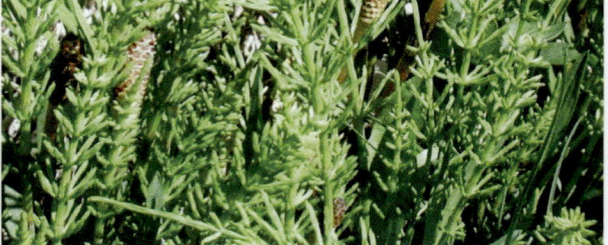

컴프리

학명 Symphytum officinale L. 분류 현화식물문 > 쌍떡잎식물강 > 지치과

유럽산의 다년초로서 재배하고 있으며 높이는 60~90cm이고 짧은 털이 있으며 가지가 갈라지고 날개가 다소 있다. 잎은 호생하며 끝이 길게 뾰족하고 밑부분의 것은 엽병이 있으나 윗부분의 것은 없으며 잎이 달린 곳에서 밑으로 흘러 날개처럼 된다.

꽃은 6~7월에 피고 자주색, 연한 홍색 및 자색이며 화축花軸은 1~2회 2개씩 갈라지고 끝이 꼬리처럼 말려서 밑을 향한다. 열매는 4개의 분과로 되며 분과는 난형이다. 과거에는 약용으로 하였으나 근자에는 사료작물로 심기도 한다.

● 약효와 사용방법

하리이질 – 1일 양 5~10g을 물 300cc에 넣고 1/3 양이 되도록 달여 2~3회에 나누어 복용한다.

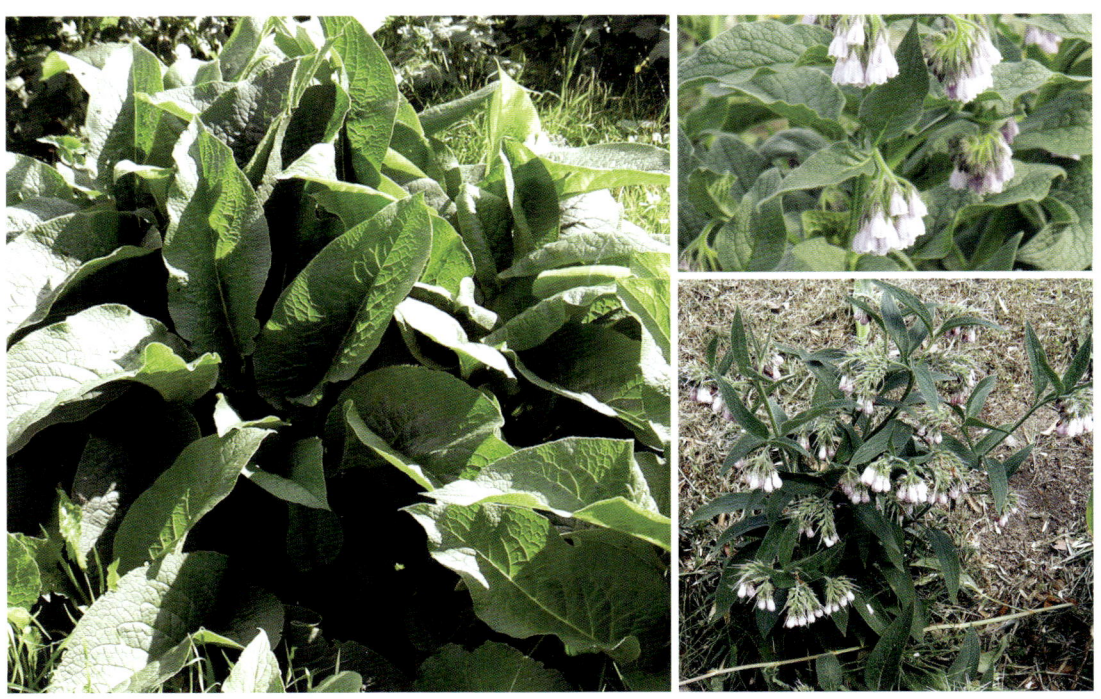

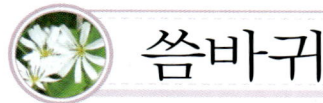

씀바귀

학명 Ixeris dentata (THUNB.) NAKAI   분류 피자식물문 〉 쌍떡잎식물강 〉 국화과

높이가 25~30cm에 달하는 다년초로서 윗부분에서 가지가 갈라진다. 근생엽은 꽃이 필 때까지 남아 있고 밑부분이 좁아져서 긴 엽병과 연결되며 가장자리에 톱니가 있거나 결각缺刻이 약간 생긴다.

꽃은 5~7월에 피며 가지 끝과 원줄기 끝에 달리는데, 황색 또는 백색이다. 백색 꽃이 피는 것을 흰씀바귀, 황색 꽃이 피는 것을 꽃씀바귀라고 한다. 이른 봄에 뿌리와 어린 순은 나물로 하며 전초는 진정제로 사용한다.

• 약효와 사용방법

부비강염 – 건조한 것을 성인 1회 양으로서 3~5g을 물 300cc에 넣고 반 정도 양이 될 때까지 달여 복용한다.

건위 – 1회 양으로서 5~10g을 물 400cc에 넣고 반량이 될 때까지 달여 하루 3회 복용한다.

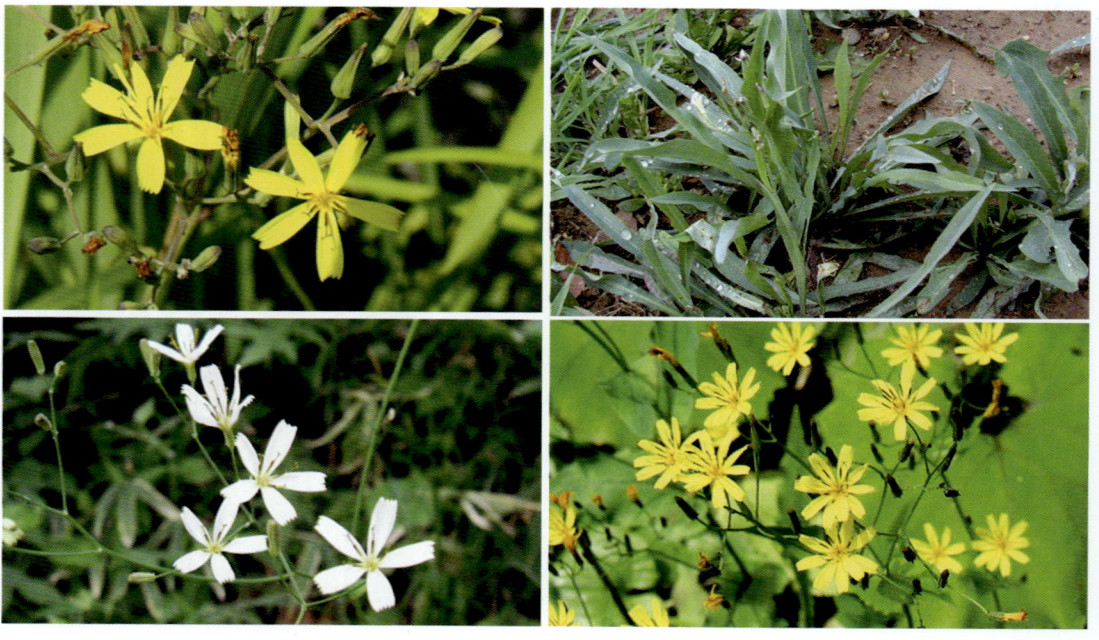

피막이풀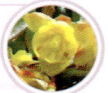

학명 Hydrocotyle sibthorpioides Lam.　분류 피자식물문 〉 쌍떡잎식물강 〉 산형과

● **약효와 사용방법**

지혈 – 덜 자란 줄기, 잎을 짜낸 즙을 외
용外用한다.

해열 · 이뇨 – 전초를 건조시킨 것
10~15g을 1일 양으로 해서 물 400cc에
넣고 1/3 정도 되도록 달여 복용한다.

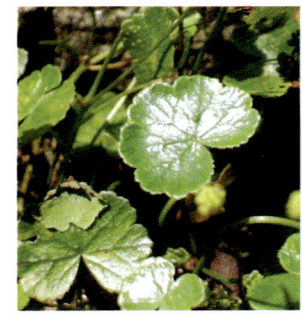
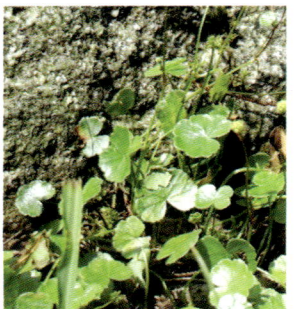

매자

학명 Berberis koreana Palib.　분류 피자식물군 〉 쌍떡잎식물강 〉 매자나무과

● **약효와 사용방법**

세안 · 눈곱이 나오는 결막염 등 – 약 5g을 달여 가제에 걸러 탈지면에 달인 즙을 적셔 가볍
게 눈을 씻는다.

건위 · 정장 – 1일 양 2~4g을 물 200cc에 넣고 반 정도 양이 되도록 달여 마신다.

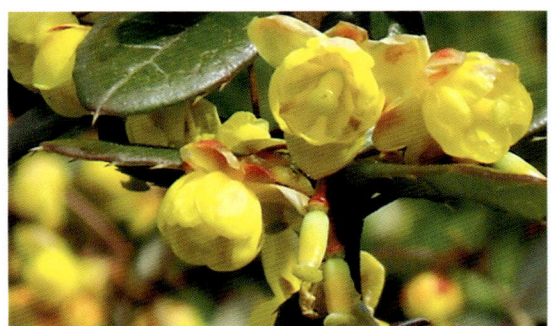
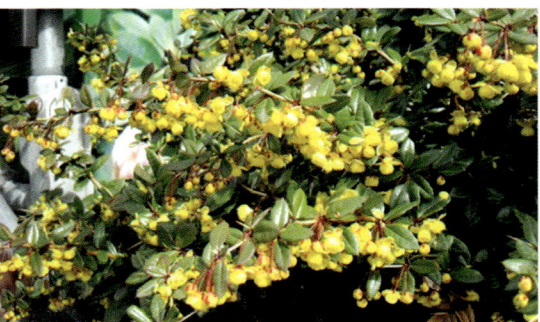

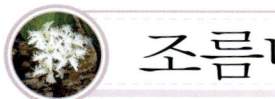

조름나물

학명 Menyanthes trifoliata   분류 피자식물문 〉쌍떡잎식물강 〉용담과

울진 및 대관령 이북의 연못에서 자라는 다년초로서 근경은 길게 옆으로 자라고 녹색이며 끝에서 엽병이 긴 3출엽이 5~6개씩 나온다. 꽃은 7~8월에 피며 백색이고, 화경은 잎 사이에서 나오며 끝부분에 꽃이 총總으로 달린다.

꽃받침은 짧고 5개로 갈라지며 화관은 깔때기 모양으로서 5개로 중앙까지 갈라지며 열편 안쪽에 긴 털이 밀생한다. 5개의 수술은 화통花筒에 붙어 있고 1개의 암술이 있으나 포기에 따라 긴 수술에 짧은 암술의 꽃과 긴 암술에 짧은 수술의 꽃이 있다. 삭과는 긴 암술대가 있는 포기에 달리며, 종자는 둥글다. 잎을 건위 및 구충제로 사용한다.

● 약효와 사용방법

체한 듯한 복통 – 1회 양 1~1.5g을 1일 3회 물 200cc에 넣고 반 정도 양이 되도록 달여, 식전 30분에 마신다.

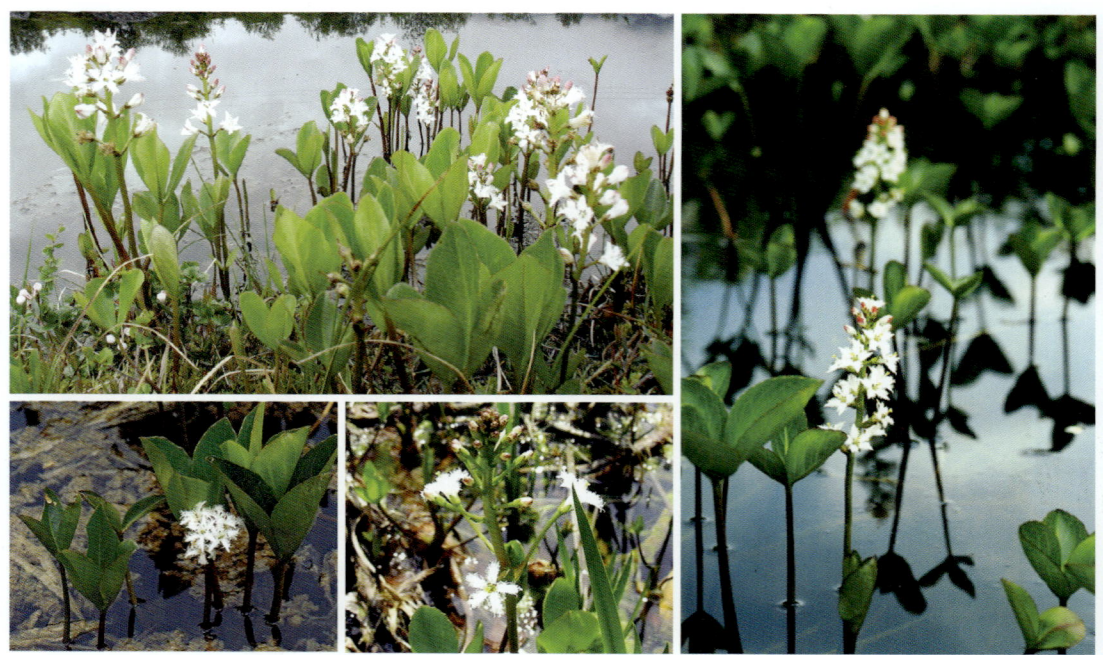

카밀레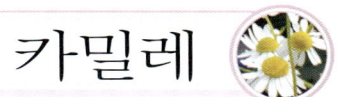

학명 Chamaemolium nobile   분류 피자식물문 〉 쌍떡잎식물강 〉 국화과

유럽 원산의 일 년 내지 2년초로서 과거에 재배하던 것이 퍼졌으며 높이는 30~60cm이고 능선이 있으며 능금 같은 향기가 있고 밑에서 가지가 많이 갈라진다. 잎은 호생하며 우상으로 갈라지고, 엽병이 없으며, 밑부분이 원줄기를 감싸고, 열편은 선형이며, 가장자리가 밋밋하다. 꽃은 6~9월에 피는데, 산방상으로 엉성하게 배열되고, 총포總苞는 반구형이며, 포편苞片은 4줄로 배열되고, 외편外片은 긴 타원형이며, 겉에 백색 연모軟毛가 있고 끝이 둥글며 가장자리가 막질膜質이다. 설상화舌狀花는 백색이고 암꽃으로서 1줄로 달리며 꽃이 핀 다음 밑으로 젖혀지고 관상화管狀花는 양성으로서 황색이다. 수과瘦果는 타원형이며 다소 굽고 끝이 편평하며 몇 줄의 능선이 있고 관모冠毛가 없다. 약용 식물로 재배한다.

• 약효와 사용방법

감기 – 건조한 카밀레꽃, 1회 5g을 사기로 만든 차주전자에 넣어 펄펄 끓여 5분 후에 복용한다.
류머티즘 – 건조한 꽃을 가볍게 쥔 한 줌 정도의 양으로 해서 목면수건에 넣어 욕조에 담가 목욕한다.

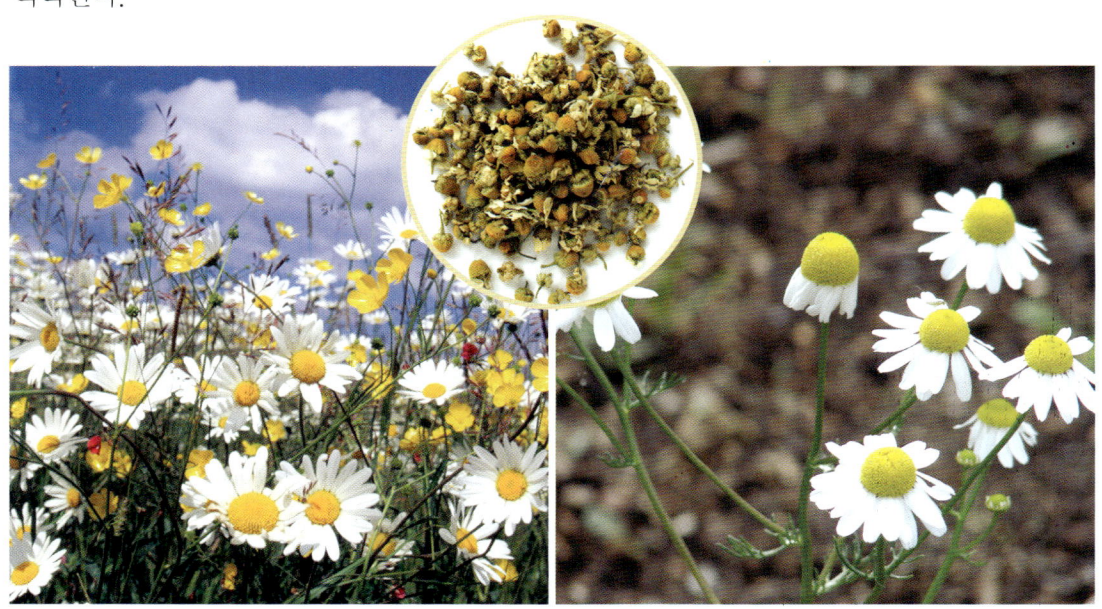

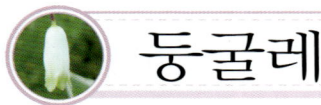

둥굴레

학명 Polygonnatum sibiricum REDOUTE   분류 피자식물문 〉 외떡잎식물강 〉 백합과

산야에서 자라는 다년초로서 높이는 30~60cm이며 6줄의 능각이 있고 끝이 처지며 육질의 근경根莖은 점질粘質이고 옆으로 뻗는다. 호생엽은 한쪽으로 치우쳐서 퍼지며 긴 타원형이다. 꽃은 6~7월에 피며 1~2개씩 엽맥에 달리고 밑부분은 백색, 윗부분은 녹색이며 소화경小花梗 은 밑부분이 합쳐져서 화경으로 된다. 장과漿果는 둥글고 흑색으로 익는다. 어린 순은 식용, 근경은 식용 및 자양강장재로 사용한다.

● 약효와 사용방법

자양·강장 – 둥굴레 근경을 1일 5~10g을 달여 복용. 또, 둥굴레주酒로서 둥굴레 100g, 정 제 설탕 100g을 소주 720㎖에 담가, 반 년 후, 포에 걸러서 1회 20cc를 마시면 좋다.

타박상 – 둥굴레 근경의 분말을 식초에 응고시켜 개어서, 환부에 두껍게 바른다.

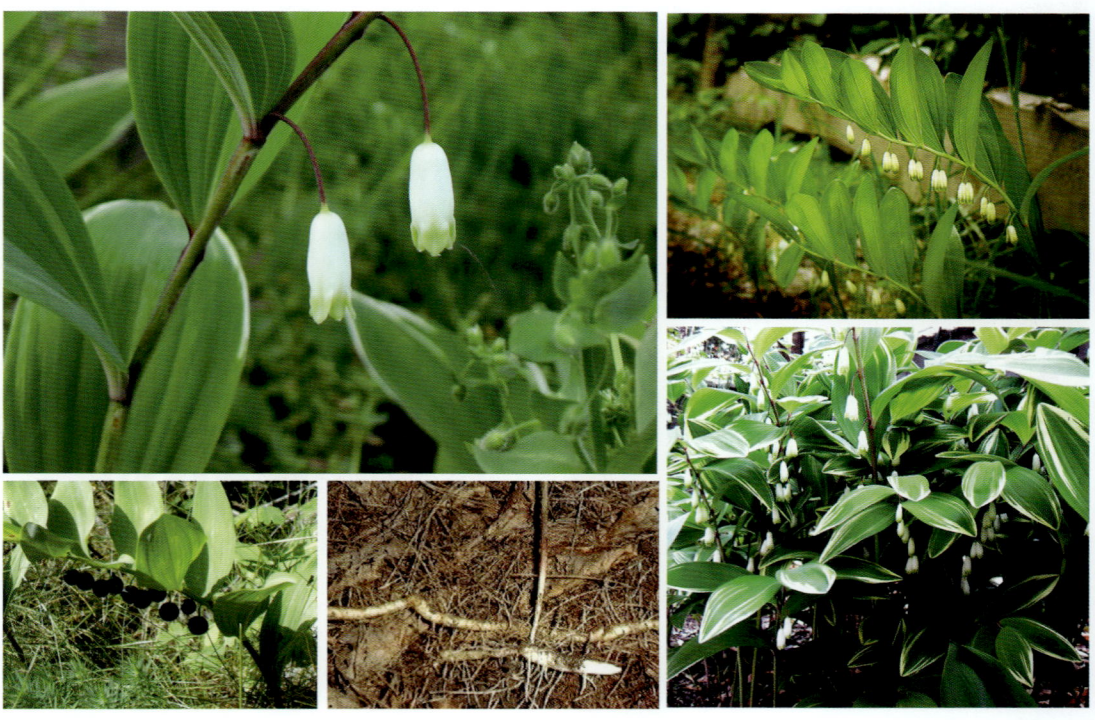

제비꽃

학명 Viola mandshurica W.BECKER. 분류 피자식물문 〉 쌍떡잎식물강 〉 제비꽃과

양지에서 흔히 자라는 다년초로서 원줄기가 없고, 뿌리에서 긴 엽병이 있는 잎이 돋는다. 잎은 끝이 둔하고 가장자리에 얇고 둔한 톱니가 있다. 꽃이 핀 다음에 자라는 잎은 심장저로 되며 윗부분에 약간 뚜렷하지 않은 톱니가 있고 엽병은 윗부분에 날개가 있다. 4~5월에 잎 사이에서 높이 5~20cm의 화경이 나와 짙은 자주색 꽃이 달리며, 간혹 백색 바탕에 자주색 줄이 있는 꽃이 피는 것도 있다. 어린 순을 나물로 한다.

● 약효와 사용방법

종기 · 부스럼의 해독 – 생 전초를 소금으로 비벼 환부에 직접 붙인다. 건조한 것 1회 양 2~6g을, 물 400cc로 반 정도 양이 되도록 달여 복용한다.

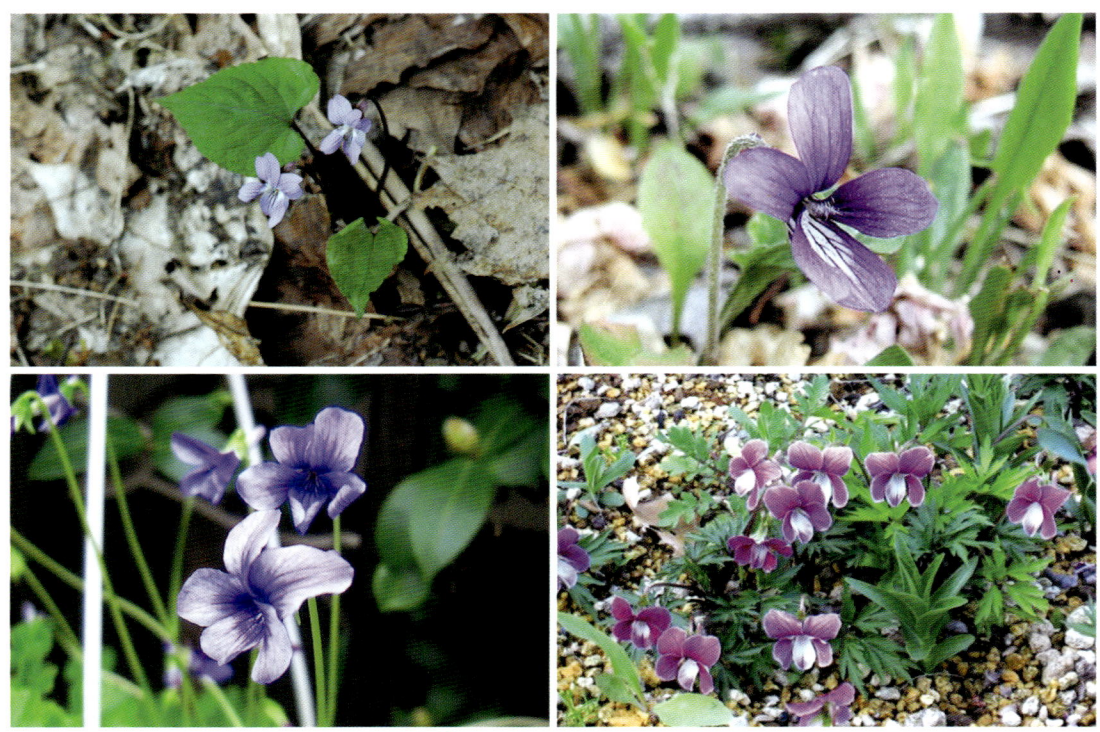

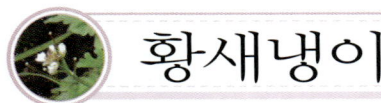

황새냉이

학명 Cardamine flexuosa With.　분류 현화식물문 〉 쌍떡잎식물강 〉 십자화과

논밭 근처나 습지에서 흔히 군생하는 2년초로서 높이는 10~30cm이고 밑에서부터 많은 가지가 갈라지며 하반부에 퍼진 털이 있고 흑자색이 돈다. 4~5월에 가지 끝과 원줄기 끝에서 자라는 총상화서에 백색 십자화가 20개 정도 달린다. 꽃받침잎은 4개이고 흑자색이 돌며 길이는 2mm 정도로서 긴 타원형이고 꽃잎은 꽃받침보다 2배 정도 길고 4강웅예와 1개의 암술이 있다. 열매는 길이가 2cm, 나비가 1mm 정도로서 털이 없으며 익으면 2조각이 뒤로 말리고 길이 7mm 정도의 종자가 튀어나온다. 어린 순을 나물로 한다.

● 약효와 사용방법

이뇨 – 성인 1일 양으로 잘 건조한 전초 5~10g을 물 400cc에 넣고 반 정도 양이 되도록 달여 1일 3회에 나누어 복용한다.

정장 – 하리이질의 기미가 있을 때 위와 같은 분량을 복용한다.

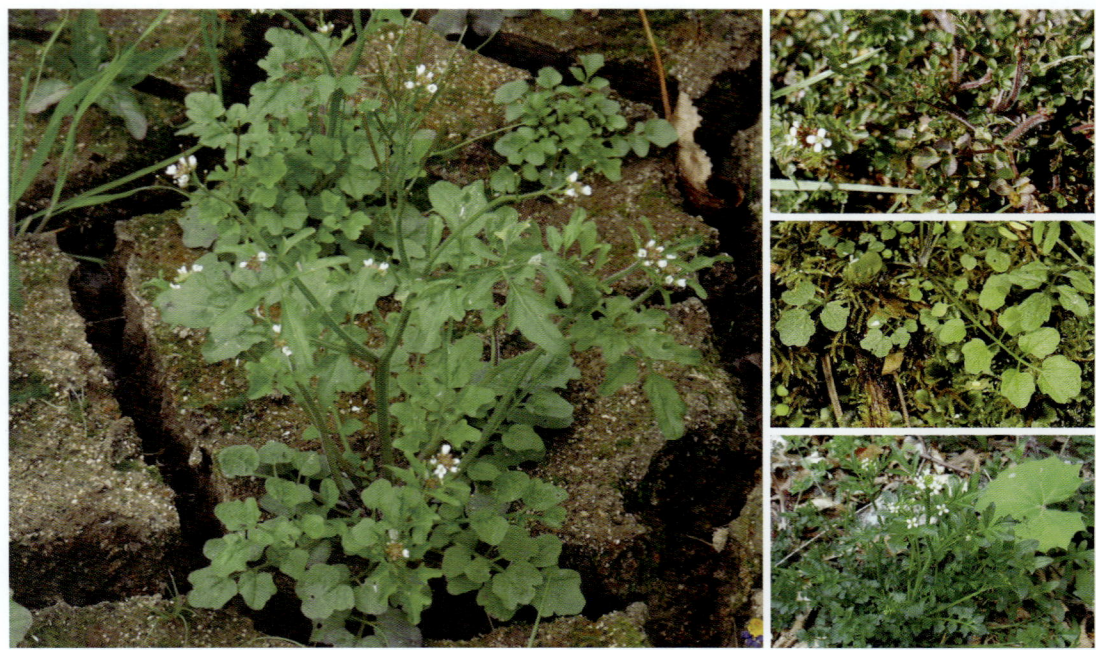

미나리냉이

학명 Cardamine leucantha (Tausch) O. E. Schulz var. leucantha   분류 피시식물문 〉 쌍떡잎식물강 〉 십자화과

그늘진 곳에서 자라는 다년초로서 높이가 50cm에 달하고 지하경이 뻗으면서 곧추자라며 윗부분에서 약간 갈라지고 전체에 부드러운 털이 있다.

잎은 호생하며 길이가 15cm 정도로서 엽병이 길다. 꽃은 6~7월에 피며 백색이고 원줄기 끝과 가지 끝에 달린다. 어린 순을 나물로 한다.

● 약효와 사용방법

기침 – 중국 민간 요법의 하나로, 건조한 것을 분말로 해서 불에 올려, 벌꿀로 개어 복용한다.

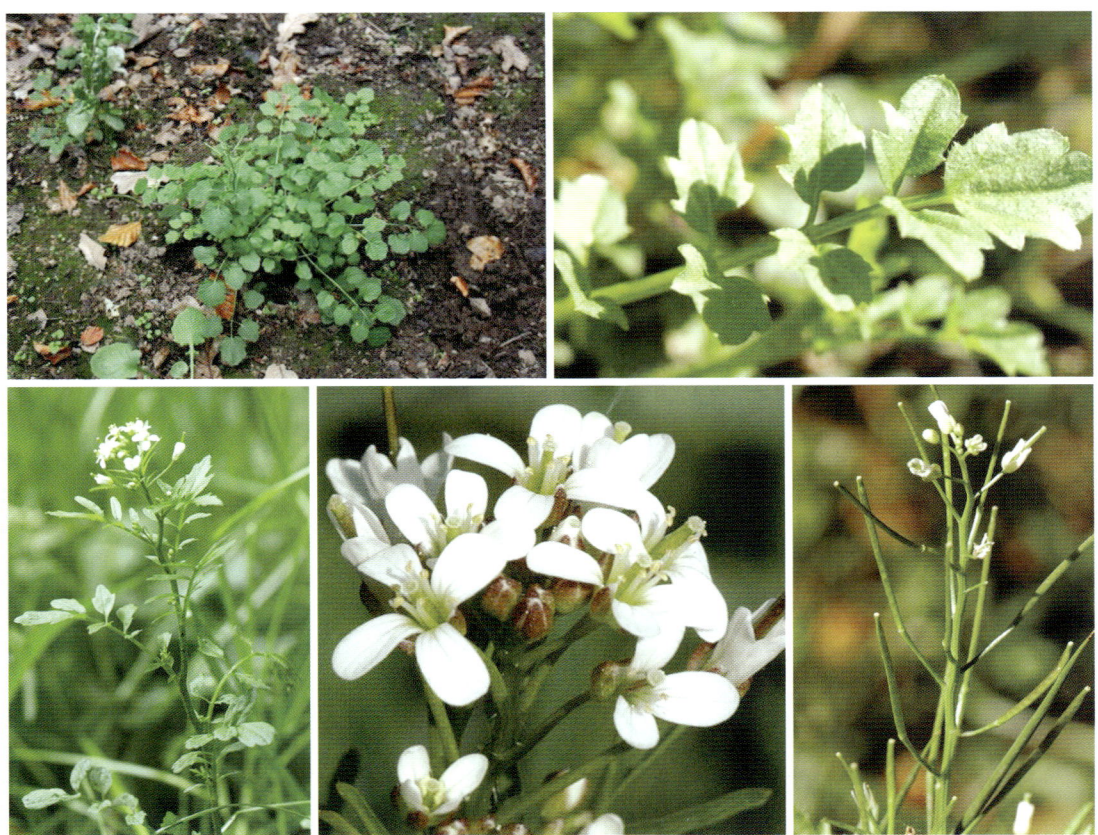

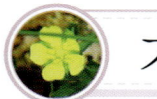 # 가락지나물

학명 Potentilla kleiniana Wight et Arnott   분류 현화식물문 〉 쌍떡잎식물강 〉 장미과

약간 습기가 있는 곳에서 자라는 다년초로서 높이는 20~60cm이고 하반부가 비스듬히 자라며, 엽액葉腋에서 가지가 옆으로 뻗고 끝이 위로 향한 털이 있다. 조생엽은 긴 엽병 끝에 오산장상복엽五山掌狀複葉이 달리고, 줄기에 잎이 3개씩 달리며 엽병이 위로 올라갈수록 짧아진다. 꽃은 5~7월에 피며 황색이고 가지 끝에 많이 달리며, 소화경小花梗에는 위를 향한 백색털이 있다. 수과瘦果는 털이 없고 세로로 약간 주름이 진다. 어린 순을 나물로 한다.

● **약효와 사용방법**

머리 부분의 종기 · 부스럼 – 건조한 전초를 1회 양 약 5g을 물 400cc로 1/3 양이 되도록 달여 이 즙을 환부에 바른다.

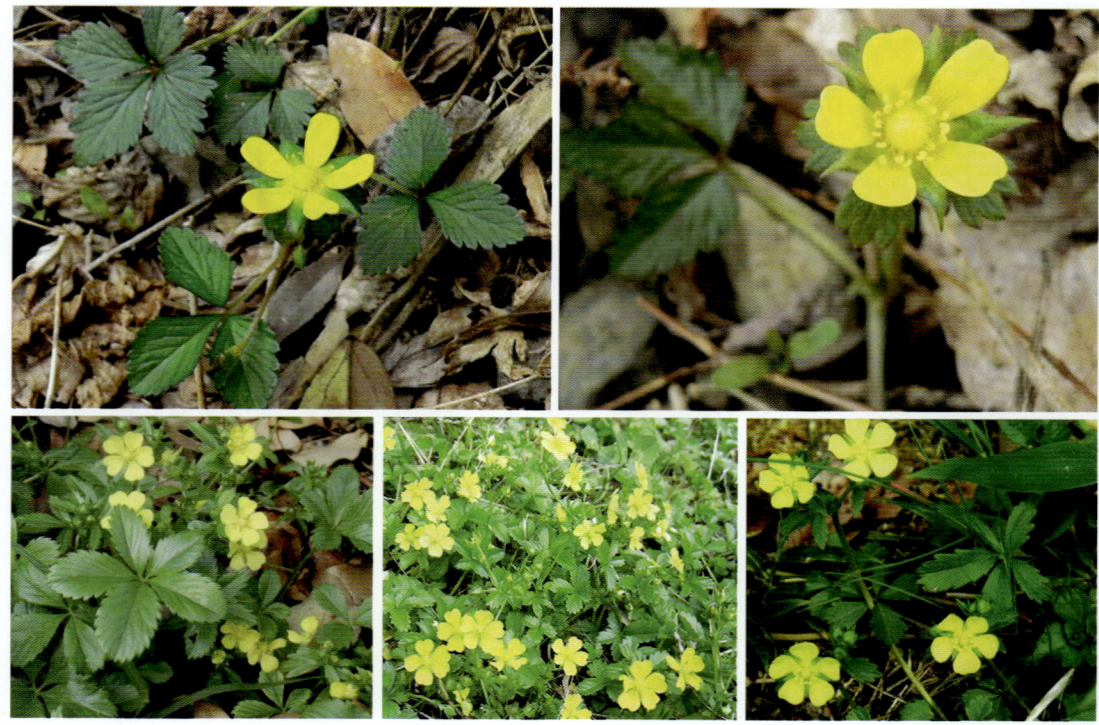

능소화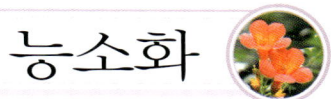

학명 Campsis grandifolia (Thunb.) K.Schum   분류 피자식물문 > 쌍떡잎식물강 > 능소화과

중국산의 낙엽만경蔓莖으로서 중부 이남의 절에서 심고 있으며, 길이가 10m에 달하고, 가지에 흡근이 생겨서 벽에 붙어 올라간다. 잎은 대생하며 소엽은 7~9개이고 길이는 3~6cm로서 양면에 털이 없으며 가장자리에 톱니와 더불어 녹모가 있다.

꽃은 8~9월에 피고 지름은 6~8cm로서 황홍색이지만 겉은 적황색이며 가지 끝의 원추화서圓錐花序에 5~15개의 꽃이 달린다. 삭과는 네모가 지고 2개로 갈라지고 10월에 익는다.

• 약효와 사용방법

이뇨 · 통경通經 – 1일 양으로서 건조한 것 약 5g을 물 600cc에 넣고 1/2이 되도록 달여 3회에 복용한다.

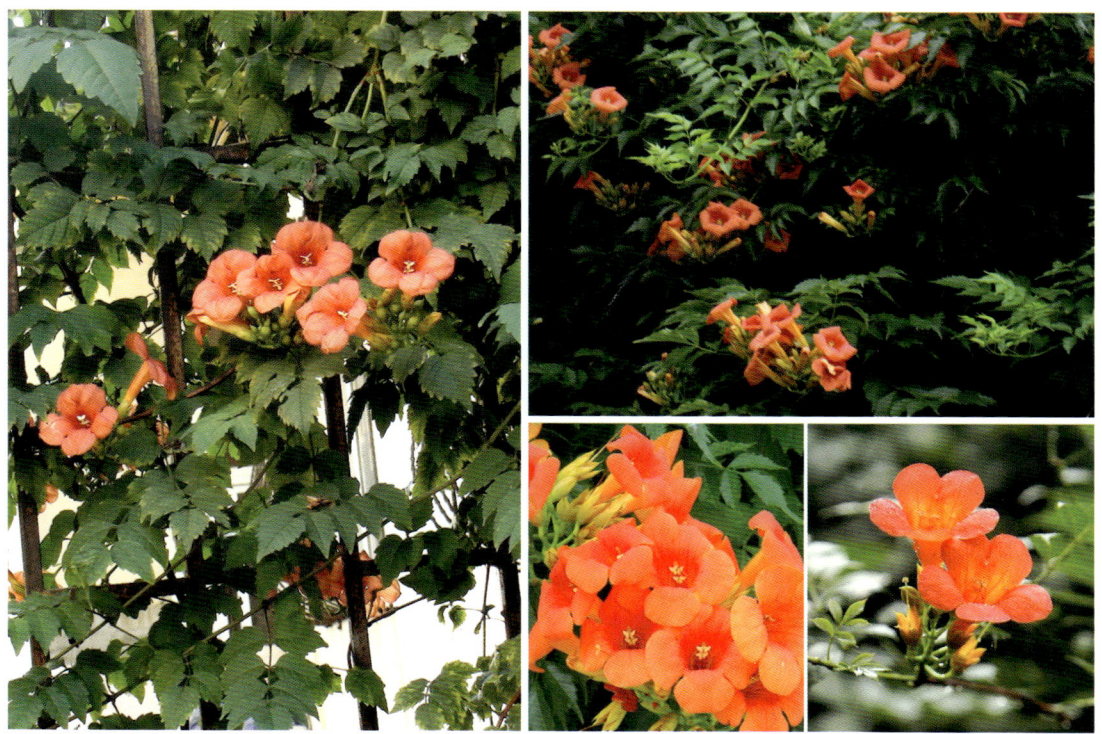

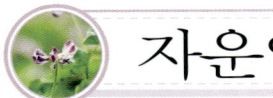

자운영

학명 Astragalus sinicus L.   분류 피자식물문 〉쌍떡잎식물강 〉콩과

중국산의 2년초로서 남부지방에서 녹비綠肥로 재배하고 있다. 높이는 10~25cm이고 백색털이 다소 있으며 밑에서 가지가 많이 갈라져서 옆으로 자라다가 곧추선다. 잎은 끝이 뾰족하다. 꽃은 4~5월에 피며 홍자색이다. 꼬투리는 흑색으로 익으며 털이 없고, 종자는 누른빛이 돈다.

● 약효와 사용방법

이뇨 · 해열 – 건조한 것은 1일 양으로 약 5~10g, 물 400~600cc로 1/2 양이 되도록 달여서 복용한다.

화상 – 생잎을 짜서, 그 즙을 환부에 바른다.

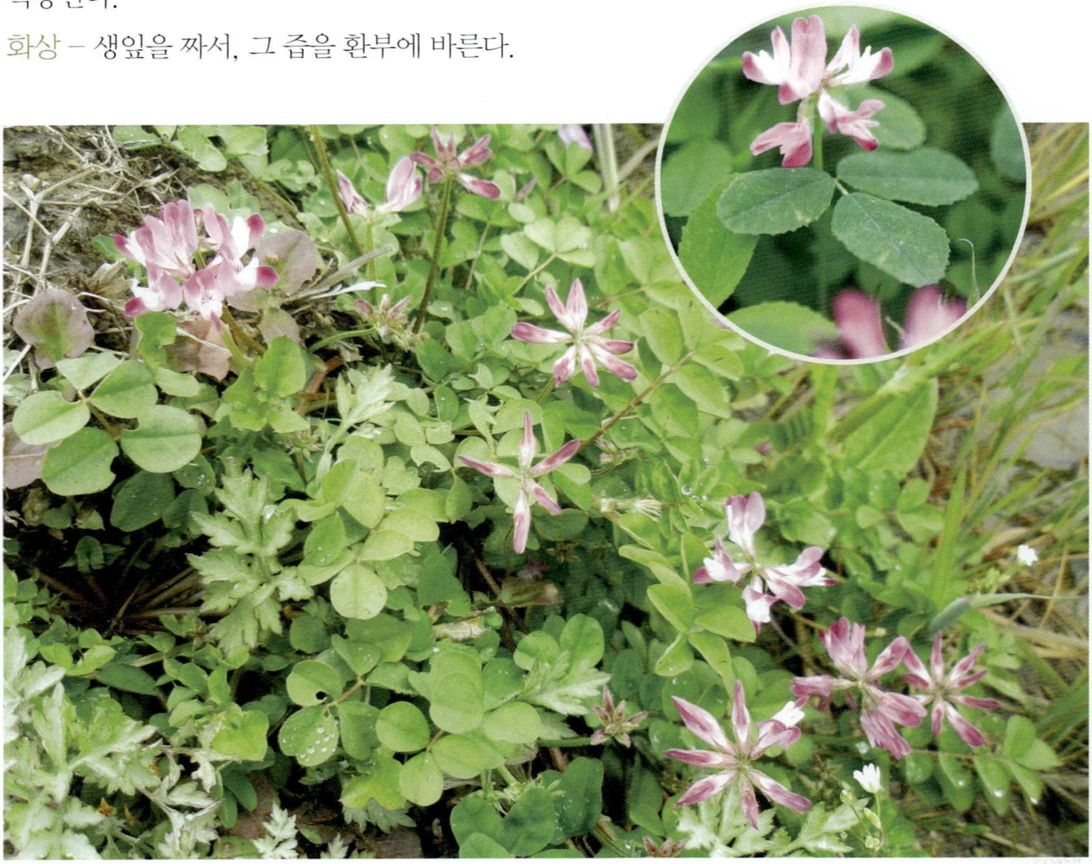

비교적 흔히 자라는 다년초로서 높이가 1m에 달하고 잎이 호생한다. 잎은 끝이 뾰족하다. 엽맥의 표면은 녹색이고, 뒷면은 다소 분백색으로서 털은 없으나 소돌기가 있고 가장자리가 밋밋하다. 엽병에는 탁엽托葉이 변한 1쌍의 덩굴손이 달려 있다. 꽃은 이가화로서 5~6월에 피며, 열매는 흑색으로 익고 자분으로 덮여 있으며 둥글다. 어린 순을 나물로 한다.

● 약효와 사용방법

통경通經 · 혈액 순환 촉진 – 건조한 뿌리와 뿌리줄기를 1일 양 3~10g, 물 600cc로 1/2의 양이 되도록 달여 3회에 나누어 복용한다.

관절 · 류머티즘중국에서의 이용법 – 위와 같이 뿌리줄기 15g, 호자나무꼭두서니과의 뿌리와 지상부 30g을 물로 달여 복용한다.

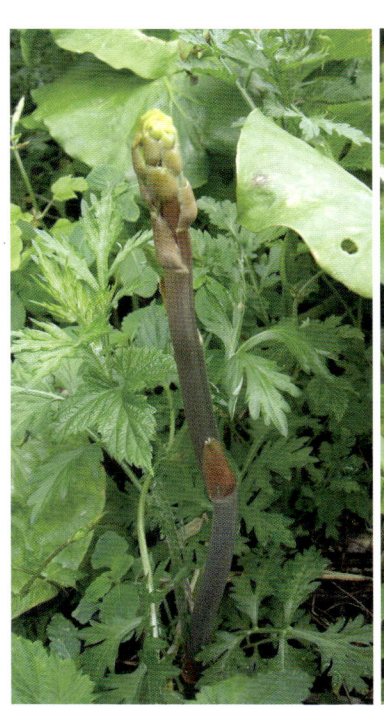
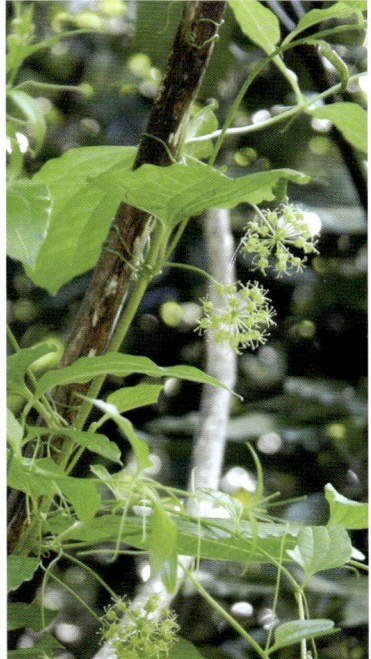
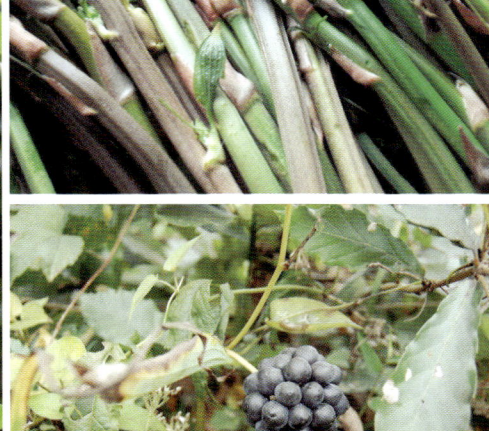

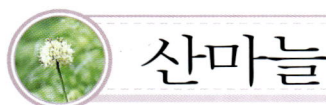

산마늘

학명 Allium victorialis L.   **분류** 피자식물문 〉 외떡잎식물강 〉 백합과

지리산·설악산 및 울릉도의 숲 속이나 북부지방에서 자라는 다년초로서 외피는 그물 같은 섬유로 덮여 있으며 갈색이 돈다. 잎은 넓고 2~3개씩 달리며 길이는 20~30cm, 나비는 3~10cm로서 양끝이 좁으며 가장자리가 밋밋하고 약간 흰빛을 띤 녹색이며 윤기가 없다. 꽃은 백색 또는 황색으로서 5~7월에 피며 높이 40~70cm의 화경이 나와 그 끝에 산형화서가 달린다. 삭과는 3개의 심피로 되었고 끝이 오그라들며 종자는 흑색이다. 인경과 더불어 연한 부분을 식용으로 한다. 울릉도에서는 멩[命]이라고도 한다.

● **약효와 사용방법**

자양·강장 – 산마늘주를 다음의 설명에 따라 만든다. 산마늘의 비늘줄기 부분의 털을 잡아 뽑고 나서 물로 씻어 물기를 닦아 없앤다. 산마늘 채취량의 배 이상의 용량을 담을 수 있는 입이 넓은 병을 준비한다. 그 안에 비늘줄기를 자르지 않은 그대로 병의 반 정도 양까지 넣는다. 채취한 비늘줄기 중량의 약 1할 정도 무게의 정제 설탕을 넣고, 35도의 소주를 병에 거의 꽉 찰 정도로 붓는다. 차고 어두운 곳에 두어 2개월 후부터 1일 1회 20~40cc를 한도로 복용한다. 좋지 않은 냄새가 강하기 때문에 취침 전에 복용하는 것이 좋다. 또, 양을 초과하지 않도록 주의한다.

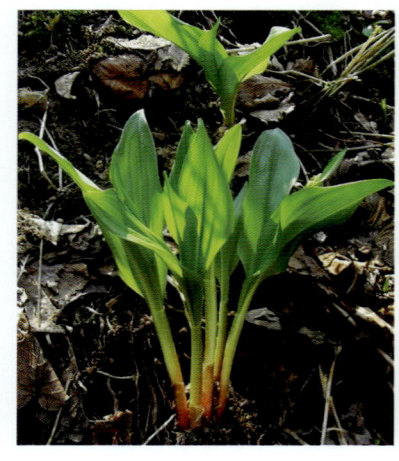
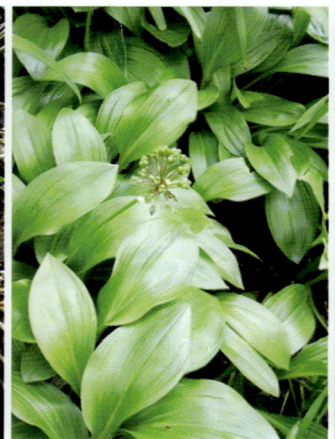
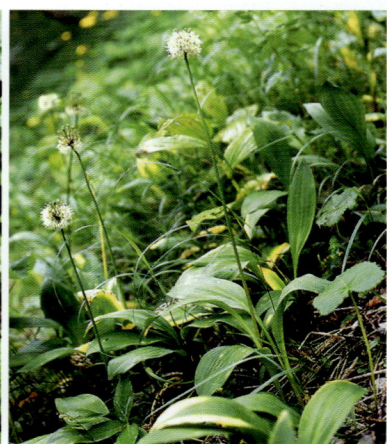

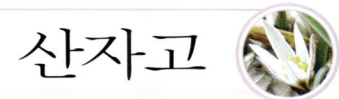
양지쪽 풀밭에서 자라는 다년초로서 인경은 길이가 3~4cm이고 인편鱗片 안쪽에 갈색털이 밀생한다. 근생엽은 백록색이며 털이 없다. 꽃은 4~5월에 피고, 화경은 높이가 15~30cm이다. 화피열편花被裂片은 6개이고 끝이 둔하고 백색 바탕에 자주색 맥이 있다.

수술은 6개로서 화피花被 길이의 1/2 정도이며 3개는 길고 3개는 짧다. 자방은 녹색이며 거의 둥글고 세모가 지며 끝에 길이가 6mm 정도의 암술대가 달린다.

● 약효와 사용방법

목이 아플 때 – 건조한 비늘줄기 4~8g을 물 300cc로 반 정도의 양이 되도록 달여, 1일 2회에 걸쳐 따뜻할 때 마신다.

자양·강장 – 비늘줄기 200g, 정제 설탕 50g을 35도의 소주 760㎖에 담가 3~6개월 후, 1일 20~40cc를 취침 전에 마시면 좋다.

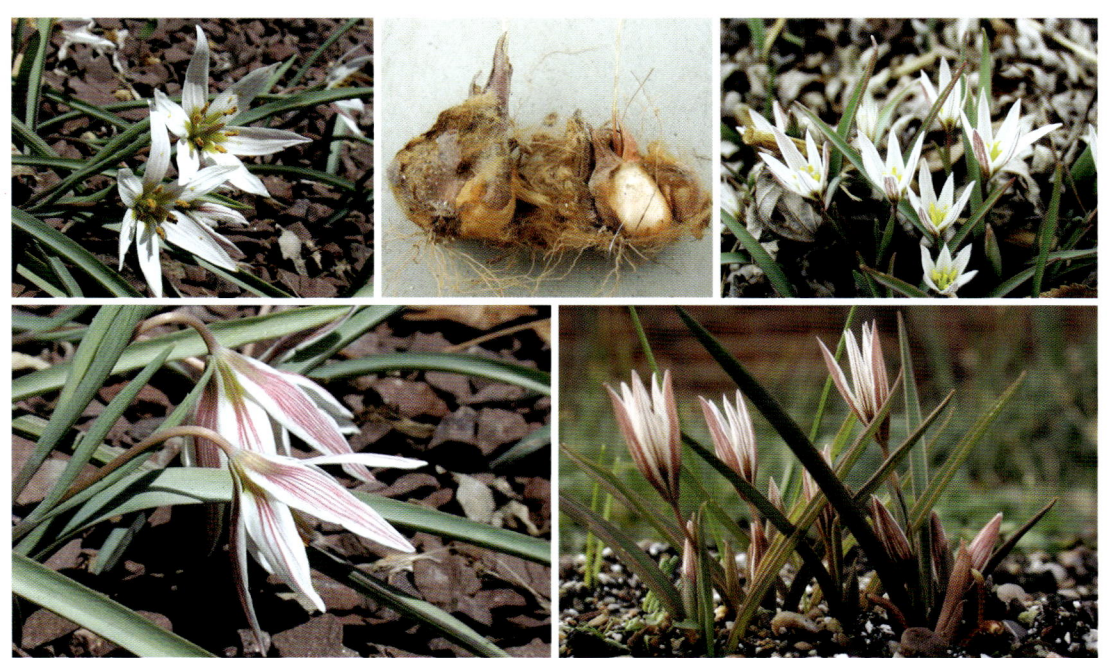

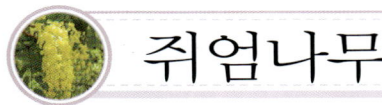

쥐엄나무

학명 Gleditsia japonica Miquel var. **분류** 피자식물문 〉 쌍떡잎식물강 〉 콩과

산골짜기나 개울가에서 잘 자란다. 낙엽활엽 교목으로 높이 15~20m이고 수피는 흑갈색 또는 암회색으로 매끈매끈하며 사마귀 모양의 피목이 많고 가지가 퇴화한 가시가 있다. 꽃은 일가화로 6월에 황록색으로 피며 수상화서로 달린다. 가을에 꼬투리 열매가 익는데, 열매의 길이는 30cm 정도이다. 우리나라에서는 함북을 제외한 전 도에 나며 만주, 일본, 중국에 분포한다. 콩깍지와 종자에는 글레디시아, 사포닌을 20% 함유하고 있다. 가시는 페놀성 물질과 아미노산을 함유하고 있으며 사포닌은 없다.

● 약효와 사용방법

거담가래제거 – 콩열매豆莢 1~1.5g을 물 300cc로 반 정도의 양이 되도록 달여 1회분으로 복용한다.

종기 – 가시는 3~10g, 씨는 4.5~9g을 1일 양으로 해서 물 400cc에 넣고 1/3 정도의 양까지 달여 복용한다.

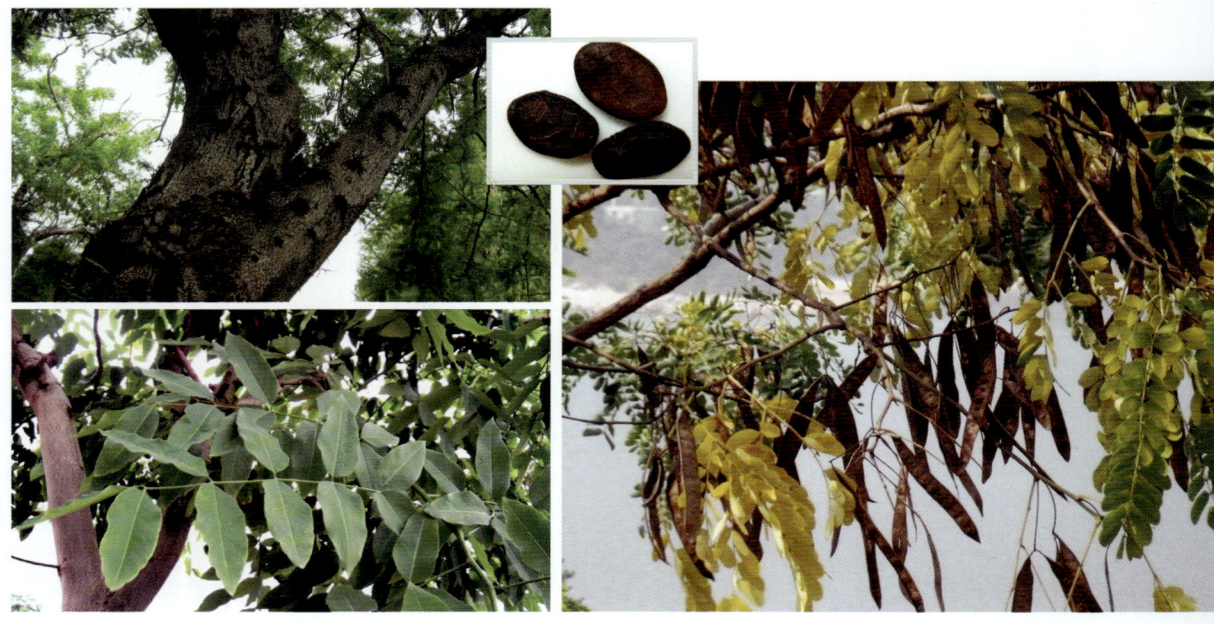

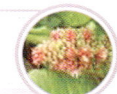
산야의 풀밭에서 자라는 다년초로서 높이는 30~80cm이며 원줄기는 원주형이고 많은 줄이 있으며, 홍자색이 돌고 잎과 더불어 신맛이 있다. 근생엽은 엽병이 길다.

잎은 피침상 긴 타원형으로서 어긋난다. 꽃은 2가화로서 5~6월에 연한 녹색 또는 녹자색으로 핀다. 열매는 세모진 타원형이며 길이 2mm 정도로서 흑갈색이고 윤채가 있다. 연한 경생엽은 식용하기도 한다.

● 약효와 사용방법

백선 등의 기생성 피부염 – 생뿌리줄기를 금속이 아닌 강판에 갈아서 바른다.

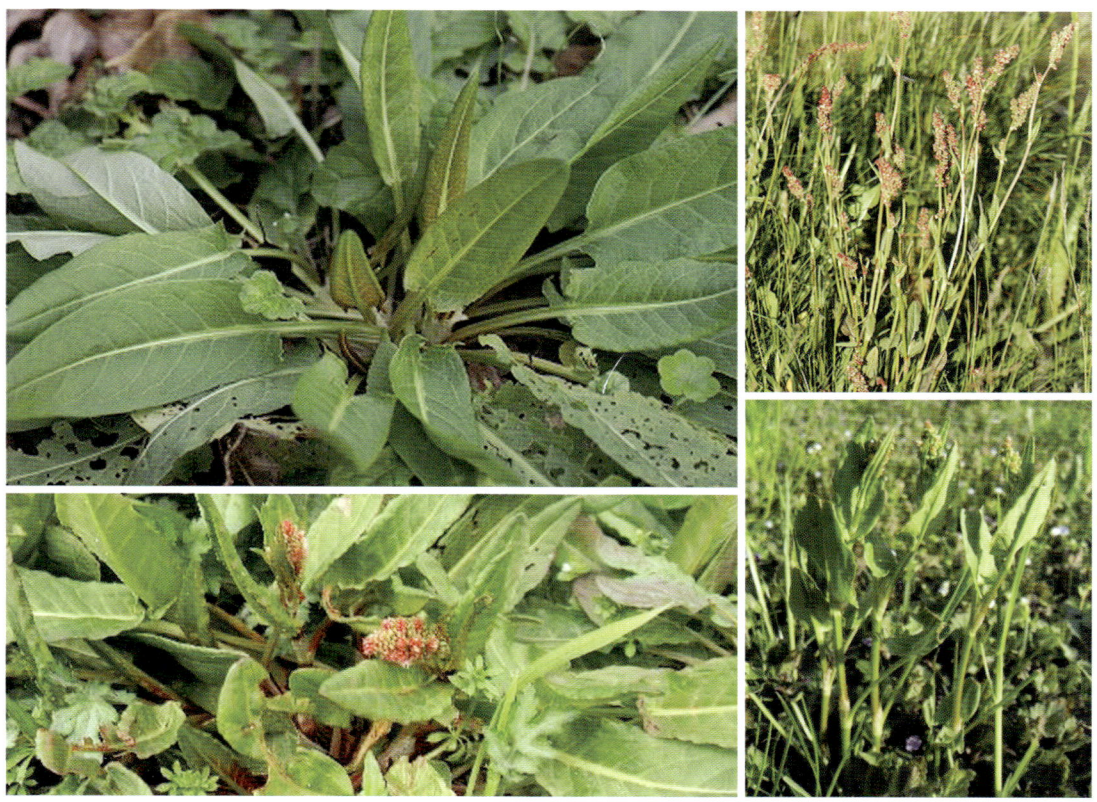

 # 무청

학명 Brassica campetris L, var.　분류 속씨식물문 〉 쌍떡잎식물강 〉 십자화과

십자화과의 한해살이풀 순무Brassica rapa의 뿌리와 잎이다. 뿌리를 보면 무와 비슷하게 보이지만 그렇지 않고 유채꽃 계통에 속한다. 무청에는 아미노산·포도당·펙틴·비타민 C가 함유되어 있고, 잎에는 비타민 C 외에 A, B_1, B_2가 뿌리보다 조금 많다.

• 약효와 사용방법

동상 – 뿌리 간 것을 환부에 두껍게 바르고, 가볍게 가제를 덧대어 붕대를 감든가 뿌리를 태우면 나오는 즙을 발라도 좋다.

주근깨 – 씨를 갈아 으깨어 피부에 바른다.

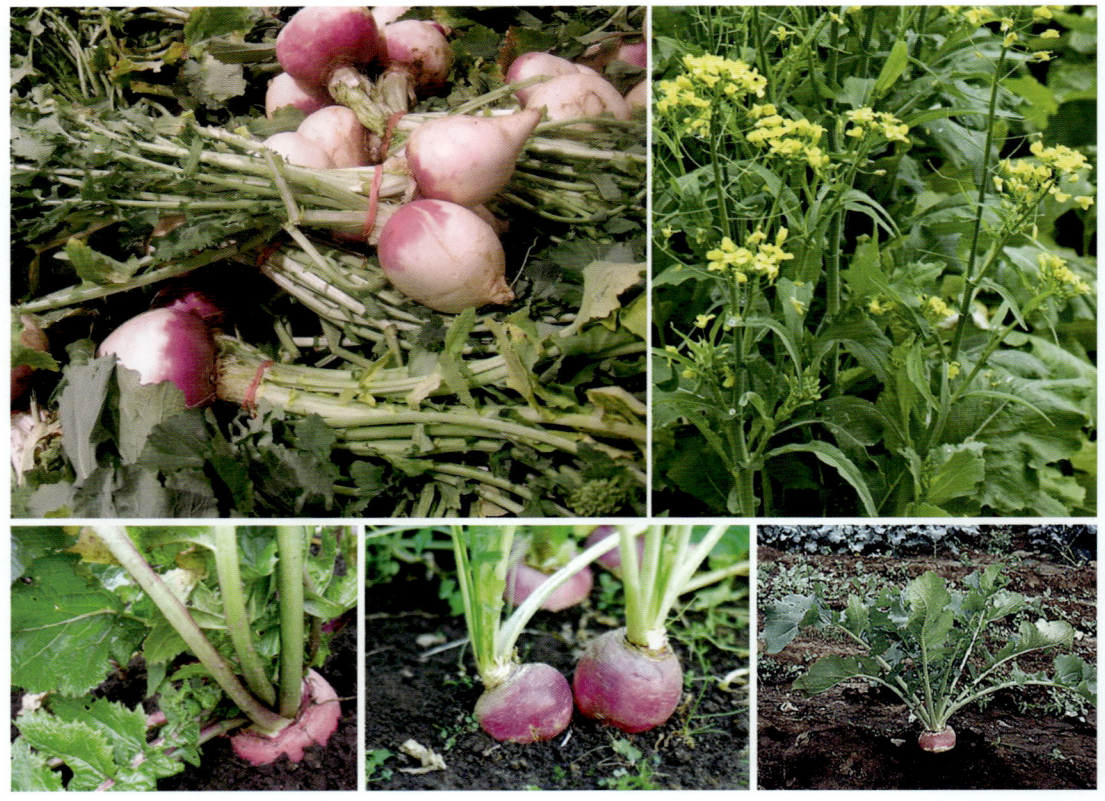

두루미냉이

학명 Stachys sieboldii   분류 쌍떡잎식물문 〉 통화식물강 〉 꿀풀과

중국 원산의 다년초로서 덩이줄기를 식용하기 위해 재배되고 있다.

줄기의 높이는 90cm 정도이다. 잎은 어긋나고 긴 타원형이며 톱니가 있다. 꽃은 가을에 줄기 끝에 홍자색으로 피고 수상꽃차례[穗狀花序]를 이루어 돌려 달린다.

잎과 줄기에 잔털이 있다. 뿌리줄기는 작은 감자 모양의 흰 덩이줄기인데, 봄에서 가을에 걸쳐 생기며 식용한다.

• 약효와 사용방법

타박상 – 생덩이줄기를 잘게 부수어 환부에 바른다.

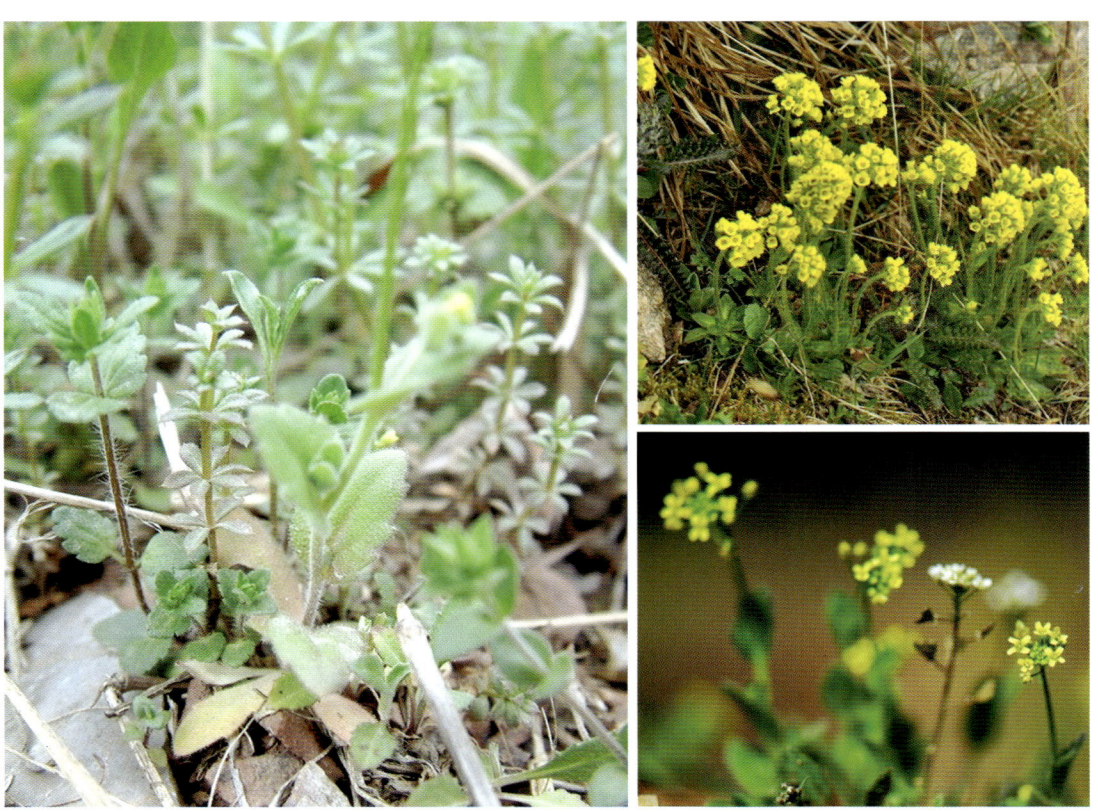

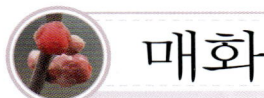

매화

학명 Prunus mume Siebold et Zuccarni　분류 속씨식물문 〉 쌍떡잎식물강 〉 장미과

낙엽교목喬木으로서 높이가 5m에 달한다. 잎은 호생하고 난형 또는 넓은 난형이며, 꽃은 중부지방에서는 4월에 잎보다 먼저 피고, 향기가 강하고, 1~2개씩 한 군데에 달리며, 화경이 거의 없고, 꽃받침 열편은 둥글며 꽃잎은 도란형倒卵形이고 모두 털이 없다.

백색꽃이 피는 것을 흰매실이라고 하며 만첩흰매실은 전자의 만첩꽃이고 만첩홍매실은 붉은 빛이 도는 만첩꽃이다.

● 약효와 사용방법

감기 – 매실 장아찌 1~2개를 가스불로 금망金網에 얹어 검게 될 때까지 태운다. 뜨거울 동안에 찻종기에 담아 펄펄 끓인다. 이것을 탕째로 마신다. 오매烏梅는 물에 씻어 1~2개를 물 200cc로 반량이 될 정도로 달여 뜨거울 때에 마시면 좋다.

피로회복 · 건강 – 매실 장아찌에 포함된 구연산 때문에 1일 1회 먹으면 좋다. 매실주도 피로와 더위 먹는 것을 막으므로 성인은 1일 1회 30cc를 한도로 해서 복용하면 좋다.

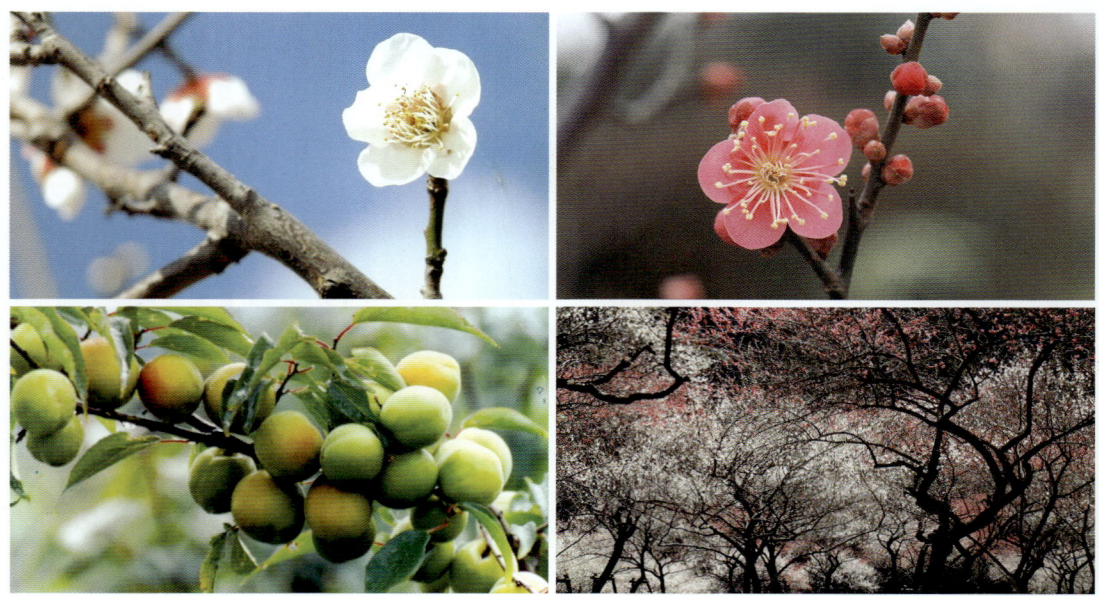

산수유나무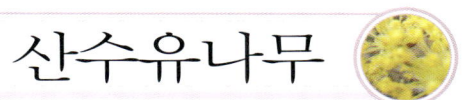

학명 Cornus officinalis S. et Z.   분류 속씨식물문 〉 쌍떡잎식물강 〉 층층나무과

겨울에 잎이 지는 작은키나무다. 키는 5~10m쯤 되며 주로 심어 기른다. 광릉에 자생하며 한국 전역에서 자란다. 이른 봄 잎도 나기 전에 노랗고 향기로운 꽃을 피운다. 가을이면 가지 마다 새빨간 열매가 주렁주렁 열린다. 지리산 기슭에 있는 구례 산동면과 산내면이 산수유 산 지로 유명하다. 열매는 날로 먹지 않고 말렸다가 약으로 쓰거나 차로 끓여 마시고 술로 담가 도 먹는다.

● 약효와 사용방법

피로회복 · 강장 – 산수유주를 만든다. 이것은 건조한 산수유 200g, 정제 설탕 200g을 소주 1.8ℓ에 담가, 2~3개월 후에 포에 걸러서 다른 병에 옮긴다. 20~30cc를 하루 3회 복용한다.

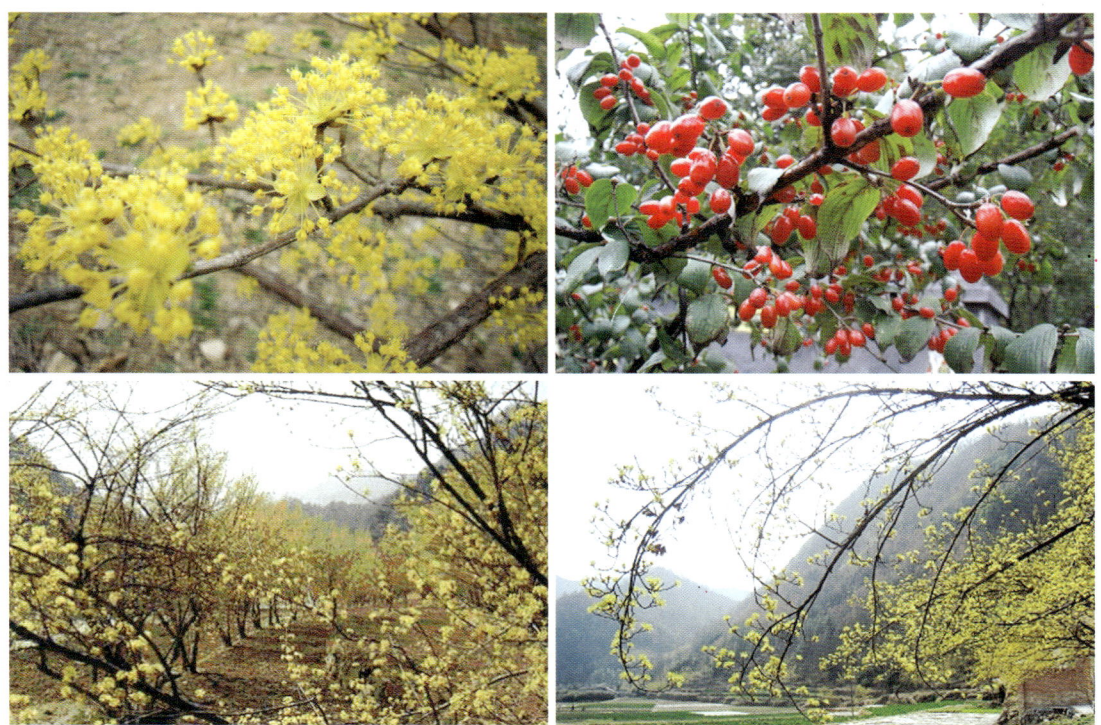

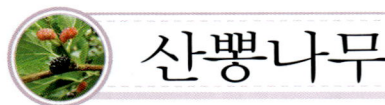

산뽕나무

학명 Morus bombycis Koidz. var.   분류 피자식물문 〉 쌍떡잎식물강 〉 뽕나무과

낙엽소교목으로서 높이는 7~8m이고, 수피는 회갈색이며 점차 흑갈색으로 된다. 잎은 가장 자리에 불규칙한 톱니가 있고 뒷면은 주맥主脈 위에 털이 약간 있다. 꽃은 이가화 또는 잡성화 雜性花로서 5월에 피며 웅화서雄花序는 새 가지 밑에서 밑으로 처지고 수꽃은 화피열편花被裂 片과 수술이 각각 4개이다. 열매는 6월에 익으며 육질로 되는 화피가 합쳐져서 1개의 열매처 럼 된다.

● 약효와 사용방법

고혈압 예방 – 건조한 뿌리의 껍질 100g을 잘게 썰어 정제 설탕 200g을 넣어 소주 1ℓ에 보름 정도 담가두면 '뽕술'이 된다. 포에 걸러서 잠들기 전에 약 15cc 마신다.

변비 · 고혈압 예방 – 건조한 어린 잎을 잘게 부수어 사기로 만든 차주전자에 넣어 펄펄 끓인 다. 차 대신에 마시면 좋다.

피로회복 · 강장 – 숙성한 열매 500g에 정제 설탕 150g을 섞어 소주 1.8ℓ에 약 1개월 담갔 다가 거른 것을 마신다. 이것은 '뽕 열매주'로서 고혈압 예방에는 듣지 않는다.

화상을 입었을 때 – 가을에 서리가 내릴 무렵의 잎을 햇볕에 말려서 분말로 해, 참기름으로 개어 화상 입은 곳에 두껍게 바른다.

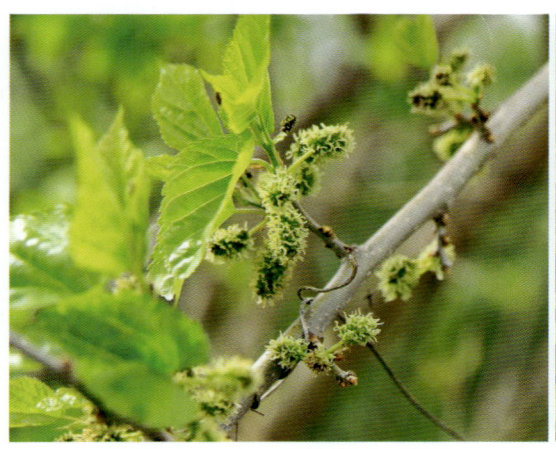
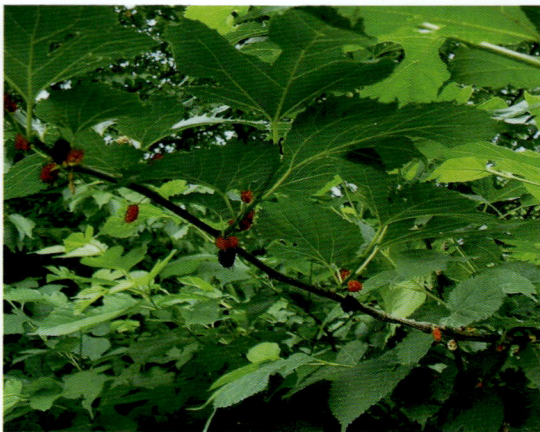

살구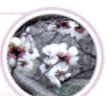

학명 Prunus armeniaca L. 분류 피자식물문〉쌍떡잎식물강〉장미과

과수로 재배하고 있는 낙엽소교목으로서 높이가 5m에 달하고 수피에 코르크질이 발달하지 않는다. 꽃은 4월에 잎보다 먼저 피며 연한 홍색이고 화경이 거의 없다. 꽃받침은 5개이며 홍자색이고 젖혀지며 꽃잎은 둥글고 수술은 많으며 암술은 1개이다. 열매는 거의 둥글고 털이 많으며 7월에 황색 또는 황적색으로 익고 핵核은 요점凹點이 없으며 거칠고 예두로서 측면에 날개 같은 돌기가 있다. 열매는 식용으로 하거나 약용으로 한다.

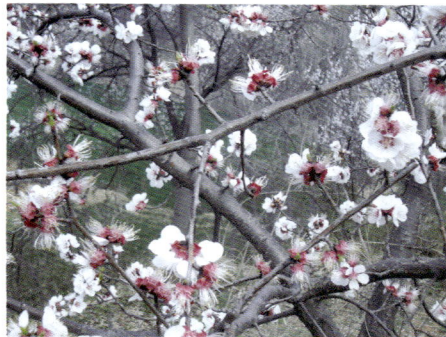

• 약효와 사용방법

기침 – 한방의 마황탕을 이용한다. 이것은 살구 4.5g, 마황 5g, 감초 3g, 계수나무 가지 3.5g을 1일 양으로 해서 달여, 1일 3회에 나누어 복용한다. 발한해서 열이 가라앉으면 기침도 나오지 않게 된다.

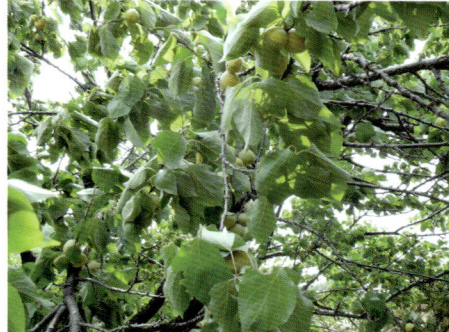

피로회복 – 숙성 바로 전의 살구 1kg, 정제 설탕 100g을 소주 1.8ℓ에 담가 6개월~1년 후에 걸러서 살구주를 만든다. 이것을 1회 30cc씩, 1일 2회 마신다.

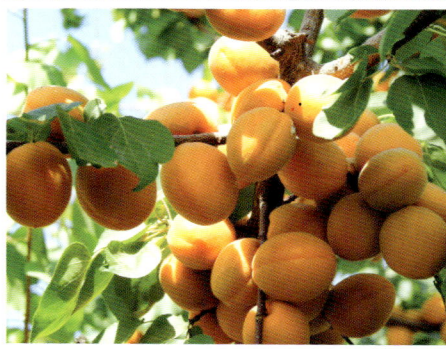

• 살구씨의 효능

1. 살구씨에 들어 있는 지방이 피부를 하얗고 윤기 나게 해준다.
2. 살구씨의 육질에 든 비타민 A, C는 구연산과 사과산이 풍부하여 신진대사를 도와준다.
3. 기침ㆍ천식을 다스리고 변비치료에 좋다.
4. 항암에 도움이 된다.

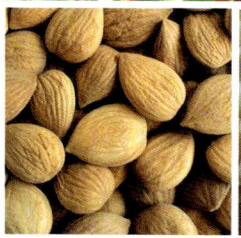
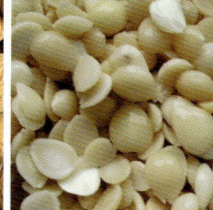

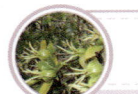

치자나무

학명 Gardenia jasminoides for. grandiflora MAKINO. 분류 현화식물문 〉 쌍떡잎식물강 〉 꼭두서니과

남부지방에서 흔히 심는 상록수목으로서 소지는 어릴 때 먼지 같은 털이 있다. 잎은 총생하며 엽병이 짧으며 표면에 윤기가 있고 가장자리가 밋밋하다. 꽃은 6~7월에 피며 꽃받침은 능각棱角이 있고 끝이 6~7개로 갈라지며 열편은 가늘고 길다. 화관은 백색이며 열편은 6~7개로서 향기가 좋다. 열매는 황홍색으로 예쁘게 익는다.
열매를 약용으로 하거나 염료로 사용한다.

- **약효와 사용방법**

종기 · 타박 · 허리의 통증 – 건조한 열매산치자 5~6개를 분말로 해서 여기에 계란 흰자위를 서서히 섞어 연고처럼 짓이겨 갠 것을 환부에 두껍게 바르고 가제를 덧대어 둔다.

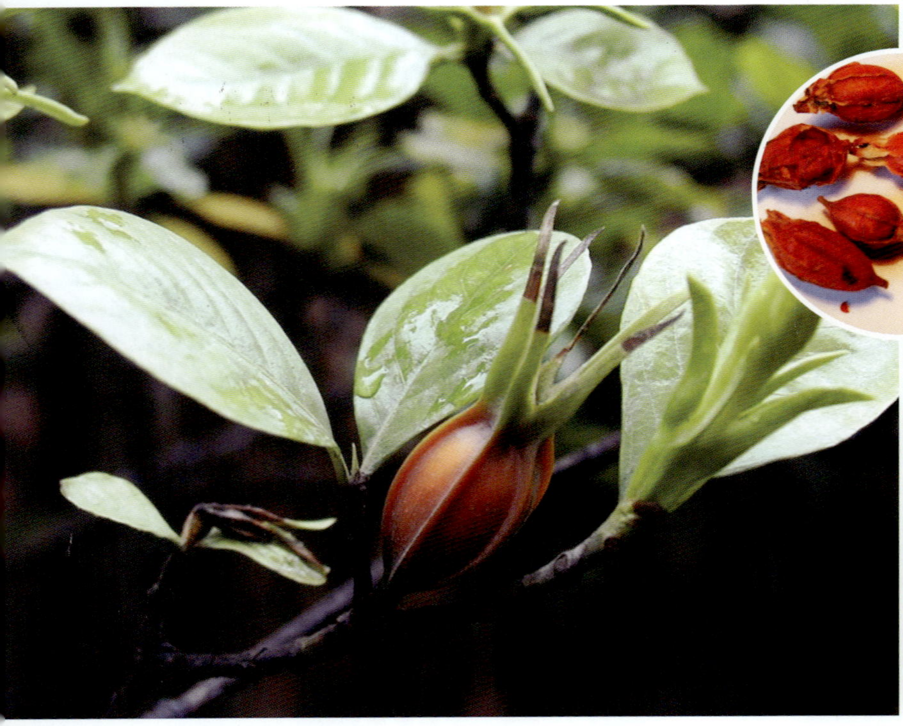

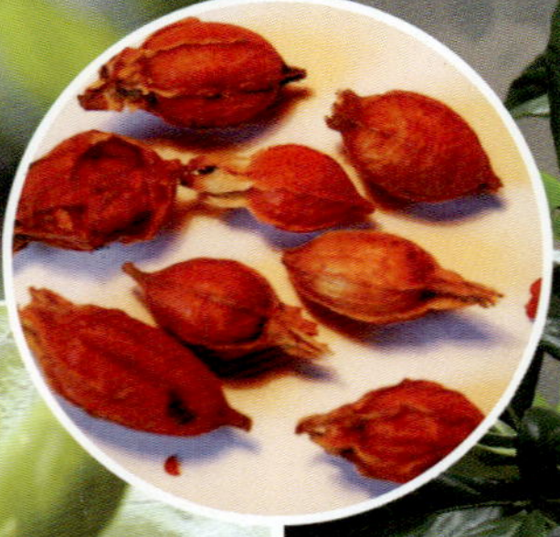

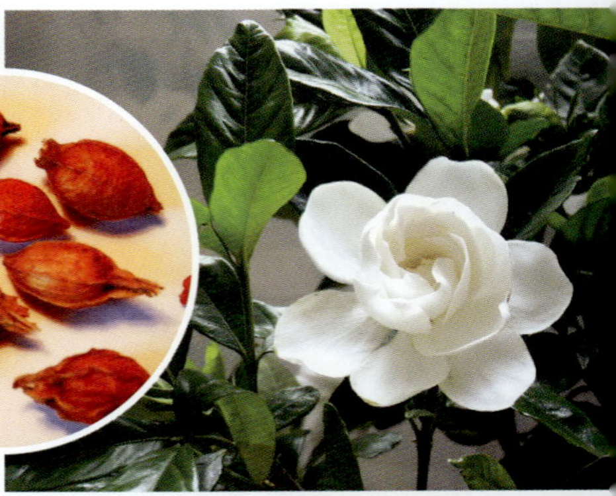

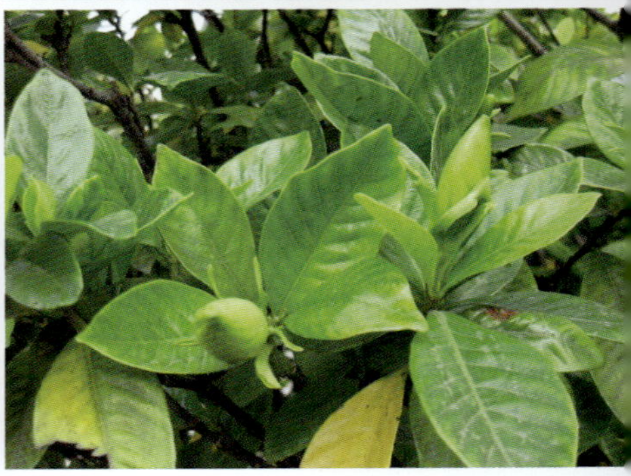

굴거리나무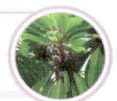

학명 Daphniphyllum macropodum Miq. 분류 현화식물문 > 쌍떡잎식물강 > 대극과

바닷가로는 안면도, 육지로는 전북의 내장산까지 올라오는 상록소교목으로서 높이가 10m
에 달하고 소지는 굵으며 녹색이지만 어린 것은 붉은 빛이 돈다. 꽃은 일가화로서 녹색이 돌
고 총상화서에 달리고 수꽃은 8~10개의 수술이 있으며 암꽃은 약간 둥근 자방에 2개의 암술
대가 있고 자방 밑에 퇴화된 수술이 있다.

열매는 긴 타원형이며 10~11월에 암벽색으로 익는다. 잎과 수피를 구충제로 사용한다.

● 약효와 사용방법

종기 · 부스럼 – 나무껍질 10g을 물 400cc로 1/3 양까지 달여, 이 달인 즙으로 환부를 씻는다.
구충 – 가축 · 고양이 · 개 등의 구충에 이것으로 세정한다.

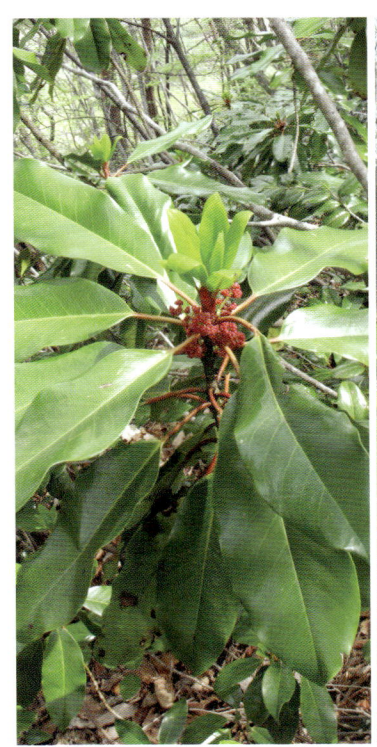
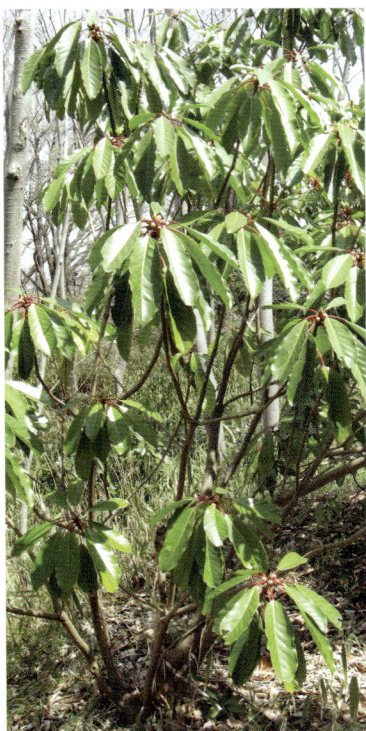
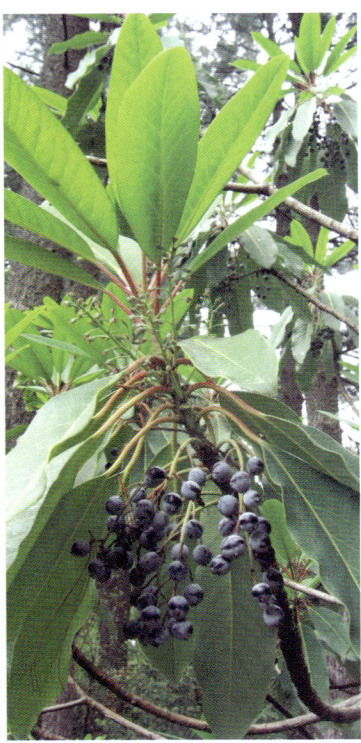

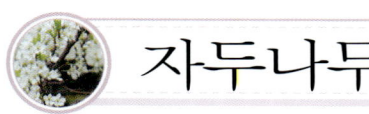

자두나무

학명 Prunus salicina Linnaeus   분류 현화식물문 〉 쌍떡잎식물강 〉 장미과

자두나무는 장미과의 갈잎 큰키나무이다. 한국 중부 지방에서 자라며 오얏나무라고도 한다. 높이가 10m에 달하고 작은가지는 적갈색으로 털이 없으며 광택이 있다. 잎은 어긋나며 양끝은 뾰족하며 가장자리에 잔 톱니가 있다. 꽃은 4월에 잎보다 먼저 피며, 흰꽃이 보통 3개씩 달린다.

자두는 복숭아와 비슷하나 조금 작고 신맛이 있다. 우리나라에서는 주로 생과로 먹고 있는데, 외국의 경우는 생과보다 건과나 주스, 잼 등에 이용한다.

• 약효와 사용방법

땀띠 – 잎 500g을 베보자기에 넣어 욕조에 담가 입욕할 때 환부를 보자기째로 부드럽게 어루만지는 것처럼 문지른다.

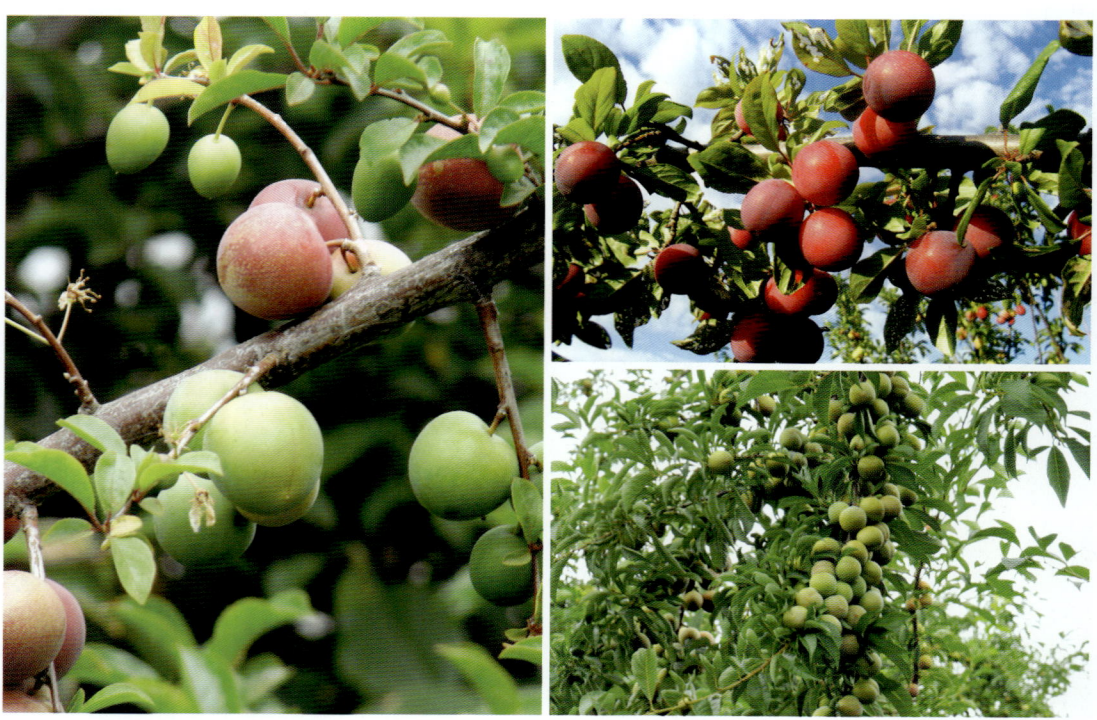

종려나무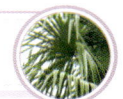

학명 Prunus serrina Linnaeus　분류 속씨식물강 〉 외떡잎식물강 〉 야자나무과

일본 규슈 원산이다. 중국산 종려에 대하여 일본산 종려라는 뜻으로 왜종려(倭棕櫚)라고도 하고, 중국산은 당(唐)종려라고 한다. 높이는 10m 정도에 이르는 상록교목이다. 줄기 끝에 긴 잎자루가 많이 나와 손바닥 모양으로 깊게 갈라진 잎이 핀다. 초여름에 담황색의 잔꽃이 한곳에 많이 피고, 둥근 열매는 늦가을에 까맣게 익는다.

• 약효와 사용방법

고혈압증 예방 – 어린 이삭으로 된 꽃을 건조한 것 3~15g을 1일 양으로 해서 물 400cc로 반 정도의 양이 되도록 달여, 1일 3회에 걸쳐 복용한다.

코피의 지혈 – 껍질을 검게 구운 것을 직접 콧구멍에 넣는다. 소량의 검게 구운 것을 간단하게 만들려면 건조한 재료를 알루미늄 박지에 싸서 프라이팬에 넣어 뚜껑을 덮어 불에 올려서 쪄내면 된다.

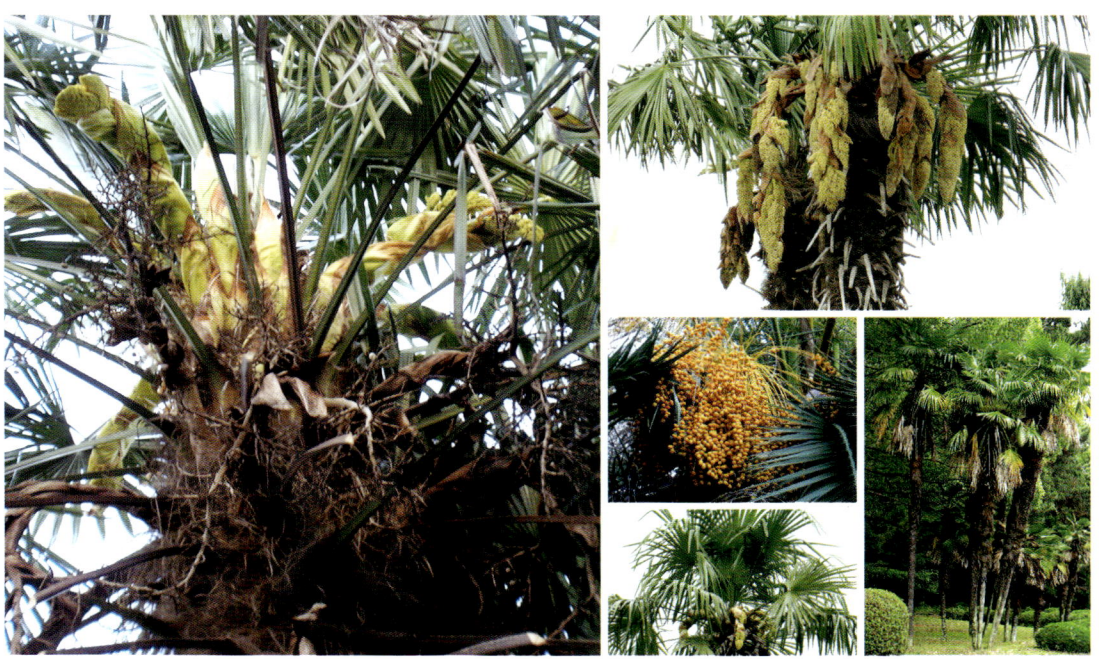

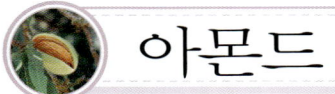 # 아몬드

학명 Prunus amygdalus 분류 피자식물문 〉 쌍떡잎식물강 〉 장미과

높이 8 m 정도 자라는 낙엽 소교목이다. 잎은 타원상 피침형으로 진녹색으로 어긋난다. 꽃은 4~5월에 연분홍색 또는 흰색으로 달리며, 잎보다 먼저 꽃이 핀다.

페르시아부터 서아시아가 원산지. 복숭아에 가까운 식물이지만 복숭아처럼 과육이 발달하지 않고 성숙하면 갈라져서 종자인 아몬드가 가운데서 1개 나온다. 약간 쓴 쪽의 종자에는 아민달린을 함유되어 있고, 단 쪽은 함유되어 있지 않다. 양쪽 모두 단백질, 지방을 45% 함유하고 있다.

● 약효와 사용방법

자양 – 아몬드에는 지방 45~50%, 당 10%, 단백질 20~25%를 함유하고 있어서, 과식하지 않도록 주의하면서 적당량을 취하면 자양제로서 적당하다.

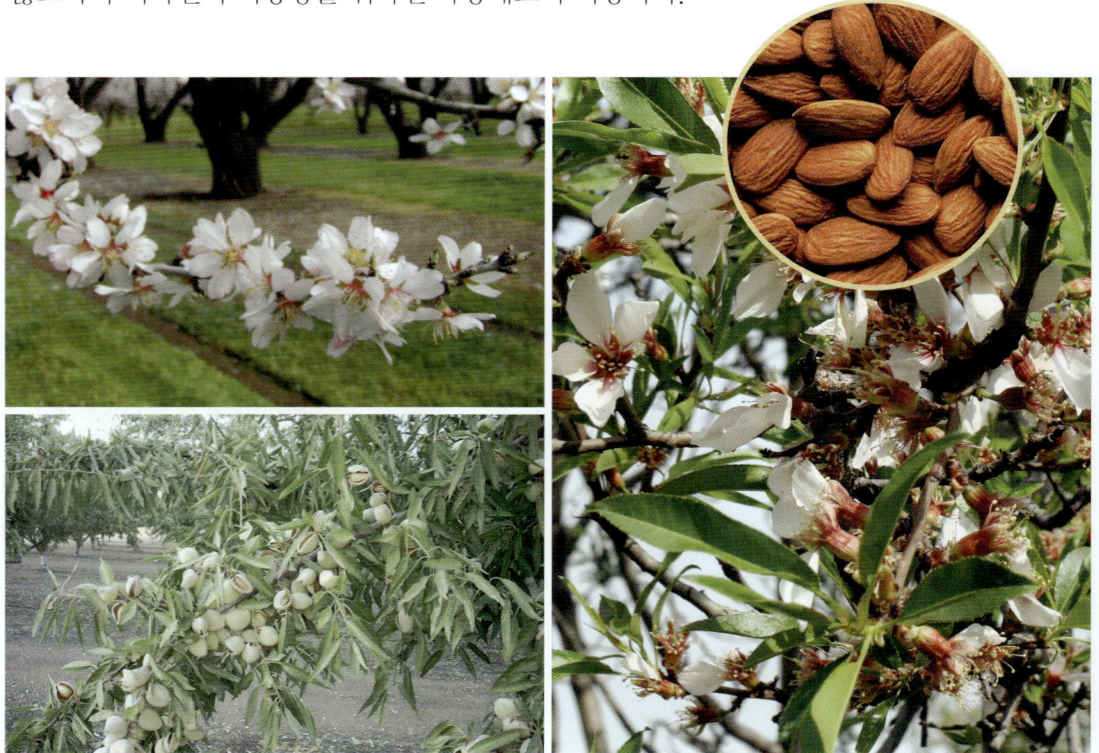

학명 Paeonia lactiflora PALL 분류 피나식물문 〉 쌍떡잎식물강 〉 미나리아재비과

꽃이 크고 탐스러워서 함박꽃이라고도 한다. 백작약 · 적작약 · 호작약 · 참작약 등 다양한 품종이 있다. 백작약은 높이 40~50cm로 밑부분이 비늘 같은 잎으로 싸여 있으며, 뿌리는 육질이고 굵다. 잎은 3, 4개가 어긋나며, 3개씩 2회 갈라진다.

소엽은 타원형 또는 도란형으로 가장자리가 밋밋하다. 꽃은 6월에 피며 백색이다.

적작약은 뿌리가 붉은빛이 도는 품종으로 높이가 50~80cm이다. 뿌리는 방추형이고, 근생엽은 1~2회 우상으로 갈라진다. 소엽은 피침형 또는 난형으로 가장자리가 밋밋하다. 꽃은 5~6월에 피는데 적색 · 자색 등 여러 품종이 있다.

● 약효와 사용방법

갑작스런 경련에 따른 통증 – 작약 감초탕작약 3g, 감초 3g을 1일 양을 달여 복용한다. 위경련 · 신경통 · 담석 등의 산통疝痛 발작에는 1일 양을 달여, 1회에 한꺼번에 다 먹는다. 소아가 밤에 자주 우는 것에는 1/4로 감량해서 주면 좋다.

월경불순 · 냉증 – 사물탕작약 · 당귀 · 천궁 · 지황 각 3g을 1일 양을 달여서 1일 3회로 복용한다. 피부가 까칠까칠하고 얼굴빛이 나쁜 체질과 위장 장애가 없는 사람은, 산후의 피로회복 · 월경불순 · 냉증 · 동상 · 기미 · 피의皮 등 여러 가지 증상에 적당하다.

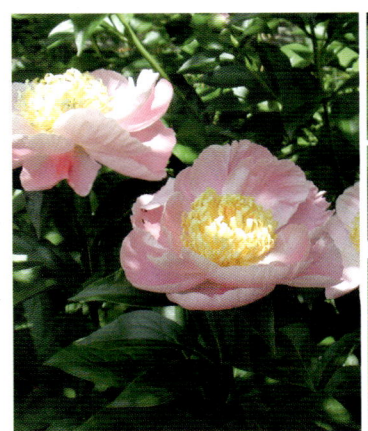 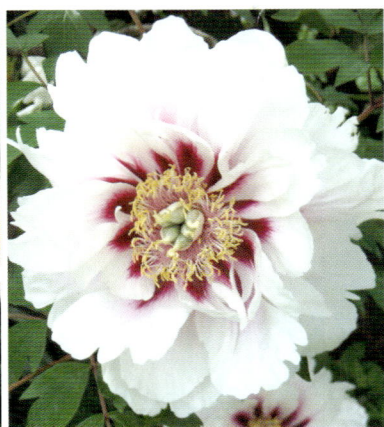 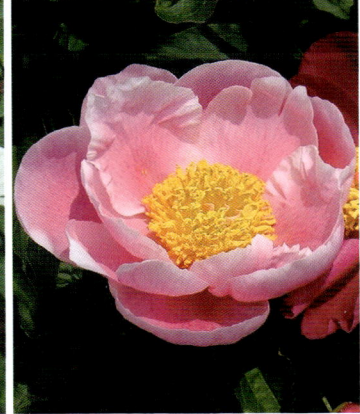

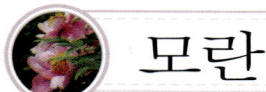

모란

학명 Paeonia suffruticosa ANDR. 분류 현화식물문 〉 쌍떡잎식물강 〉 미나리아재비과

중국이 원산지이며 각처에서 재배하고 있다. 높이가 2m에 달하며 가지가 굵고 털이 없다. 잎은 3엽으로 되어 있으며, 각 3~5개로 갈라지고 표면은 털이 없으며 뒷면은 잔털이 있고 흔히 흰빛이 돈다. 꽃은 양성으로서 5월에 피며, 열매는 9월에 익고 내봉內縫선에서 터져 종자가 나오며 종자는 둥글고 흑색이다. 많은 재배품종이 있으며 근피를 약용으로 한다.

● 약효와 사용방법

부인약으로서 월경불순 · 월경곤란 · 변비 · 치질 – 대황모단피탕을 복용한다. 목단피 4g, 도인 4g, 망초 4g, 동과자 6g, 대황 2g을 1일 양으로 달여 3회에 복용한다.

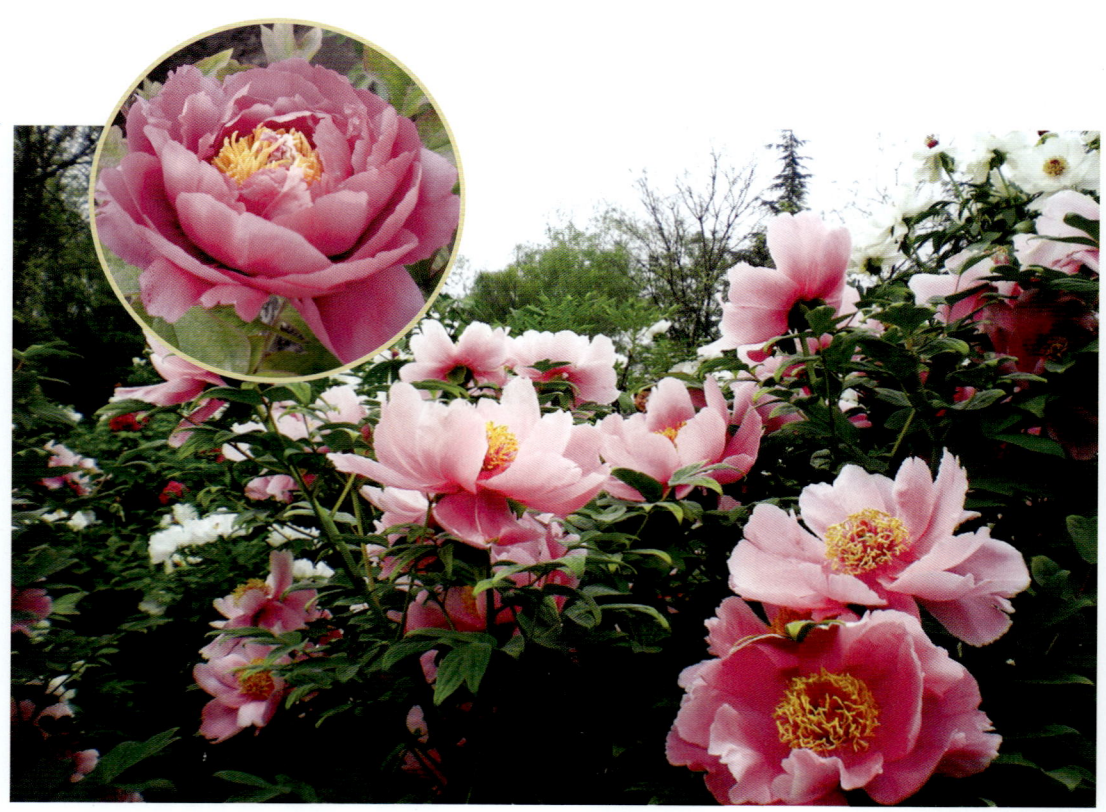

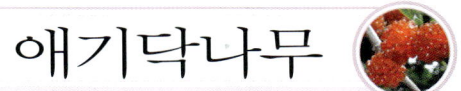

학명 Broussonetia kazinokii 분류 현화식물문 〉 쌍떡잎식물강 〉 쐐기나무과

낙엽수목으로서 높이가 3m에 달한다. 엽병은 길이가 1~2cm로서 꼬부라진 털이 있으나 점차 없어진다. 꽃은 일가화로서 잎과 더불어 피고 웅화서는 새 가지 밑부분에 달리며, 자화서雌花序는 윗부분의 엽액葉腋에서 나오며 둥글고, 화경은 엽병과 길이가 거의 같다. 열매는 둥글고 외과피는 과경果梗과 더불어 굵어지며 육질로 되어 적색으로 익으므로 딸기와 비슷하고 내과피에 입상粒狀의 돌기가 있다. 수피로 창호지를 만들기 때문에 흔히 재배한다.

줄기가 가늘고 높이는 1m 정도이며 잎의 길이가 5~8cm, 엽병의 길이가 5mm, 열매의 지름이 6~7mm인 것을 애기닥나무라고 한다.

● 약효와 사용방법

몸이 붓는 경우의 이뇨 – 가지 잎을 건조한 것 1일 양 10~15g을 물 300~400cc에서 1/3 정도의 양까지 달여 3회에 나누어 식전에 복용한다.

자양 – 열매 약 400g, 레몬 2개 껍질째로 둥글게 자른 것, 정제 설탕 100g을 35도의 소주 1.8ℓ에 담가 소구수주小構樹酒를 만든다. 3~5개월 후, 행주에 걸러 1회 양 20cc를 1일 2~3회, 또는 취침 직전에 40~60cc를 한 번에 마신다.

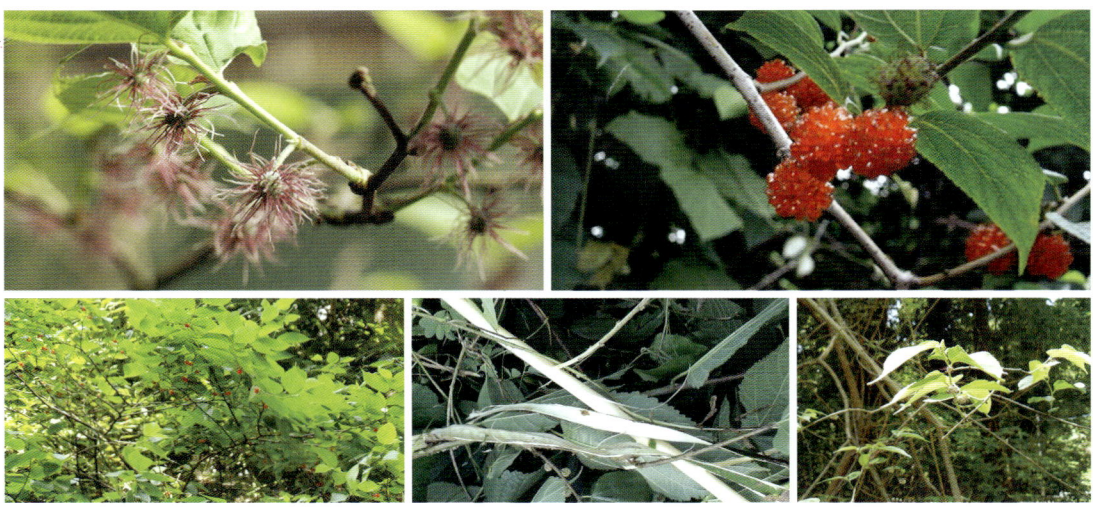

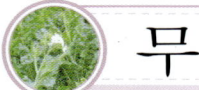

무

학명 Raphanus sativus var. hortensis for. acanthiformis MAKINO　　분류 현화식물문〉쌍떡잎식물강〉십자화과

중요한 채소의 하나로서 큰 원주형 뿌리의 윗부분은 줄기이지만 그 경계가 뚜렷하지 않다. 꽃은 4～5월에 피며 연한 자주색 또는 거의 백색이고 십자형으로 배열되며 소화경이 있다. 각 과는 길이가 4～6cm로서 터지지 않는다. 뿌리에 디아스타제가 들어 있고, 종자를 건위 및 거 담제로 사용한다.

뿌리보다 가늘고 딱딱하며 잎도 보다 작은 것을 갯무라고 하며 바닷가에서 자란다.

• 약효와 사용방법

건위健胃 – 갈은 즙 약 20～40cc를 아침, 저녁 2회 마신다. 식욕이 없을 때에는 식전에, 그 외에는 식후에 바로 마신다.

식중독의 복통 – 내복자萊菔子 약 10개를 잘 씹어 먹는다.

기침 – 갈아낸 즙을 밥공기 1/3 정도에 담아 생강즙을 조금 넣어 뜨거운 물을 부어 마신다. 약간의 설탕을 넣어서 마셔도 좋다.

냉증 · 신경통 – 잘 건조하여 말린 잎을 두 줌 정도, 큰 냄비에 물로 달여, 말린 잎째로 욕조에 넣고 목욕한다.

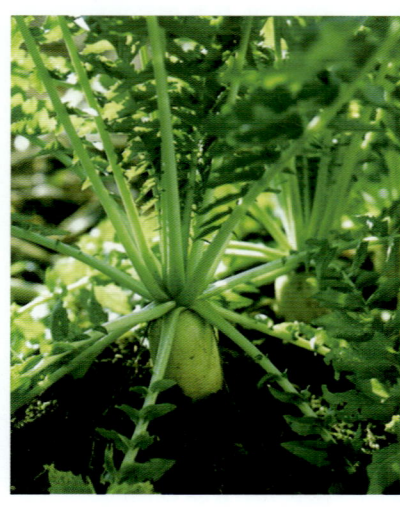

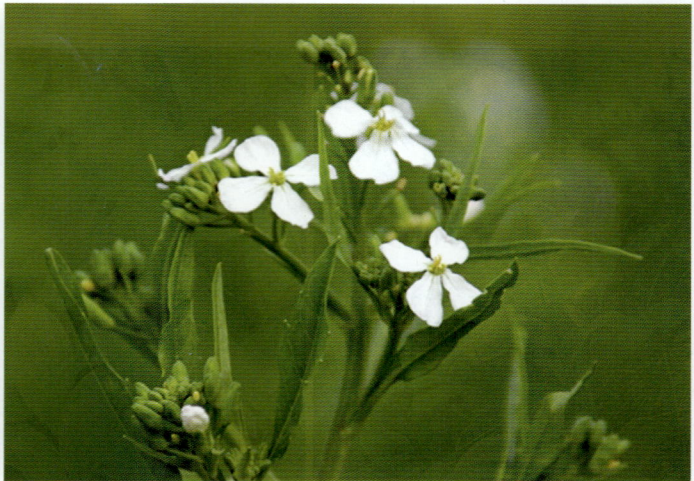

석곡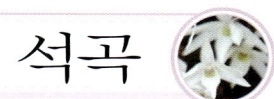

학명 Dendrobium moniliforme Sw 분류 현화식물문 〉 외떡잎식물강 〉 난초과

남부지방의 바위 곁이나 노출된 고목수간樹幹에 붙어서 자라는 상록다년초로서 근경에서 굵은 뿌리가 많이 돋우며 여러 가지의 대가 나와 높이 20cm 정도 곧추자라고 오래 된 것은 잎이 없으며 속새처럼 마디만 있다. 잎은 밑부분이 엽소와 연결된다. 꽃은 5~6월에 피고, 백색 또는 연한 적색이며, 향기가 있고, 2년 전의 원줄기 끝에 1~2개가 달리며 밑부분에 비늘 같은 것이 약간 달린다. 전초를 건위 및 강장제로 사용한다.

• 약효와 사용방법

건위 · 강장 – 1회 양 1.5~3g을, 물 300cc에 넣고 반 정도의 양이 되도록 달여 복용한다.

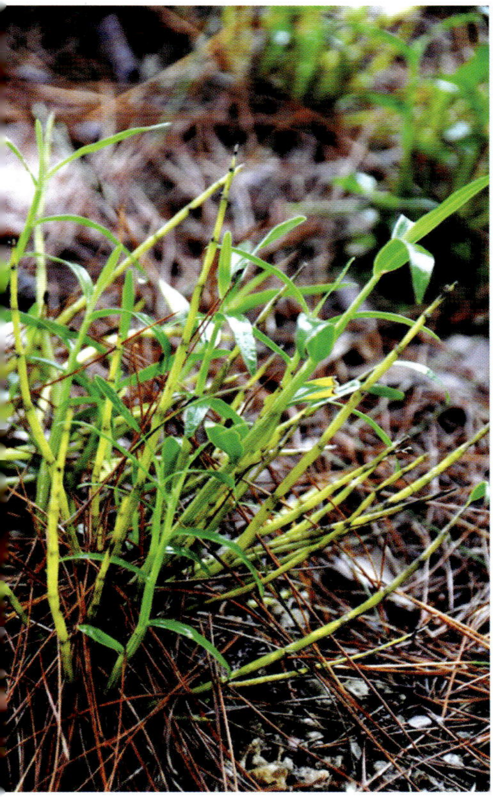

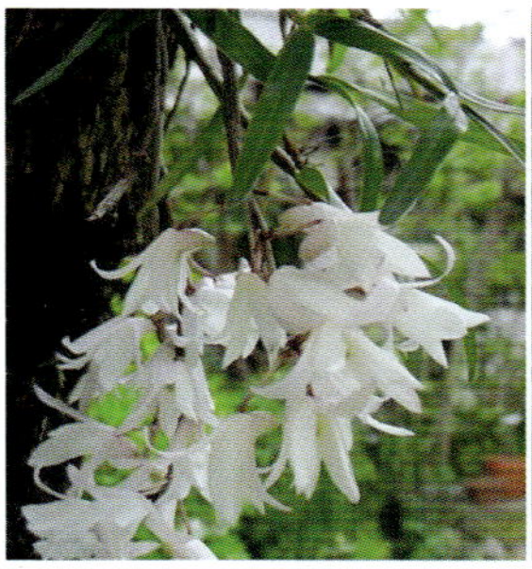

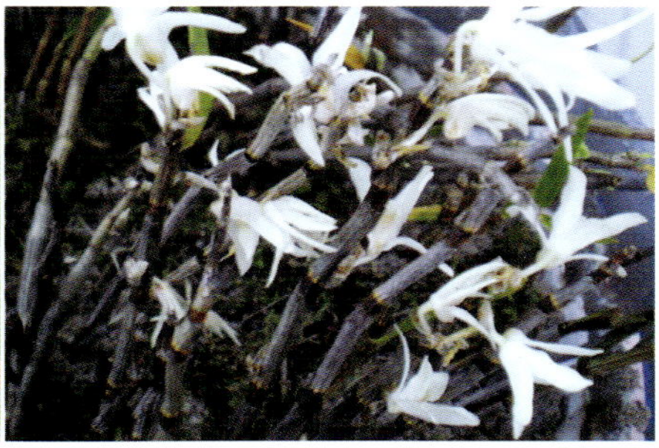

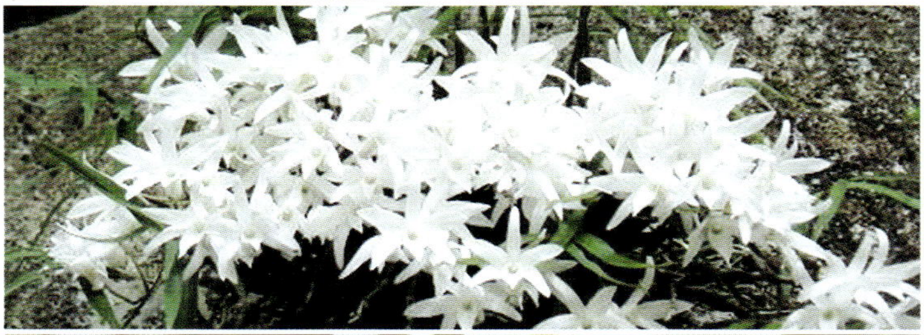

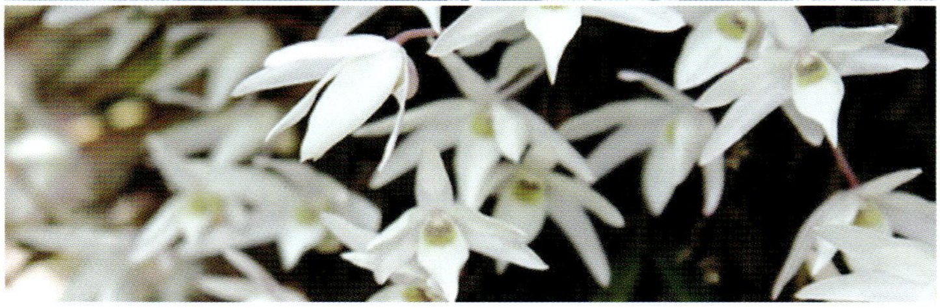

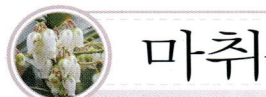

마취목

학명 Pieris japonica   분류 속씨식물문 〉 쌍떡잎식물강 〉 진달래과

일본이 원산이며 주로 관상용으로 심는다. 잎은 어긋나고 딱딱하며 거꾸로 선 바소꼴이고 가장자리에 톱니가 있다. 이른 봄에 단지 모양의 꽃이 흰색이 총상꽃차례[總狀花序]로 핀다. 열매는 삭과이고 둥글며 위를 향하여 달린다. 잎에 독성분이 있어 소나 말이 먹으면 마비되므로 마취목이라고 부른다. 잎을 삶아서 농작물의 해충이나 파리를 구제하는 데 사용한다. 잎의 유독 성분인 쓴맛의 아세보톡신, 글래야노톡신Ⅲ이 함유되어 있으며 그 외에 아세보친도 함유되어 있다. 꽃에는 크엘세틴, 독성이 강한 피엘스톡신 A · B · C가 있다.

● 약효와 사용방법

농작물의 살충 – 잘 건조한 줄기잎을 10배 양의 물로 달여, 이 달인 즙만을 10배량의 물로 희석시켜 추워지면 작물에 뿌린다.

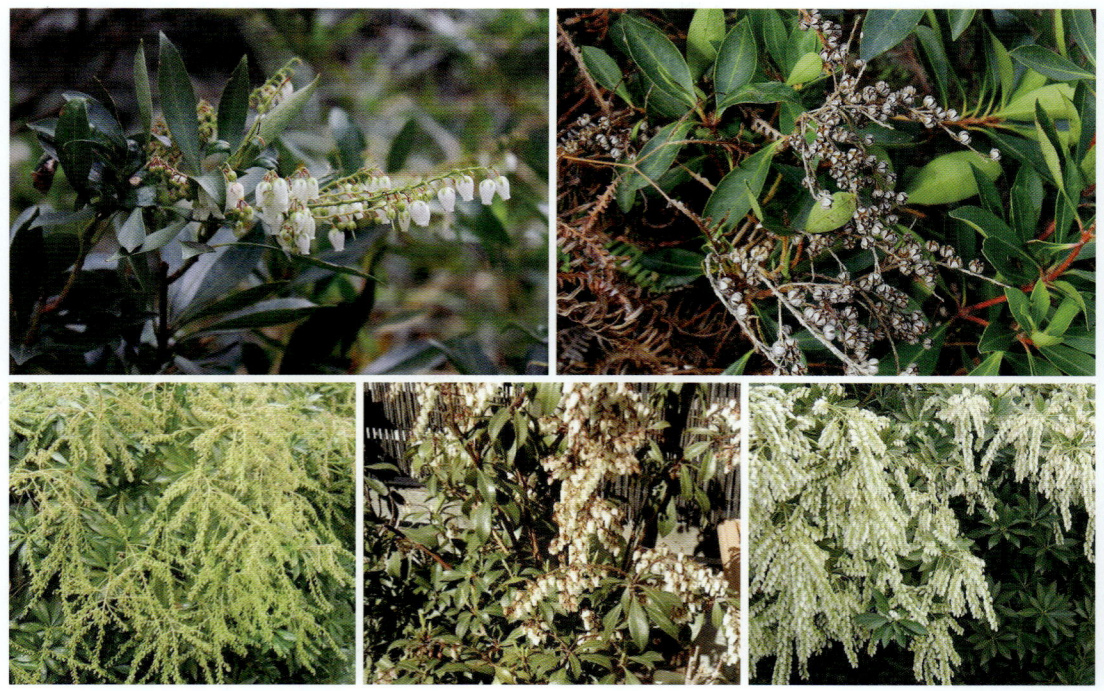

명자나무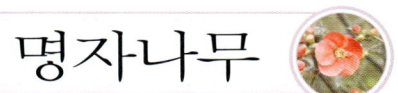

학명 Chaenomeles speciosa (Sweet) Nakai   분류   피자식물문 > 쌍떡잎식물강 > 장미과

중국산의 낙엽관목落葉灌木으로서 관상용으로 심고 있으며 높이가 1~2m에 달하고 가지 끝이 가시로 변한 것도 있다. 잎은 호생하며 긴 타원형이고 가장자리에 잔 톱니가 있다.
꽃은 단성單性으로서 지름은 짧은 가지에 1개 또는 여러 개가 달리며 웅성화의 자방은 여위고 자성화의 자방은 살이 찌며 크게 자라고 소화경이 짧다. 열매는 타원형으로서 길이는 10cm 정도이다.

● **약효와 사용방법**

피로회복 – '명자주'로서 열매 1kg을 둥글게 잘라 정제 설탕 400g과 소주 1.8ℓ에 담가 반년 정도 둔다. 1회 양 20cc를 1일 2~3회 마신다.

더위 먹은 데에 따른 관절 경련 등 – 잘 건조한 열매 5~10g을 달여, 1일 양으로서 3회에 복용.

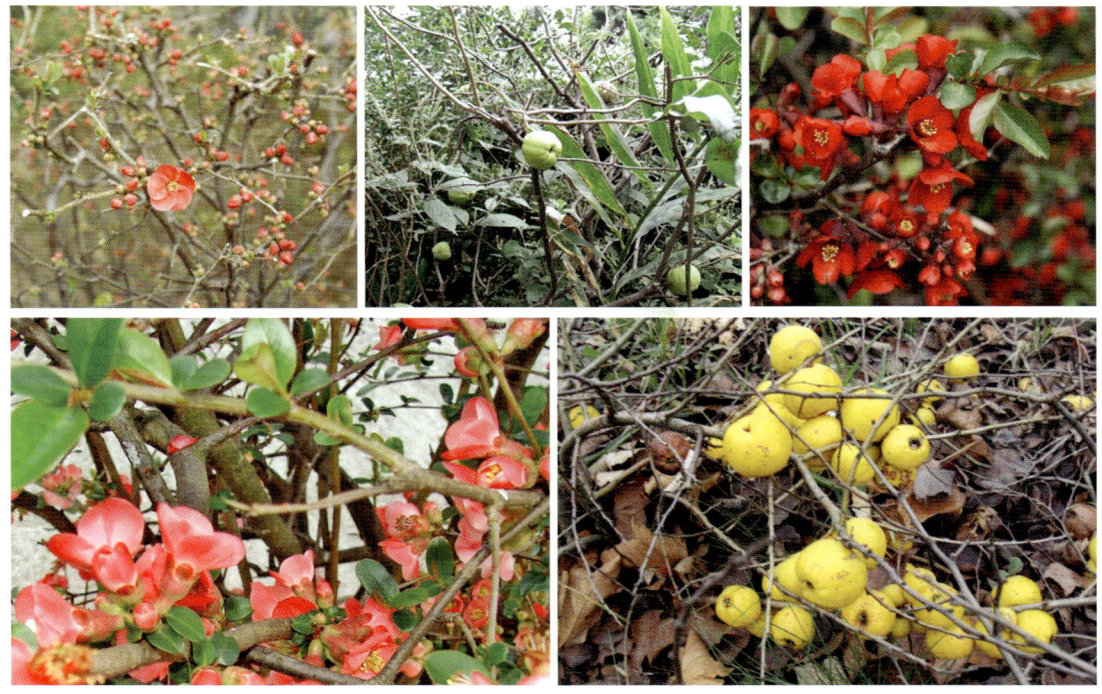

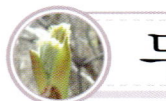

두릅나무

학명 Aralia elata SEEM.　**분류** 현화식물문 〉 쌍떡잎식물강 〉 두릅나무과

낙엽관목으로서 높이 3~4m이고 원줄기는 그리 갈라지지 않으며 굳센 가시가 많다. 잎은 호생하고 우상 복엽이며 엽축葉軸과 소엽에 가시가 있다.

가지 끝에서 나오는 화서는 기부에서 산형으로 벌어지고 다시 복총상화서로 되어 길이는 30~45cm 정도 자라며 소산경小傘梗 끝에 산형화서가 달리고 화서에 짧은 갈색 털이 있다. 열매는 둥글며 10월에 흑색으로 익는다.

● 약효와 사용방법

당뇨병 – 나무껍질, 연전초連錢草, 자파엽杷疤葉　각 5g씩 모두 잘 건조한 것을 물 400cc로 약 반 정도의 양이 될 때까지 달인 것을 1일 양으로 해서 3회에 복용한다. 이 민간요법은 고래부터 있어 온 것으로서 부작용이 없어서 좋다.

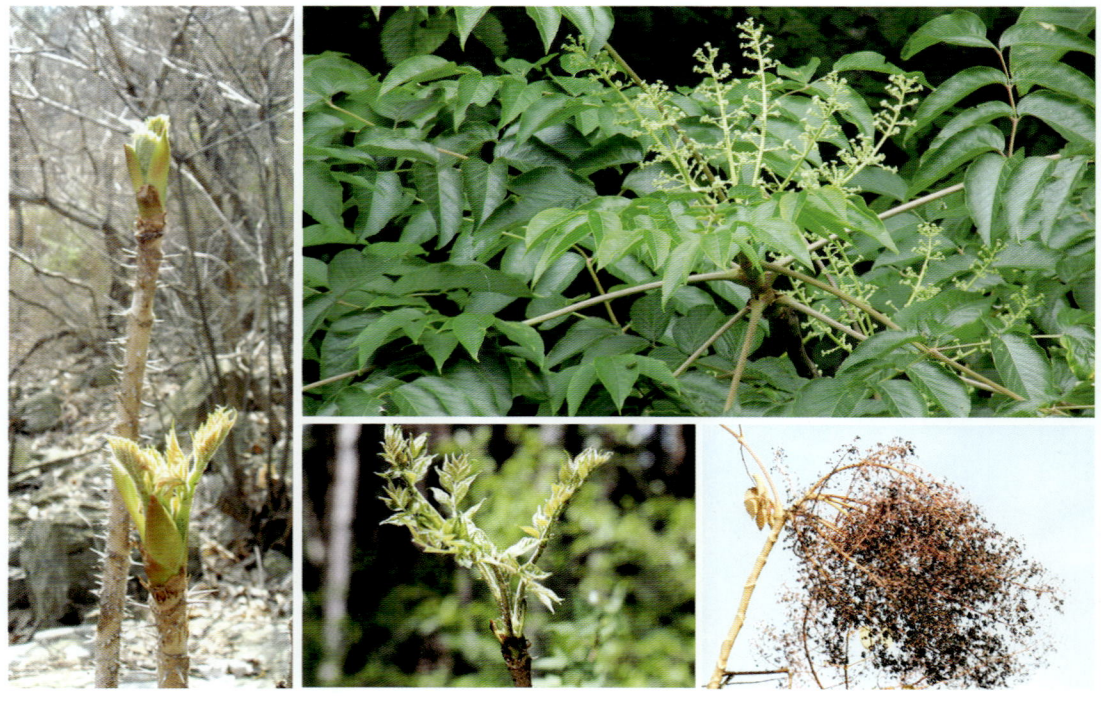

학명 Crataegus pinnatifida BUNGE 분류 현화식물문) 쌍떡잎식물강) 장미과

산지에서 자라는 낙엽교목으로 높이가 6m에 달하고 가지에 털이 없으며 가시가 있다. 잎은 호생하고 넓은 난형이며 표면은 짙은 녹색이고 윤기가 있으며 가장자리가 뾰족하고 불규칙한 톱니가 있다. 이과梨果는 둥글고 지름이 1.5cm로서 백색 반점이 있으며 9~10월에 익는다. 잎이 크고 얕게 갈라지며 열매의 지름이 2.5cm인 것을 넓은잎산사, 잎의 열편이 좁은 것을 좁은잎산사, 잎이 거의 우상 복엽 비슷하게 갈라지는 것을 가새잎산사, 잎뒷면과 소화경에 밀모가 있는 것을 털산사, 잎이 갈라지지 않는 것을 자작잎산사라고 한다.

● 약효와 사용방법

건위 · 정장整腸 – 하루 양 5~8g을 달여서 3회에 나누어 복용한다.

숙취 · 식중독 – 8g을 1회 양으로 달여서 복용한다.

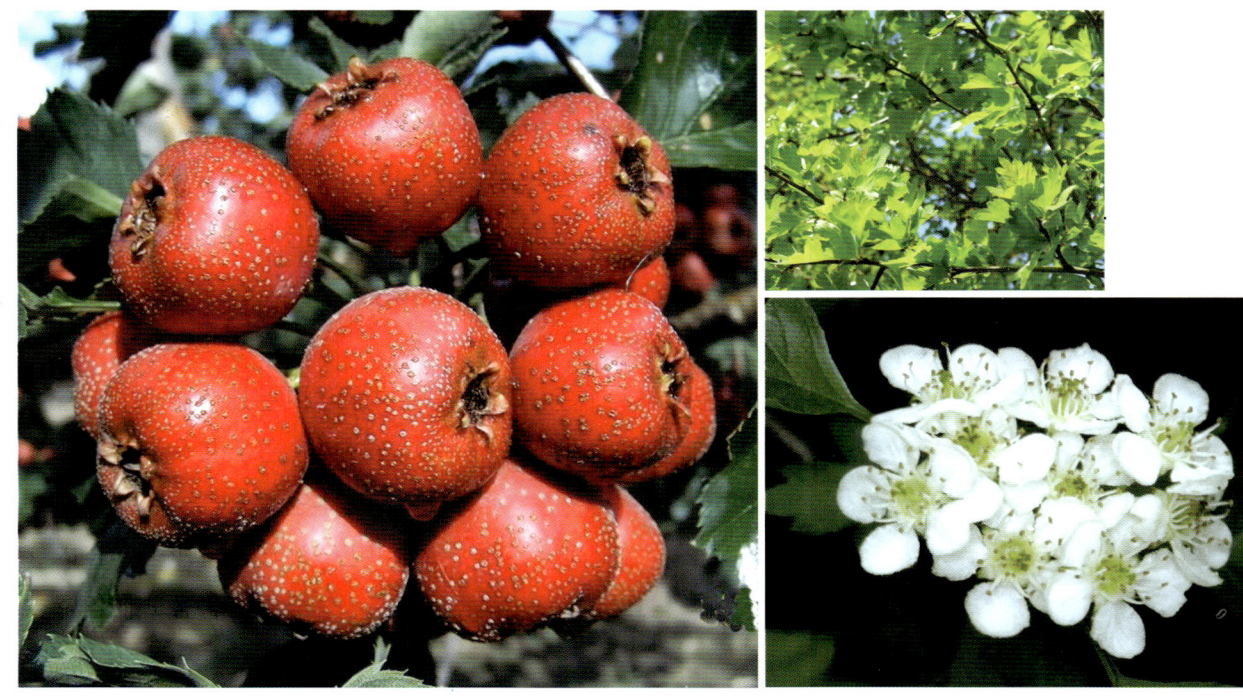

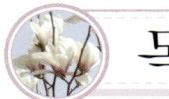

목련

학명 Magnolia kobus A.P. DC. 분류 현화식물군 〉 쌍떡잎식물강 〉 목련과

꽃눈이 붓을 닮아서 목필이라고도 하고, 꽃봉오리가 피려고 할 때 끝이 북녘을 향한다고 해서 북향화라고 한다. 높이 20m, 지름 1m까지 자란다. 가지는 굵고, 털이 없고 많이 갈라진다. 잎은 어긋나며 넓은 난형 또는 도란형이다. 꽃은 4월 중순부터 잎이 나기 전에 핀다. 꽃잎은 백색이지만 기부는 연한 홍색이고 향기가 있다.

제주도 한라산의 높이 1,800m인 개미목 부근에서 자생하고 있는데, 우리나라 어느 지역에서도 월동이 가능하다. 물기가 있는 땅을 좋아하고 음지에서는 개화·결실이 불가하며 충분한 햇볕을 받아야 꽃이 잘 핀다.

● 약효와 사용방법

축농증·비염 – 신이辛夷−말린 목련 꽃봉오리 15g, 창이자도꼬마리의 열매 9g, 백지白芷 30g, 박하잎 15g, 이상의 말린 것을 믹서에 간 다음 고운 분말로 해서 식후에 매회 6g씩 복용한다.

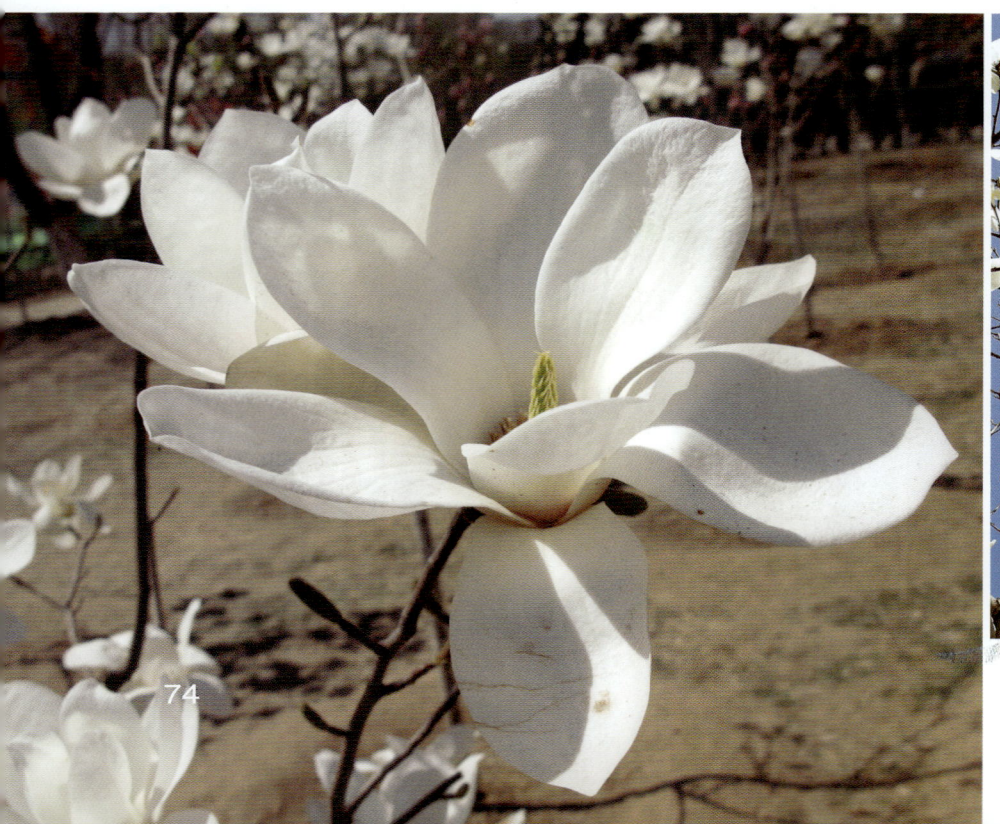

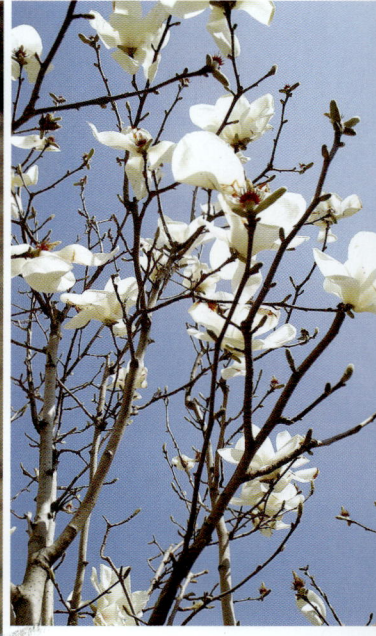

74

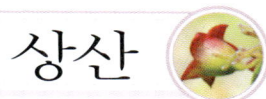

학명 Dichroa febrifuga Lour.　분류 속씨식물문 〉 쌍떡잎식물강 〉 운향과

해안을 따라서 경기도에까지 자라는 낙엽수목으로서 높이가 2m에 달한다. 꽃은 이가화로서 4~5월에 피고 잎이 아직 어릴 때 황록색 꽃이 엽액葉腋에 달리며 수꽃은 총상화서에 달리고 4개씩의 꽃받침잎, 꽃잎 및 수술과 1개의 퇴화된 암술이 있다.

암꽃은 1개씩 달리며 1개의 암술과 퇴화된 4개씩의 꽃받침잎, 꽃잎 및 수술이 있고 암술머리가 4개로 갈라진다. 열매는 4개로 갈라지는 갈색 삭과로서 굳은 내과피內果皮가 반전反轉함에 따라 흑색 종자가 멀리 산포된다.

● 약효와 사용방법

종기 · 부스럼 – 화상산和常山–상산의 생약명 15g을 물 400cc에 1/3 양이 되도록 달여, 이 달인 즙으로 씻는다.

살충 – 가축의 피부에 기생하는 해충구제에 이 즙으로 씻는다.

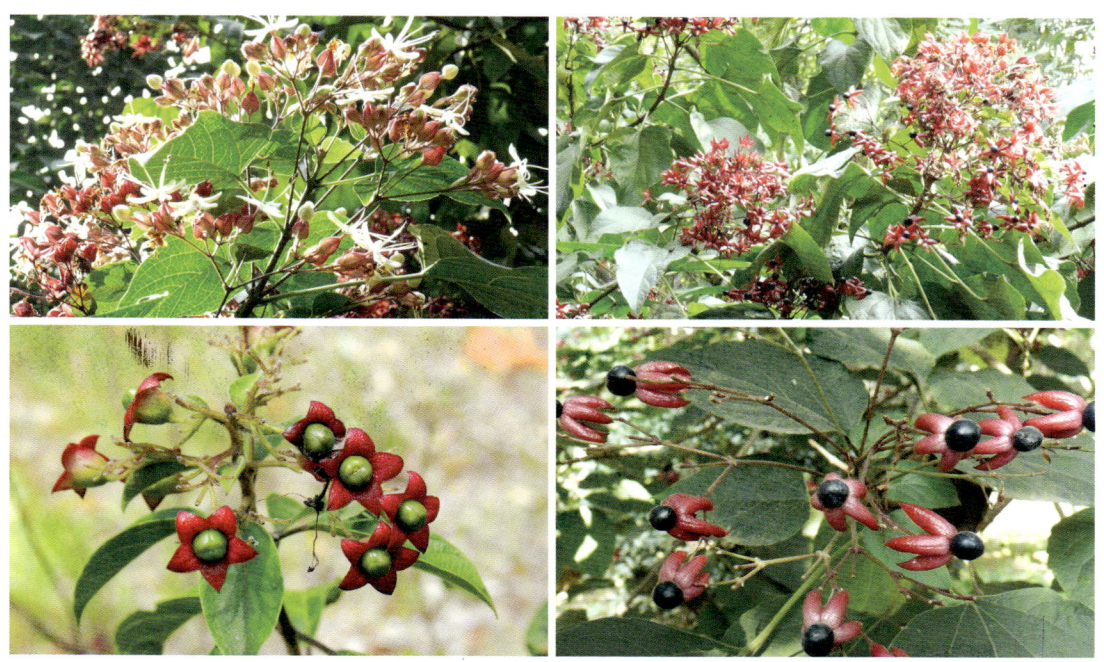

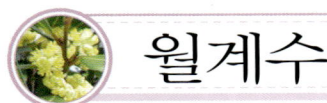

월계수

학명 Laurus nobilis L. 분류 현화식물문 〉 쌍떡잎식물강 〉 녹나무과

유럽 남부지방이 원산지인 상록수로서 경남 및 전남에서 심고 있으며 높이가 12m에 달하고 가지와 잎이 무성하며 작은 가지가 녹색이다. 잎은 호생하고 길이는 8cm, 나비는 2~2.5cm 로서 가장자리가 짙은 녹색이며 잎을 비비면 향기가 난다. 꽃은 이가화로서 봄철에 황색꽃이 엽액에 밀생하고 화피는 4개로 깊게 갈라지며 열편은 도란형이다.

수술은 8~14개이고 암술대는 짧으며 암술머리는 둥글고 열매는 10월경에 흑자색으로 익는 다. 잎은 향료로 사용하며 잎이 달린 가지를 둥글게 틀어서 승리의 표지로도 사용한다.

• 약효와 사용방법

류머티즘 · 신경통 – 1회에 2~3g의 월계수를 물 300cc로 1/3 양이 되도록 달여 복용한다.

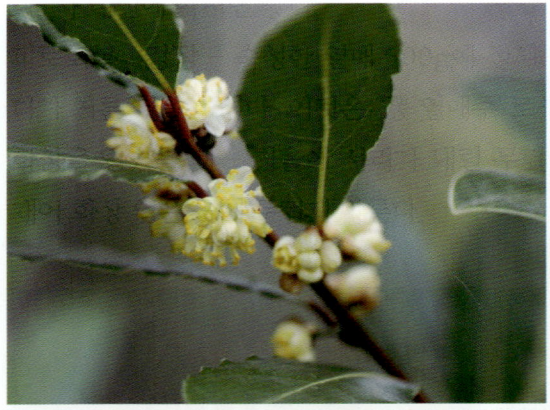

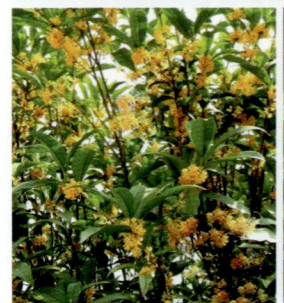

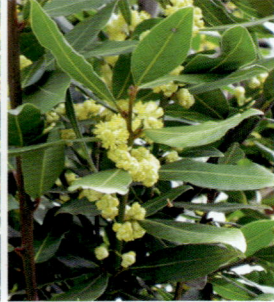

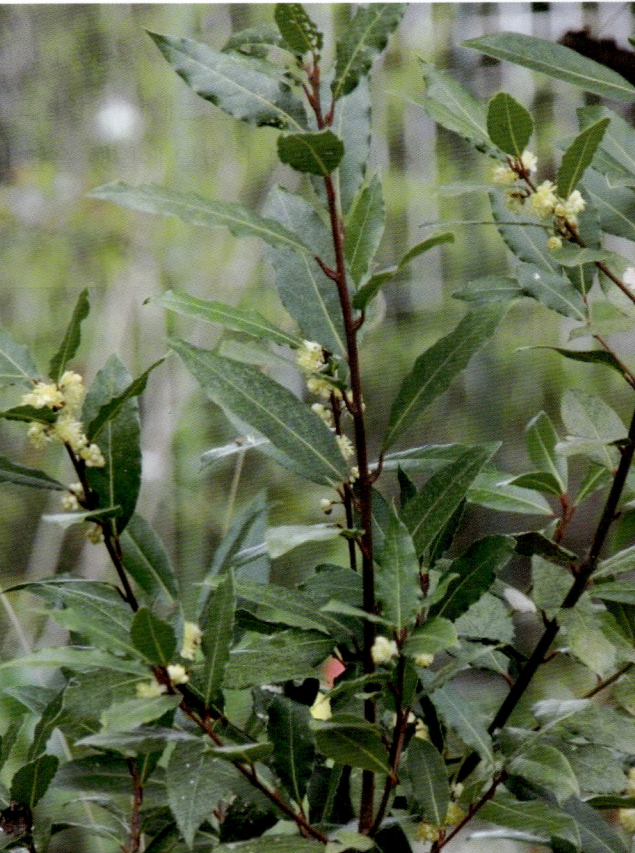

병꽃나무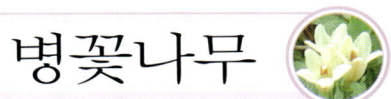

학명 Weigela subsessilis L.H.Bailey 분류 아이식물문 > 쌍떡잎식물강 > 인동과

산야에서 자라는 낙엽관목으로서 높이가 2~3m이다. 잎은 대생하며 엽병이 거의 없고 양면에 털이 있고 뒷면 맥 위에 퍼진 털이 있으며 가장자리에 잔 톱니가 있다. 꽃은 5월에 피고 황록색이 돌지만 적색으로 변하며 1~2개씩 액생腋生하고 화경에 털이 있으며 꽃받침잎은 선형으로서 밑부분까지 갈라진다. 열매는 9월에 익으며 종자에 날개가 있다.

어린 가지에 퍼진 털이 있고 꽃이 핀 가지의 잎이 타원형이며 첨두예저이고 길이는 2~3cm로서 양면에 융모絨毛가 있으며 화경과 엽병에 퍼진 털이 있는 것을 흰털병꽃이라고 하며 위봉산威鳳山에서 자란다.

• 약효와 사용방법

이뇨 – 열매를 1일 양 3~10g, 물 300cc에서 반 정도의 양이 될 때까지 달여 3회에 나누어 복용한다. 잎일 때는 10~20g을 1일 양으로 한다.

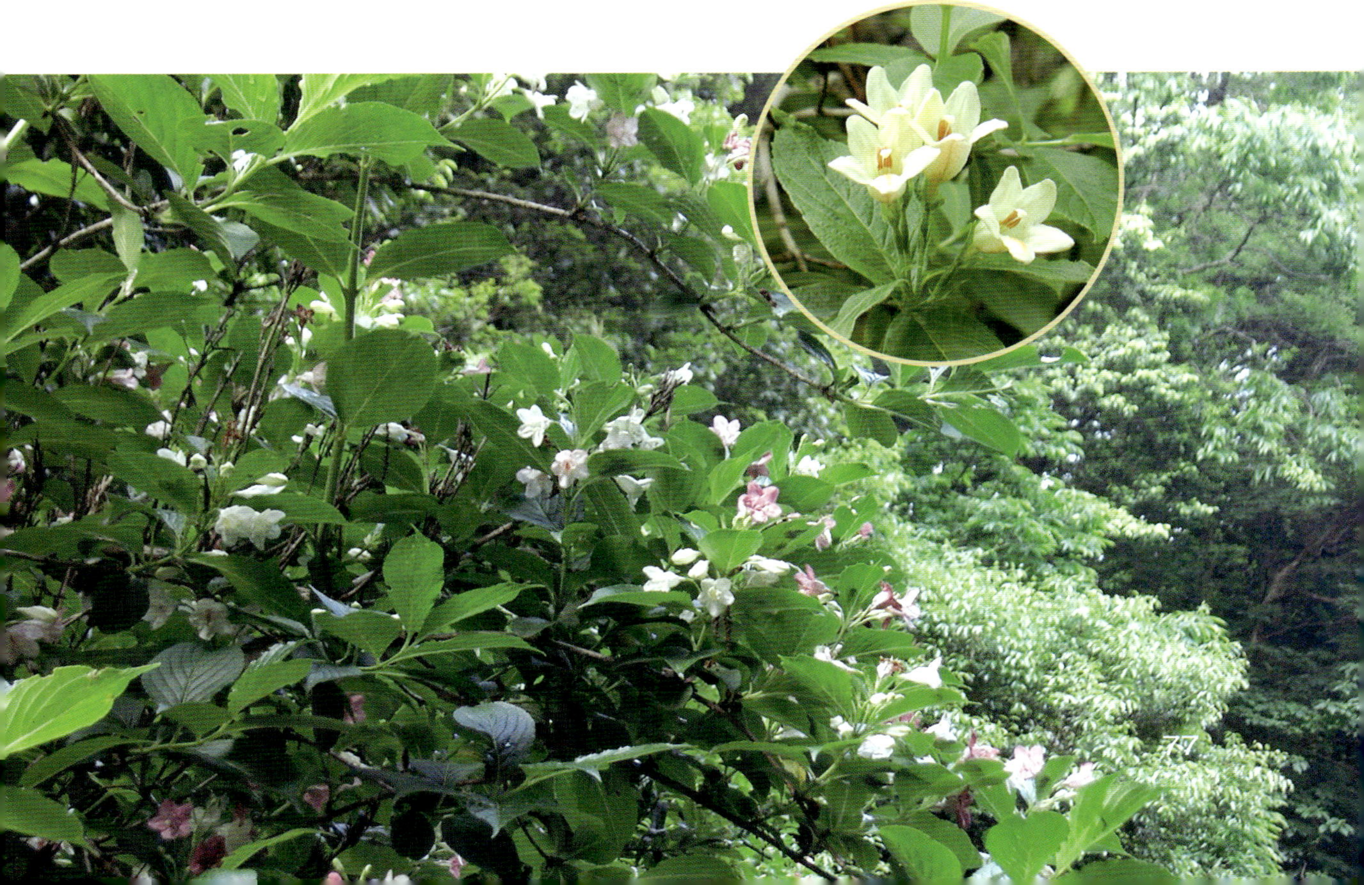

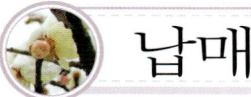

납매

학명 Meratia praecox Rhd.et Wilson 분류 피자식물문 〉 쌍떡잎식물강 〉 납매과

원산지는 중국의 깊은 산 속이라고 알려져 있지만 현재까지 그 야생지는 확실하지 않다. 앙상한 가지 아래 살포시 고개를 떨군 납매는 초겨울부터 겨우 내내 꽃을 피워 섣달 매화 또는 황금 매화라고도 부른다. 추위를 이겨낸 노란 꽃은 은은한 향기까지 내뿜는다.

● 약효와 사용방법

1월 중순경, 개화 전의 봉오리를 따내어 통풍이 잘 되는 곳에서 직사광선을 쬐어 건조시킨 후 사용한다.

기침 – 4~8g을 하루 양으로 해서 300cc의 물로 1/3 양이 될 때까지 달여 3회에 나누어 따뜻할 때에 복용한다.

화상 – 잘 건조한 봉오리 약 20~30g을 식용 참기름에 담가 놓는다. 이 기름을 가볍게 환부에 바른다. 봉오리는 꺼내지 말고 기름에 담근 채로 둔다.

해열 – 기침의 경우와 똑같이 4~8g을 하루 양으로 해서 300cc의 물로 1/3의 양으로 달여 3회에 나누어 따뜻할 때 복용한다.

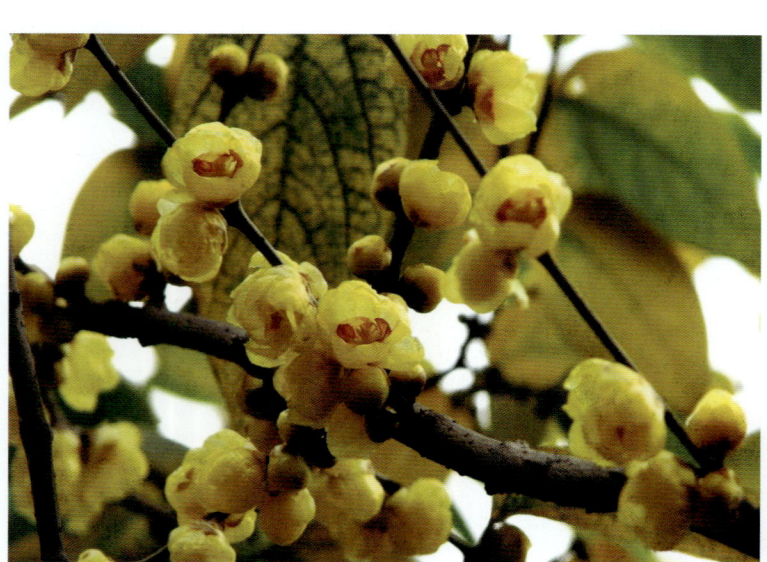

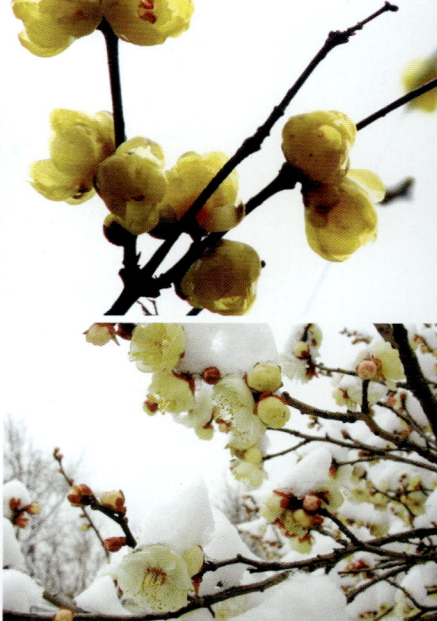

왜젓가락나물

학명 Ranunculus quelpaertensis (Leveille) Nakai   분류 현화식물문 〉 쌍떡잎식물강 〉 미나리아재비과

다년생식물로 논 옆이나 길가 습지에서 자란다. 키는 60~90cm, 잎은 호생하며 삼전열엽三全裂葉, 각 잎은 2~3개로 얕게 째졌다. 프로토아 네모닌 물질이 함유되어 있고, 독성분 때문에 위험하다. 종류에 변화가 많은데, 특히 산지에 있고 줄기 등에 털이 많은 것을 산왜젓가락나물로 구별하고 있다.

● 약효와 사용방법

편도염 – 덜 자란 잎을 대두 잎 정도의 크기로 아무 편이나 한쪽의 손목의 내측에 발라 가제로 덧대어 가볍게 붕대로 고정시켜 5분에서 10분 후에 떼어낸다. 발랐던 부분이 빨갛게 물집이 생기지만 이것으로 편도염은 좋아진다. 통증은 별로 없지만 그 부분을 온수로 씻어 준다.

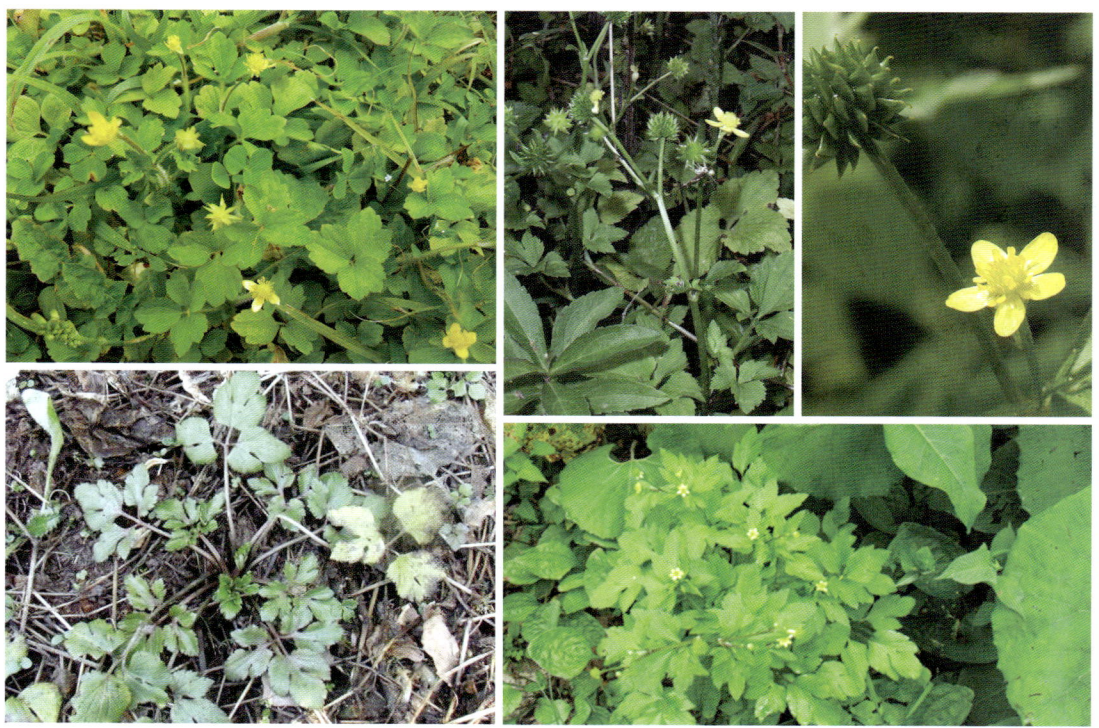

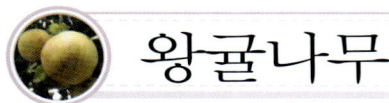

왕귤나무

학명 Meralia praecox Rhd,et Wilson   분류 속씨식물문 〉 쌍떡잎식물강 〉 운향과

말레이 반도 원산이며, 주로 열대와 아열대에서 재배한다. 잎과 열매가 모두 크고, 열매는 귤 중에서 제일 크다. 과육은 달기 때문에 생으로 먹거나 설탕에 절이기도 한다. 과육은 빛깔이 연한 노란색인 것과 자줏빛인 것이 있으며, 겉모양이 서양배 모양인 것 등 품종이 다양하다. 뿌리줄기를 약용으로 하기 때문에 가을에 캐내어 재빨리 씻어 햇빛에 말린다. 사포닌 · 사포톡신 · 사포나린 등을 함유한다.

● **약효와 사용방법**

거담祛痰, 만성 피부염 – 건조한 뿌리줄기를 분말로 해서 1회 양 0.5~1.5g을 물로 복용한다.

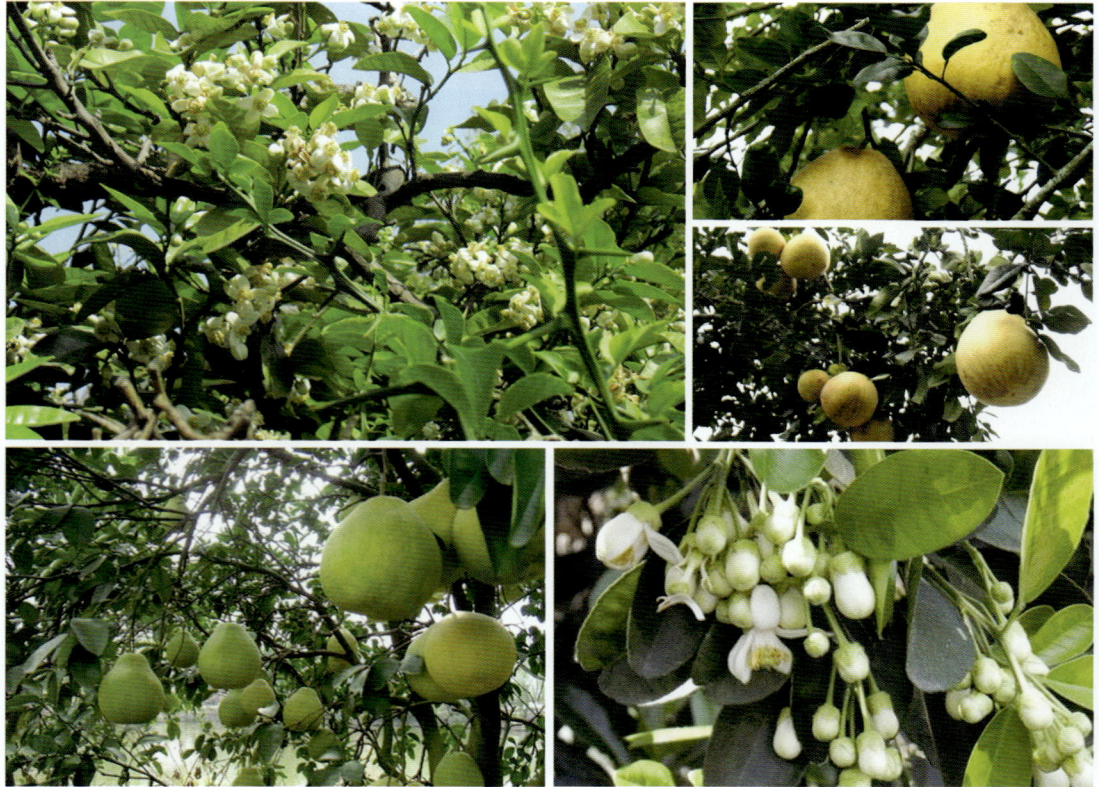

대황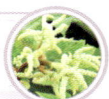

학명 Rheum palmatum L. 분류 속씨식물문 > 쌍떡잎식물강 > 마디과

산골짜기 습지 또는 냇가의 밭에서 재배하는 다년초로서 굵은 황색 뿌리가 있으며 원줄기는 높이가 1m에 달하고 속이 비어 있다. 근생엽根生葉은 자줏빛이 도는 긴 엽병이 있다. 꽃은 7~8월에 피고 복총상화서複總狀花序는 가지와 원줄기 끝에서 원추화서圓錐花序를 형성하며 화경이 있는 황백색꽃이 화서에서 윤생한다. 수과는 안쪽에 있는 3개의 화피열편으로 싸여 있다. 뿌리는 건위제로 사용하고 민간에서는 화상에 사용한다.

• 약효와 사용방법

하리이질 – 분말 1회 0.5~3g. 효력이 약한 것과 복용 후 복통이 있는 것이 단점이다.
완선 · 백선 – 덜 익은 뿌리줄기를 금속 이외의 강판으로 갈아서 즙을 만들어 환부에 직접 펴 바른다.

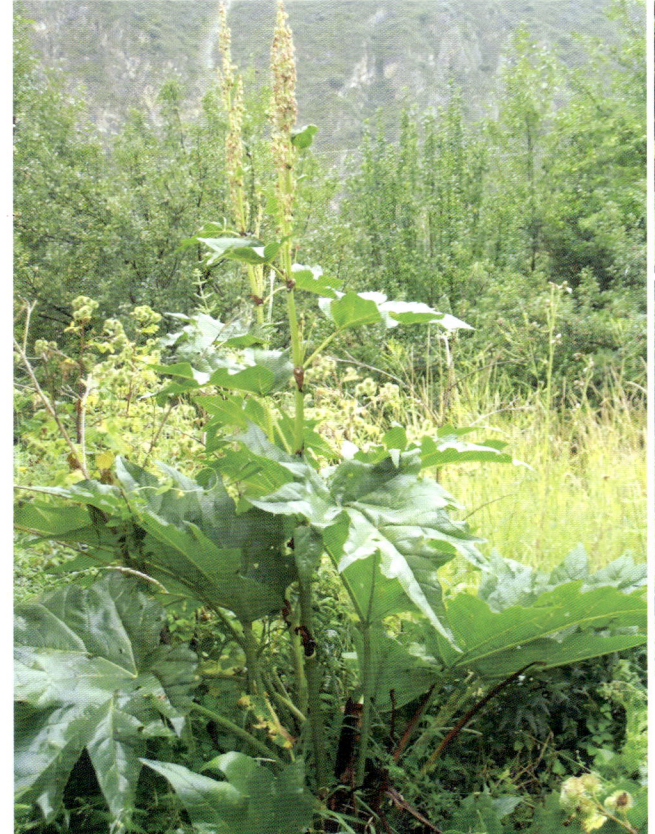

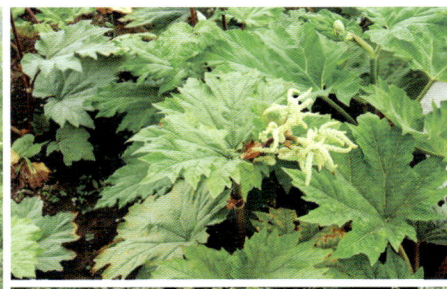

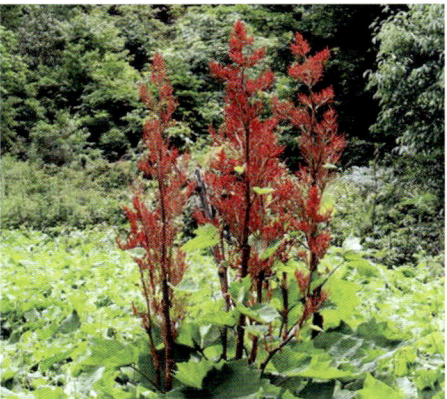

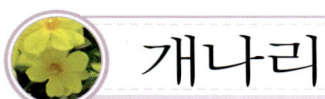

개나리

학명 Forsythia koreana (Rehd.) Nakai   분류 현화식물문 〉 쌍떡잎식물강 〉 물푸레나무과

높이가 3m 내외에 달하는 낙엽수목으로서 가지 끝이 밑으로 처지며 작은 가지는 녹색이지만 점차 암갈색으로 희고 피목皮目이 뚜렷하게 나타난다. 잎은 대생하며, 꽃은 4월에 피며 밝은 황색이고, 열매는 난형이고 편평하며 첨두이며, 9월에 익고 사마귀 같은 돌기가 있으며 종자는 갈색이고 길이는 5~6mm로서 날개가 있다.

• 약효와 사용방법

소염 · 이뇨 · 배농排膿 · 해독 – 말린 꽃 12~20g을 400cc 물에 넣고 1/3 양으로 달여 1일 3회 복용한다.

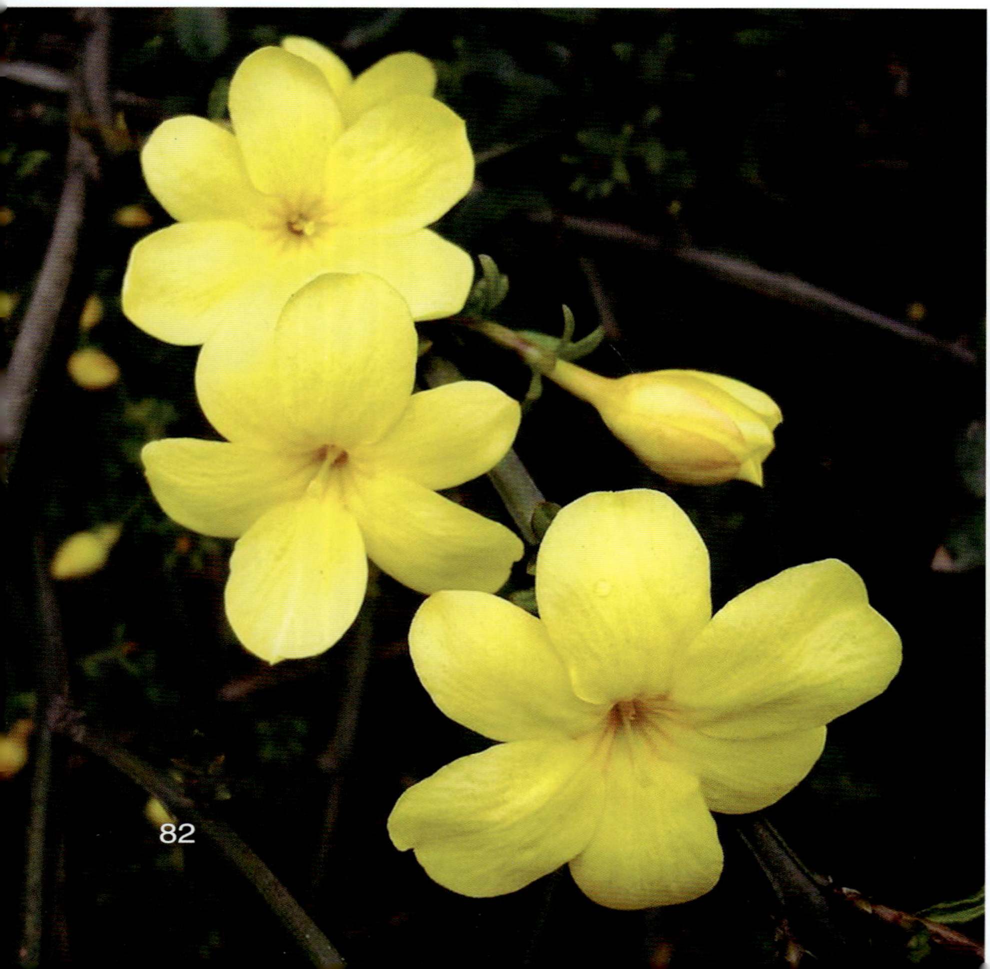

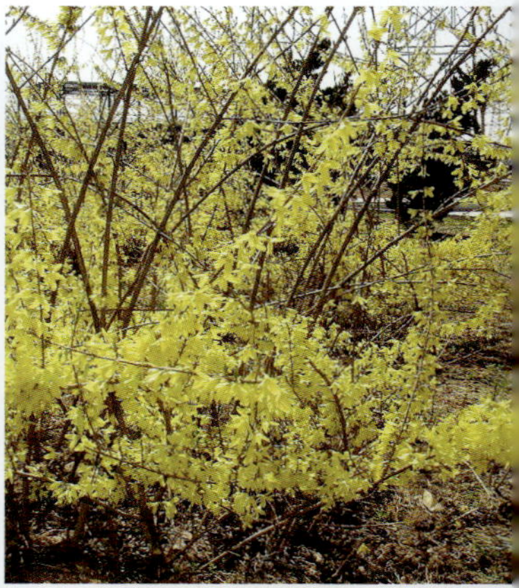

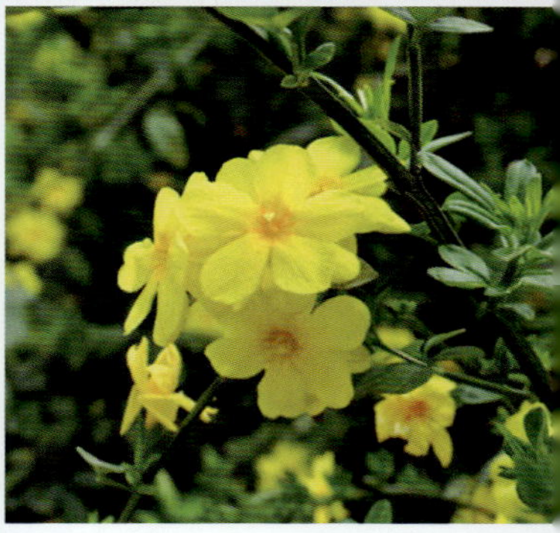

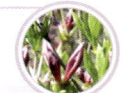
상록관목으로 고산에서 자란다. 꽃은 5월에 피고 연분홍색이며 3~7개씩 가지 끝에 산형꽃차례를 이룬다. 열매는 삭과로 달걀 모양의 타원형이고 10월에 익는다. 진달래를 먹을 수 있는 꽃이라 하여 '참꽃'이라 하지만, 석남^{철쭉}은 독성이 있어 먹을 수 없으므로 '개꽃'이라 한다. 잎은 한방에서 산풍散風, 양신養腎 등의 내상약內傷藥으로 쓴다.

● 약효와 사용방법

이뇨 - 대체로 차 대신에 무턱대고 함부로 마시지 말고 하루 양 3~6g을 한도로 하는 것이 좋다. 건조한 잎은 잘게 썰어 차통 등에 담아 둔다. 이것을 필요한 때에 분량을 정확히 재어서, 물 400cc로 2/3의 양이 될 때까지 달여 하루 2회에 나누어 복용한다.

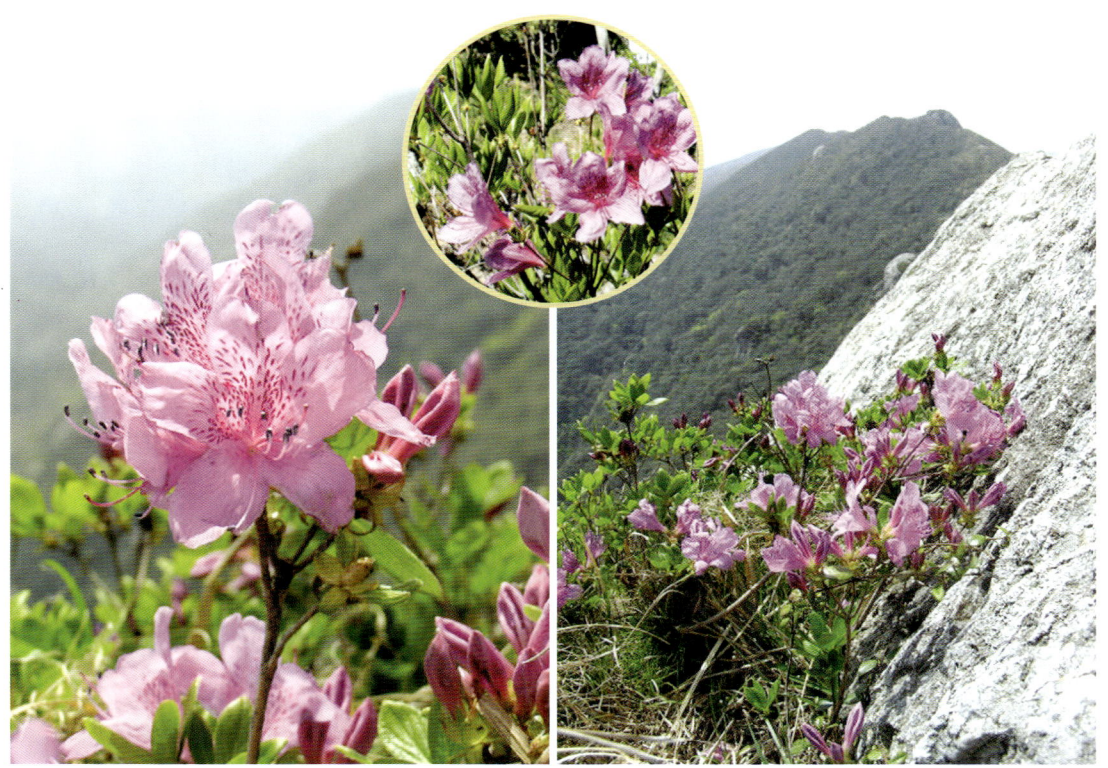

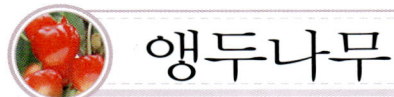# 앵두나무

학명 Prunus tomentosa Thunb　분류 피지식물문 〉 쌍떡잎식물강 〉 장미과

재식하고 있는 낙엽수목으로서 높이가 3m에 달하고 가지가 많이 갈라지며 수피가 흑갈색이고 어린 가지에 융모絨毛가 밀생한다. 꽃은 4월에 잎보다 먼저 또는 같이 피며 백색 또는 연한 홍색이고 둥글다. 열매는 잔털이 있고 둥글며 지름이 1cm 정도로서 6월에 적색으로 익는다.

● **약효와 사용방법**

소화촉진 – '앵두나무주'가 좋다. 열매 1kg, 정제 설탕 200g, 35도의 소주 1.8ℓ를 입이 넓은 병에 넣어 3～6개월 후에 삼베천에 걸러서 다른 병에 옮기고 열매는 버린다. 1회 양으로서 20～30cc씩 식전에 마신다.

변비 · 이뇨 – 앵두의 종자 1회 양 4～10g을 300cc 물에 넣고 1/3로 달여 공복시에 복용한다.

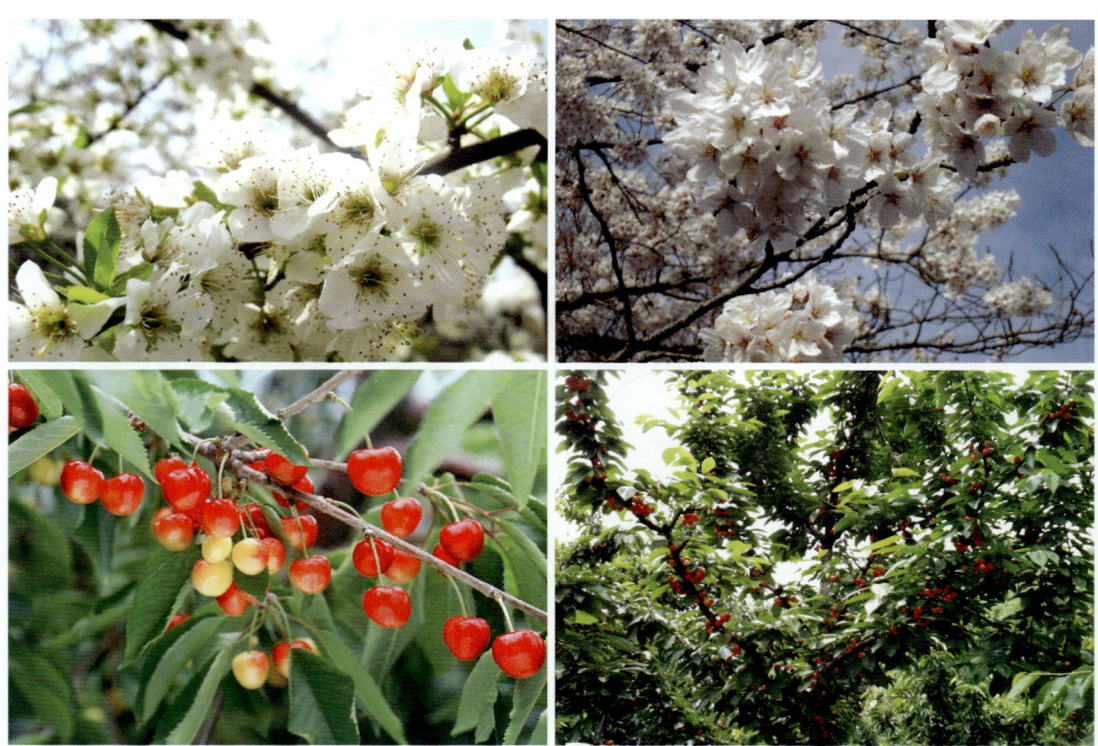

사과

학명 Malus pumila Miller 분류 속씨식물문 〉 쌍떡잎식물강 〉 장미과

과수로 널리 재배하고 있는 낙엽수목으로서 높이가 10m에 달한다. 꽃은 4~5월에 피며 지름은 4~5cm로서 5~7개가 짧은 가지에 달린다. 열매는 지름이 3~10cm로서 양끝이 들어가며 과피는 황색 바탕에 붉은 빛이 돌고 밀질密質로 덮이고 소과경은 길이가 2~3cm로서 8~9월에 익으며 많은 재배종이 있다.

● **약효와 사용방법**

소화촉진, 소아의 하리이질 방지 – 홍옥 1개를 잘 씻어 몇 조각으로 잘라서 믹서기로 즙을 만들어, 식전에 성인은 1회, 소아는 연령에 따라 적당량을 마신다.

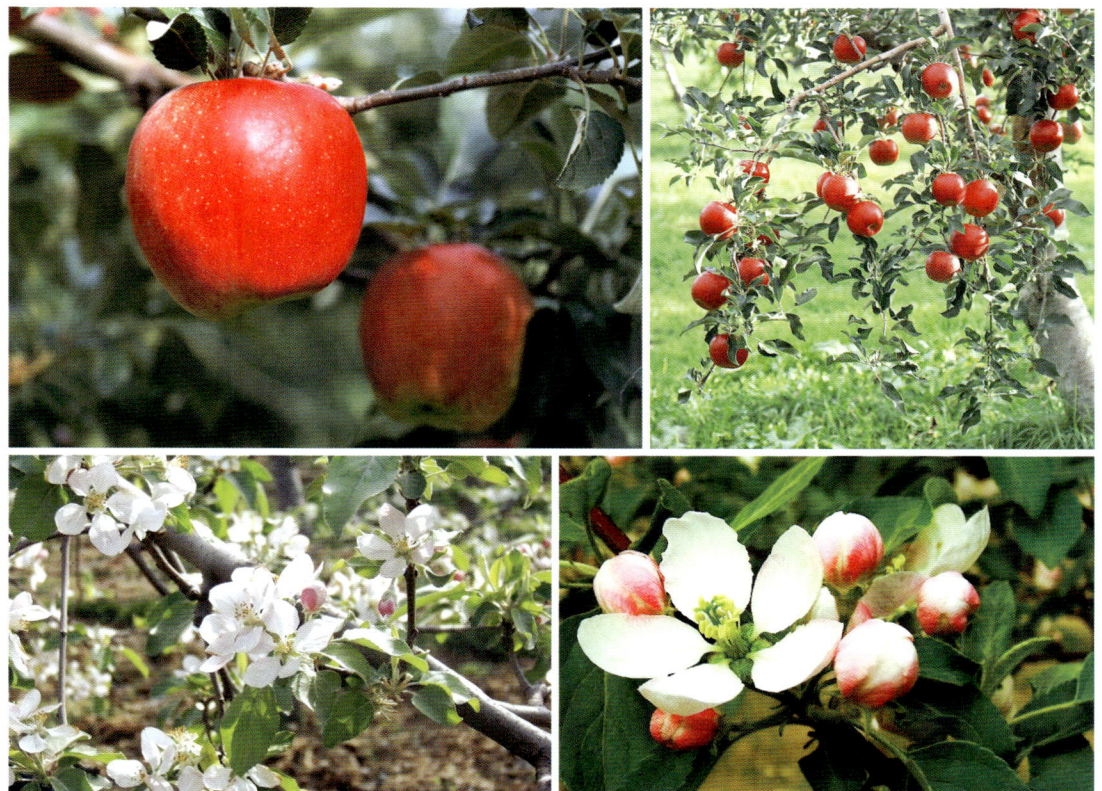

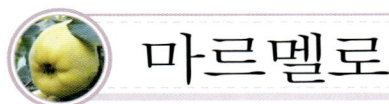

마르멜로

학명 Quince 'Serbian Gold'   분류 속씨식물문 〉쌍떡잎식물강 〉장미과

이탈리아 · 프랑스 · 에스파냐 · 포르투갈이 주산지이며 장미과의 과일나무이다. 그리스 · 로마 시대부터 재배한 식물이다. 과수로서 수관樹冠이 둥글며, 높이 5～8m이다. 잎은 어긋나고 달걀 모양 또는 긴 타원형이며 두껍고 짙은 녹색이다. 꽃은 늦은 봄에 짧은 가지에 1개씩 달리는데, 흰색 또는 연분홍색이 돈다.

과일은 너무 딱딱하고 시기 때문에 물러지게 해서 먹는데, 보통 잼, 젤리, 푸딩 등으로 해 먹거나 껍질을 벗겨 구워서 먹는다. 과실주를 만들기도 한다. '마멀레이드'라는 말이 마르멜로에서 왔다.

약용으로 쓸 때에는 10～11월경, 잘 익은 열매를 따내어 둥그스름하게 잘라서 햇빛에 말린다. 사과산 · 주석산 · 탄닌 등이 들어 있으며 종자 안에 아미그다린이 함유되어 있다.

• 약효와 사용방법

기침 · 구풍驅風 · 소화 — 건조한 것 약 4～12g에 물 300cc, 설탕 소량을 넣어 1/3의 양이 되도록 달여 이것을 1회 양으로 해서 3회에 나누어 따뜻할 때에 복용한다.

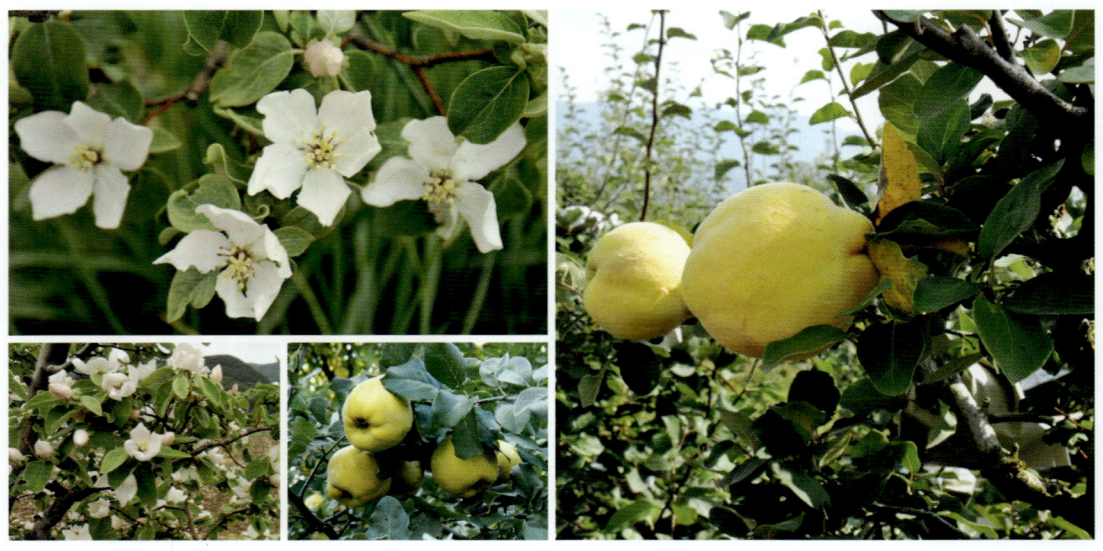

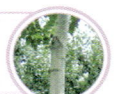
높이가 15m에 달하는 낙엽교목으로서 잎은 대생하며, 꽃은 5~6월에 피며, 열매는 삭과로 달걀 모양이고 끝이 뾰족하며 털이 없고 길이 3cm로서 10월에 익는다. 목재는 장롱 · 상자 · 악기 등을 만든다.

● **약효와 사용방법**

사마귀 – 생잎의 즙을 환부에 바른다.

화상 – 건조한 잎이나 가지를 달인 즙으로 씻는다.

이뇨 – 건조한 잎 하루 양 3~5g을 물 400~600cc에 넣고 1/2 양이 될 때까지 달여 복용한다.

양모료 – 건조한 잎, 가지 5g을 물 400cc로 달인 즙으로 모발을 씻는다.

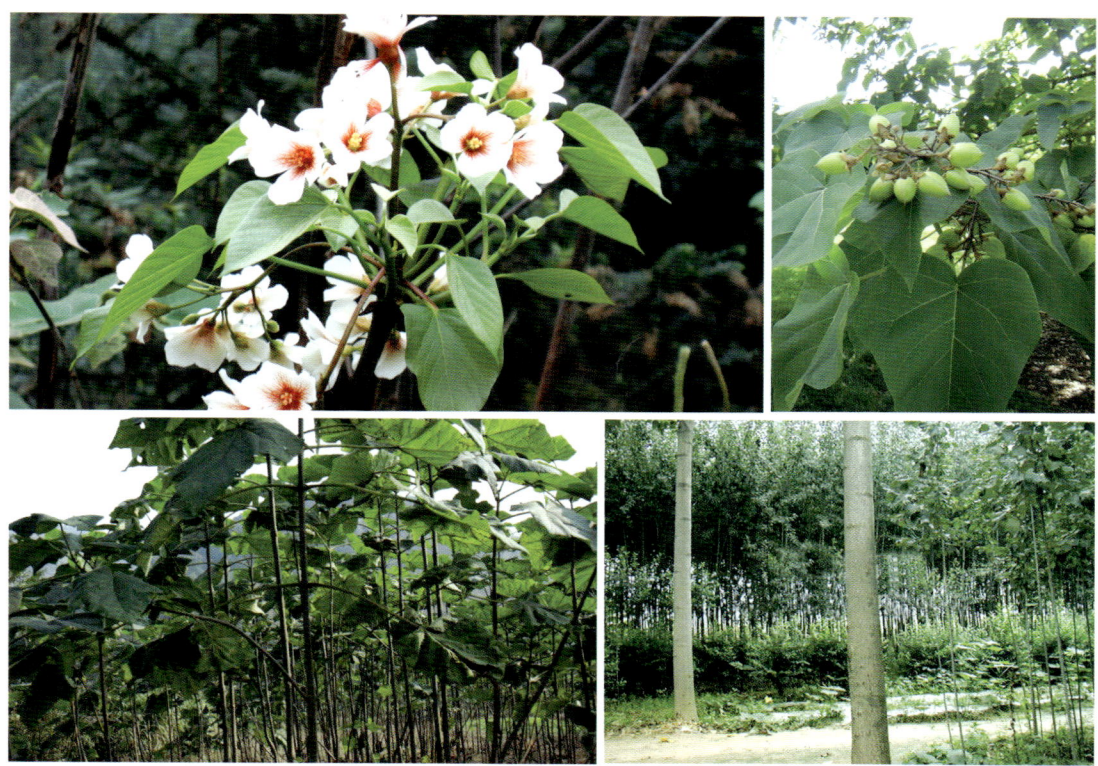

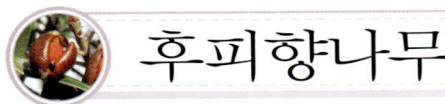

후피향나무

학명 Japanese ternstroemia   분류 속씨식물문 〉 쌍떡잎식물강 〉 차나무과

제주도에서 자라는 상록교목으로서 작은 가지에 털이 없다. 잎은 호생하지만 가지 끝에서는 총생하며, 꽃은 양성으로서 7월에 피며 지름은 황백색이다. 열매는 둥글고 10월에 익으며 과피는 적색이고 상반부가 불규칙하게 갈라지며 홍색 종자가 5개씩 들어 있다. 수피는 차갈색 염료로 사용하고 목재는 가구재로 사용하며 나무는 정원수로 심는다.

● 약효와 사용방법

치질 – 건조한 잎 1회 양 5~10g을 물 600cc의 1/3의 양이 되도록 달여, 이 달인 즙으로 환부를 닦는다.

식중독 – 건조한 나무껍질 1회 양 3~6g을 물 400cc로 1/2 양이 되도록 달여 복용한다.

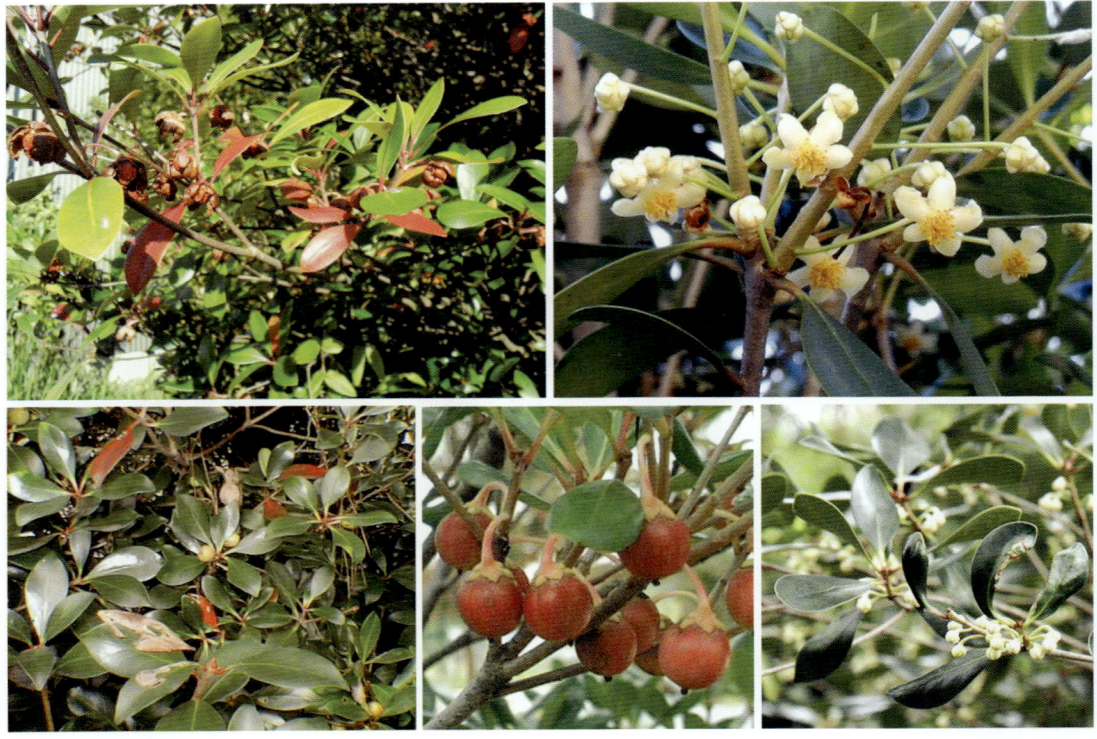

은행나무

학명 Japanese forestcomb　분류 속씨식물문 > 쌍떡잎식물강 > 차 목라

높이가 60m 이상, 지름이 4m에 달하는 낙엽교목이다.

꽃은 짧은 가지에 달리며 2가화로서 5월에 잎과 같이 핀다. 열매는 악취가 나며 빨리 썩고 종자는 2~3개의 능선稜腺이 있고, 결이 백색이기 때문에 백과라고도 한다. 배유胚乳는 황록색이고 식용으로 한다. 공원수나 가로수로 많이 심으며 사원의 뜰에도 많이 심고 재목은 귀중한 가구재로 쓰인다. 황색 열매의 겉모양이 살구와 비슷하기 때문에 은행나무라고 한다.

• 약효와 사용방법

진해鎭咳 – 속씨껍질의 가운데 종인種仁을 1회 양에 5~10g 끓여서 먹으면 좋다.

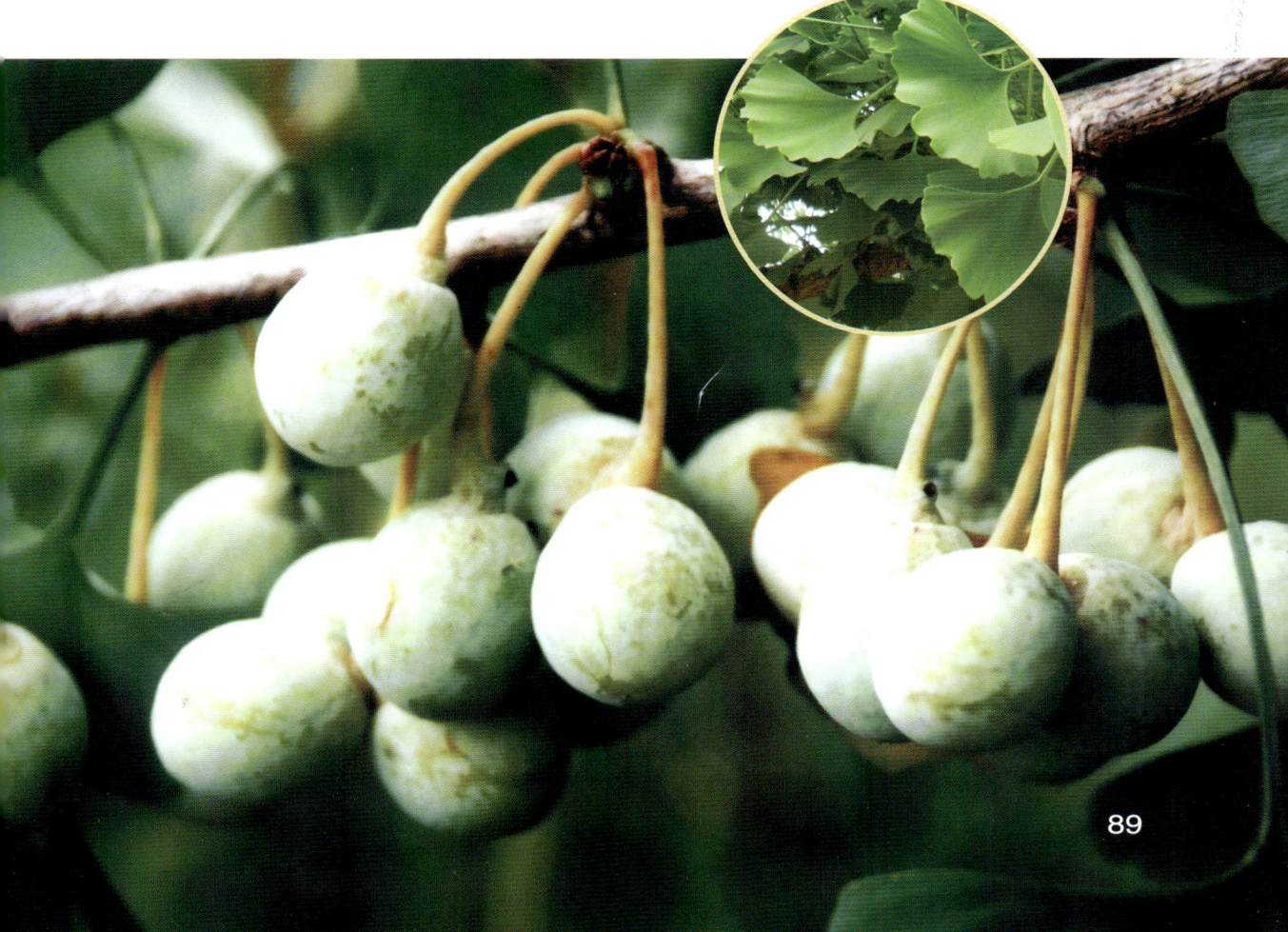

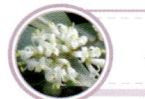

쥐똥나무

학명 Ligustrum obtusifolium Siebold & Zucc. 분류 현화식물문 〉 쌍떡잎식물강 〉 물푸레나무과

낙엽수목으로서 가지가 가늘고 잔털이 있으나 2년지에서는 없어지며 암백색이고 많이 갈라진다. 잎은 대생하며 톱니가 없다. 꽃은 5~6월에 피며 가지 끝에 많은 꽃이 달리며 잔털이 많다. 꽃받침은 녹색으로서 4개의 톱니와 잔털이 있고 화관은 백색이고 4개로 갈라진다.
열매는 10월에 흑색으로 익는다. 2년지에 털이 있고, 잎이 긴 타원형 또는 도란형이며 어릴 때 표면에 털이 있고 뒷면 맥 위에 융모가 있는 것을 털쥐똥나무라고 한다.

● 약효와 사용방법

충치 · 풍치 · 볼이나 혀를 씹혔을 때 · 감기 등으로 목이 헐어 아플 때 · 구내염과 입 냄새 제거 – 잎은 사철로 푸른데 잎을 씹으면 맵고 짧고 떫지만 이 잎이 입 안의 모든 질병에 좋다. 생잎의 진이 침에 우려지도록 최대한 잘게 씹어 혀로 환부에 발라준다. 약간의 마취 효과도 있어서 잎사귀 세 장이면 모든 통증을 잊게 해준다.

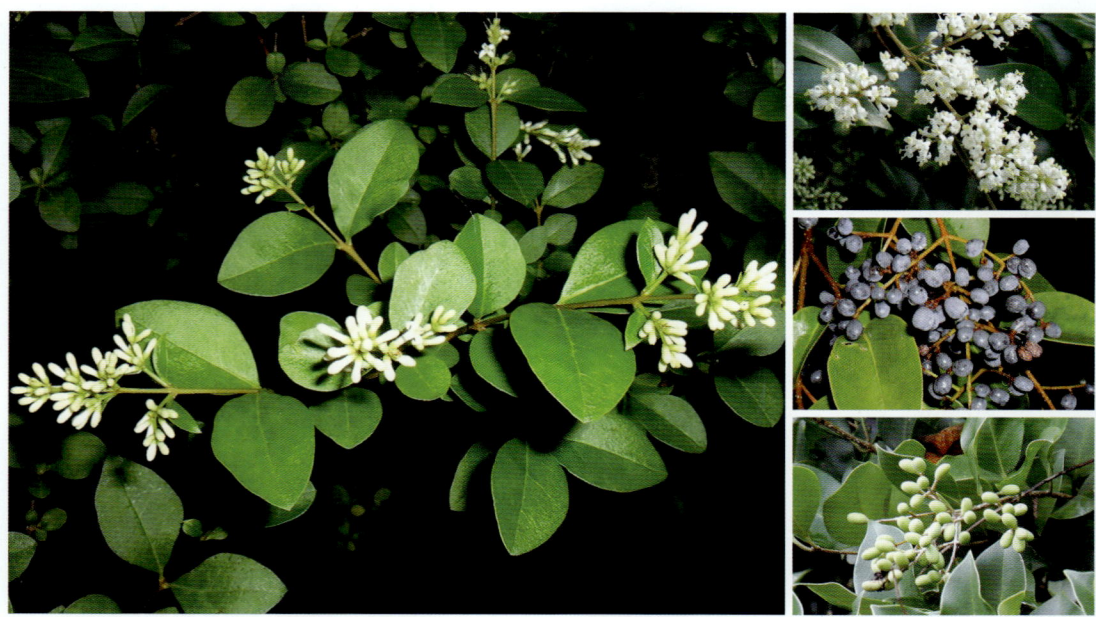

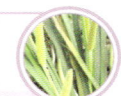

학명 Acorus gramineus Sol. 분류 피자식물문 〉 외떡잎식물강 〉 천남성과

냇가에서 자라는 다년초로서 근경은 옆으로 뻗으며 마디가 많고 밑부분에서 수염뿌리가 돋는다. 땅 속에 들어간 근경은 마디 사이가 길며 백색이지만 지상으로 나온 것은 마디 사이가 짧고 녹색이 돈다. 잎은 근경 끝에서 총생하며 밋밋하다. 꽃은 6~7월에 달리고, 연한 황색꽃이 화축면花軸面에서 밀생한다. 삭과는 녹색이고 밑부분에 화피열편이 붙어 있으며 종자 밑부분에 털이 많다. 근경을 진통, 진정 및 건위제로 사용하고 목욕탕에서도 사용한다.

● 약효와 사용방법

건위 · 진통 · 복통 – 하루 양 5~10g을 달여 1일 3회 나누어 복용한다.
귀가 아플 때 – 분말로 해서 프라이팬에 넣어 뜨거울 때 삼베천으로 싸서 아픈 곳에 대어 온엄법溫淹法 : 따뜻하게 찜질하여 염증을 치료을 쓴다.

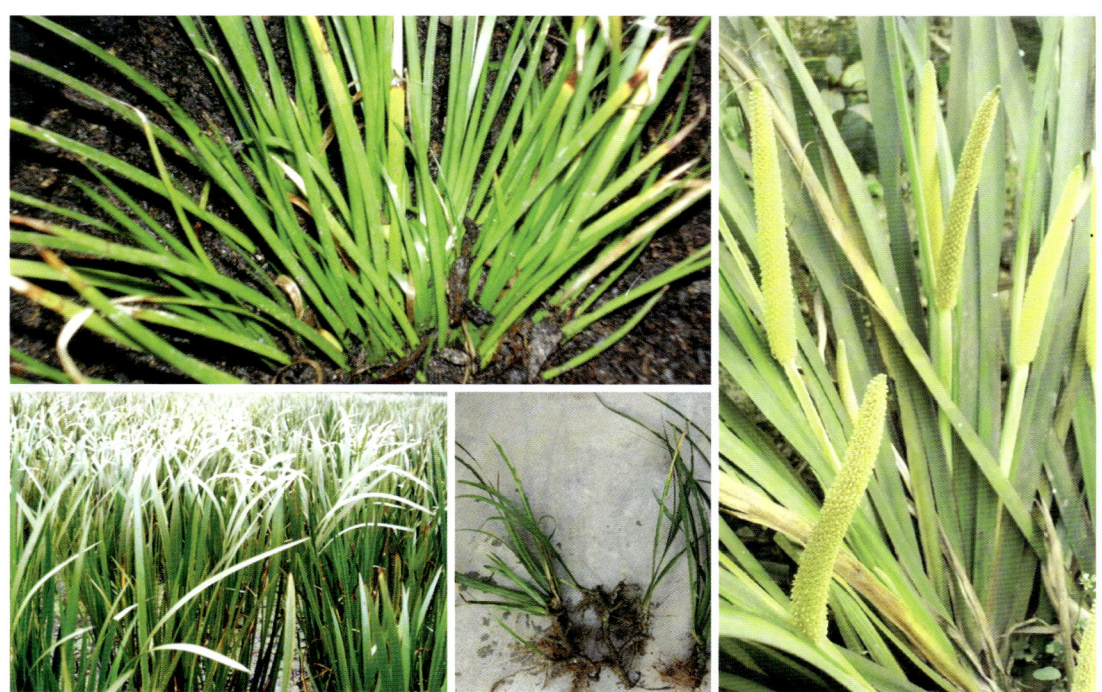

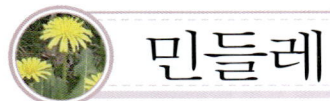# 민들레

학명 Taraxacum platycarpum Dahlst. 분류 속씨식물문 〉 쌍떡잎식물강 〉 국화과

음지에서 자라는 다년초로서 원줄기가 없고 잎이 총생하여 옆으로 퍼진다. 잎은 무잎처럼 깊게 갈라지고 털이 약간 있으며 가장자리에 톱니가 있다. 꽃은 4~5월에 피고 잎과 길이가 거의 비슷한 화경이 나와서 그 끝에 1개의 꽃이 달리며 백색 털로 덮여 있지만 점차 없어지고 바로 꽃 밑에만 밀모密毛가 남는다. 화관은 황색이다.

수과는 갈색이 돌고 긴 타원형이며 윗부분에 뾰족한 돌기가 있고 표면에 6줄의 흠이 있다. 뿌리는 길이가 7~8.5mm이고 관모는 길이가 6~7mm로서 연한 백색이다. 어린잎을 나물로 하며 뿌리는 약용으로 한다.

• 약효와 사용방법

건위 – 건조한 뿌리 5~10g을 하루 양으로 해서 200cc의 물에 달여 복용한다. 위통 · 소화촉진에 좋다.

유방의 부기부을 때 – 뿌리 5g, 인동덩굴을 건조시킨 꽃 5g을 200cc의 물로 달여 마신다. 단독으로는 효과가 없다.

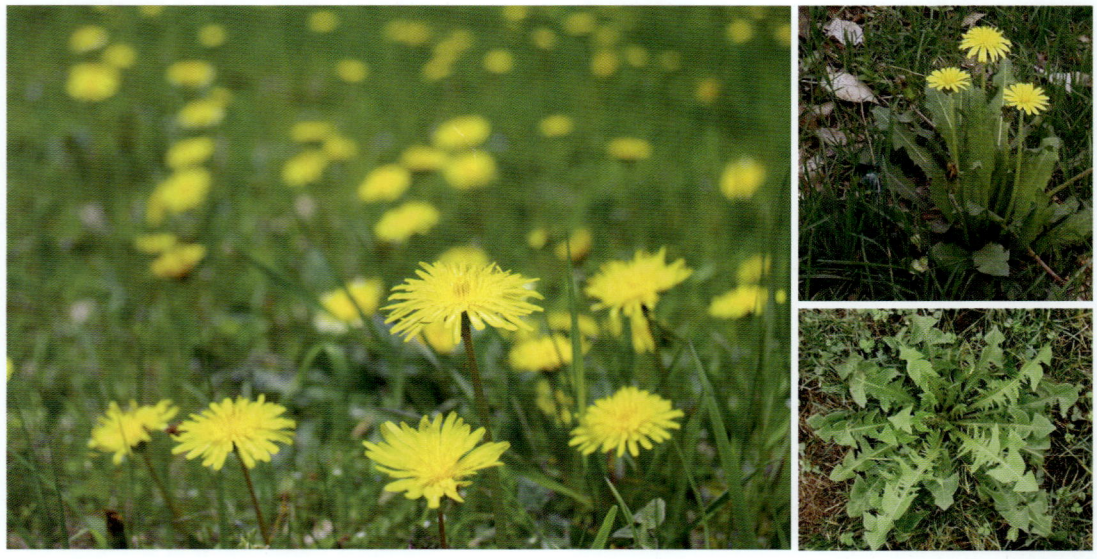

등나무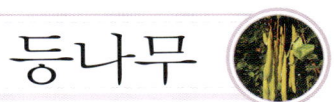

학명 Wistaria floribunda A.P. DC.   분류 쌍자식물문 〉 쌍떡잎식물강 〉 콩과

야생상태인 것도 있으나 집 근처에서 흔히 자라는 낙엽만경식물落葉蔓莖植物로서 길이가 10m에 달하며 작은 가지는 밤색 또는 암색의 얇은 막으로 덮여 있다. 잎은 호생하고 양면에 털이 있으나 점차 없어진다.

총상화서는 보통 가지 끝에 달리지만 액생하는 것도 있고 많은 꽃이 달리며 꽃은 5월에 잎과 같이 피고 연한 자주색이다. 꼬투리는 길이가 10~15cm로서 털이 있고 기부로 갈수록 좁아지며 열매는 9월에 익는다. 백색 꽃이 피는 것을 흰등나무라고 한다.

• 약효와 사용방법

설사제 – 1회 양 종자 1~3g을 물 300cc에서 반 정도의 양까지 되도록 달여서 공복에 복용한다.

암 치료 – 나무의 가시를 잘게 갈아 분말로 한 것을 이용한다. 하루 양 10g을 2~3회에 걸쳐 물로 복용한다.

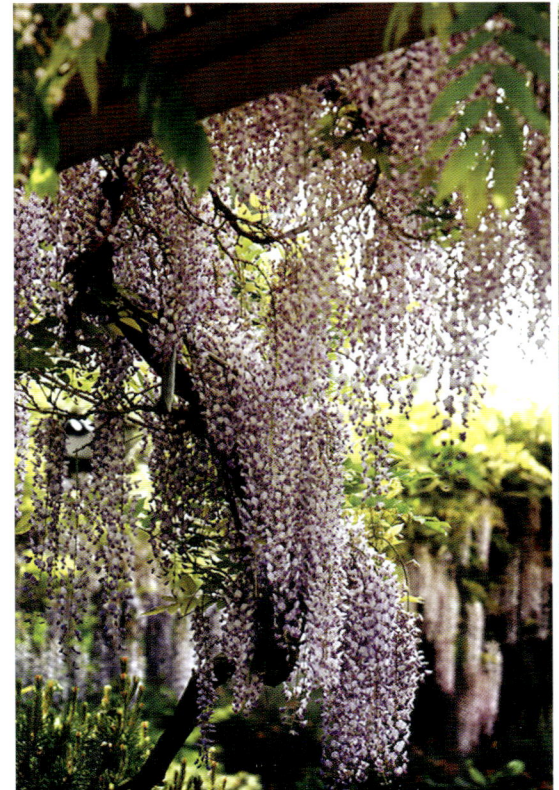
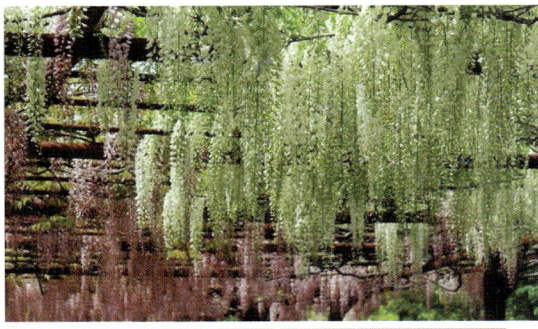
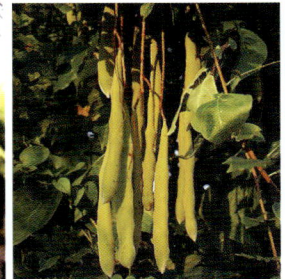
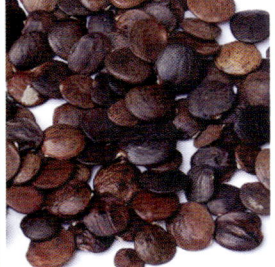

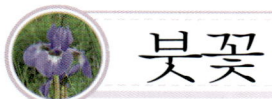

붓꽃

학명 Iris nertschinskia LODD.   분류 속씨식물문 〉 외떡잎식물강 〉 붓꽃과

높이가 60cm에 달하는 다년초로서 근경은 옆으로 뻗으면서 새싹이 나오며 잔뿌리가 많이 내린다. 원줄기는 총생하고 밑 부분에 적갈색 섬유가 있다. 잎은 곧추서며 밑 부분이 붉은 빛이 도는 것도 있다. 꽃은 5~6월에 피고 자주색이며 화경 끝에 2~3개씩 달리고, 잎 같은 포가 있으며 녹색이며 뾰족하다. 삭과는 대가 있으며 3개의 능선이 있고 종자는 갈색이고 삭과 끝이 터지면서 나온다. 민간에서는 근경을 개선疥癣 등의 피부병에 사용한다.

● 약효와 사용방법

식중독 – 먹은 것을 토하게 하는데, 분말을 1회 양으로 성인 1~4g, 물로 마신다.

설사제 – 공복시에 분말로 성인은 1회 양 4g을 물로 마신다.

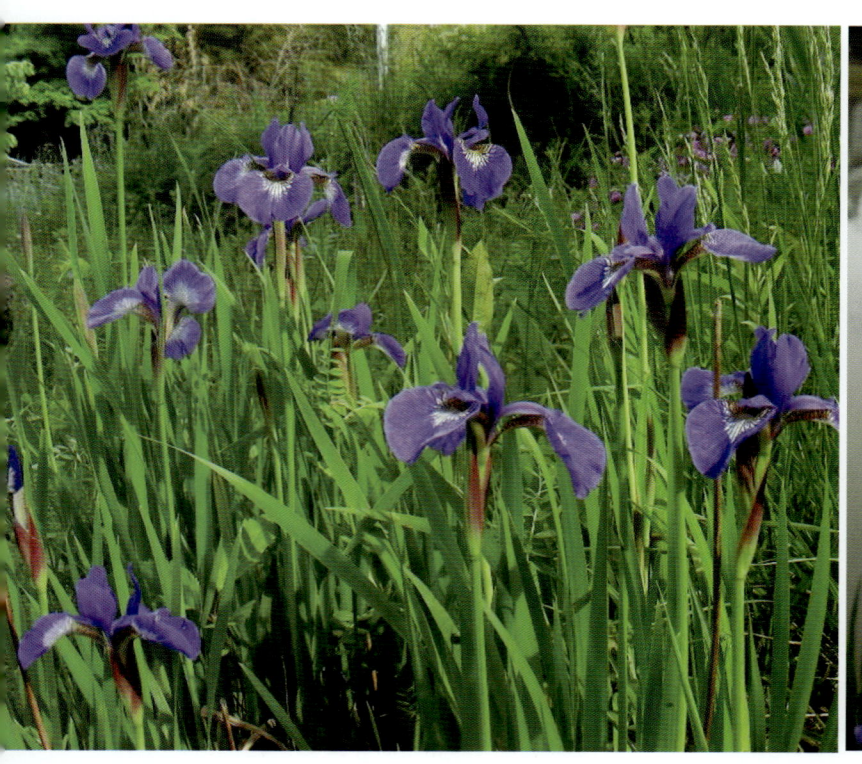

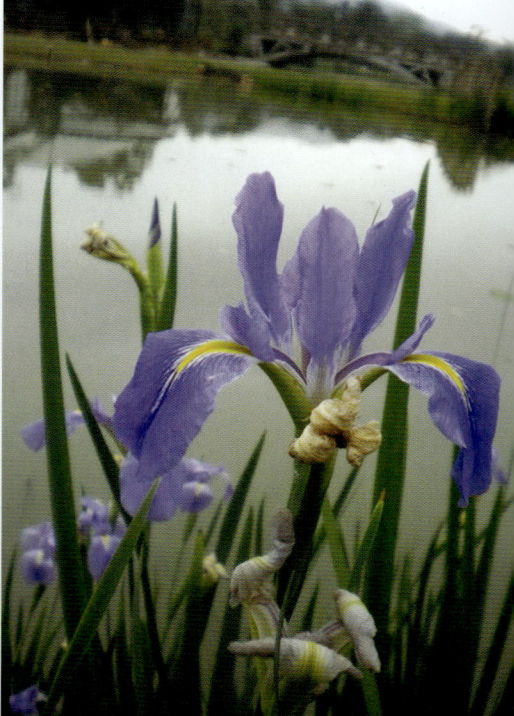

칠엽수

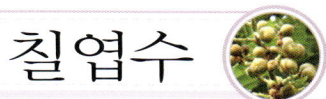

학명 Aesculus turbinata BLUME. 분류 속씨식물문 > 쌍떡잎식물강 > 칠엽수과

일본이 원산지인 낙엽교목으로서 높이가 30m에 달하고, 경기도 이남에서 관상용으로 심고 있다. 잎의 표면에는 털이 없고 뒷면에 적갈색의 부드러운 털이 있으며 가장자리에 복둔치複鈍齒가 있다. 꽃은 잡성雜性으로서 6월에 피고 수꽃에 7개의 수술과 1개의 퇴화된 암술이 있으며 양성화는 7개의 수술과 1개의 암술이 있다. 꽃받침은 불규칙하게 5개로 갈라지고 꽃잎은 4개로 갈라진다.

● 약효와 사용방법

기생성 피부병 · 백선 등 – 새싹에 나오는 점액을 바른다. 또 종자를 부순 것과 당약當藥을 똑같이 나눈 양을 진하게 달여, 그 달인 즙으로 환부를 닦는다.

하리이질를 멎게 할 때 – 나무껍질 10~15g을 하루 양으로 해서 물 300cc로 반량이 될 때까지 달여서 복용한다.

동상 – 종자를 분말로 한 것을 물로 개어 환부에 바른다.

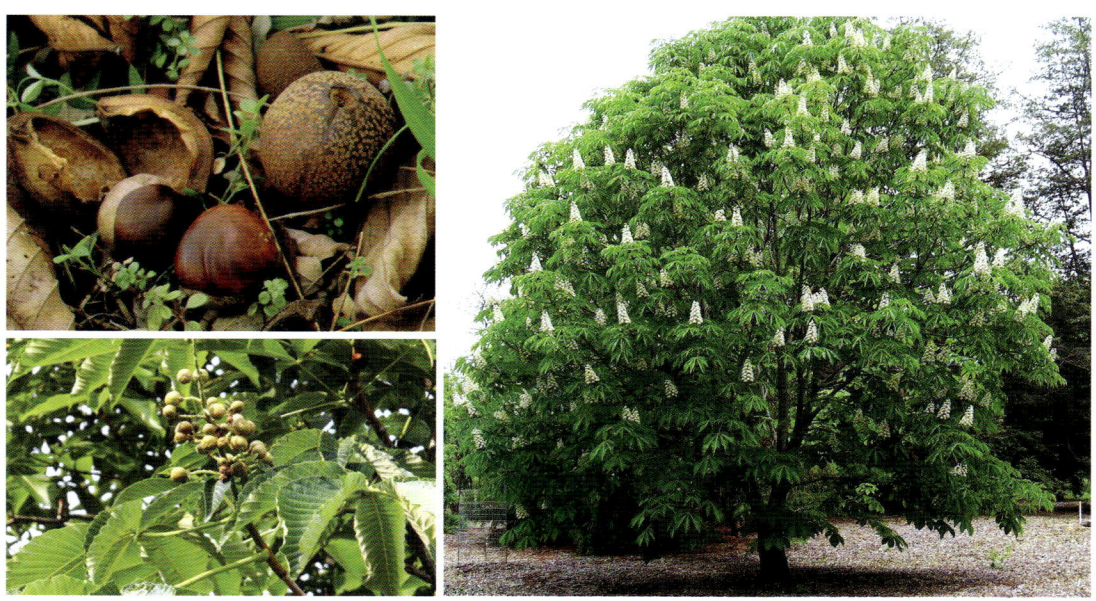

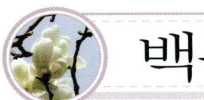

백목련

학명 Magnolia denudata DESR. 분류 속씨식물문 〉쌍떡잎식물강 〉목련과

중국이 원산지인 낙엽교목으로서 관상용으로 심고 있으며 줄기는 곧고 높이가 15m에 달하며 어린 가지와 동아冬芽에 털이 있다. 잎은 호생하며 끝이 뾰족해지고 표면에 털이 약간 있고 뒷면은 연한 녹색이며 엽맥에 털이 약간 있다. 이른 봄에 가지 끝에서 큰 백색꽃이 피고 향기가 강하다. 3개의 꽃받침 열편과 6개의 꽃잎은 모양이 서로 비슷하며 도량형에 가깝고 약간 육질이다. 열매는 길이가 8~12cm로서 갈색이 돈다.

• 약효와 사용방법

축농증 · 비염 – 갈근탕시중에서 판매하는 것을 달여서 사용하는 것을 구입, 농축액제, 분말제, 정제가 아닌 것이 좋다에 잘 건조한 꽃봉오리를 하루 분으로 5~10g을 넣어 달여 복용한다.

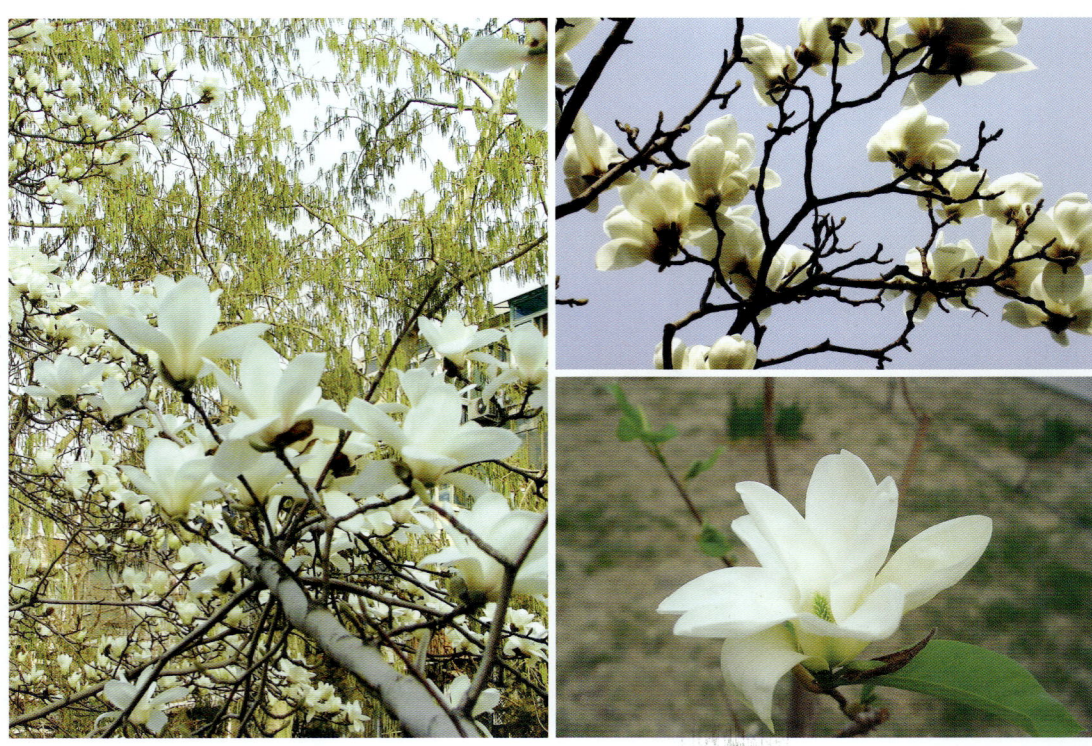

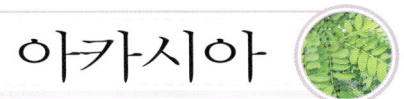
학명 Robinia pseudoacacia 분류 속씨식물문 〉 쌍떡잎식물강 〉 콩과

북아메리카가 원산지인 낙엽교목으로서 높이가 25m에 달하며, 수피는 황갈색이고 세로로 갈라지며 작은 가지는 털이 거의 없고 탁엽托葉이 변한 가시가 있다. 꽃은 5~6월에 피고 백색 이지만 기부에 누런 빛이 돌며 향기가 강하다.

열매는 넓은 선형이며 9월에 익고 5~10개의 종자가 들어 있다. 가지에 가시가 없고 꽃이 피 지 않으며 수관이 둥근 것을 민둥아카시나무라고 하며 정원수로 심고 있다.

● 약효와 사용방법

이뇨– 잎을 쪄서 불 위에 쬐어 비비면서 건조한다. 차 대신으로 마신다. 나무껍질은 하루 양 5~10g을 물 600cc에 1/2의 양이 되도록 달여 복용한다. 화수도 하루 양 10g을 똑같은 방법 으로 달여서 복용한다.

지혈 – 생잎을 비벼서 낸 즙을 바른다.

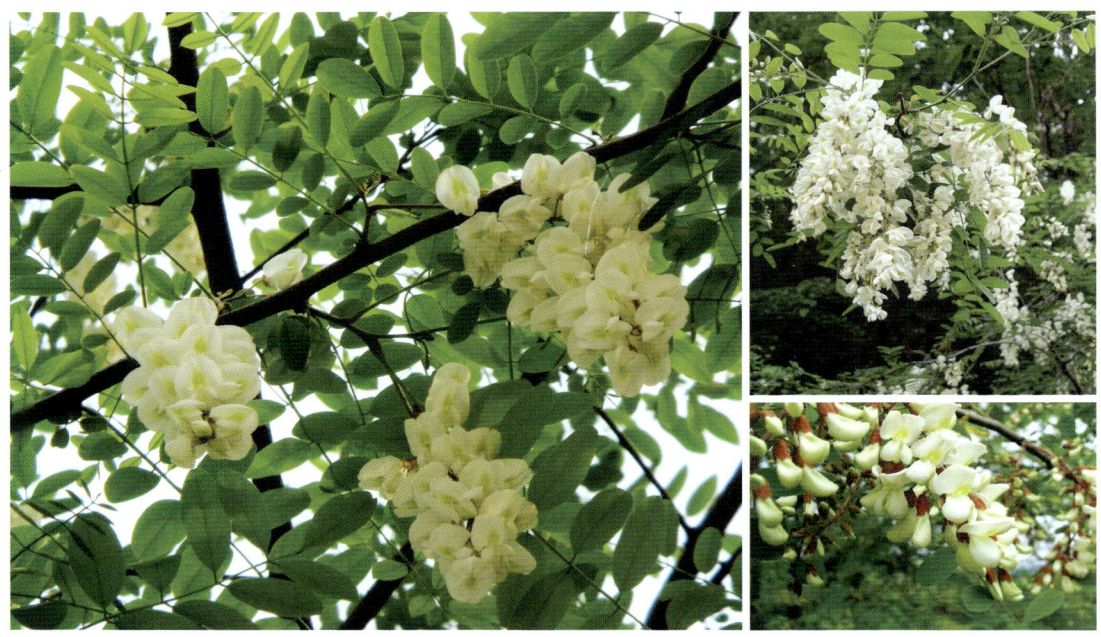

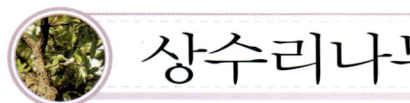

상수리나무

학명 Quercus acutissima CARRUTH.   분류 현화식물문 〉 쌍떡잎식물강 〉 참나무과

평안도 및 함남 이남에서 자라는 낙엽교목으로서 높이가 20~25m, 지름은 1m이며 수피는 흑암색이고 갈라지며 작은 가지에 잔털이 있으나 없어진다. 잎이 밤나무의 잎과 비슷하지만 톱니 끝에 엽록체가 없는 것이 다르다.

꽃은 5월에 피며, 열매는 다음 해 10월에 익으며 포린苞鱗은 젖혀진다. 견과는 식용 및 약용으로 하거나 사료로 이용하며, 좋은 목재를 생산하고 탄재炭材로도 좋다.

• 약효와 사용방법

타박 – 달인 즙으로 닦는다. 또 타박의 치료에 가장 간단하고 효과가 뛰어난 한방 처방으로서 박속·천궁·천골·계지 각 3g, 감초 1.5g, 정자, 대황 각 1g, 이상 하루 양을 물 400cc에 달여 식전 3회 복용한다.

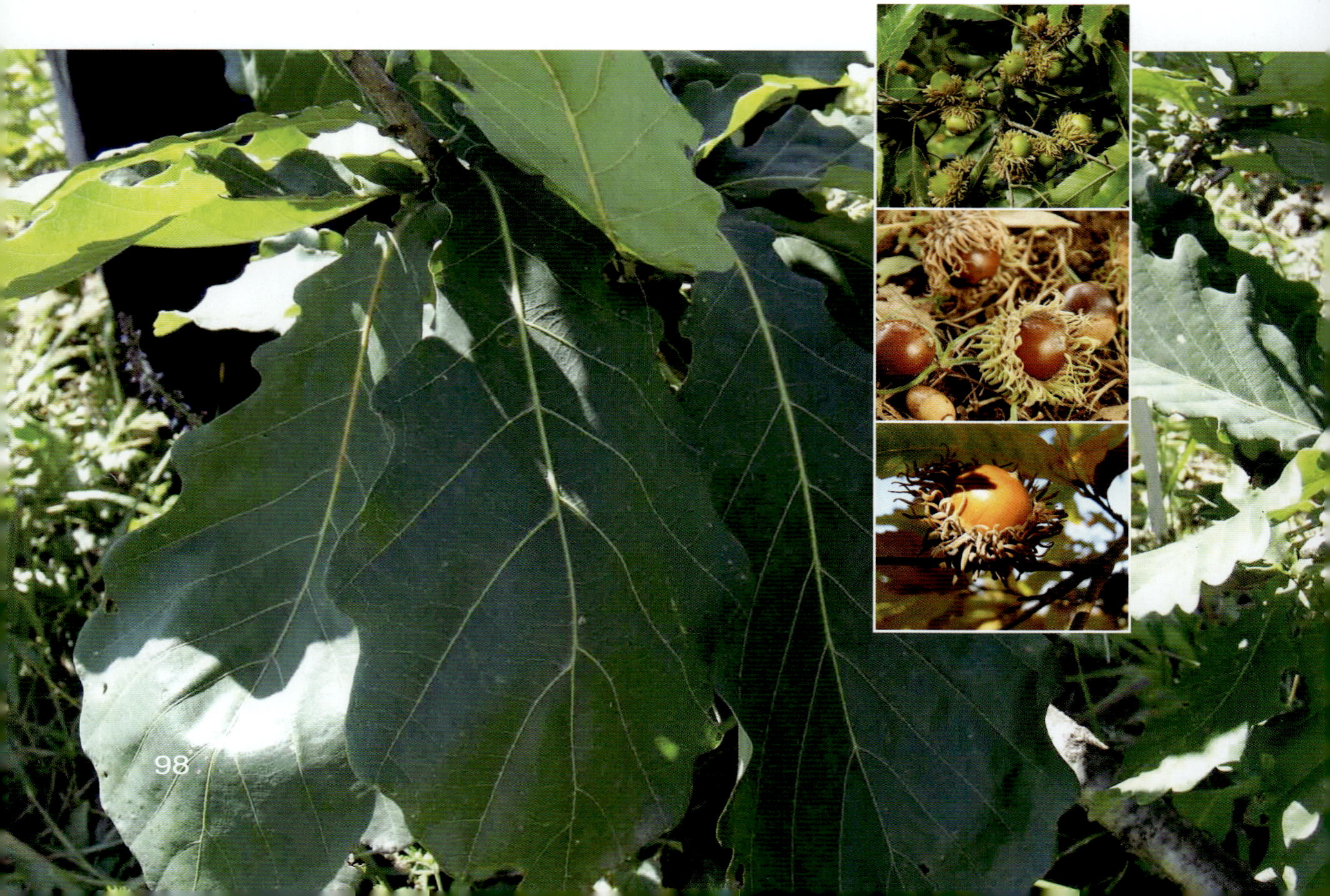

고추나무

학명 Staphylea bumalda DC.   분류 속씨식물문 〉 쌍떡잎식물강 〉 고추나무과

산골짜기에서 흔히 자라는 낙엽수목 또는 소교목으로서 높이는 3~5m이고 가지는 둥글며 암갈색이고 어린 가지에 털이 없다. 잎은 대생하며 양끝이 좁고 표면은 털이 없으나 뒷면은 맥 위에 털이 있으며 가장자리에 잔 톱니가 있다. 꽃은 5~6월에 피고 백색이며 소화경은 길이가 8~12mm이다.

꽃받침잎, 꽃잎 및 수술은 각각 5개이고 1개의 암술은 윗부분에서 2개로 갈라지며 각각 1개의 암술대가 있다. 삭과는 고무베개처럼 부풀은 반원형으로서 윗부분이 2개로 갈라지고, 9~10월에 익고, 2실 자방에 각각 1~2개의 종자가 들어 있다. 종자는 황색이고 윤기가 있다.

● 약효와 사용방법

하리이질 – 하루 양으로 건조한 열매 5~10g을 물 400~600cc로 1/2의 양이 되도록 달여 복용한다.

소염 – 타박상일 때 달인 즙으로 환부를 습포한다.

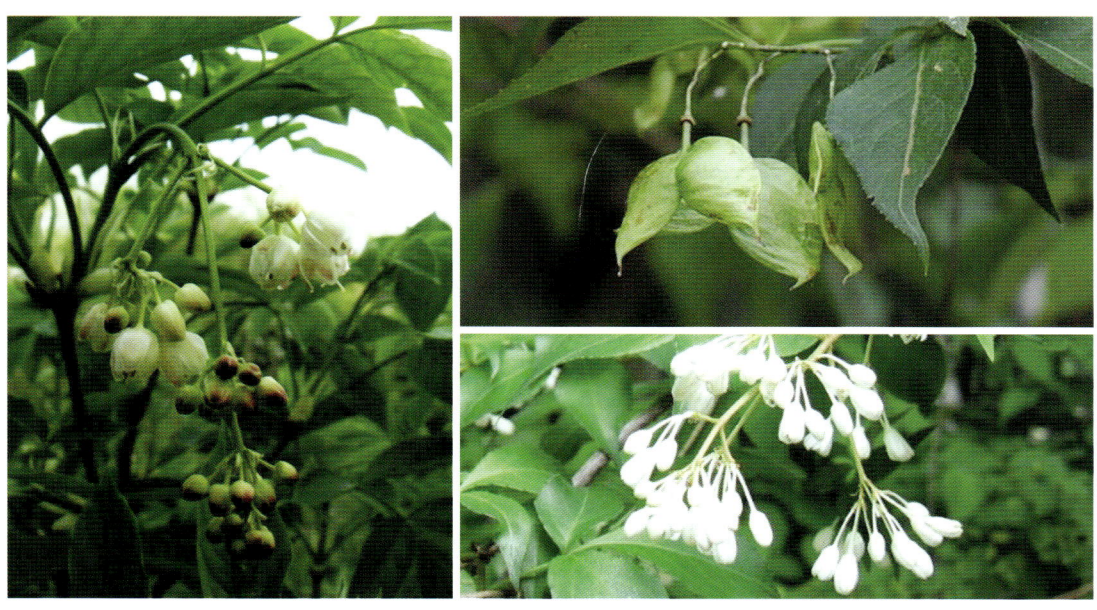

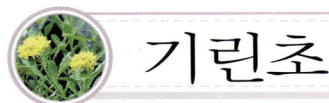

기린초

학명 Sedum kamtschaticum Fisch. & Mey. 분류 피자식물문 〉 쌍떡잎식물강 〉 돌나물과

좁은 잎 기린초와 비슷하지만 원줄기가 한 군데에서 많이 나오고 잎이 짧으며 넓은 것이 다르다. 산지의 바위 겉에 붙어서 자라고 높이는 5~30cm로서 뿌리가 굵으면 잎은 호생하고 끝이 둥글고 밑부분이 점차 좁아져서 원줄기에 직접 달리며 가장자리에 약간 둔한 톱니가 있다. 꽃은 6~7월에 피며 5수이고 원줄기 끝에 많은 꽃이 달리며 수술은 10개이다. 꽃받침은 녹색이며 꽃잎은 황색이다. 연한 순을 나물로 한다.

● 약효와 사용방법

벌레에 물렸을 때 · 작은 찰과상 – 생잎을 물로 씻어, 갈아 으깨어 그 잎즙을 환부에 바른다.

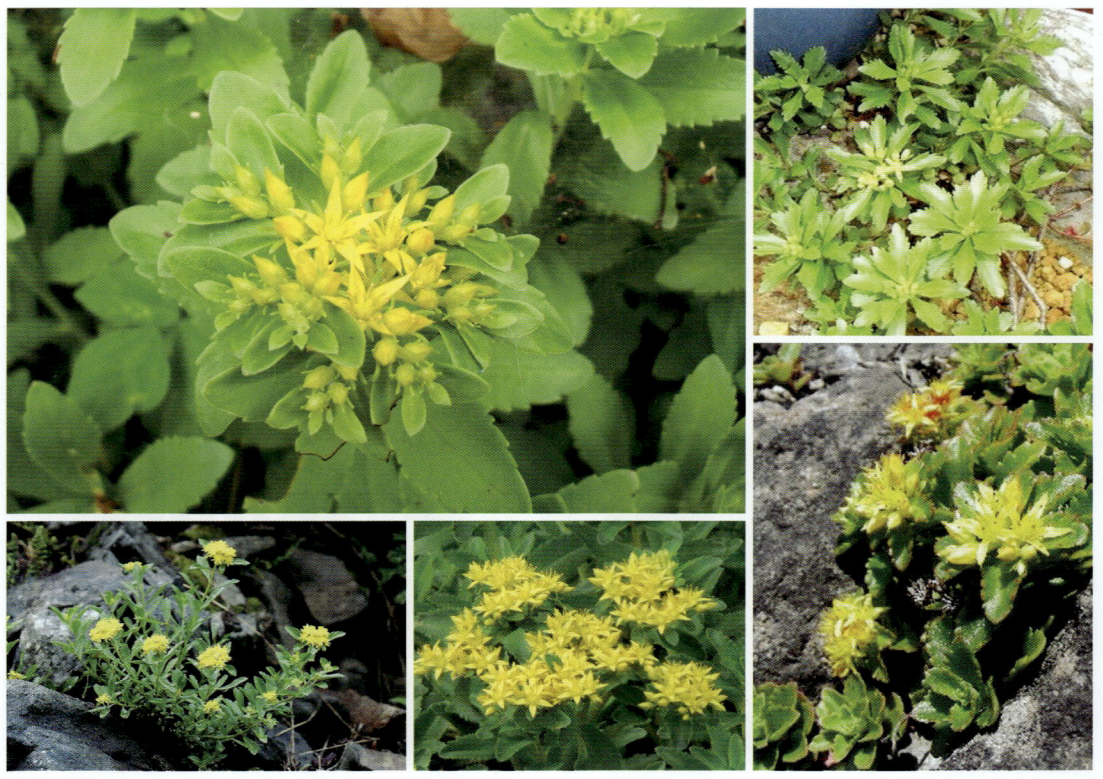

황매화나무

학명 Kerria japonica (L.) DC.   분류 속씨식물문 〉 쌍떡잎식물강 〉 장미과

중부 이남의 습지에서 잘 자라지만 그늘에는 약하며 흔히 관상용으로 심고 있는 낙엽수목으로서 높이가 2m에 달하고 총생하며 가지는 녹색이고 털이 없다. 잎은 호생하며 결각상의 복거치複鋸齒가 있으며 표면은 털이 없고 잎맥이 오목하게 들어가며 뒷면은 맥이 돌출하고 맥 위에 털이 있다. 꽃은 완전화로서 황색이며 측지 끝에서 잎과 같이 피고 소화경은 길이가 2cm에 달한다. 심피心皮는 5개이고 열매는 남아 있는 꽃받침 안에서 9월경에 흑갈색으로 익는다. 꽃잎이 많은 것을 죽단화라고 한다.

● 약효와 사용방법

지혈 – 찰과상 등의 지혈에 건조한 꽃을 비벼 문질러서 환부에 직접 붙인다. 또 건조한 꽃을 비벼서 1/3 양의 차를 달인 것을 넣어 달인 즙을 차갑게 해서 환부를 닦는다.

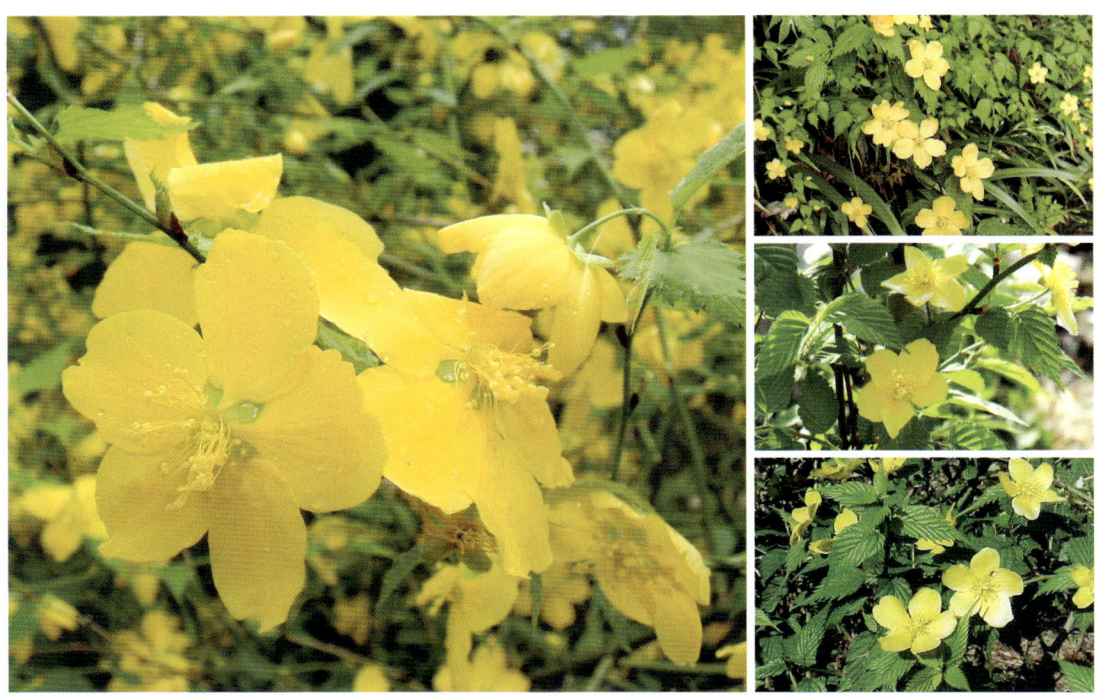

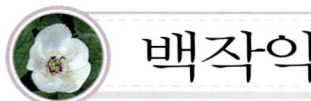

백작약

학명 Paeonia japonica (Makino) Miyabe & Takeda   분류 속씨식물문 〉 외떡잎식물강 〉 미나리아재비과

산지에서 자라는 다년초로서 높이가 40~50cm이고 밑부분이 비늘 같은 잎으로 싸여 있으며 뿌리는 육질이고 굵다. 꽃은 6월에 피고 백색이며 꽃잎은 5~7개로서 도란형이고 수술은 많으며 꽃밥은 길이가 5~7mm이다. 뿌리를 진통·진경 및 부인병에 사용한다. 잎뒷면에 털이 있는 것을 털백작약, 잎 뒷면에 털이 있고 암술대가 길게 자라서 뒤로 말리며 꽃이 적색인 것을 산작약이라고 하며, 이중에서 잎 뒷면에 털이 없는 것을 민산작약이라고 한다.

● 약효와 사용방법

진통 – 복통이 있을 때에 1회 양 5g을 물 400cc로 1/2의 양이 되도록 달여 복용한다.

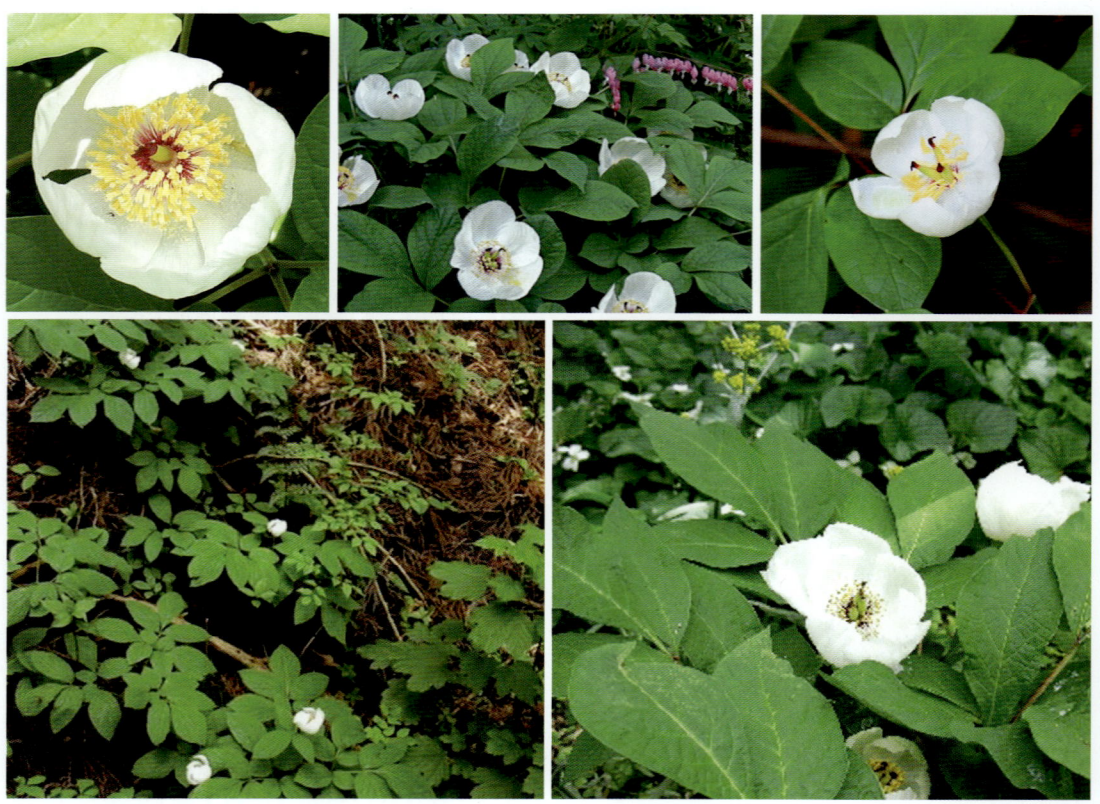

벗나무

학명 Prunus serrulata var. spontanea(MAXI. Wil.S.   분류 속씨식물문 〉 쌍떡잎식물강 〉 장미과

높이가 20m에 달하는 낙엽교목으로서 꽃은 4~5월에 피고 연한 홍색 또는 거의 백색이며 산방화서 또는 산형화서에 2~5개씩 달린다. 열매는 둥글고 6~7월에 적색에서 흑색으로 익는다. 잎이 피침형인 것을 가는잎벗나무, 엽병과 화경에 잔털이 있으며 화경의 길이가 2~3cm인 것을 사옥·화경·소화경·잎 뒷면 및 엽병에 털이 있는 것을 잔털벗나무, 엽병과 잎 뒷면 중근 中筋에 융모가 밀생하고 화경에도 털이 많은 것을 털벗나무라 한다.

• 약효와 사용방법

기침 – 나무껍질을 하루 양 3~5g을 달여 복용한다.

종기·부스럼 – 위와 같이 달여 복용한다. 또 달인 즙으로 환부를 씻는다.

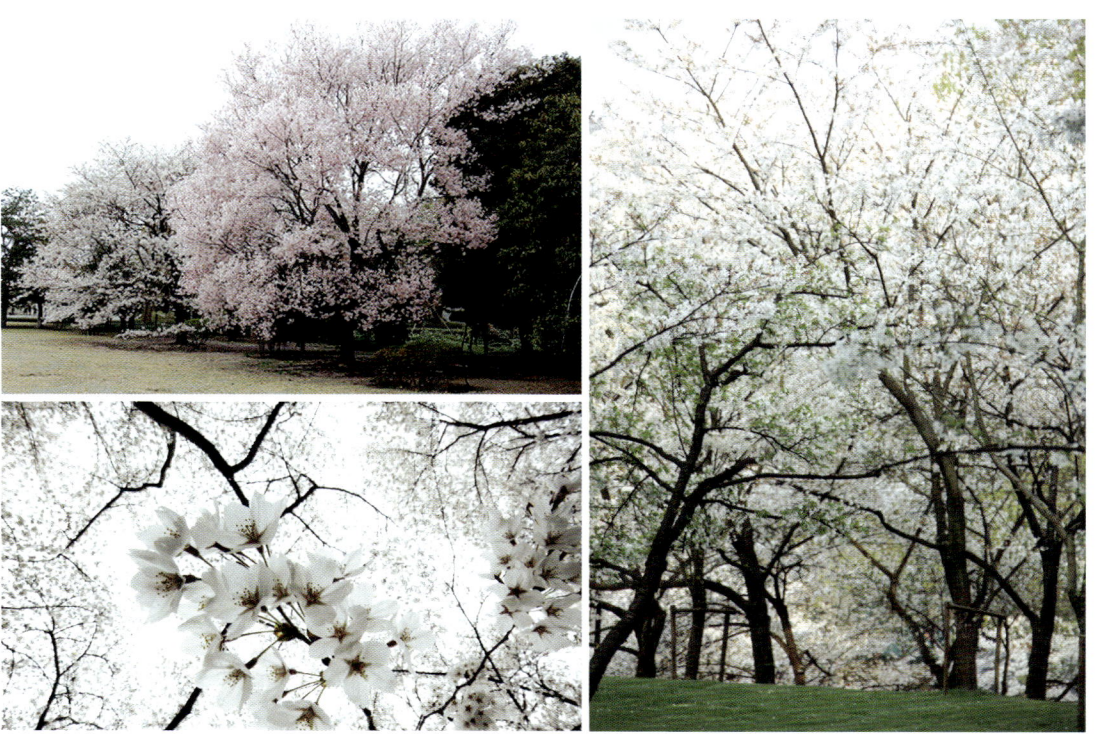

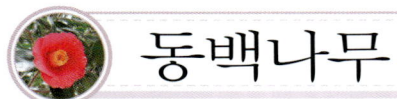

동백나무

학명 Camellia japonica L. 분류 피자식물문 〉 쌍떡잎식물강 〉 차나무과

높이가 7 m에 달하는 상록소교목으로서 기부에서 갈라져 관목상으로 되는 것이 많으며 수피는 회갈색이고 평활하며 작은 가지는 갈색이다. 꽃은 적색이고 1개씩 액생 또는 정생頂生하며, 꽃받침잎은 5개이며, 삭과는 둥글고 암갈색 종자가 들어 있다.

꽃잎이 거의 수평으로 퍼지는 것을 뜰동백, 백색꽃이 피는 것을 흰동백, 어린 가지와 잎 뒷면맥 위 및 자방에 털이 있는 것을 애기동백이라고 한다.

● 약효와 사용방법

장출혈 – 구급약으로서 건조한 5~10g을 200cc의 물에 담가 달여 2~3회에 마신다. 나중에곧 의사에게 갈 것.

자양·강장 – 건조한 꽃을 잘게 썬 것을 찻숟가락으로 가볍게 한 숟가락을 떠서 뜨거운 물을 붓고 설탕의 적량을 넣어 건강차로 마신다. 미량이지만 꽃에 함유된 당류에 자양·강장의효과가 있는 것 외에 배변을 조절하는 작용도 있다. 상용하면 미용상에도 좋다.

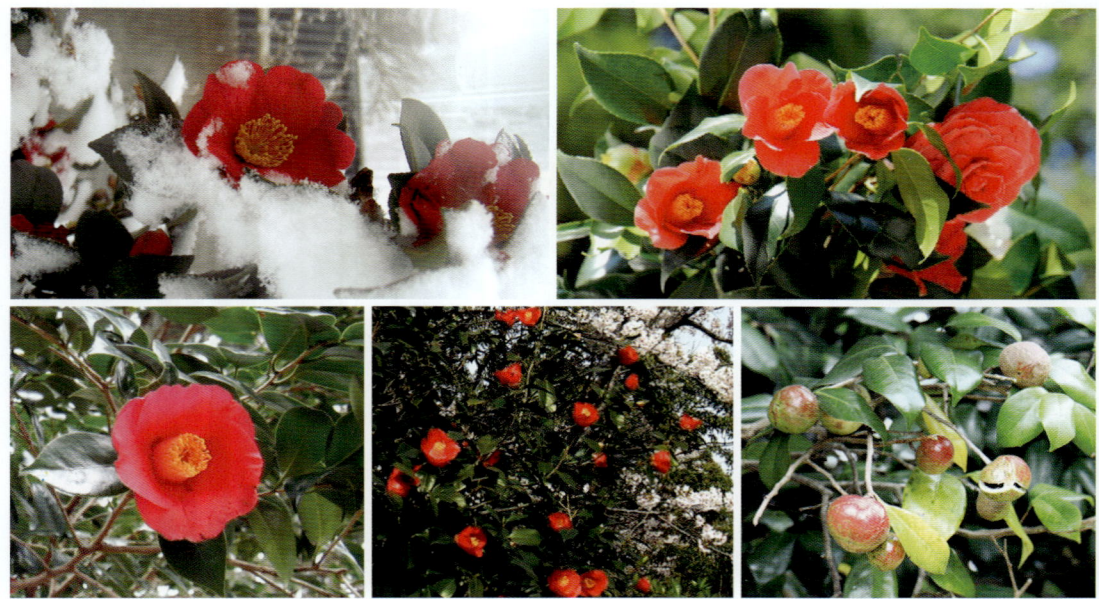

뱀딸기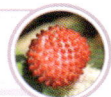

학명 Duchesnea chrysantha (Zoll. & Mor.) Miq.   분류 속씨식물문 〉 쌍떡잎식물강 〉 장미과

햇볕이 잘 쬐는 곳에서 자라는 다년초로서 줄기는 긴 털이 있고, 꽃이 필 때는 작으나 열매가 익을 무렵에는 마디에서 뿌리가 내려 길게 뻗는다. 꽃은 4~5월에 피고 황색이다.

열매는 둥글고 지름은 10mm 정도로서 연한 홍백색 바탕에 붉은 빛이 도는 수과가 점처럼 흩어져 있다. 열매를 어린이들이 먹는다.

• 약효와 사용방법

해열 · 통경通經 − 전초 건조한 것을 하루 양 5~15g으로 물 400cc에 반 정도 양이 되도록 달여 복용한다.

치질 −위와 같은 분량을 300cc의 물로 1/3의 양이 되도록 달여 즙으로 환부를 닦는다.

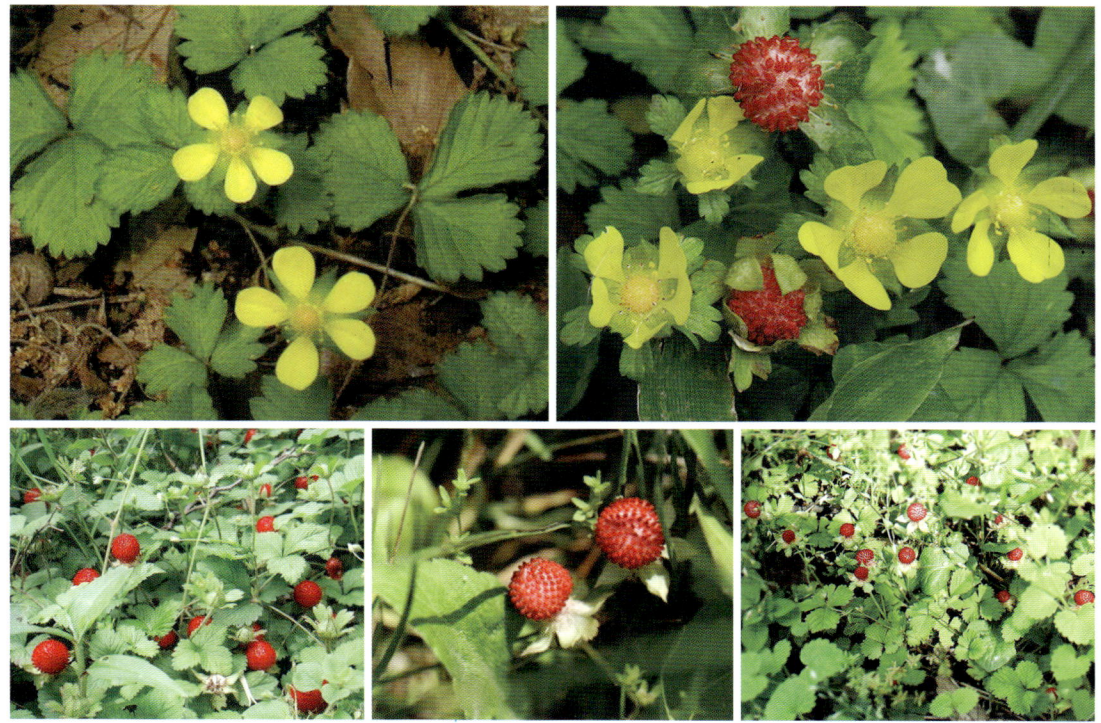

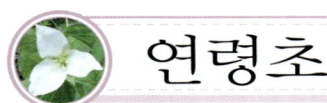

연령초

학명 Trillium kamtschaticum Pall. ex Pursh 　분류 속씨식물문 〉 외떡잎식물강 〉 백합과

산골, 축축한 응달에서 자란다. 3개의 광란형 잎이 줄기 끝에 윤생한다. 자줏빛 꽃이 핀다. 개화기는 4~5월. 3cm 정도의 꽃자루 끝에 약간 옆으로 향한 자갈색의 꽃 하나를 피운다. 열매는 동그란 모양의 액과로서 자흑색으로 익는다. 아직 정확히 조사 발표된 것은 없지만 하얀 연령꽃과 함께 뿌리줄기에 엑디스테론이 함유되어 있다고 한다.

● 약효와 사용방법

위장약 – 잘게 썰어서 건조한 뿌리줄기를 1회 양 2~4g으로 해서 400cc의 물로 1/2~1/3의 양이 될 때까지 달여서 한 번에 복용한다.
생식 – 성숙한 열매에는 단맛이 있다.

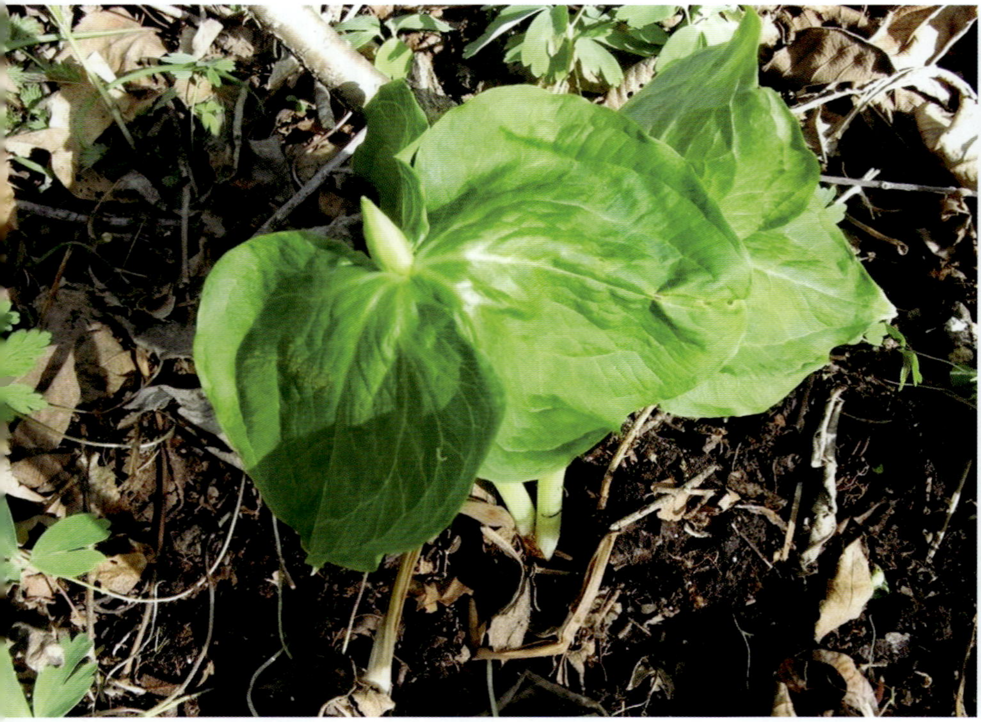

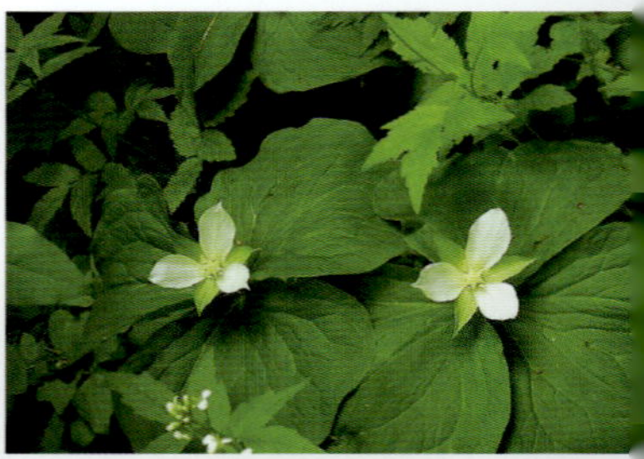

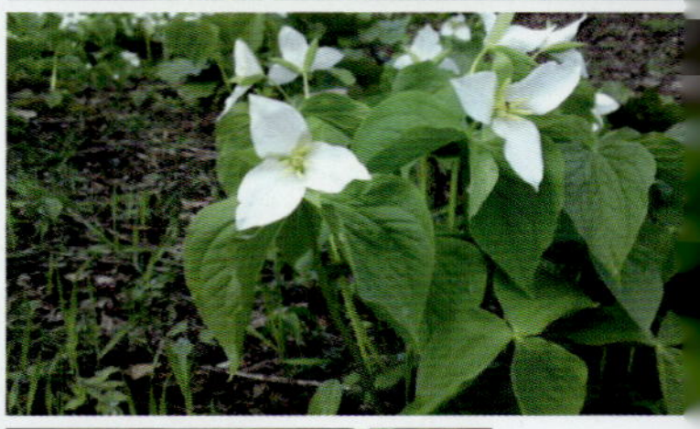

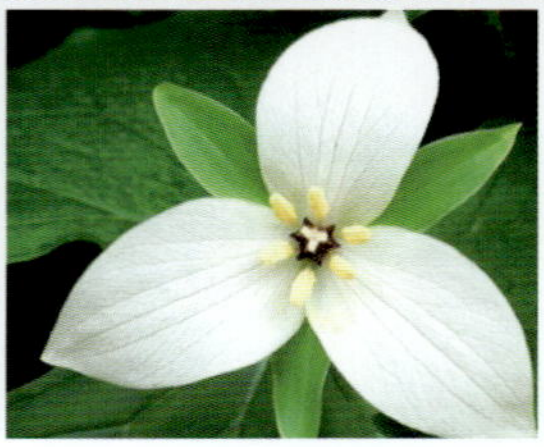

복숭아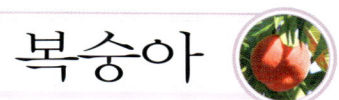

학명 Prunus persica (L.) BATSCH 분류 속씨식물문 > 쌍떡잎식물강 > 장미과

과수로 재배하는 낙엽소교목으로서 높이가 6m에 달하고 동아冬芽에 털이 있다. 꽃은 4~5월에 잎보다 먼저 피고 연한 홍색이며 화경이 짧다. 핵과核果는 지름이 5cm로 털이 많고 8~9월에 익으며 핵은 과육으로부터 잘 떨어지지 않는다.

• 약효와 사용방법

산전 산후 · 피의 순환 · 월경불순 완하제緩下劑 – 백도화白桃花나 보통의 복숭아꽃의 봉오리를 건조한 것을 1회 2~3g을 달여 복용하거나 도인桃仁을 하루 양 3~5g을 달여 마신다. 배설을 원활하게 도와준다.

땀띠 – 신선한 잎을 뜯어 내어 물로 씻어 약 500g을 욕조에 넣어 전신을 담근다.

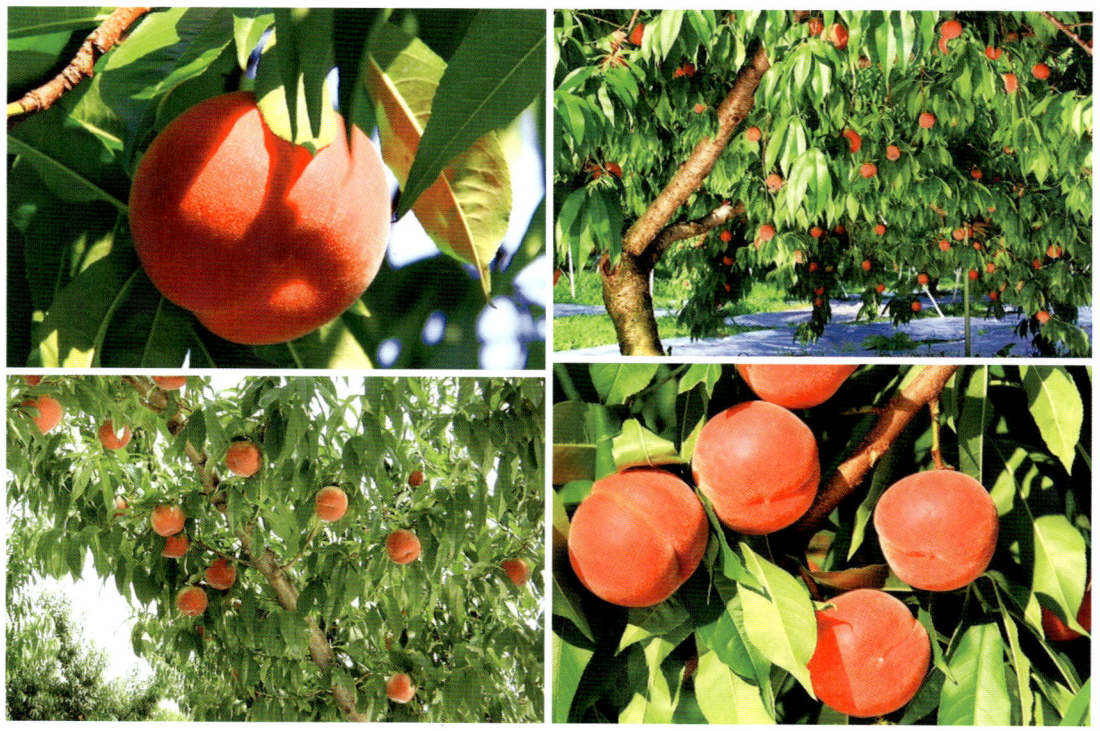

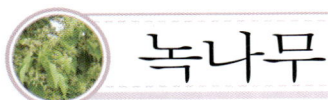

녹나무

학명 Cinnamomum camphora SIEB.　분류 속씨식물문 〉쌍떡잎식물강 〉녹나무과

제주도에서 자라는 상록교목으로서 높이 20m, 지름 2m에 달하고 소지는 황록색이며 윤기가 있고 털이 없다. 꽃은 양성으로서 5월에 피며 백색에서 황색으로 되고 새 가지의 엽액葉腋에서 나오는 원추화서에 달린다. 열매는 둥글고 10월에 자흑색으로 익는다.

• 약효와 사용방법

타박상 －장뇌樟腦를 구해서 분말로 하여, 황백말黃柏末에 2%의 비율로 넣어 계란 흰자위로 개어 아픈 부분에 두껍게 바른다.

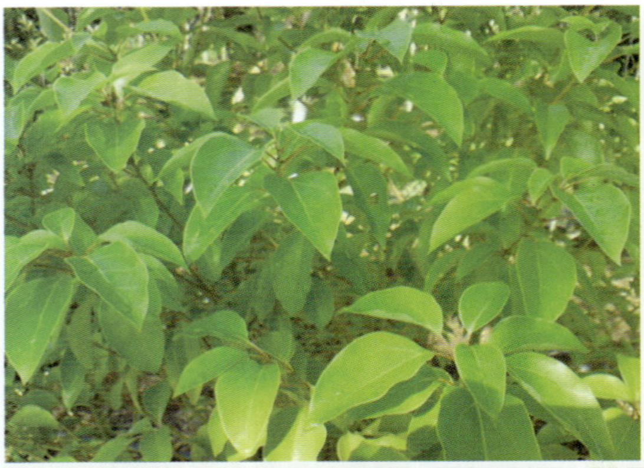

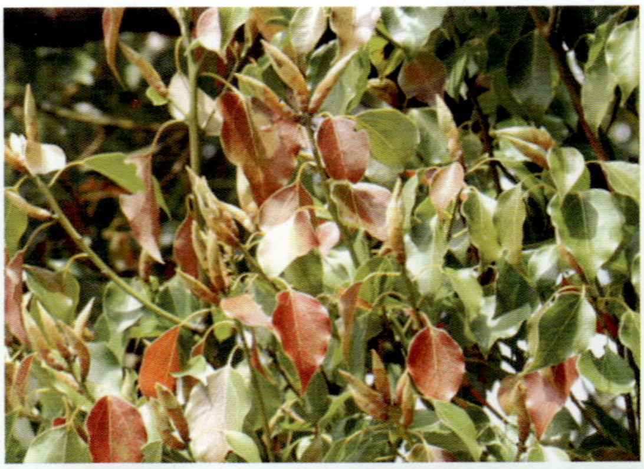

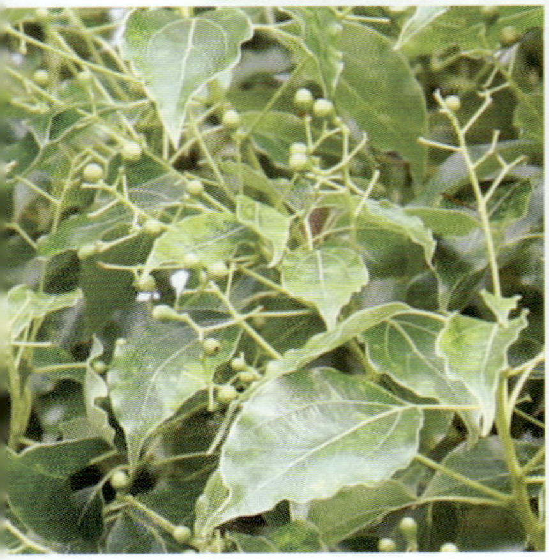

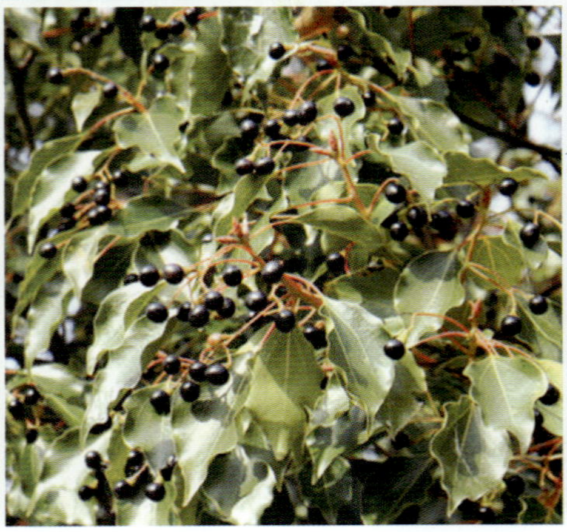

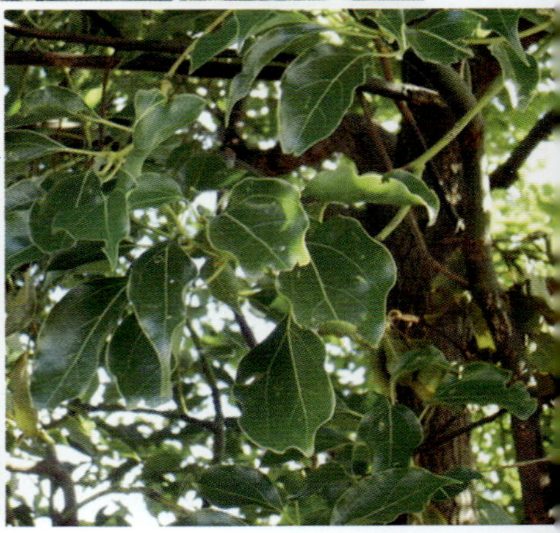

소태나무

학명 Picrasma quassioides (D. DON) BENN.   분류 속씨식물문 〉 쌍떡잎식물강 〉 소태나무과

산지에서 자라는 낙엽소교목이지만 흔히 관목상灌木狀으로서 수피가 오랫동안 갈라지지 않고 작은 가지는 털이 없으며 적갈색 껍질에 황색 피목이 산생散生한다.
꽃은 이가화로서 6월에 피며 산방화서에 달린다. 열매는 9월에 적색으로 익고 밑부분에 꽃받침이 달려 있으며 잎은 가을에 황색으로 된다. 수피에 콰시인quassin이 들어 있어 매우 쓰며 구충 및 건위제로 사용하거나 섬유재료로 사용한다.

● 약효와 사용방법

건위제 – 쓴맛이 강하기 때문에 분말 1회 양 0.2g을 그대로 복용한다. 분말로 먹기 어려울 때는 하루 양 5~10g을 200~300cc의 물에 1/3의 양이 되도록 달여 식전 30분에 복용한다.

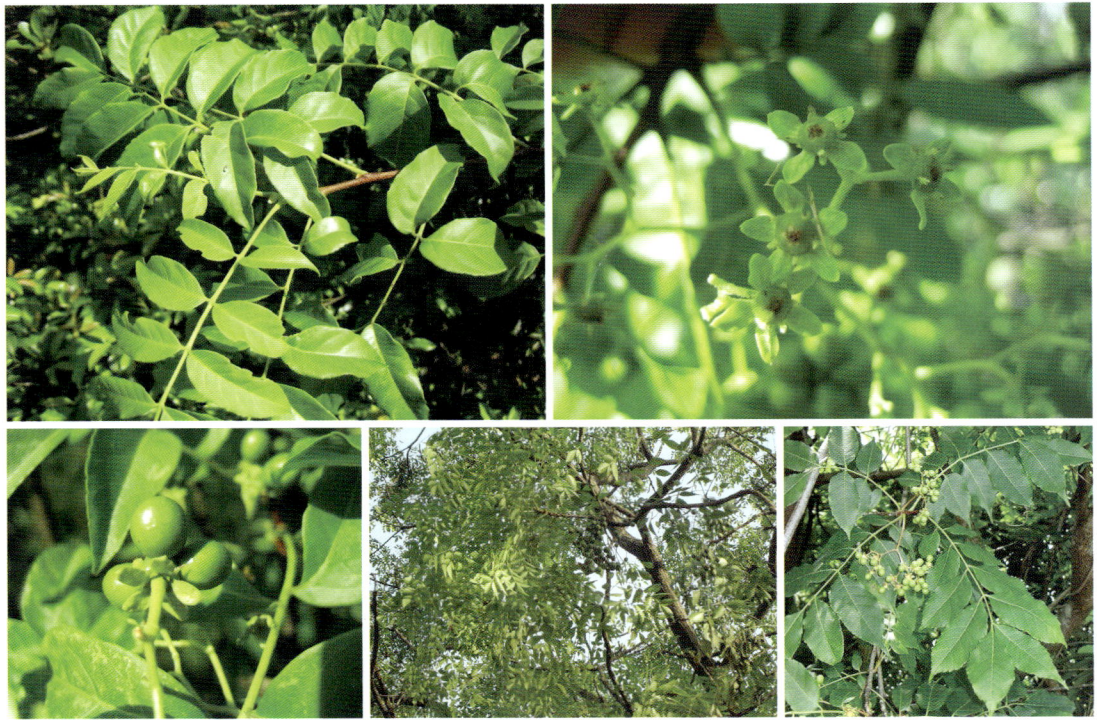

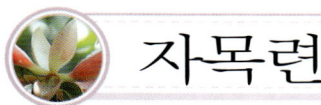

자목련

학명 Magnolia liliflora DESR. 분류 속씨식물문 〉 쌍떡잎식물강 〉 목련과

중국에서 100여 년 전에 들어온 낙엽교목으로서 각지에서 관상용으로 심고 있으며 부산 범어사梵魚寺의 것이 가장 오래 된 것이라고 생각된다. 높이가 15m에 달하고 가지가 많이 갈라진다. 꽃은 4～5월에 잎보다 먼저 피며 암자색이다. 열매는 난상 타원형이고 갈색이며 익으면 백색실 같은 종병에 매달린 종자가 나온다.

● 약효와 사용방법

축농증 · 비염 – 목련과 같은 방법으로 신이辛夷 15g, 창이자蒼耳子 9g, 백지白芷 30g, 박하잎 15g을 고운 분말로 해서 1회 6g씩, 매 식후에 복용한다.

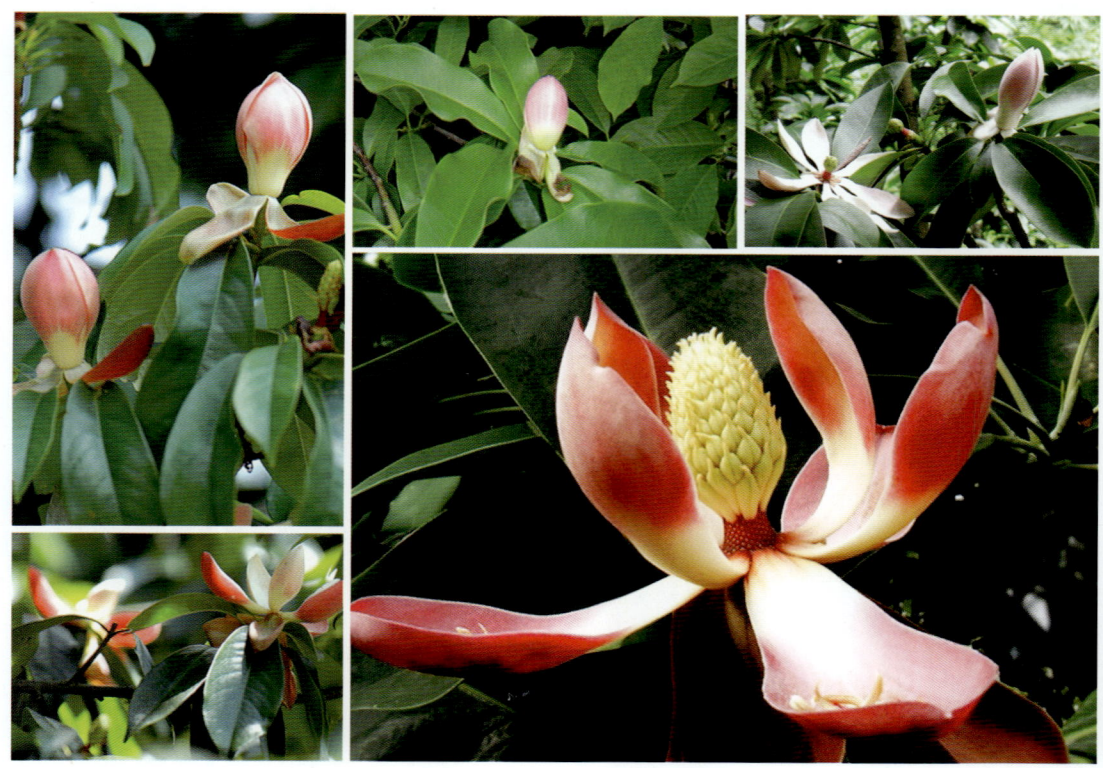

괭이밥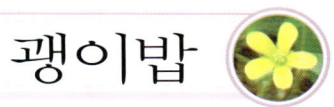

학명 Oxalis corniculata L.　분류 속씨식물문 〉 쌍떡잎식물강 〉 괭이밥과

각처의 빈 터에서 흔히 자라는 다년초로서 원뿌리가 깊이 땅 속으로 들어가고 그 위에서 많은 대가 나와 옆으로 또는 위를 향해 비스듬히 자라며 가지가 많이 갈라진다.

봄부터 가을까지 엽액에서 긴 화경이 곧추나와 그 끝에 1~8개의 꽃이 달린다. 삭과는 많은 종자가 들어 있고 종자는 렌즈 모양이며 양쪽에 옆으로 주름살이 진다. 식물체는 신맛이 있고 그대로 먹을 수 있다.

● 약효와 사용방법

기생성 피부염 – 생전초를 따내어 줄기 잎을 짜낸 즙을 만들어 골고루 바른다.

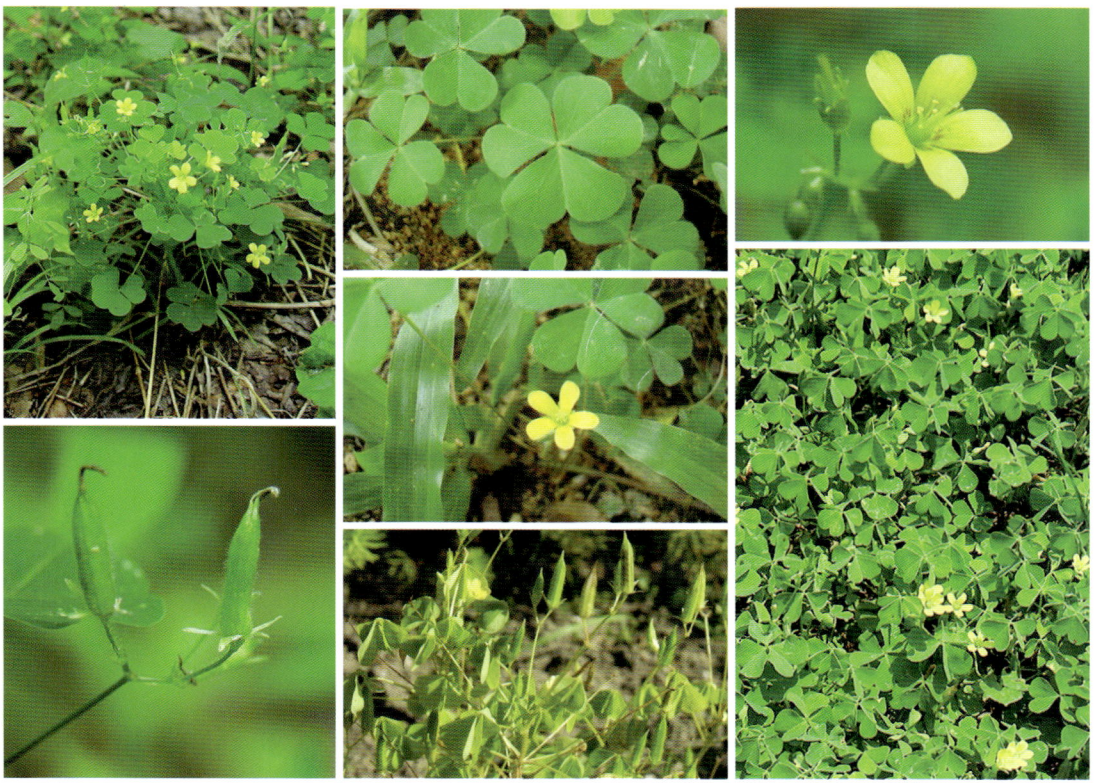

111

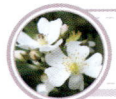 # 찔레나무

학명 Rosa multiflora THUNB.   분류 속씨식물문 〉쌍떡잎식물강 〉장미과

산야에서 자라는 낙엽관목으로서 높이가 2m에 달하며 가지 끝이 밑으로 처지고 어린 가지에 털이 있는 것도 있다. 꽃은 5월에 피고 백색 또는 연한 홍색이다. 열매는 둥글며 9월경에 적색으로 익는다. 수과는 백색이고 털이 있다.

● 약효와 사용방법

이뇨 · 설사제 – 하루 양 2~5g을 달여 복용한다.

종기 · 부스럼 · 여드름 – 하루 양 2~5g을 달여 복용하거나, 달인 즙으로 환부를 바른다.

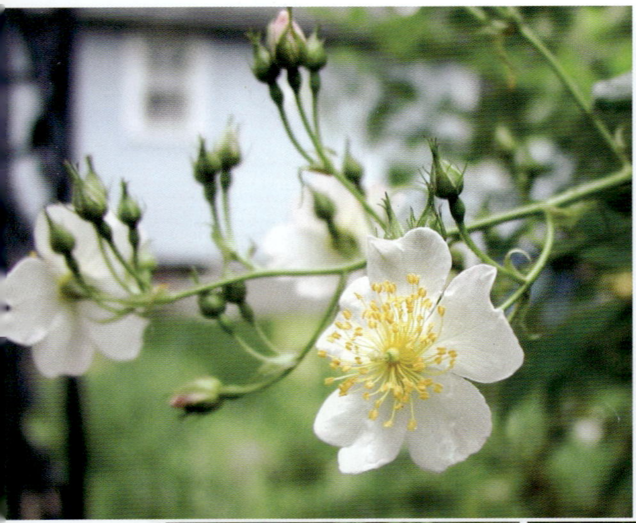

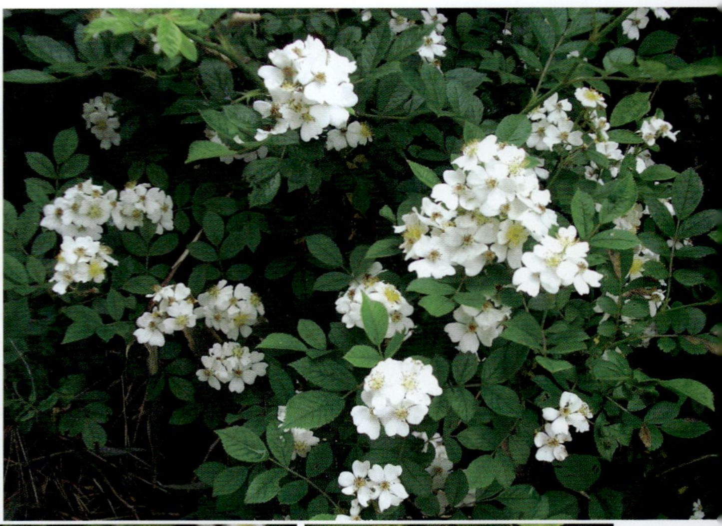

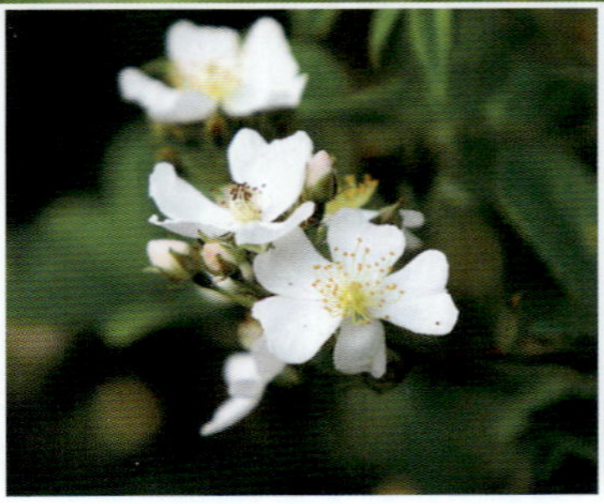

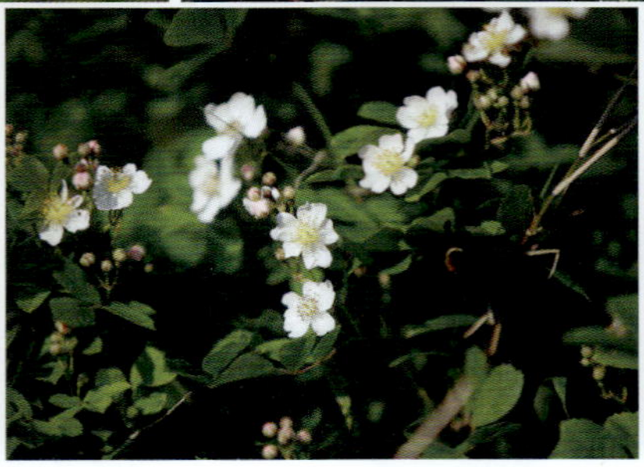

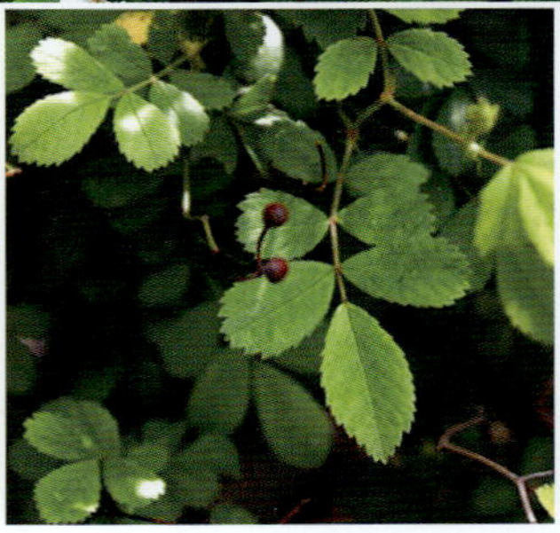

여름의 약초

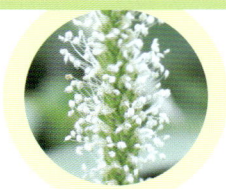

약모밀 어성초

학명 Houttuynia cordata Thunb. 분류 속씨식물문 〉 쌍떡잎식물강 〉 삼백초과

줄기의 지하부는 하얗고, 왕성하게 가지가 갈라져 줄기가 벋어나간다. 잎은 넓은 난심형卵心形으로서 털은 없다. 잎이 달린 뿌리에 탁엽이 있다. 4장의 하얀 꽃잎처럼 보이는 것은 잎에 가까운 성질의 포苞이고, 중앙에 막대처럼 뻗은 화경의 주위에 꽃잎도 꽃받침도 없다.

• 약효와 사용방법

화농성의 종기·부스럼 – 갓 딴 신선한 생잎을 물에 씻어서, 신문지와 같은 종이에 싸서 불에 그을려서 부드러워지면 종기의 크기로 접어서 환부에 대고 반창고로 고정시켜 놓으면 고름이 빠져서 종기가 적어진다.

이뇨·변통·고혈압 예방 – 건조한 삼백초를 달여서 마시는데 불쾌한 맛은 없다. 삼백초 20~30g, 율무쌀 10g을 달여, 차 대신에 마신다. 변통은 삼백초 중에 쿠에르치토린, 이소크에르치토린의 작용에 의해 혈압을 조정하는 효과가 있다.

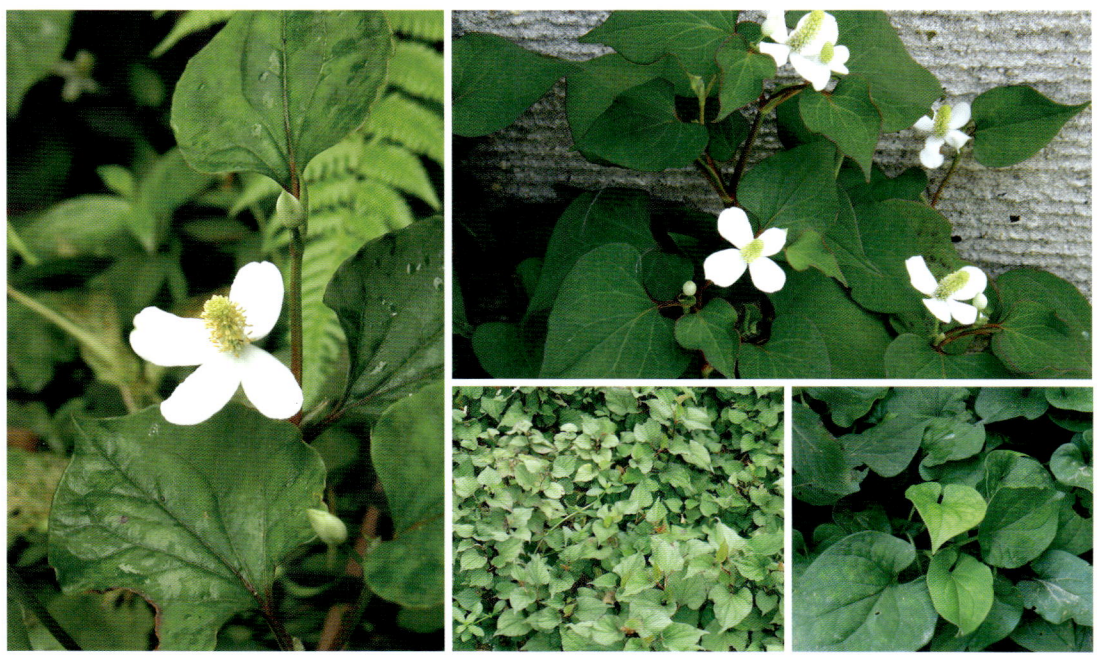

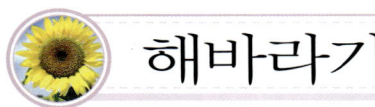

해바라기

학명 Helianthus annuus L.　분류 속씨식물문 〉 쌍떡잎식물강 〉 국화과

아메리카산의 1년초로서 각지에서 심고 있으며 높이가 2m에 달하고 전체적으로 굳은 털이 있다. 잎은 호생하며 엽병이 길고 끝이 뾰족하고 가장자리에 큰 톱니가 있다. 꽃은 8~9월에 피며 옆을 향해 달리고 가장자리의 설상화舌狀花는 밝은 황색이며 중성이고, 통상화筒狀花는 갈색 또는 황색이며 양성이고, 총포總苞는 반구형이며 포편苞片은 끝에 긴 연모가 있다. 수과는 백색 또는 회색이며 흑색 줄이 있고 끝부분을 제외하고는 평활하다. 종자는 기름을 짜서 식용으로 하거나 종자 자체를 식용으로 하며 많은 품종이 개발되었다. 해바라기란 옆으로 향한 꽃이 햇볕을 향한다는 뜻이다.

● 약효와 사용방법

자양 – 일반 가정에서 기름을 짜는 것은 무리이기 때문에 프라이팬에 타지 않을 정도로 볶아서 먹는다.

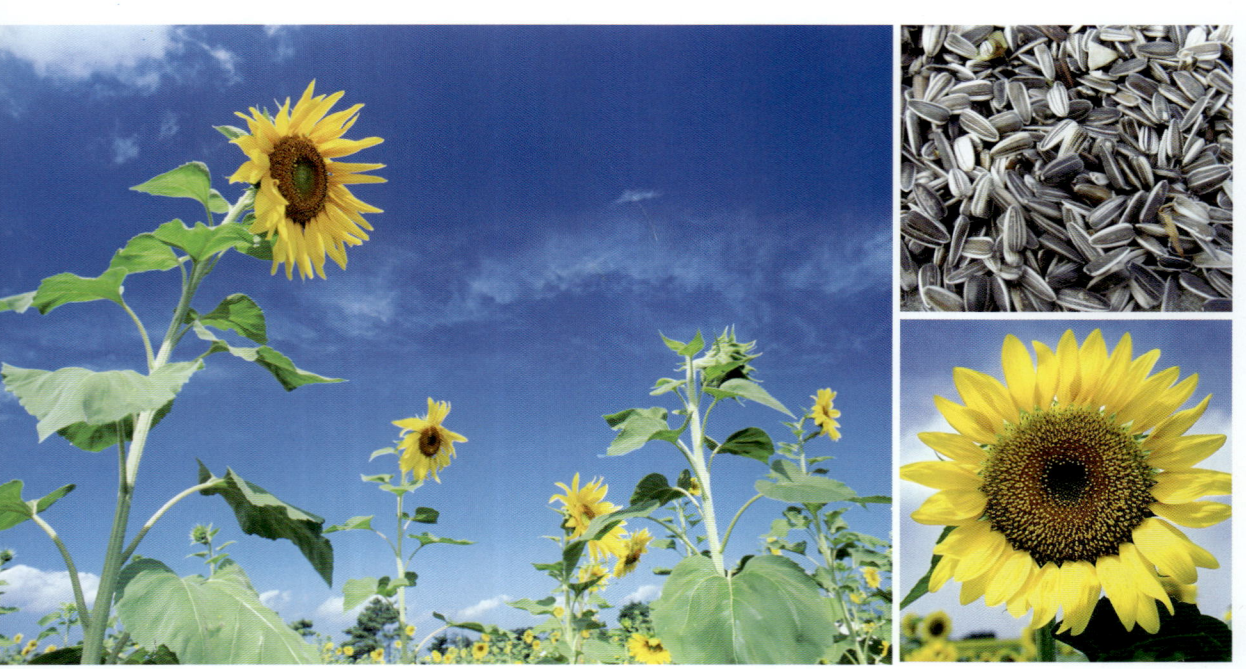

수세미오이

학명 Luffa cylindrica 분류 현화식물문 > 쌍떡잎식물강 > 박과

열대 아시아 원산의 덩굴식물로서 재배하고 있으며 덩굴손으로 감으면서 올라가고 덩굴에 능선稜線이 있다. 꽃은 8~9월에 피며 황색이고, 열매는 녹색이며 길이는 30~60cm이지만 1~2cm인 것도 있고 겉에 얕은 골이 있다.

어릴 때는 식용으로 하지만 성숙한 것은 섬유질의 망상網狀조직이 과육 중에서 발달하기 때문에 해면海綿으로 이용하며 가을철에 30cm 정도를 잘라 나오는 수액을 화장수로 사용한다. 수세미오이란 설거지할 때 사용하는 수세미를 만드는 오이라는 뜻이다.

● 약효와 사용방법

화장수 – 수세미오이와 물 100cc에 가는 모래 0.5g의 비율로 잘 흔들어 사용한다.

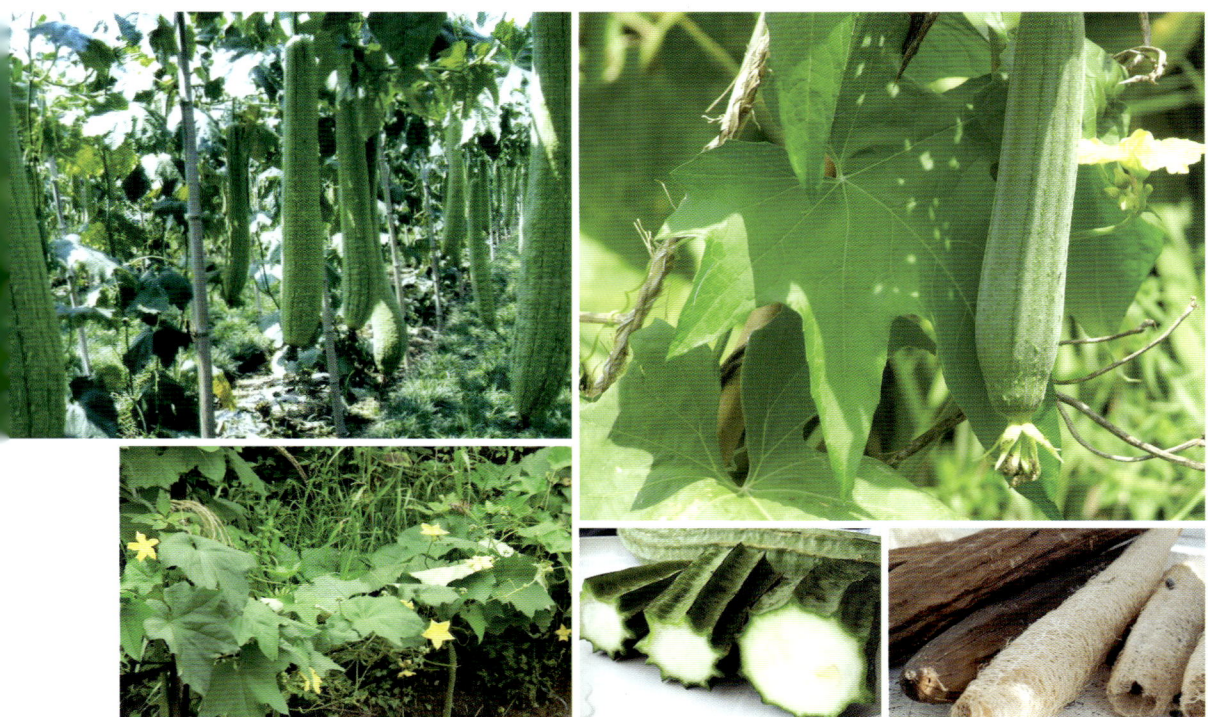

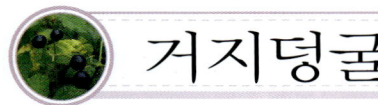

거지덩굴

학명 Cayratia japonica (THUNB.) GAGNEP.   분류 속씨식물문 〉쌍떡잎식물강 〉포도과

남쪽 섬에서 자라는 덩굴성 다년초로서 잎에 다세포의 백색털이 약간 있을 뿐이고 털이 거의 없으며 뿌리가 옆으로 길게 뻗고 새싹이 군데군데에서 나오며 원줄기는 녹자색으로서 능선이 있고 마디에 긴 털이 있으며 다른 식물체로 뻗어서 왕성하게 퍼진다. 잎은 호생互生하고 소엽 은 5개이고 가장자리에 톱니가 있으며 중앙부의 소엽은 소엽병과 더불어 길이는 4~8cm, 나 비는 2~3cm이며 표면의 맥 위에 털이 있다. 꽃은 7~8월에 피며 연한 녹색이고 꽃받침은 작 으며 꽃잎과 수술은 각각 4개이고 1개의 암술이 있으며 화판이 적색이다.

장과는 둥글고 흑색으로 익으며 지름은 6~8mm로서 상반부에 옆으로 달린 1개의 줄이 있고 종자는 길이가 4mm 정도이다. 뿌리는 오감묘烏殮苗라고 하며 초석硝石이 들어 있고 민간에 서 진통 및 이뇨제로 사용한다.

● 약효와 사용방법

부스럼과 독 있는 벌레에 물렸을 때 – 생뿌리를 빻아서 나온 점액을 환부에 바르고 붙인다.

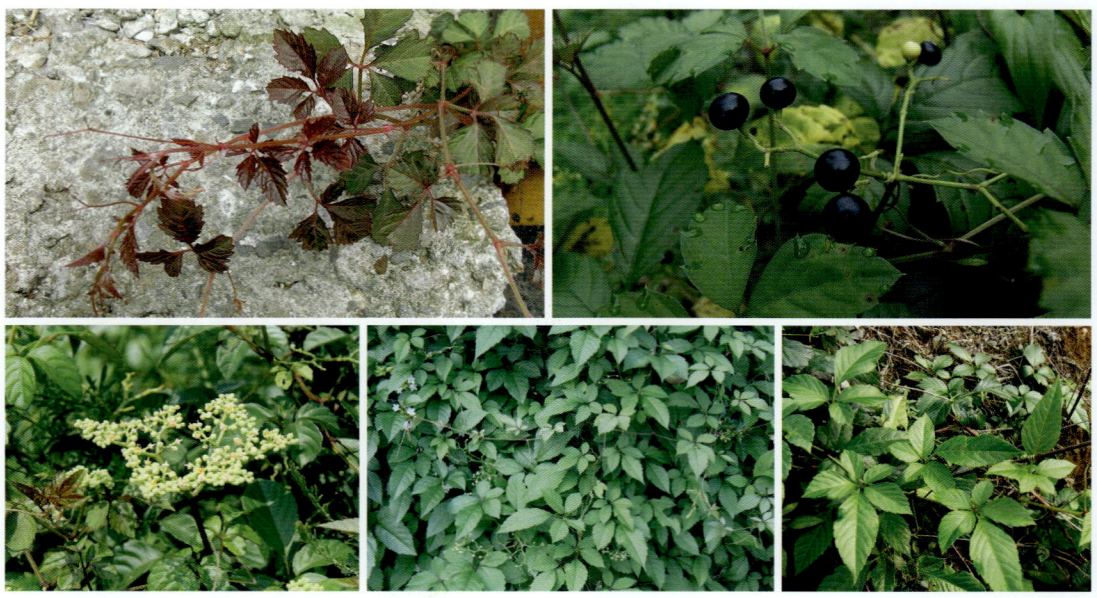

천마

학명 Gastrodia elata Blume   분류 속씨식물문 〉 외떡잎식물강 〉 난초과

부식질腐植質이 많은 계곡의 숲 속에서 자라는 다년초로서 높이가 60~100cm이며 잎이 없고 감자 같은 괴경이 있다. 괴경 옆으로는 뚜렷하지 않은 대가 있다.

소상엽은 막질이고 세맥이 있으며 밑부분이 원줄기로 둘러싼다. 꽃은 6~7월에 피고 황갈색이며 많은 꽃이 달린다. 순판脣瓣은 밑부분의 돌기로 화통부의 앞쪽 내부에 달리므로 화피열편 가장자리에 약간 나타난 것을 볼 수 있다.

암술은 2개의 날개가 있으며 밑부분 앞쪽에 암술머리가 있고 화분경에는 대가 없다. 전초를 강장제로 사용하거나 신경쇠약 · 현기증 및 두통에 사용한다.

● 약효와 사용방법

두통 · 현기증이 일어날 때 – 잘 건조시킨 뿌리줄기천마 3~6g을 1일량으로 물 200cc에 넣고 반량이 될 때까지 달여서 1일 3회, 식전이나 식후에 복용한다.

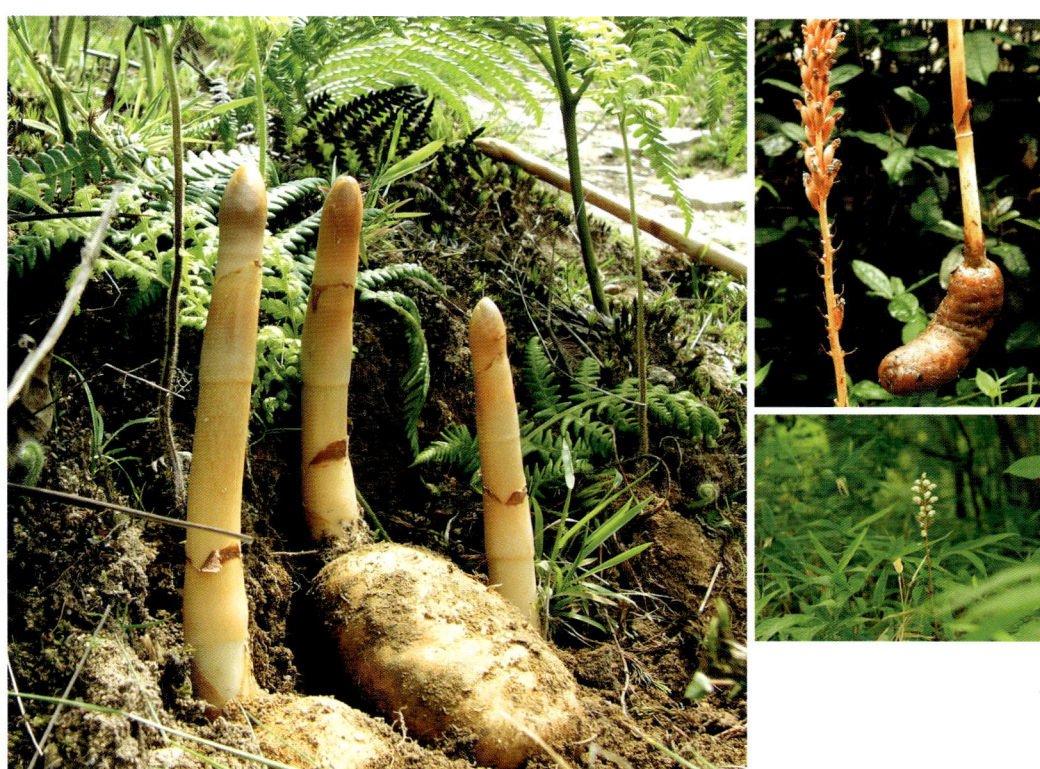

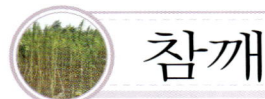

참깨

학명 Sesamum indicum   분류 현화식물문 〉 쌍떡잎식물강 〉 참깨과

인도 및 이집트 원산으로 추정되는 1년초로서 높이가 1m에 달하고 예부터 재배해 왔으며 원줄기는 사각형이고 잎과 더불어 연모가 밀생한다. 잎은 대생하거나 윗부분에서 때로 호생하며 엽병은 길이가 10cm 정도로서 끝이 뾰족하고 밑부분이 거의 둥글거나 뾰족하며 가장자리가 밋밋하고 밑부분의 것은 3개로 갈라지기도 하며 엽병 기부에 황색 소돌기가 있다.
꽃은 7~8월에 피고 백색 바탕에 연한 자줏빛이 돈다. 열매는 길이가 2.5cm로서 4실이며 종자는 백색, 황색 또는 흑색이다. 종자를 식용으로 하거나 기름을 짠다.

● **약효와 사용방법**

강장 – 흑참깨를 깨 가는 기구로 갈고 소량의 식염을 첨가해 찻숟가락으로 1잔씩 아침저녁으로 식후에 복용한다.

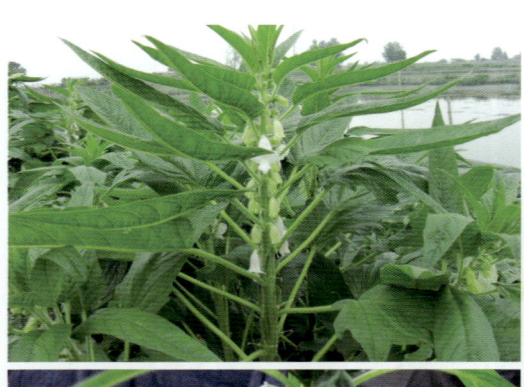

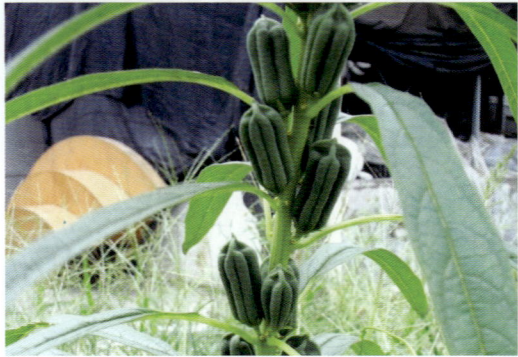

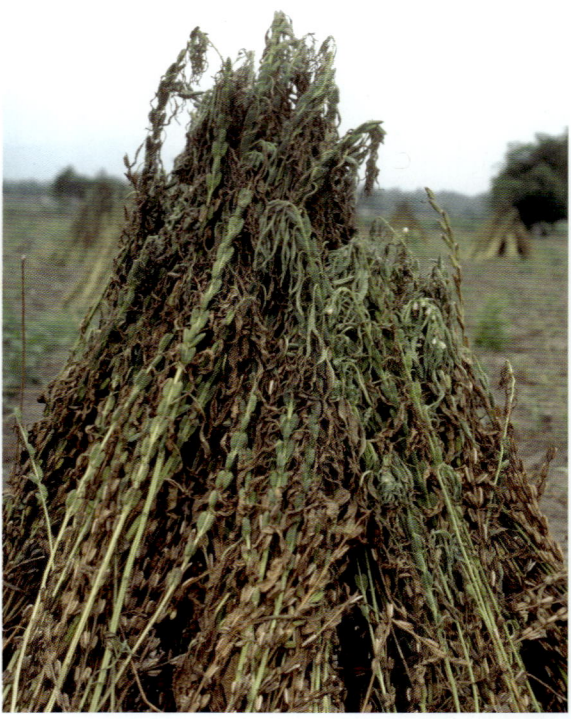

범의귀 바위취

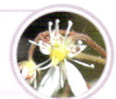

학명 Saxifraga furumii Nakai 분류 속씨식물문 〉 쌍떡잎식물강 〉 범의귀과

잎이 호랑이의 귀를 닮았다고 해서 붙여진 이름이다. 상록의 다년초로서 산지의 바위 위에 자라는데, 마당 같은 데서도 재배되고 있다. 5~7월경 줄기 끝에 원주형의 화서를 내어, 백색 꽃이 듬성듬성 핀다. 초산칼륨, 염화칼륨을 함유하고 있으며, 이것들은 모두 이뇨작용이 있다. 또 최근에는 해독작용이 있는 벨게닌이 함유되어 있다는 사실도 밝혀졌다.

• 약효와 사용방법

소아의 경련 – 신선한 생잎을 물에 씻어 식염을 조금 뿌리고 비벼서 나온 즙을 입에 문다.

중이염 – 이 풀은 옛날부터 귀의 약으로 유명했다. 아프거나, 고름이 나오는 중이염에 물에 씻은 신선한 잎을 비벼서 나온 즙을 몇 방울, 귓구멍에 흘려 넣는다.

종기 – 신선한 생잎을 물에 씻어 불에 쬐어 부드럽게 하여 직접 환부에 붙이면 자연적으로 고름이 나온다.

가벼운 부종 – 건조시킨 잎 10g을 1일 양으로 달여 마신다.

치질의 통증 – 위와 똑같이 달인 즙을 탈지면에 묻혀 환부를 가볍게 어루만지듯 씻으면 통증이 가라앉는다.

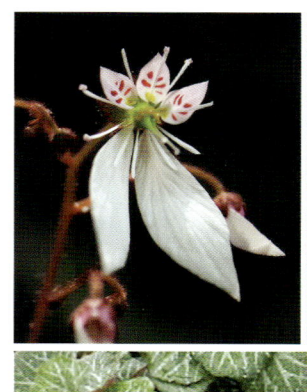
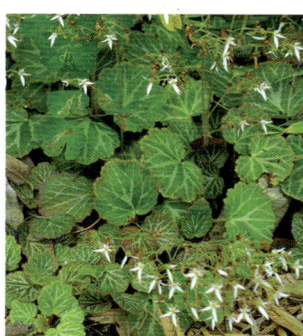
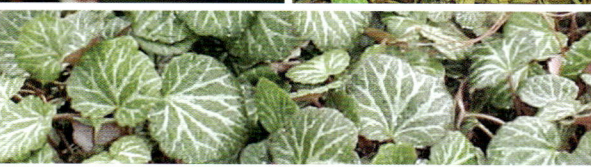
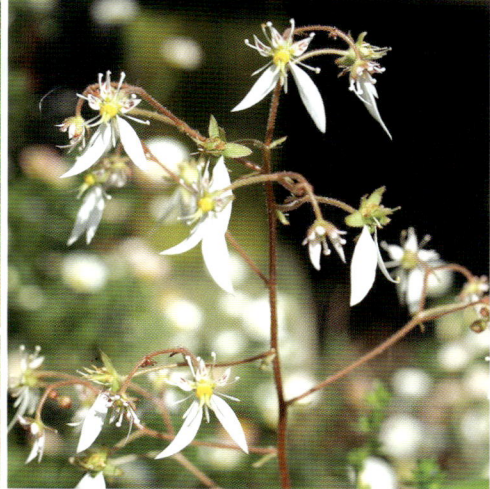

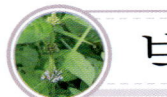

박하

학명 Mentha arvensis var. piperascens MALINV. 분류 속씨식물문 〉 쌍떡잎식물강 〉 꿀풀과

• 약효와 사용방법

건위 – 건조시킨 줄기, 잎을 잘게 조각내어 찻숟가락으로 1숟갈 가득한 정도에 끓는 물을 붓고 식전이나 식후에 복용하면 좋다.

구풍驅風 – 배가 거북하거나, 기분이 나쁠 때에 위와 같은 분량으로 마신다. 가스를 방출시켜 기분이 좋게 된다.

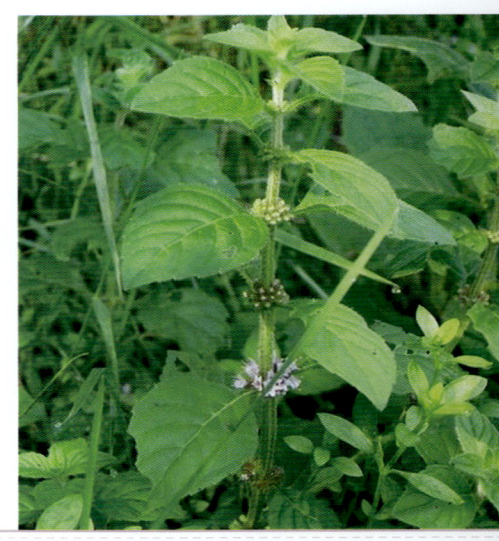

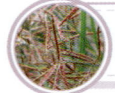

향부자

학명 Mentha arvensis var. piperascens MALINV. 분류 속씨식물문 〉 쌍떡잎식물강 〉 꿀풀과

• 약효와 사용방법

향부자 한 가지만으로는 사용하지 않고 다음의 한방 처방에 첨가해서 사용한다.

감기 초기 – 위장이 평소 허약해서 신경질적인 사람에게 특히 효과가 있다. 향소산香부자 4g, 소엽 2g, 진피 2g, 감초 1.5g, 생강 3g 이상 1일 양을 물 400cc에 넣고 반량이 될 때까지 달여 1일 3회에 나누어 복용, 복용 때마다 따뜻하게 데워 먹는다.

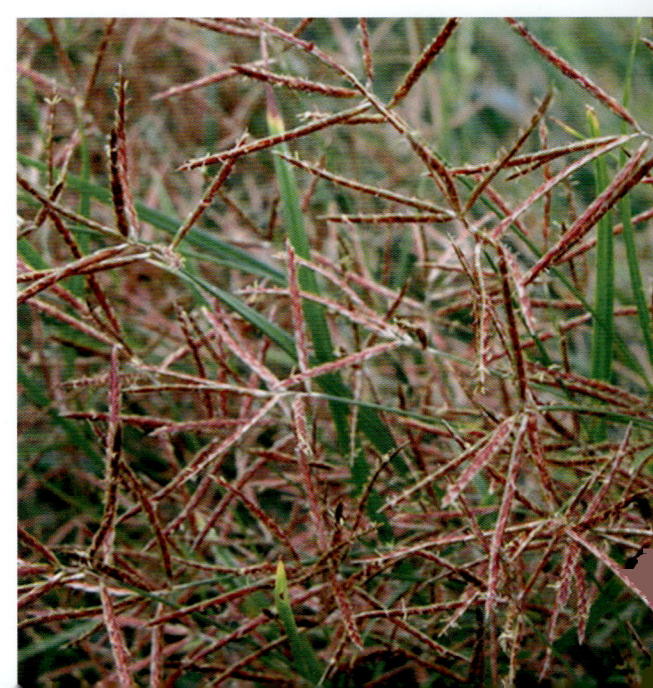

술패랭이꽃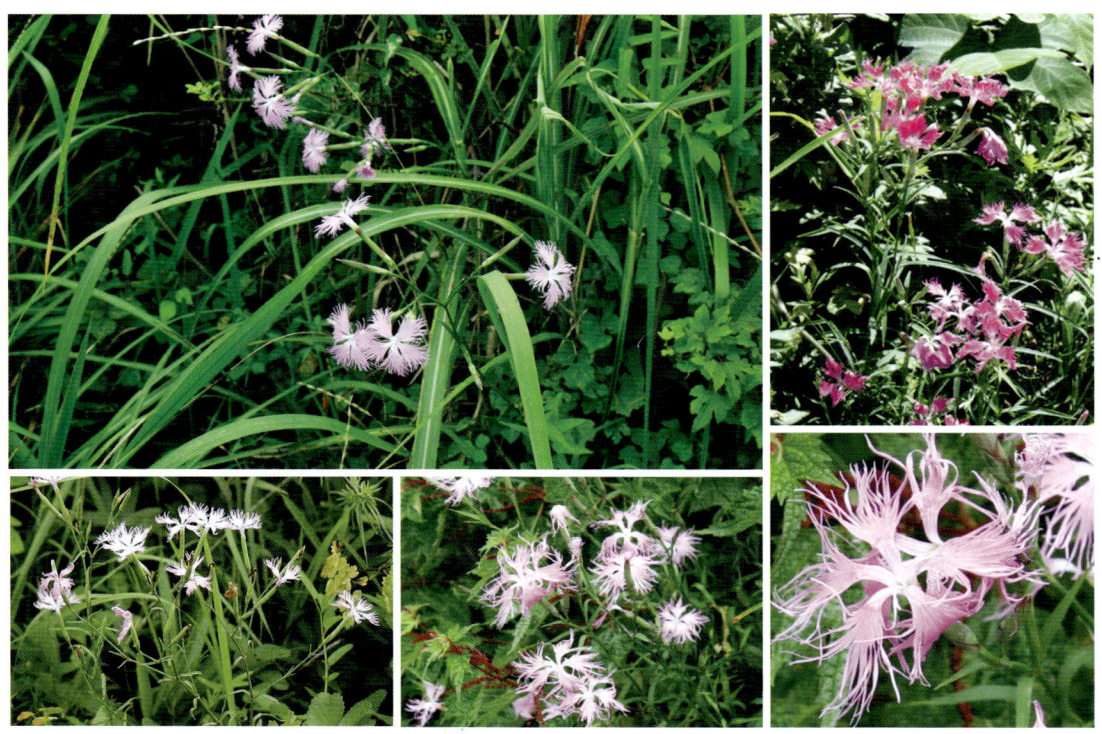

학명 Dianthus longicalyx Miq   분류 속씨식물문 〉 쌍떡잎식물강 〉 석죽과

비교적 깊은 산골짜기 냇가에서 자라는 다년초로서 밑부분이 비스듬히 자라면서 가지를 치며 윗부분은 곧추자라고 여러 대가 한 포기에서 나오며 높이가 30~100cm이고 전체에 분백색이 돈다. 잎은 대생하며 양끝이 좁으며 가장자리가 밋밋하고 밑부분이 서로 합쳐져서 마디를 둘러싼다. 꽃은 7~8월에 피며 가지 끝과 원줄기 끝에 달리고 연한 홍색이다. 꽃이나 열매가 달린 식물체를 그늘에서 말려 이뇨 및 통경제通經劑로 사용한다.

● 약효와 사용방법

부종 때의 이뇨 – 종자 1일량 3~6g을 물 150cc로 반량으로 달여 3회에 나누어 복용한다.
통경 – 이뇨제와 똑같은 방법으로 복용하면 좋다.

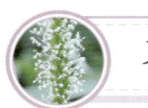

질경이

학명 Plantago asiatica L.   분류 속씨식물문 〉 쌍떡잎식물강 〉 질경이과

길가 또는 빈 터에서 흔히 자라는 다년초로서 원줄기가 없고 많은 잎이 뿌리에서 나와 비스
듬히 퍼지며 엽병은 길이가 일정하지 않으나 대개 잎과 길이가 비슷하고 밑부분이 넓어져서
서로 얼싸안는다. 잎은 평행맥이 있고 가장자리가 파상波狀이다.
꽃은 6~8월에 피며 백색이고 잎 사이에서 화경花梗이 나와서 꽃이 수상穗狀으로 밀착한다.
화관은 깔때기 모양으로서 끝이 4개로 갈라지고 수술이 길게 밖으로 나오며 자방은 상위이고
암술은 1개이다. 삭과는 꽃받침보다 2배 정도 길며 익으면 옆으로 갈라지면서 뚜껑이 열리고
흑색 종자가 나온다. 종자를 차전자라고 하여 한약재로 사용하고 연한 잎은 나물로 한다.

● 약효와 사용방법

기침을 멈추게 할 때 – 건조시킨 종자 1일 양 5~10g에 물
200cc를 넣어 1/2 양으로 달여 식후에 복용한다.
부종 때의 이뇨 – 건조시킨 전초 1일량 5~10g에 물
300cc를 넣어 1/2 양으로 달여 식후 3회에 복용한다.
종기 · 부스럼 – 생잎을 물에 씻어 불에 쬐어 구워서 부드
럽게 된 것을 환부에 대고 위부터 반창고로 가볍게 붙인다.

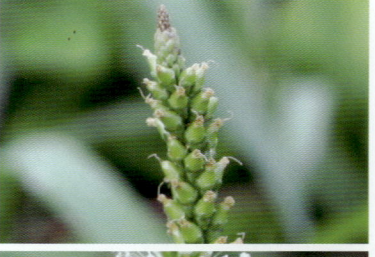

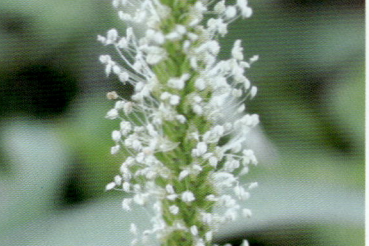

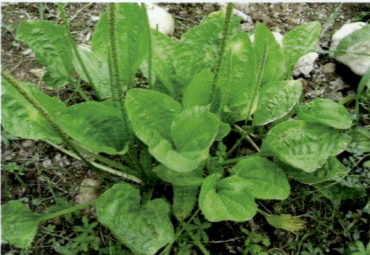

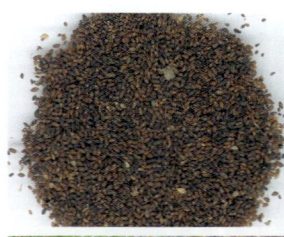

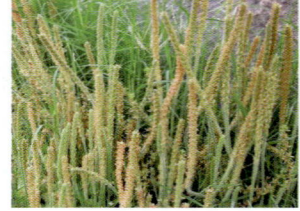

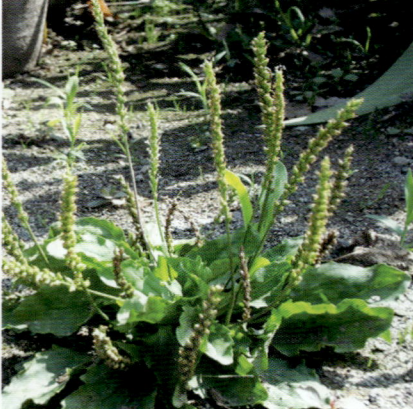

반하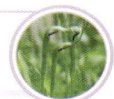

학명 Pinellia ternata (THUNB) BREIT. 분류 속씨식물문 > 외떡잎식물강 > 천남성과

원포園圃에서 자라는 다년초로서 땅 속에 지름 1cm 정도의 구경이 있고 1~2개의 잎이 나온다. 엽병은 길이가 10~20cm로서 밑부분 안쪽에 1개의 육아가 달리며 위 끝에 달리는 수도 있다. 소엽은 3개이고 엽병이 거의 없으며 가장자리가 밋밋하고 여러 가지 형태가 있으며 털이 없다. 화경은 높이가 20~40cm로서 구경에서 나오고 포苞는 녹색이며 길이는 6~7cm이고 통부筒部는 길이가 1.5~2cm이며 현부舷部는 겉엔 털이 없으나 안쪽에는 잔털이 있다. 화서는 밑부분에 암꽃이 달리며 포와 완전히 붙지만 약간 떨어진 윗부분에서는 수꽃이 1cm 정도의 길이에 밀착하고 그 윗부분은 길이가 6~10cm로서 길게 연장되어 비스듬히 선다. 수꽃은 대가 없는 꽃밥만으로 되며 연한 황백색이고 장과漿果는 녹색이며 작다. 구경을 구토·진정·강심·거담 및 이뇨제로 사용한다. 독성이 있다.

● **약효와 사용방법**

입덧 – 소반하가복령탕반하 9g, 복령, 생강 각 3g, 이상 1일 양을 물 200cc로 달여 하루 몇 번에 나누어서 복용한다.

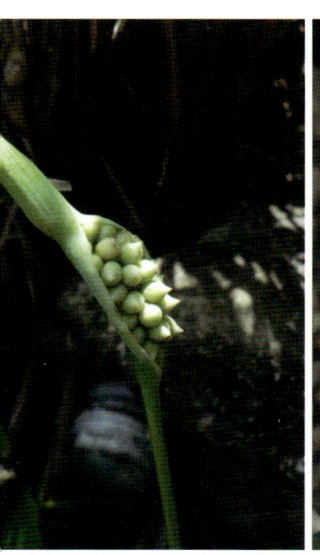
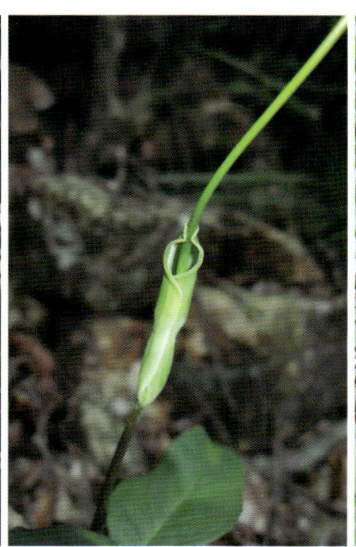
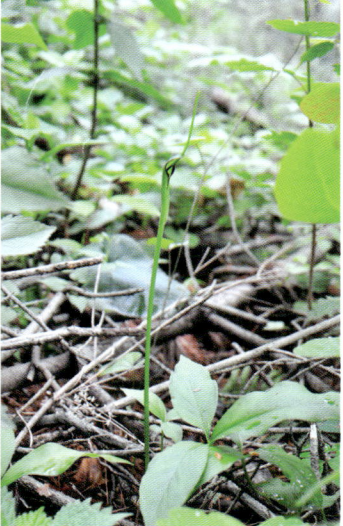
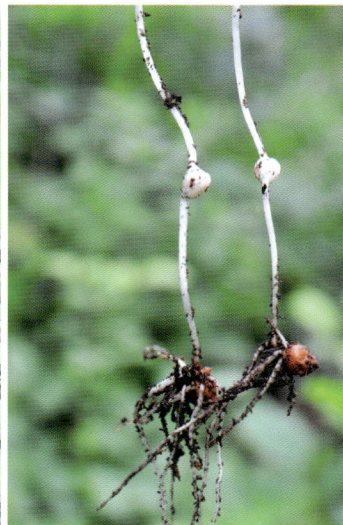

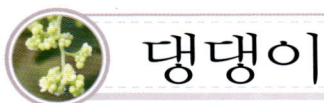

댕댕이덩굴

학명 Cocculus trilobus (Thunb.) DC. 분류 피자식물문 〉쌍떡잎식물강 〉방기과

각지의 들판이나 숲 가장자리에서 비교적 흔히 자라는 낙엽 만경落葉蔓莖으로서 길이가 3m에 달하고 줄기와 잎에 털이 있다. 잎은 호생하며 3~5출맥이 있다. 꽃은 이가화로서 5~6월에 피며 황백색이고 원추화서는 액생하며 꽃받침열편과 꽃잎은 각각 6개, 수술은 6개이고 암꽃은 6개의 가웅예와 3개의 심피가 있다. 암술대는 원주형으로 갈라지지 않으며 핵과는 10월에 흑색으로 익으며 백분으로 덮여 있고 종자는 편평하며 원형에 가깝고 많은 환상선環狀線이 있다. 줄기는 바구니 등을 엮는 데 사용하고 뿌리는 신경통에 사용한다.

● 약효와 사용방법

부종 때의 이뇨약 – 건조시킨 덩굴과 뿌리 5~10g을 1일량으로 200cc의 물에서 반량으로 달여 3회에 나누어서 복용한다. 또 가을에 채취한 건조시킨 열매 1회량 3~6g을 물 200cc로 달여 복용한다. 생과실이면 1회 5개의 짠 즙을 그대로 마셔도 좋다.

지혈 – 코피 등의 출혈에는 위와 같이 달여 하루 3회 복용한다.

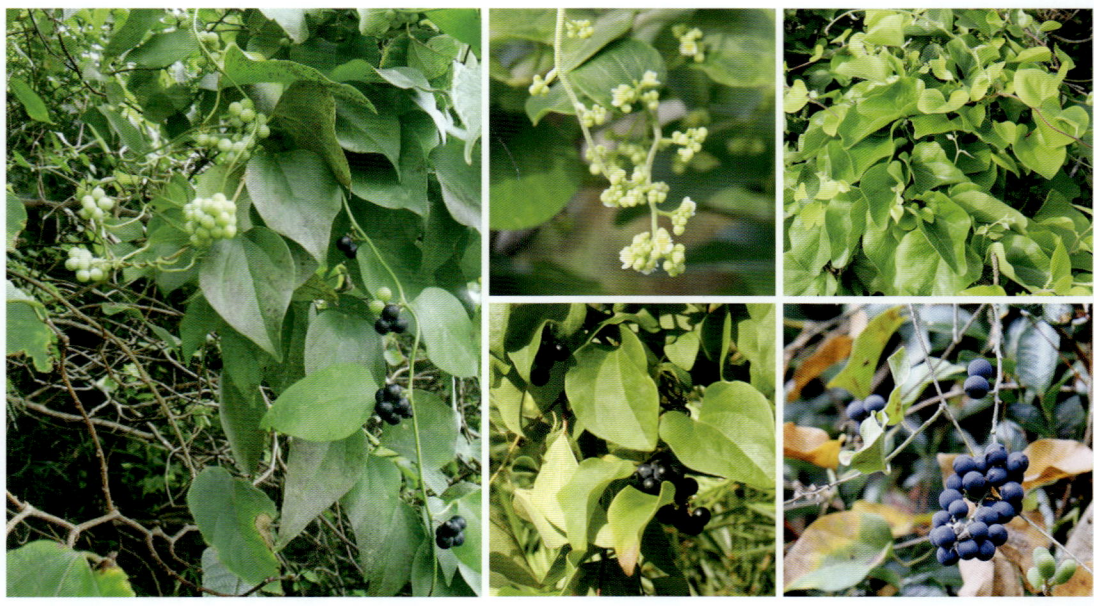

방기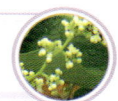

학명 Sinomenium acutum REHDER et WILS. 분류 속씨식물문 > 쌍떡잎식물강 > 방기과

남쪽 섬에서 자라는 낙엽만경으로서 길이가 7 m에 달하고 작은 가지에 털이 없으며 종선縱線이 있다. 잎은 호생하고 가장자리가 밋밋하거나 또는 3~7 개의 얕은 파상의 결각이 있고 표면에 털이 없으며 뒷면은 암녹색으로서 장상掌狀의 맥이 있다.

꽃은 이가화로서 6 월에 피고 연한 녹색이다. 암술대는 젖혀지며 암술머리는 갈라지지 않고, 핵과는 둥글고 10 월에 흑색으로 익는다. 때로는 댕댕이와 비슷하지만 털이 없으므로 구별할 수 있으며 줄기와 뿌리를 신경통 및 이뇨에 사용한다.

• 약효와 사용방법

신경통 · 관절 류머티즘 – 건조시킨 뿌리와 줄기 10g을 1일량으로 물 200cc로 1/2 양으로 달여 1일 3회에 복용한다.

신경통 · 빈혈증 – 방기황기탕방기, 황기 각 5g, 술, 생강, 대조각 3g, 감초 2g 1일량을 물 400cc로 1/2 양으로 달여 1일 3회 식전에 복용한다. 생강은 요리용의 묵은 생강을 이용해도 좋다.

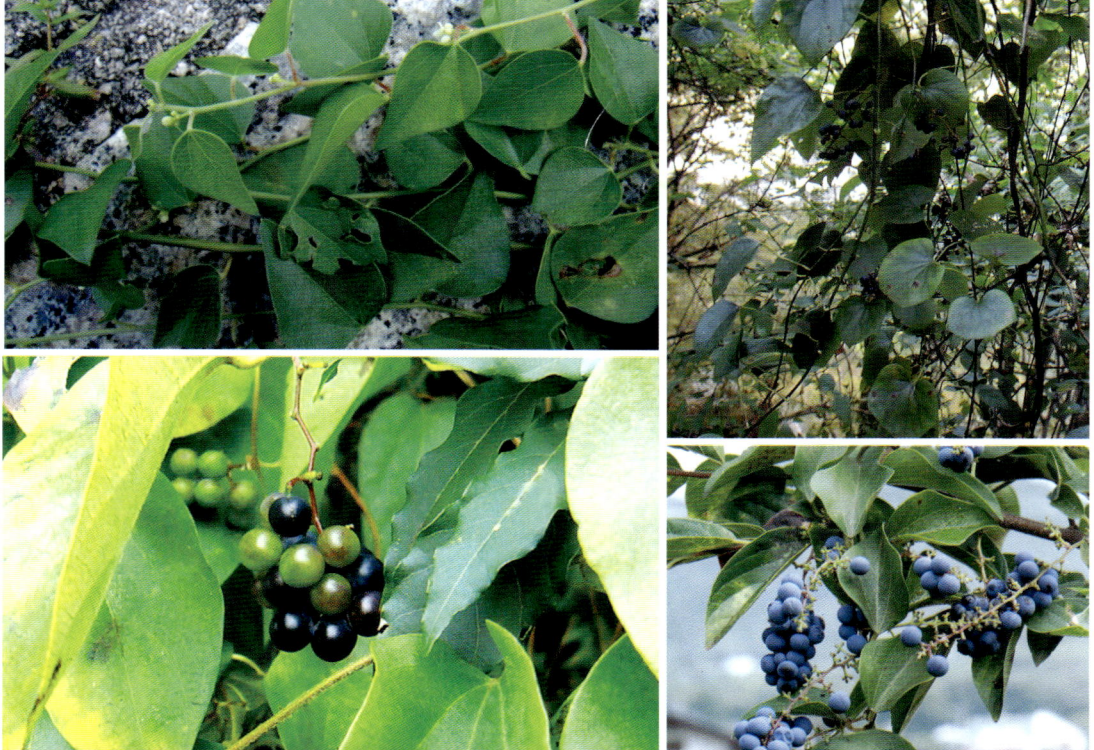

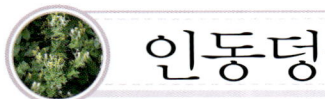

인동덩굴

학명 Lonicera japonica Thunb.   분류 속씨식물문 〉 쌍떡잎식물강 〉 인동과

산야에서 자라는 반상록 덩굴성 수목으로서 줄기가 오른쪽으로 감아 올라가고 작은 가지는 적갈색이며 털이 있고 속이 비어 있다. 잎은 톱니가 없고 털이 없어지거나 뒷면 일부에 남으며 엽병은 털이 있다. 꽃은 6~7월에 피고 1~2개씩 엽액에 달리며 화관은 백색에서 황색으로 되며 겉에 털이 있고 통부 안쪽에 복모伏毛가 있으며 끝이 5개로 갈라지고 그 중 1개가 깊게 갈라져서 뒤로 말린다. 열매는 둥글고 9~10월에 흑색으로 익는다.

어린 가지와 잎에 갈색 털이 있는 것을 털인동, 잎 가장자리 이외에는 털이 거의 없고 상순上 脣이 반 이상 갈라지며 겉에 홍색이 도는 것을 잔털인동이라고 한다.

잎과 꽃을 이뇨 · 건위 · 해열 및 소염제로 사용하거나 늑막염에 사용한다.

● 약효와 사용방법

치질의 통증 · 요통 – 건조시킨 잎, 줄기를 50~100g 정도 목면주머니에 넣어 냄비에 주머니가 잠길 듯 말 듯 정도로 물을 넣어 달여서 즙을 주머니와 함께 탕에 넣어 목욕한다.

종기 · 부스럼 – 건조시킨 잎, 줄기 5~15g을 1일량으로 400cc의 물에 1/2 양이 될 때까지 달여 1일 3회, 식후 30분에 복용한다.

해열 – 건조시킨 꽃 3g을 1일량으로 물 200cc를 넣고 1/2 양이 될 때까지 달여서 복용한다.

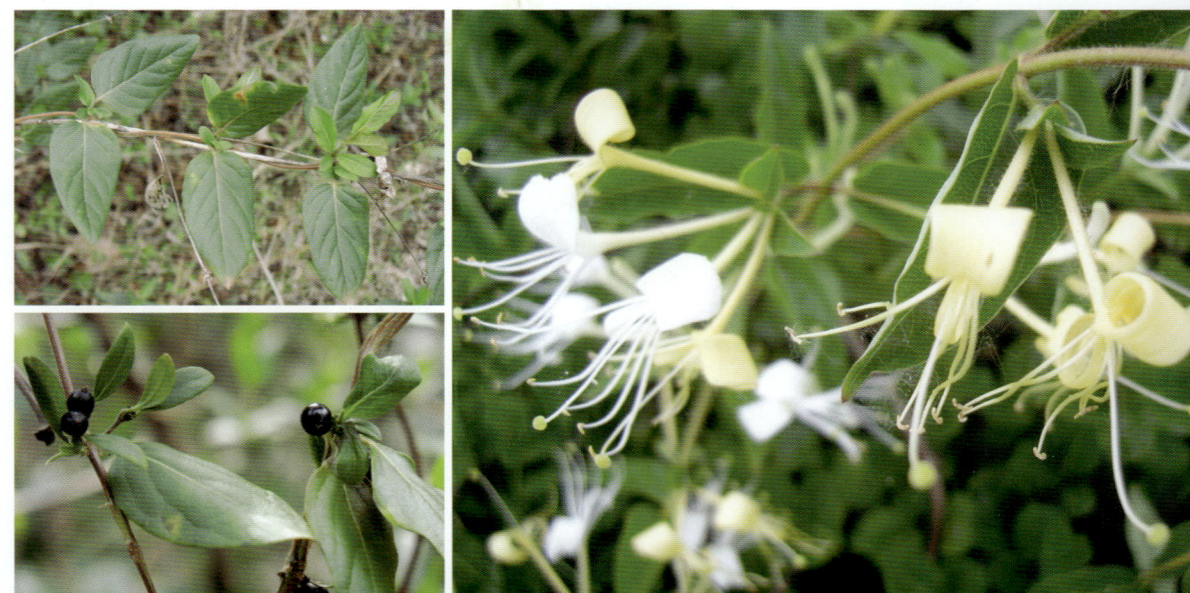

짚신나물

학명 Agrimonia pilosa Ledeb. 분류 속씨식물문 > 쌍떡잎식물강 > 장미과

들이나 길가에서 흔히 자라는 다년초로서 높이가 30~100cm이고 전체에 털이 있다. 잎은 호생하며 우상복엽羽狀複葉으로서 소엽이 있으나 밑부분의 소엽은 점차 작아지고 중앙부에 소엽 같은 것이 끼어 있으며 끝에 달려 있는 3개의 소엽은 크기가 거의 비슷하고 양끝이 좁으며 가장자리에 톱니가 있고, 탁엽은 한쪽 가장자리에 큰 톱니가 있다.

총상화서는 원줄기 끝과 가지 끝에 달리고, 꽃은 6~8월에 피고 황색이다. 꽃받침통은 세로로 퍼진 줄이 있으며 윗부분이 5개로 갈라지고 그 밑에 갈고리 같은 털이 있어서 성숙하면 다른 물체에 잘 붙는다. 열매는 꽃받침통 안에 들어 있다. 어린 순을 나물로 한다.

• 약효와 사용방법

설사 – 건조시킨 전초를 하루에 8~15g을 400cc의 물로 약 1/3로 달여 식지 않은 적당한 때에 복용하면 좋다.

구내염 – 잇몸의 출혈을 포함한 구내염에 좋다. 건조시킨 전초를 5g, 200cc의 물로 반량으로 달여 식으면 그 달인 즙으로 양치질을 하고 삼킨다. 1일 서너 번 하면 좋다.

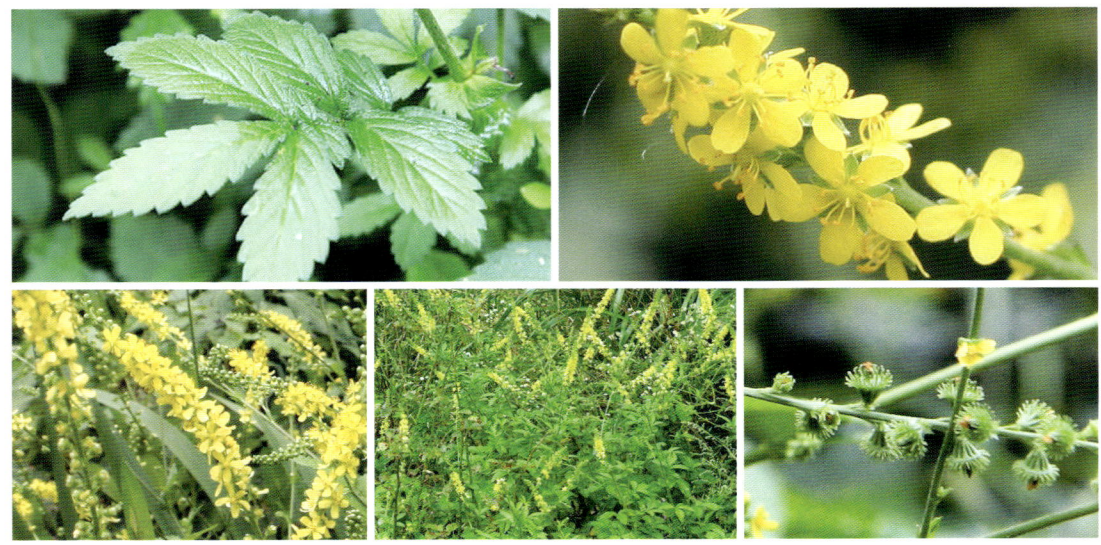

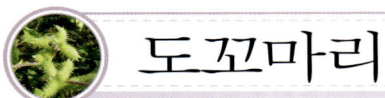

도꼬마리

학명 Xanthium strumarium L. 분류 속씨식물문 〉 쌍떡잎식물강 〉 국화과

낮은 지대의 길가에서 흔히 자라지만 북부 지방에 많으며 높이가 1m에 달하고 잎과 더불어 털이 있다. 잎은 호생하며 엽병이 길고 넓으며 흔히 3개로 갈라지며 가장자리에 결각상의 톱니가 있고 3개의 큰 맥이 뚜렷하게 나타나며 양면이 거칠다.

꽃은 8~9월에 피고 황색으로서 가지 끝과 원줄기 끝에 달리며 암꽃과 수꽃이 있고 수꽃의 두상화頭狀花는 둥글며 끝에 달리고 암꽃의 두상화는 밑부분에 달리며 2개의 돌기가 있다. 총포는 갈고리 같은 돌기로 다른 물체에 잘 붙는다. 열매를 한방에서는 창이자蒼耳子라고 하며 해열, 발진 및 두통에 사용한다.

● **약효와 사용방법**

해열 · 두통 – 감기에 의한 심한 두통과 발열에 효과가 있다. 건조시킨 과실 8~12g을 1일량으로 물 200cc에서 1/2 양이 될 때까지 달여 1일 3회 복용한다.

동맥경화의 예방 – 도꼬마리 열매에서 짠 창이유는 리놀산이 60~65% 함유되어 있다. 이것은 잇꽃유 70%의 다음으로 높은 양으로 동맥경화의 예방에도 도움이 된다. 중국에서는 식용유로 많이 이용되고 있다.

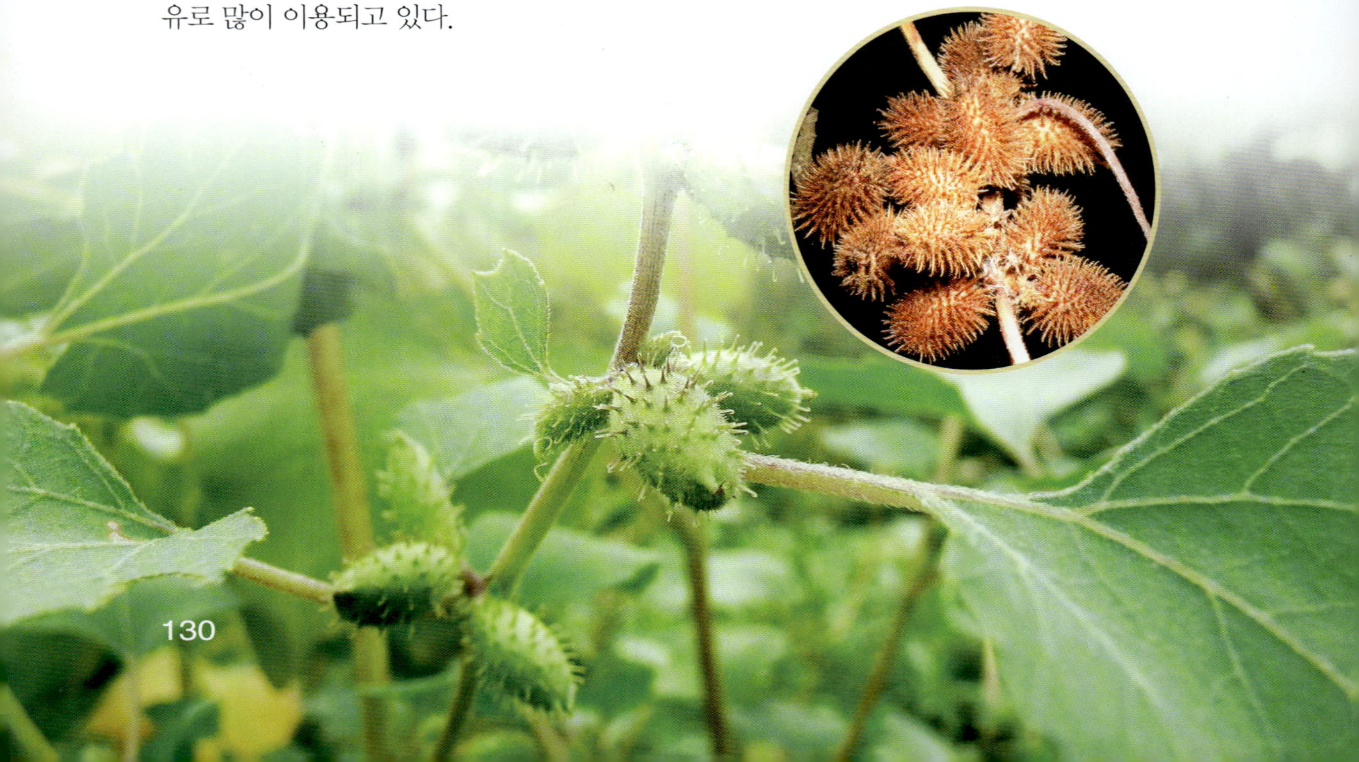

나팔꽃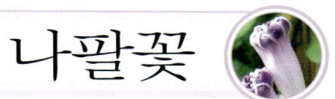

학명 Pharbitis nil CHOIS. 분류 속씨식물문 〉쌍떡잎식물강 〉메꽃과

아시아 원산의 1년초로서 관상용으로 흔히 심고 있으며 원줄기는 덩굴성으로서 왼쪽으로 감아 올라가면서 길이는 3m 정도 자라고 밑을 향한 털이 있다. 잎은 호생하며 보통 3개로 갈라지며 열편 가장자리가 밋밋하고 표면에 털이 있다. 꽃은 7~8월에 피며 홍자색·백색·적색 등 여러 가지가 있고 엽액에 1~3개의 꽃이 달린다.

꽃받침은 5개로 깊게 갈라지며 열편은 길게 뾰족해지고 뒷면에 긴 털이 있으며 화관은 지깔때기 모양이다. 꽃봉오리는 붓끝 같은 모양이고 오른쪽으로 말리는 주름이 있으며 수술은 5개, 암술은 1개이고 삭과는 꽃받침 안에 들어 있으며 3실에 각각 2개의 종자가 들어 있다. 종자는 견우자牽牛子라고 하며 하제下劑로 사용하고 꽃은 관상용으로 한다.

• 약효와 사용방법

설사제 – 건조시킨 종자를 분말로 하여 1일량으로 0.5~1.5g을 복용한다. 가능하면 공복시에 복용하면 좋고, 유효 성분의 파르비친에는 강력한 설사의 작용이 있어 절대량을 넘지 않아야 한다.

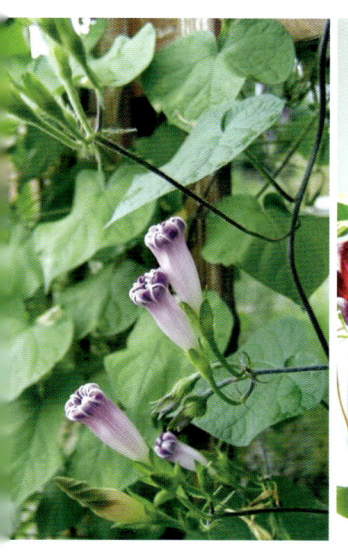
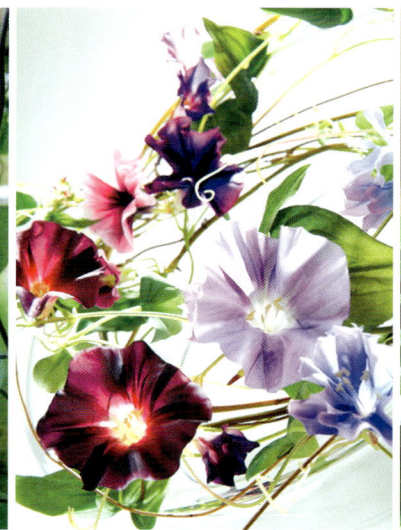
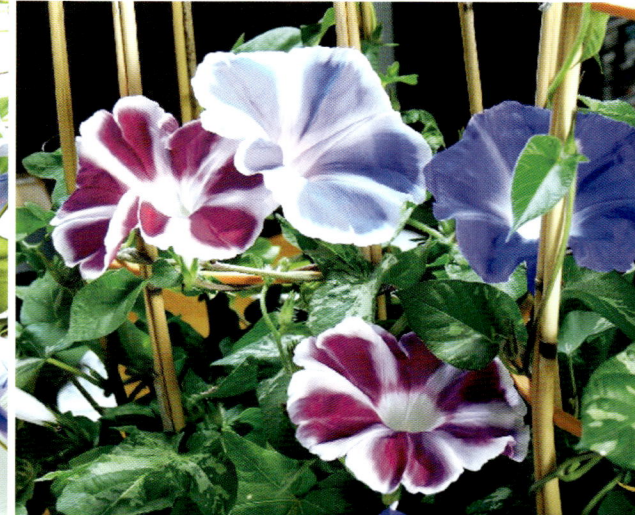

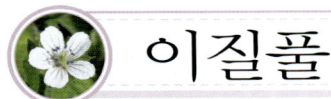
이질풀

학명 Geranium thunbergii Siebold & Zucc. 분류 속씨식물문〉쌍떡잎식물강〉쥐손이풀과

산야에서 자라는 다년초로서 옆으로 비스듬히 또는 기어가면서 길이가 50cm 정도 뻗으며 위로 퍼진 털이 있고 뿌리가 여러 갈래로 갈라진다. 잎은 대생하며 엽병이 있고 양면에 흔히 흑색 무늬가 있다. 열편은 얕게 3개로 갈라지며 윗부분에 불규칙한 톱니가 있고 탁엽은 서로 떨어진다.

꽃은 8~9월에 피며 연한 홍색, 홍자색 또는 백색이고, 화경에서 2개의 소화경 小花梗이 갈라져 각각 1개의 꽃이 달린다. 삭과는 5개로 갈라져서 위로 말리며 5개의 종자가 들어 있다. 전초를 지사제로 사용한다.

● 약효와 사용방법

이질 치료 – 1일량 20g을 물 400cc로 반량이 될 때까지 달여서 복용. 변비에도 효과가 있다.
고혈압 예방 – 이질풀 10g, 삼백초 10g, 결명자 5g을 달여서, 차에 섞어서 마신다.
무지근한 배 · 냉증 · 부인혈의 치료 – 이질풀 목욕이 좋다. 이질풀 100g, 쑥의 잎 100g을 목면주머니에 넣어서 목욕물을 데우면 탕이 잘 식지 않는다.

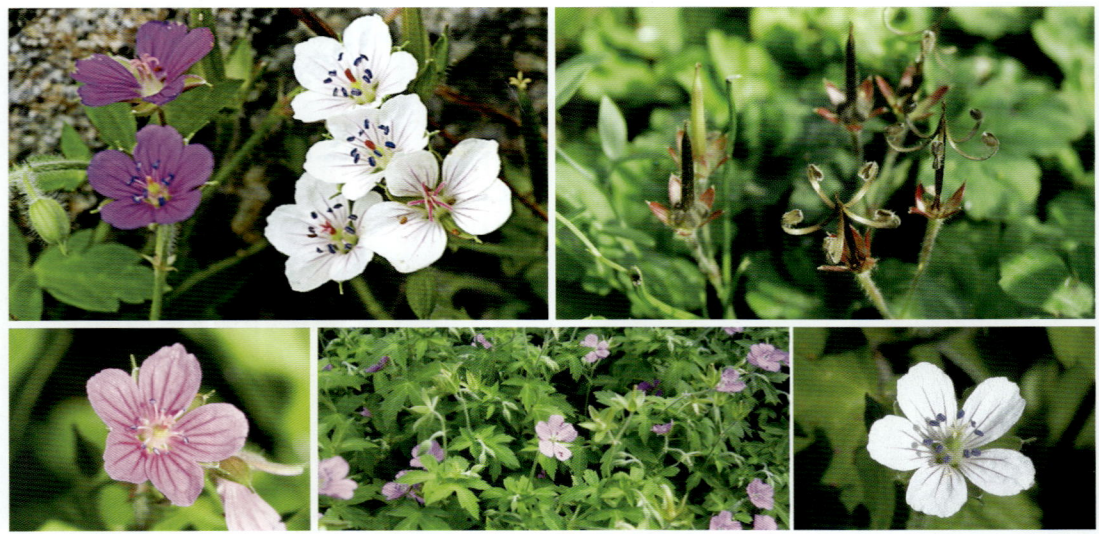

학명 Platycodon grandiflorum (Jacq.) A. DC. 분류 속씨식물문>쌍떡잎식물강>초롱꽃과

산야에서 흔히 자라는 다년초로서 높이가 40~100cm이고 뿌리가 굵으며 원줄기를 자르면 백색 유액이 나온다. 잎은 호생하고 엽병이 없으며 끝이 뾰족하며 표면은 녹색이고, 뒷면은 암청색이며 가장자리에 예민한 톱니가 있다. 꽃은 7~8월에 피고 하늘색 또는 백색이며 원줄기 끝에 1개 또는 여러 개가 위를 향해 달린다. 꽃받침은 5개로 갈라지고 화관은 끝이 퍼져서 5개로 갈라지며 5개의 수술과 1개의 암술이 있고 자방은 5실이며 암술대는 끝이 5개로 갈라진다. 백색 꽃이 피는 것을 백도라지, 꽃이 겹으로 되어 있는 것을 겹도라지, 백색꽃이 피는 겹도라지를 흰겹도라지라고 한다. 뿌리를 식용으로 하거나 거담제로 사용한다.

• 약효와 사용방법

편도염 등으로 목이 부어서 아픔 · 가래를 동반한 기침 – 고경근 2g, 감초 3g을 1일량으로 달여서 하루에 두 번 양치질하면서 마신다. 고경근 한 가지 맛으로는 쓰고, 마시기 어렵다. 감초는 약국에서 구할 수 있다.

아픈 화농성 종기 – 고경근 1g, 작약, 탱자 열매 각 3g을 분말로 섞어서, 1회 양 2~3g에 계란의 노른자위 한 개분을 넣고 잘 섞어 백탕으로 마신다. 하루에 1~2회 마시면 좋다. 탱자 열매는 여름귤, 귤, 등자 등의 미숙과를 반쪽으로 썰어 건조한 것. 약국에 있다.

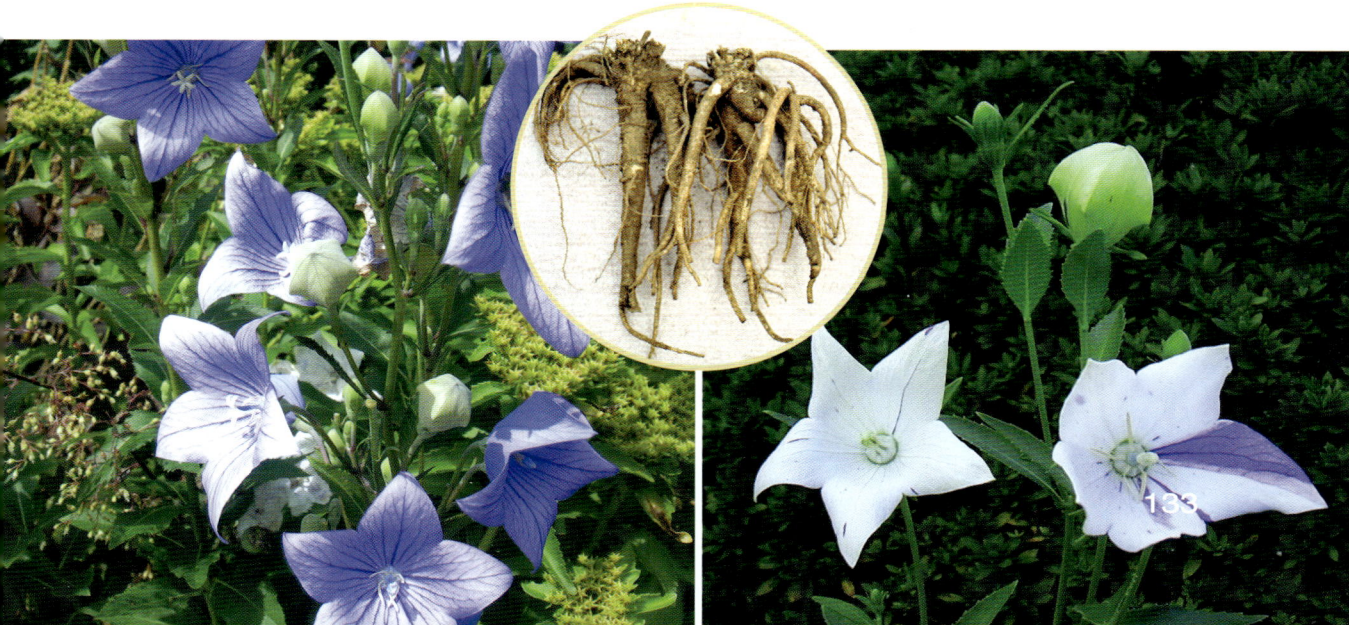

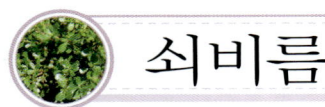

쇠비름

학명 Portulaca oleracea L. 분류 피자식물문 〉 쌍떡잎식물강 〉 쇠비름과

논밭에서 흔히 자라는 육질의 1년생 잡초로서 털이 없고 높이가 30cm에 달하며 갈적색이고 가지가 많이 갈라져서 비스듬히 옆으로 퍼진다. 뿌리는 백색이지만 손으로 훑으면 원줄기와 같이 적색으로 되므로 어린이들이 가지고 장난을 한다. 잎은 대생 또는 호생하지만 끝부분의 것은 윤생한 것 같으며 밑부분이 좁아져서 짧은 엽병으로 되며 가장자리가 밋밋하다. 꽃은 양성으로서 6월부터 가을까지 계속 피고 황색이며 가지 끝에 달린다. 열매는 타원형이고 중앙부가 옆으로 갈라져서 긴 대가 달린 가장자리가 약간 도톨도톨하다. 서양에서는 상치와 더불어 샐러드를 만들며 우리나라에서는 연한 부분을 나물로 하고 전초를 벌레와 뱀의 독을 해소시키는 데, 또는 이질 및 이뇨제로 사용한다.

• 약효와 사용방법

독충에 물려 가려울 때 – 생잎의 즙액을 문지르고 바른다.

이뇨 – 건조시킨 전초 5~10g을 400cc의 물로 1/2량으로 달여 1일 3회 복용한다.

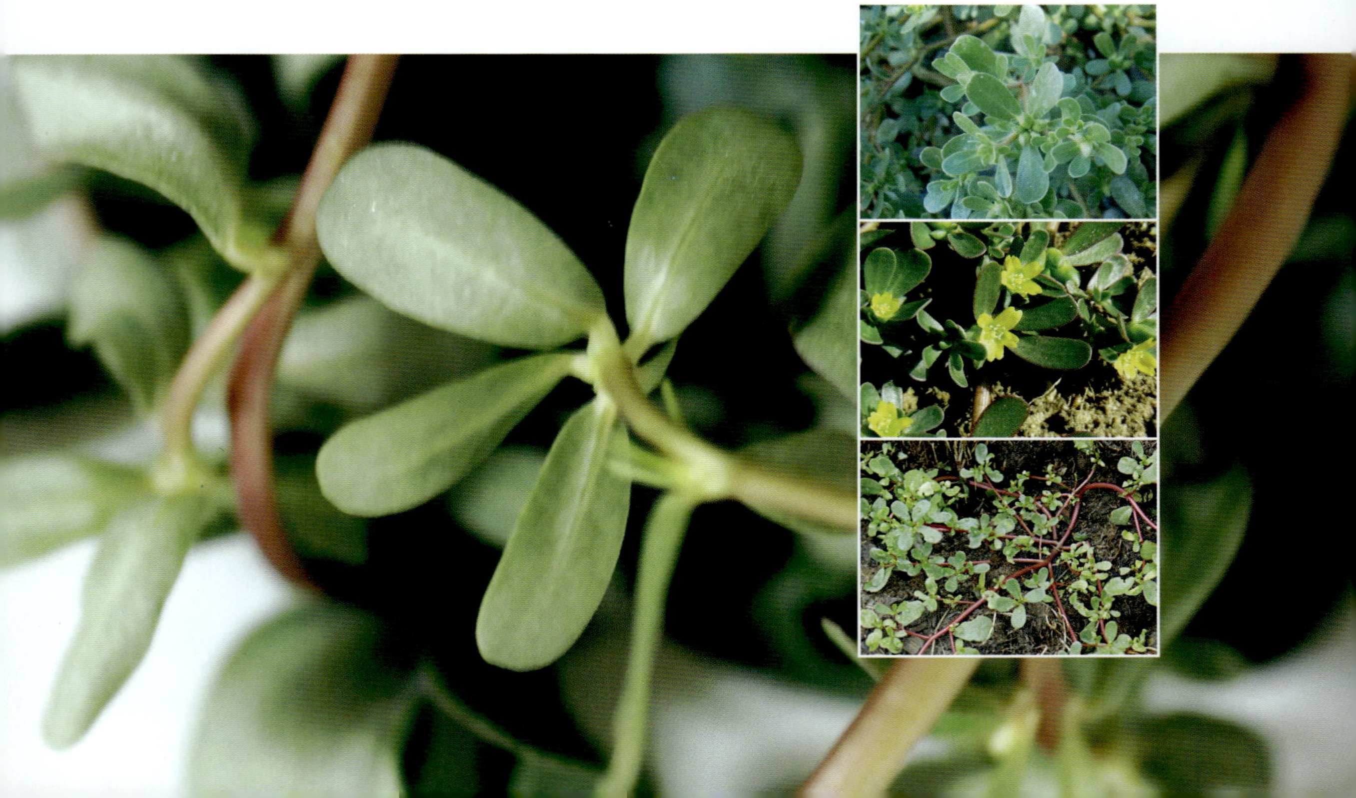

학명 Adenophora triphylla var. japonica HARA, 분류 속씨식물문 〉 쌍떡잎식물강 〉 초롱꽃과

산야에서 흔히 자라는 다년초로서 높이가 40~120cm이고 뿌리가 굵으며 전체에 잔털이 있다. 근생엽은 엽병이 길고 꽃이 필 때쯤이 되면 없어지며 경생엽은 윤생, 대생 또는 호생하며 양끝이 좁으며 톱니가 있다. 꽃은 7월에서부터 9월까지 피고 원줄기 끝에 엉성한 원추화서를 형성한다. 암술대는 약간 밖으로 나오며 3개로 갈라지고 수술은 5개로서 화통으로부터 떨어지며 수술대는 밑부분이 넓고 털이 있다.

삭과는 끝에 꽃받침이 달린 채로 익으며 술잔 비슷하고 측면의 능선 사이에서 터진다. 연한 부분과 뿌리를 생으로 먹으며 뿌리를 해독 및 거담제로도 사용한다.

• 약효와 사용방법

거담 – 건조시킨 뿌리를 1일량 8~12g으로 200cc의 물로 반량이 될 때까지 달여 매 식후 3회 복용한다. 쓴맛이 있어서 잔대 뿌리의 반량의 감초를 첨가하거나 감초 대신에 찻숟가락 하나의 설탕을 첨가한다. 복용할 때 따뜻하게 해서 마시면 좋다.

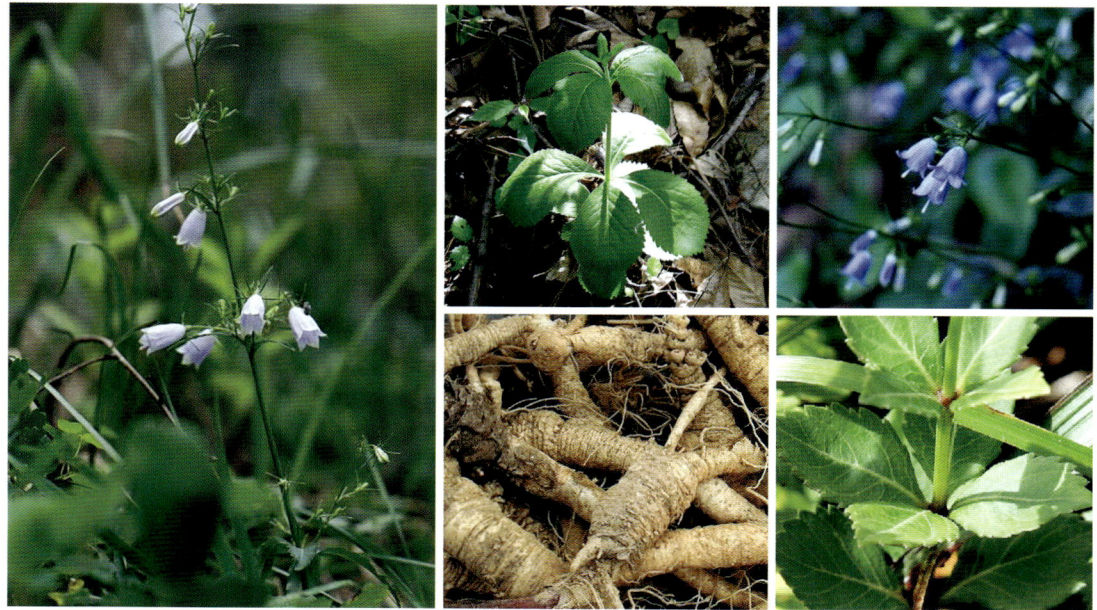

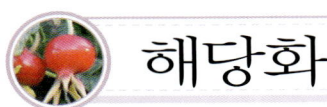

해당화

학명 Rosa rugosa THUNB. **분류** 속씨식물문 〉 쌍떡잎식물강 〉 장미과

바닷가에서 자라는 낙엽수목으로서 높이가 1.5m에 달하고 줄기에 가시, 자모刺毛 및 융모가 있으며 가시에도 융모가 있다. 잎은 호생하고 7~9개의 소엽으로 구성된 기수우상복엽奇數羽狀複葉이며 가장자리에 잔 톱니가 있다. 꽃은 5~7월에 피며 홍자색이고 화경에 자모가 있으며 꽃받침통은 둥글고 꽃잎은 넓은 도란형으로서 끝이 오목하다. 열매는 적색으로 익는다. 줄기에 자모가 없거나 작으며 짧고 잎이 얇으며 주름살이 적고 꽃과 열매가 작은 것을 개해당화, 꽃잎이 겹인 것을 만첩해당화, 가지에 가시가 거의 없고 소엽이 작으며 잎에 주름살이 적은 것을 민해당화라고 한다. 꽃을 약용으로 하고 뿌리를 염료로 사용한다.

● 약효와 사용방법

이질 치료 · 월경 과다 – 잘 건조시킨 꽃의 꽃잎만을 모아 1일량 2~5g을 찻종에 넣어 끓는 물을 붓고, 식지 않은 때에 복용한다.

피로회복 – 열매는 황적색으로 익었을 때만 비타민 C의 함유가 많아 약주로 만들면 피로 회복에 효과가 있다. 열매 약 5개에 정제 설탕 150g, 하얀술소주 등 720mℓ를 넣어 반년 이상 두고 걸러서 1회 30cc를 한도로 마신다.

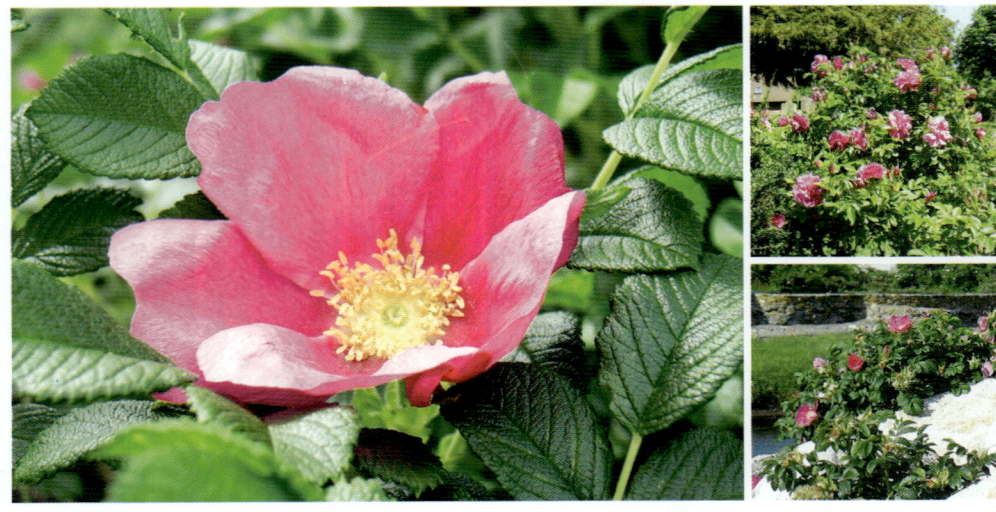

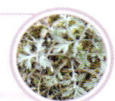

학명 Artemisia vulgaris L. 분류 쌍떡잎식물문) 쌍떡잎식물강) 국화과

높이가 60~120cm에 달하는 다년초로서 원줄기에 종선縱線이 있으며 전체가 거미줄 같은 털로 덮여 있고 근경이 옆으로 뻗으면서 군데군데에서 싹이 나와 군생한다.
꽃은 7~9월에 피며 거의 없고 원줄기 끝의 원추화서에 한쪽으로 치우쳐서 달린다. 어린 순을 식용으로 하고 성숙한 것을 복통, 토사 및 지혈제로 사용한다.

• 약효와 사용방법

천식 – 뿌리 300g을 1.8ℓ의 청주에 담가서 반년 이상 숙성시키면 쑥술이 된다. 1일 200cc, 1일 3회에 복용하지만, 술이 약한 사람은 물을 넣어 묽게 하여 마신다.

건위 · 빈혈 – 쑥의 잎 5~8g을 1일량으로 달여 복용한다.

요통 · 복통 · 치질의 통증 – 쑥탕 목욕으로, 쑥잎 300g, 생잎 600g~1kg을 목면주머니에 넣어 탕에 넣고 목욕하는 도중에 주머니로 몸을 문지르면 좋다.

치질 – 쑥잎 1.5g에 생강 4g을 달여서 복용하는 처방이 있다.

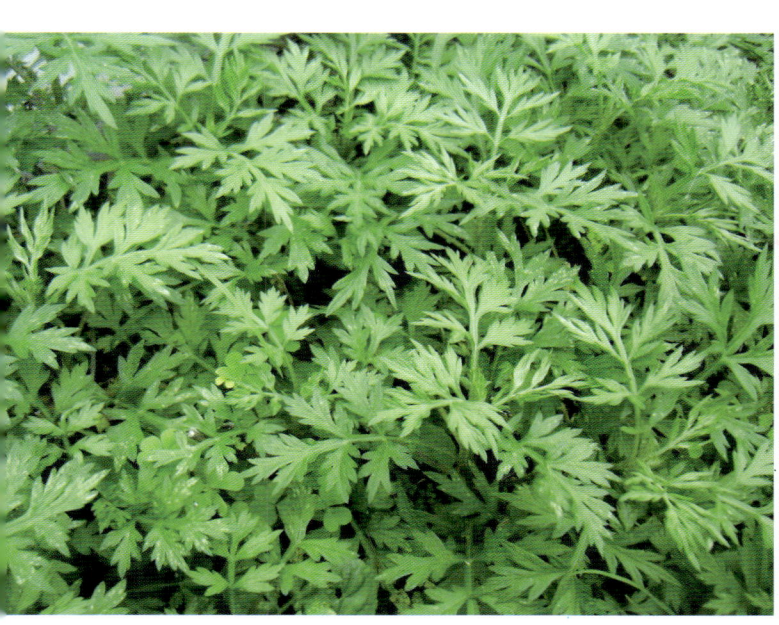
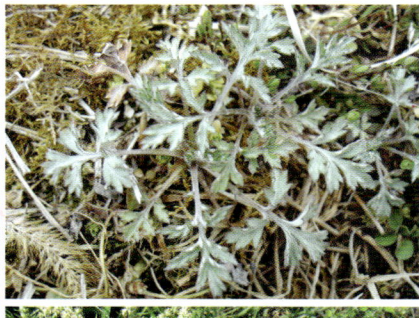
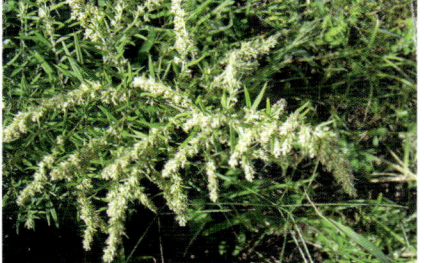

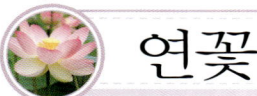

연꽃

학명 Nelumbo nucifera GAERTNER.   분류 속씨식물문 〉 쌍떡잎식물강 〉 수련과

연못에서 자라는 다년초로서 뿌리가 옆으로 길게 뻗으며 마디가 많고 가을철에 끝부분이 특히 굵어진다. 잎은 근경에서 나와 물 위에 높이 솟고 백록색이고 엽맥이 사방으로 퍼지며 지름은 40cm 정도로서 물에 잘 젖지 않고 엽병은 원주형이며 짧은 가시 같은 돌기가 있다.

꽃은 7∼8월에 피고 지름은 15∼20cm로서 연한 홍색 또는 백색이며, 화경은 엽병처럼 가시가 있고 끝에 1개의 꽃이 달린다. 꽃받침은 녹색이며 일찍 떨어지고 꽃잎은 길이가 8∼12cm, 나비는 3∼7cm이고 화탁은 길이와 지름이 각각 10cm로서 표면이 평탄하다.

열매는 길이가 2cm 정도로서 먹을 수 있다. 잎은 수감 및 지혈제로 사용하거나 민간에서 야뇨증에 사용하며 뿌리는 민간에서 강장제로 사용하고, 열매는 부인증과 강장제로 사용한다.

● **약효와 사용방법**

자양 · 강장 · 치질 – 잘 건조시킨 종자를 15∼20 낱알 정도 프라이팬에 볶아서 3회에 나누어 먹으면 좋다.

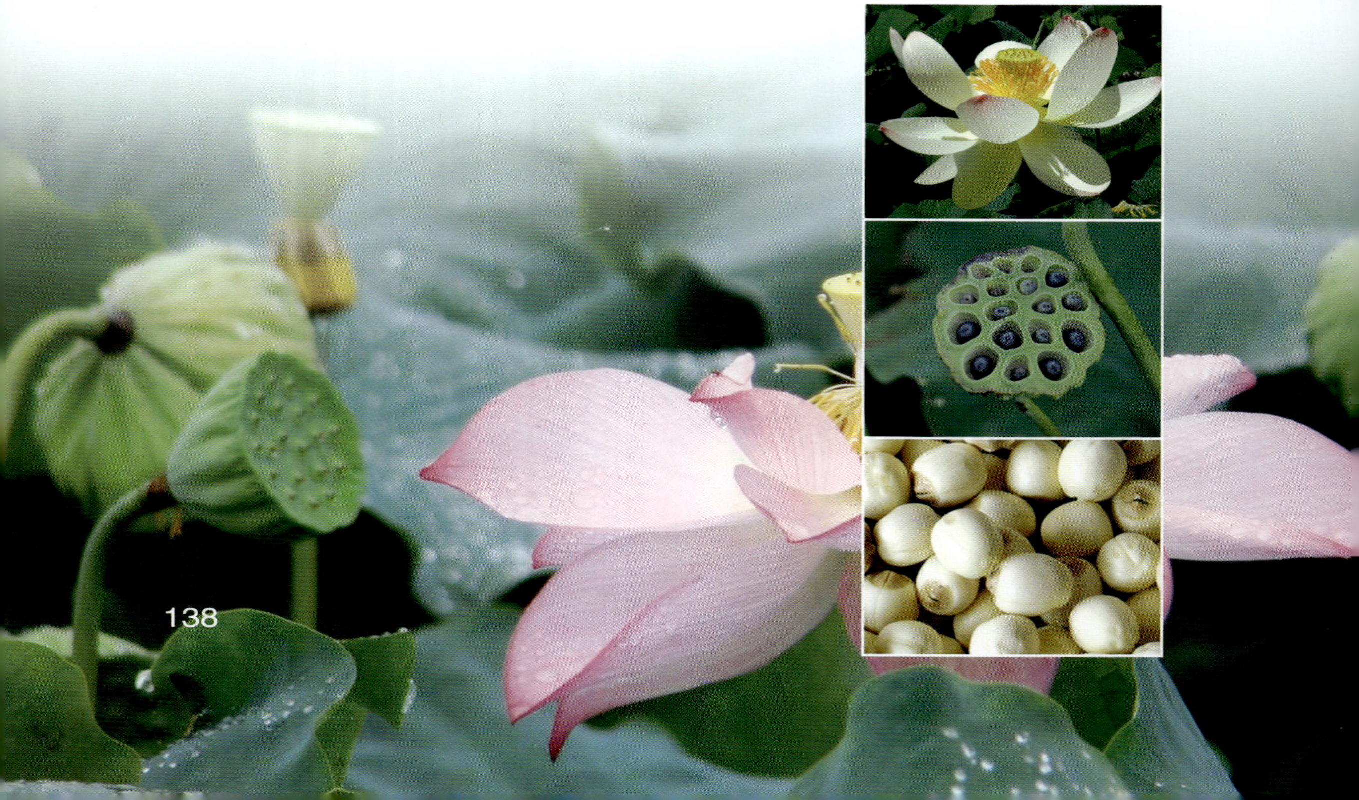

138

순비기나무

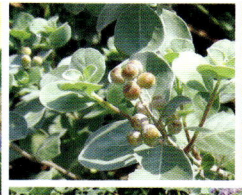

학명 Vitex rotundifolia L. fil 분류 속씨식물문 〉쌍떡잎식물강 〉마편초과

경북 및 황해도 이남의 바닷가에서 자라는 상록수목으로서 옆으로 또는 비스듬히 자라며 전체에 암백색의 잔털이 있고 작은 가지는 약간 네모가 지며 백색털이 밀생하며 전체가 백분으로 덮여 있는 것 같다. 잎은 대생하고 두꺼우며 표면에 잔털이 밀생하며 암백색이 돌며 뒷면은 은백색이고 가장자리가 밋밋하다. 꽃은 7∼9월에 피고 수상穗狀, 원추화서는 가지 끝에 달리며 화경이 짧은 꽃이 많이 달린다. 꽃받침잎은 술잔 모양이고 백색털이 밀생하며 화관은 긴쪽의 지름이 13mm 정도로서 겉에 백색털이 있으며 밑부분의 열편은 중앙부가 백색이고 표면에 잔털이 있으며 수술은 이강웅예이고 꽃밥은 자주색이며 암술머리는 연한 자주색으로서 끝이 2개로 갈라진다. 열매는 목질이며 지름 5∼7mm로서 9∼10월에 흑자색으로 익는다.

● 약효와 사용방법

신경통 · 손발이 저리거나 경련이 생길 때 – 건조시킨 열매와 줄기 300∼500g을 목면주머니에 넣어 물 약 1ℓ로 쪄내서 주머니째 탕에 넣고 목욕한다. 열매 3, 줄기 7의 배합이 좋다.
두통 · 기침 – 열매 10g을 1일량으로 달여서 3회에 복용한다.
중이염으로 고름이 나올 때 – 열매 3g, 목통, 작약, 맥문동, 지황, 전고 각 4g, 상백피, 국화, 감초, 승마, 생강, 각 2g 이상을 1일량으로 달여서 3회에 나누어 복용한다.

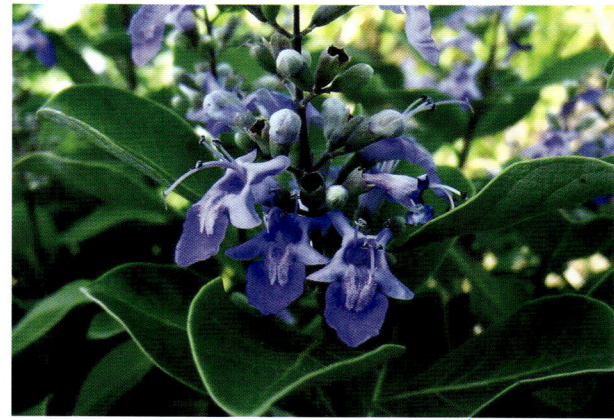
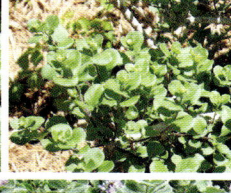
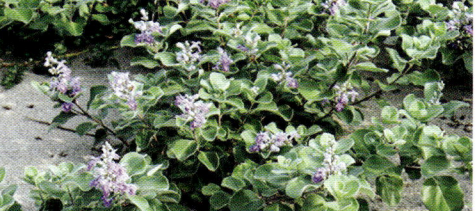

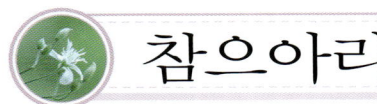

참으아리

학명 Clematis terniflora DC   분류 현화식물문 〉 쌍떡잎식물강 〉 미나리아재비과

중부 이남의 산록 이하에서 흔히 자라는 만경蔓莖 식물로서 길이가 5m에 달하고 잎은 대생하며 3~7개의 소엽으로 구성된 우상복엽이다. 소엽은 길이가 3~10cm로서 양면에 털이 없으며 보통 가장자리에 톱니가 없지만 간혹 결각상이다.

꽃은 7~9월에 피고 지름은 3cm로서 백색이며 액생 또는 정생하는 원추화서 또는 취산화서에 달리고 향기가 있다. 꽃받침잎은 4개이며 길이 12mm로서 겉에 털이 거의 없으며 수술대가 꽃밥보다 길다. 수과瘦果는 잔털이 있고 털이 돋아서 우상으로 된 긴 암술대가 달려 있다. 소엽에 톱니가 있는 것을 국화으아리라고 하며 여수 및 거문도에서 자란다.

• 약효와 사용방법

편도염 – 생잎 1장을 따서 1/3 크기로 자르고 나머지는 버린다. 한쪽 손목의 내측에 붙여 가제로 덧대어 붕대로 가볍게 눌러준다. 5분 정도 지나면, 거기에 가벼운 통증을 느끼게 되는데 그때쯤이 되면 편도염의 통증이 없어진다. 참으아리를 떼어내고 그 부분이 조금씩 발포하여 빨갛게 되면 온수로 가볍게 씻는다. 독초이므로 한쪽 손목에 5분 이상 놓지 않도록 한다.

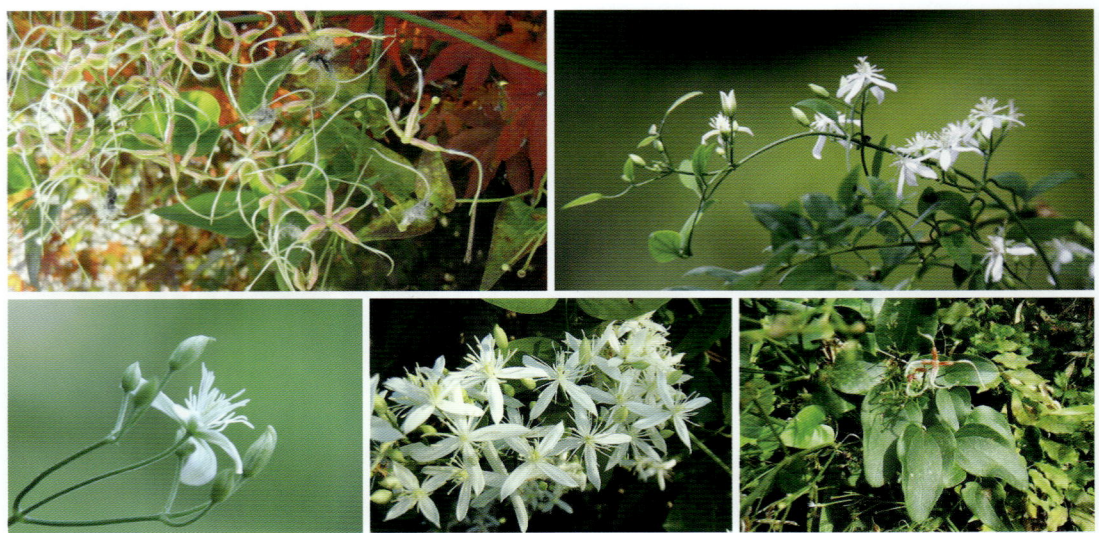

닭의장풀

학명 Commelina communis L.   분류 비자식물문 > 외떡잎식물강 > 닭의장풀과

흔히 자라는 1년생 잡초로서 높이가 15~50cm이고 밑부분이 옆으로 비스듬히 자란다. 잎은 호생하며 마디가 굵고 밑부분의 마디에서 뿌리가 내리며 밑부분이 막질의 엽소葉燒로 된다. 엽초는 입구에 긴 털이 있고 약간 두꺼우며 질이 연하다. 꽃은 7~8월에 피고 엽액에서 나온 화경 끝의 포로 싸여 하늘색 꽃이 핀다. 포는 안으로 접히고 끝이 갑자기 뾰족해지며 길이는 2cm로서 겉에 털이 없거나 있다. 외화피外花被 3개는 무색이고 막질이며 안쪽 3개 중 위쪽의 2개는 둥글고 하늘색이며 지름은 6mm이지만 다른 1개는 작고 무색이다. 2개의 수술과 꽃밥이 없는 4개의 수술이 있으며 삭과는 육질이지만 마르면 3개로 갈라진다. 어린 순을 나물로 하고 전초를 약용으로 한다.

• 약효와 사용방법

해열 – 건조한 전초 1회 양 4~6g을 200cc의 물로 달여 복용한다. 열이 내려가지 않을 때에는 하루 3회를 한도로 해서 되풀이 하여 복용하면 좋다.
하리이질 – 건조한 전초 10~15g을 하루 양으로 해서 400cc의 물로 달여 하루 3회에 나누어 복용한다.

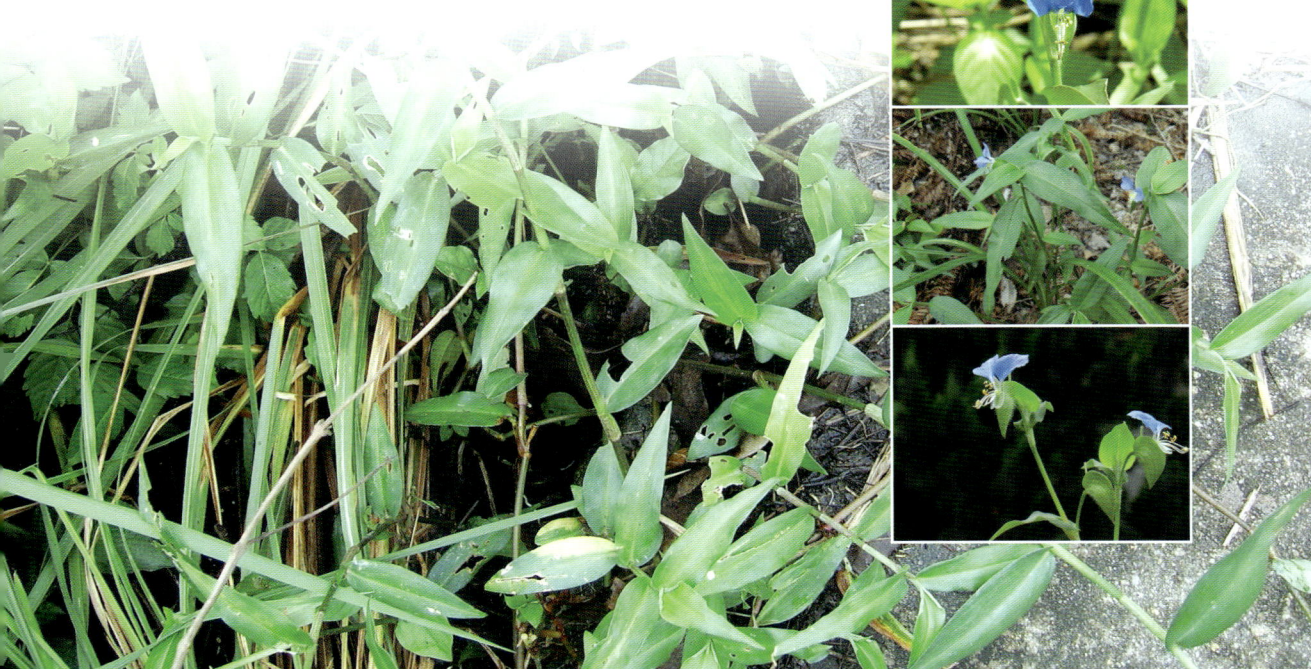

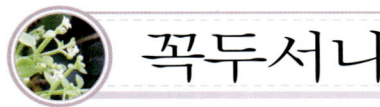

꼭두서니

학명 Rubia akane NAKAI　분류 속씨식물문 〉 쌍떡잎식물강 〉 꼭두서니과

산지의 숲 가장자리에서 자라는 덩굴성 식물로서 길이가 1m에 달하고 원줄기는 네모가 지며 능선에 밑을 향한 짧은 가시가 있고 뿌리는 꼭두색이다.

잎은 4개씩 윤생하지만 그 중 2개는 정상엽이며 2개는 탁엽이고 길이는 3~7cm, 나비는 1~3cm로서 5맥이 있고 엽병과 뒷면 맥 위 및 가장자리에 잔 가시가 있다. 꽃은 7~8월에 피며 지름은 3.5~4mm로서 4~5개로 갈라지고 연한 황색이며 엽액과 원줄기 끝의 원추화서에 달리고 소화경이 짧으며 수술은 5개이다. 자방은 털이 없고 열매는 둥글며 2개씩 달리고 흑색으로 익는다. 뿌리를 약용으로 하거나 염료로 사용하고 연한 부분은 식용으로 한다.

• 약효와 사용방법

통경通經 – 건조한 뿌리를 하루 양 10g으로서, 물 200cc에 넣고 반량이 될 때까지 달여서 하루 3회, 매 식전에 복용한다.

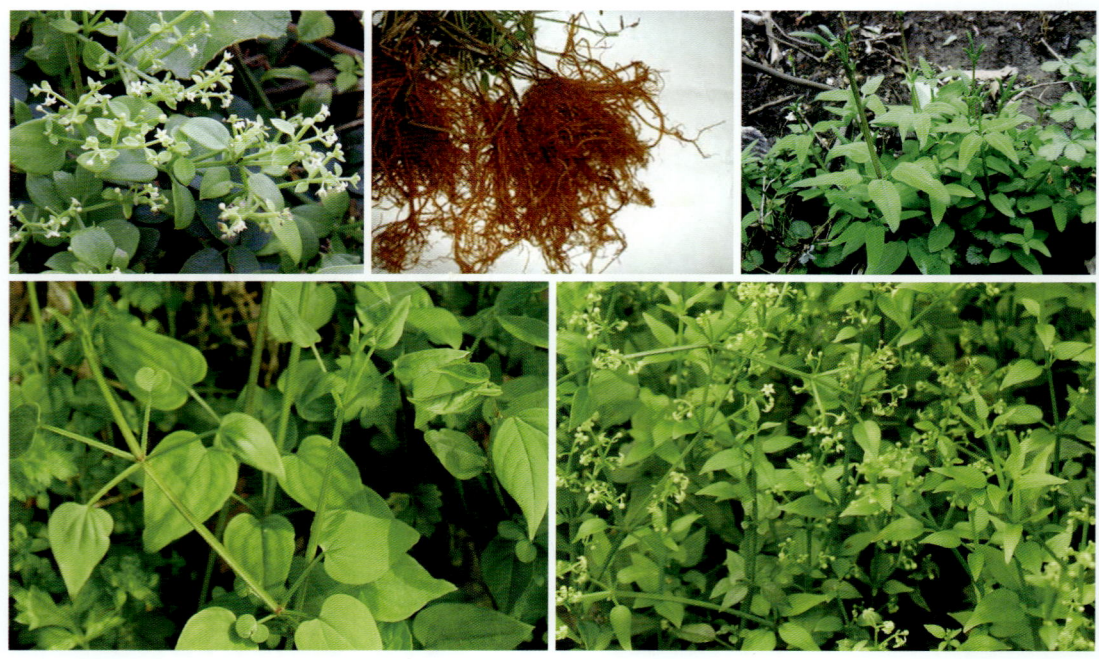

쪽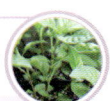

학명 Persicaria tinctoria H. GROSS 분류 속씨식물문 〉 쌍떡잎식물강 〉 마디풀과

중국 원산의 1년초로서 과거에는 염료 자원으로 재배하였으며 높이가 50~60cm이고 홍자색이 돈다. 잎은 호생하며 엽병이 짧고 양끝이 좁고 마르면 검은 빛이 도는 남색이며 소상의 탁엽은 막질이고 가장자리에 털이 있다. 꽃은 8~9월에 피며 적색이고 수상화서는 윗부분의 엽액과 원줄기 끝에 달리며 꽃은 밀생하고 화피는 길이가 2~2.5mm로서 5개로 깊게 갈라지며 열편은 도란형이다. 수술은 6~8개이고 화피보다 짧으며 수술대 밑에 작은 선이 있다. 꽃밥은 연한 홍색이며 자방은 끝에 3개의 암술대가 있다. 수과는 화피로 싸여 있고 길이가 2mm 정도로서 흑갈색이다. 잎을 남색 염료로 사용한다.

• 약효와 사용방법

해열 · 해독 – 종자 3~10g을 하루 양으로 해서 물 200cc 넣고 1/3의 양이 될 때까지 달여서 복용한다.

독충에 물렸을 때 – 생잎즙을 환부에 바른다.

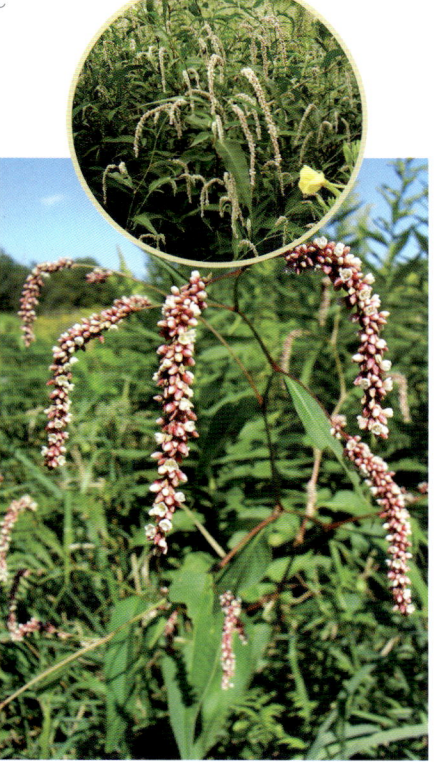

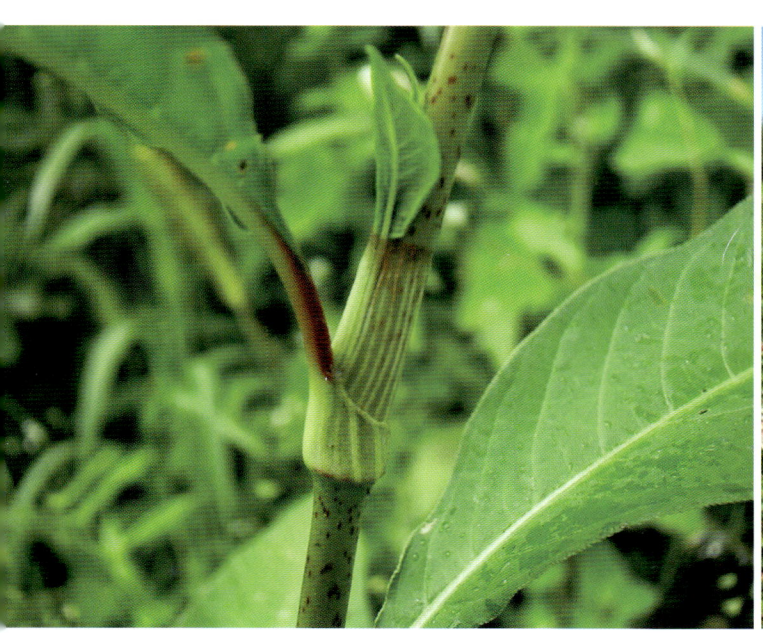

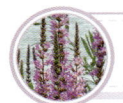

부처꽃

학명 Lythrum anceps (Koehne) Makino 　분류 속씨식물문 〉쌍떡잎식물강 〉부처꽃과

습지 및 냇가에서 자라는 다년초로서 높이가 1m에 달하고 곧추자라며 많이 갈라진다. 잎은 대생하고 가장자리가 밋밋하고 원줄기와 더불어 털이 없으며 엽병도 거의 없다.

꽃은 5~8월에 피고 엽액에 3~5개가 취산상으로 달리며 마디에 윤생한 것처럼 보이고 포는 보통 옆으로 퍼지며 밑부분이 좁고 넓다. 꽃받침은 능선이 있는 원주형으로서 윗부분이 6개로 얕게 갈라지며 갈라진 중앙에 있는 부속체附屬體는 옆으로 퍼지고 꽃잎은 6개로서 꽃받침통 끝에 달린다. 수술은 12개로서 길고 짧은 것이 있고 삭과가 꽃받침통 안에 들어 있다. 전초에 타닌 및 사카린이 들어 있으며 지사제止瀉劑로 사용한다.

• 약효와 사용방법

하리이질를 멎게 할 때 – 하루 양으로서 잘 건조한 전초全草 6~12g을 물 400cc에 넣어서 1/3의 양이 될 때까지 달여 3회에 나누어 식사 30분 전에 복용한다.

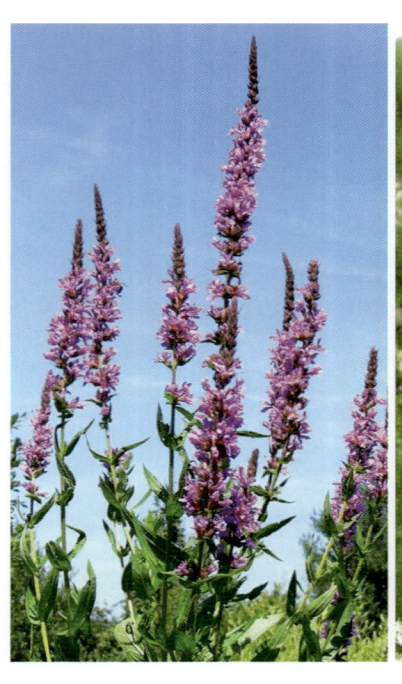
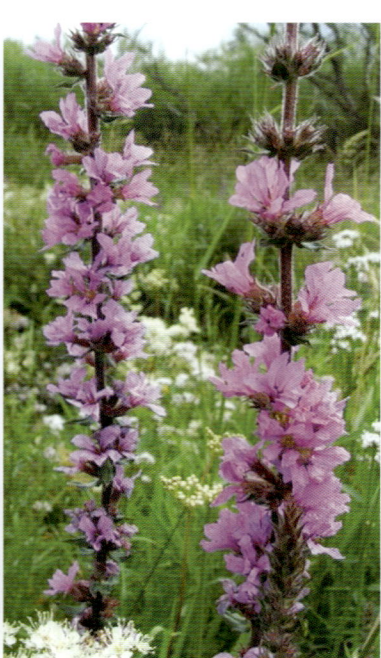
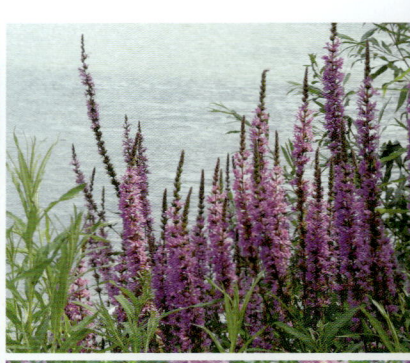
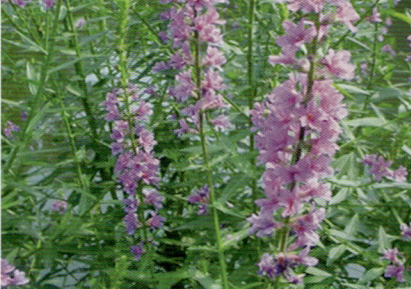

파리풀

학명 Phryma leptostachya var. asiatica H.Hara 분류 피자식물문 〉 쌍떡잎식물강 〉 파리풀과

산야의 약간 그늘진 곳에서 자라는 다년초로서 높이가 7 m에 달하고 마디 바로 밑부분이 두드러지게 굵다. 잎은 대생하며 엽병이 길고, 맥 위에 털이 많고 가장자리에 톱니가 있다.

꽃은 7 ~ 9월에 피며 연한 자주색이고 수상화서는 원줄기 끝과 가지 끝에 달리며, 꽃이 밑에서부터 위를 향해 피지만 점차 옆을 향하고 열매가 달리며 완전히 밑을 향한다. 꽃받침은 5개의 능선이 있고 뒤쪽 3개의 열편은 가시처럼 되어 다른 물체에 잘 붙고 까끄라기는 길이가 1.5mm이다. 열매는 삭과로서 꽃받침으로 싸여 있으며 1개의 종자가 들어 있다.

뿌리를 찧어 종이에 먹인 다음 파리를 잡기 때문에 파리풀이라고 하며 뿌리 또는 전초를 옴에 사용한다.

● 약효와 사용방법

개선 · 수충水蟲 등 – 약 20g을 물 400cc에 넣어 반량이 되도록 달여 그 즙으로 씻는다.

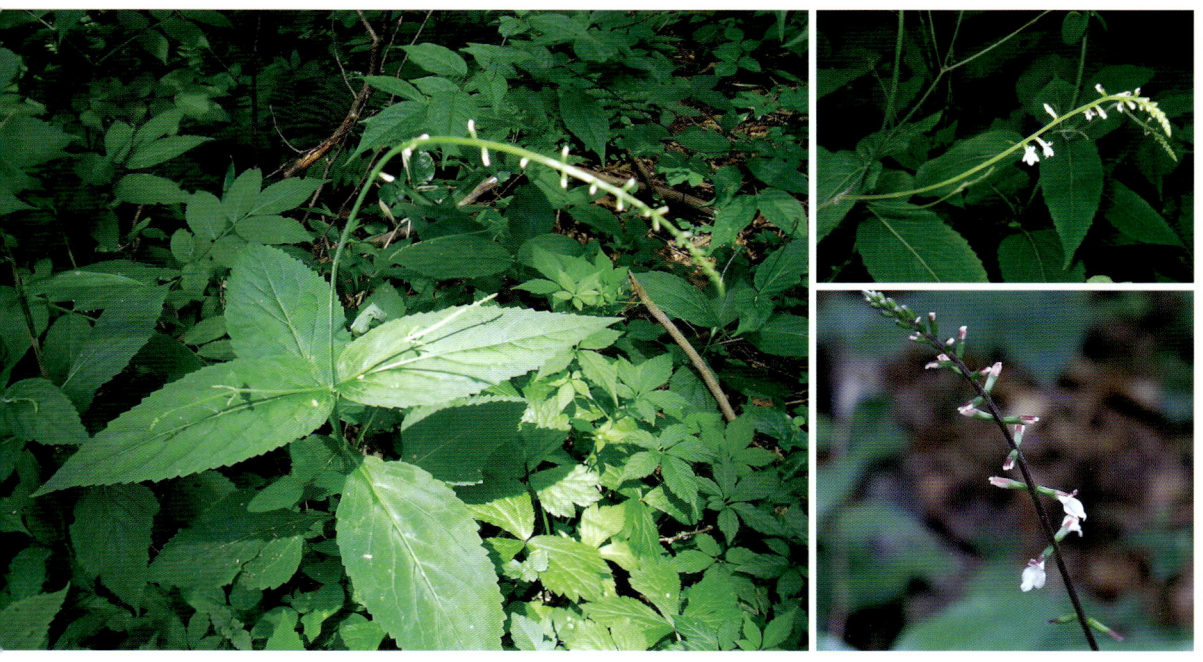

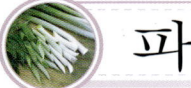

파

학명 Allium fistulosum L.   분류 속씨식물문 〉외떡잎식물강 〉백합과

시베리아 원산으로서 널리 재배하는 중요한 종류이며 높이가 60cm에 달한다. 인경은 그리 굵지 않고 수염뿌리가 밑에서 사방으로 퍼지며 지상 15cm 정도 되는 곳에서 5~6개의 잎이 2줄로 자란다. 잎은 관상이고 끝이 뾰족하며 밑부분이 엽소로 되어 서로 감싸고 녹색 바탕에 약간 흰빛이 돌며 점성이 있다.

꽃은 6~7월에 피고 화경 끝에 둥근 산형화서가 달리며 총포는 1개로서 어린 화서를 완전히 둘러싸고 화피열편은 6개이며 바깥쪽의 것이 약간 짧다. 수술은 6개이고 길게 밖으로 나오며 수술대 사이에 부속체가 없고 삭과는 3개의 능선이 있으며 흑색 종자가 들어 있다. 잎을 식용으로 하고 뿌리를 인경과 더불어 흥분·거담·발진·이뇨 및 구충제로 사용한다.

• 약효와 사용방법

감기·두통·해열 – 파의 하얀 부분을 잘게 썰어서 두께가 두꺼운 사발에 넣는다. 여기에 날 된장을 조금 넣고 뜨거운 물을 부어, 잘 섞어서 뜨거운 즙과 함께 파를 마신다. 분량은 성인으로서 1~2개를 사용한다. 민간요법의 파는 신선한 것을 사용한다.

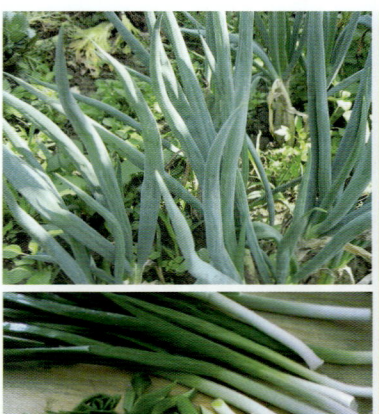
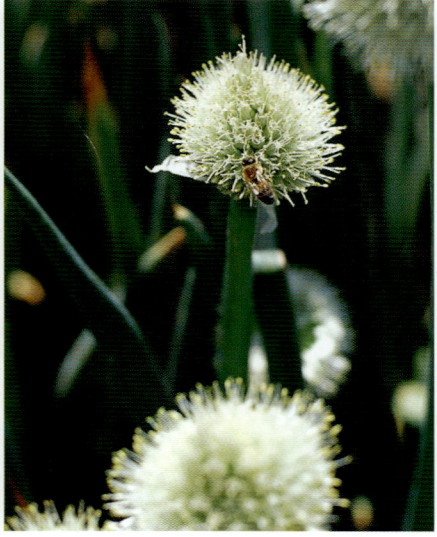
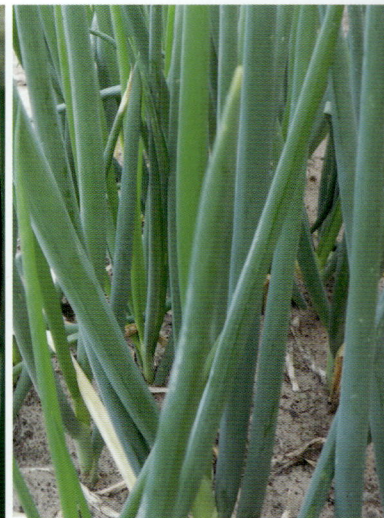

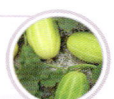

학명 Cucumis melo var. makuwa MAKINO   분류 속씨식물문 〉 쌍떡잎식물강 〉 박과

예부터 재배하고 있는 덩굴성 1년초로서 인도산의 야생종에서 개량된 것이라고 한다. 원줄기는 길게 옆으로 뻗으며 덩굴손을 감으면서 다른 물체에 붙는다.

잎은 호생하고 장상으로 얕게 갈라지며 가장자리에 톱니가 있다. 꽃은 이가화로서 6~7월에 피며 화관은 5개로 갈라지고 황색이며 암꽃에 하위자방이 있다. 열매는 장과漿果로서 황록색, 황색 및 그 밖의 여러 가지 색으로 익는다. 익은 열매를 식용으로 하며 익지 않은 열매는 구토제로 사용한다. 덩굴은 소가 먹지만 늙은 덩굴은 좋아하지 않는다.

● 약효와 사용방법

구토촉진 – 건조한 열매꼭지를 1회 양 2~4g을 물 200cc에 넣어 1/2의 양이 될 때까지 달여 복용한다.

하리이질 – 참외 꼭지를 위와 같은 방법으로 달여 복용한다.

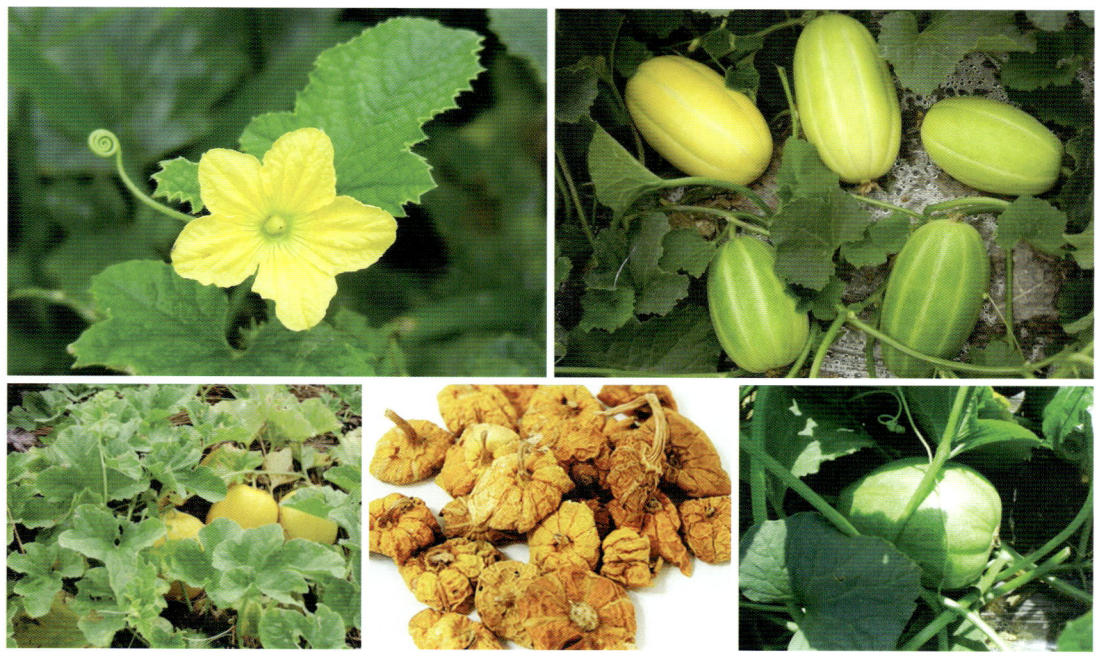

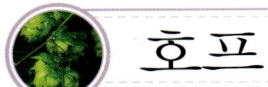

호프

학명 Humulus lupulus L.　분류 속씨식물문 〉 쌍떡잎식물강 〉 뽕나무과

유럽이 원산지인 덩굴성 다년초로서 오른쪽으로 감으면서 올라간다. 잎은 대생하며 둥글고 3~5개로 갈라지지만 7개까지 갈라지는 것도 있다. 열편은 끝이 뾰족하며 가장자리에 뾰족한 톱니가 있고 갈라진 사이가 있고 양면과 더불어 덩굴에 갈고리 같은 잔 가시가 있고 뒷면에 향기가 나는 황색 선점腺點이 있다. 엽병은 엽신보다 짧지만 거의 같은 길이인 것도 있다.

꽃은 이가화이지만 간혹 일가화인 것도 있으며 웅화서雄花序는 길이가 5~15cm이고 자화서는 거의 둥글거나 난형이며 포로 덮여 있다. 포는 잎 같고 거의 둥글며 끝이 뾰족하고 각 포액에 4개의 꽃이 들어 있으며 각각 소포로 싸여 있다. 처음에는 소포가 작고 긴 암술머리가 나와 있으나 수분受粉이 끝나면 암술머리가 떨어지며 소포가 자라고 포와 소포에 밝은 황록색의 선립腺粒이 있으며 루풀린이 들어 있어 좋은 향기가 나고 이것이 맥주의 쓴맛을 낸다. 번식은 종자와 지하경으로 하지만 보통 지하경으로 하며 어린 순을 식용으로 한다.

● 약효와 사용방법
건위 · 진정 – 과수果穗 1회 양을 2~5g으로 해서 뜨거운 물을 부어 마신다.

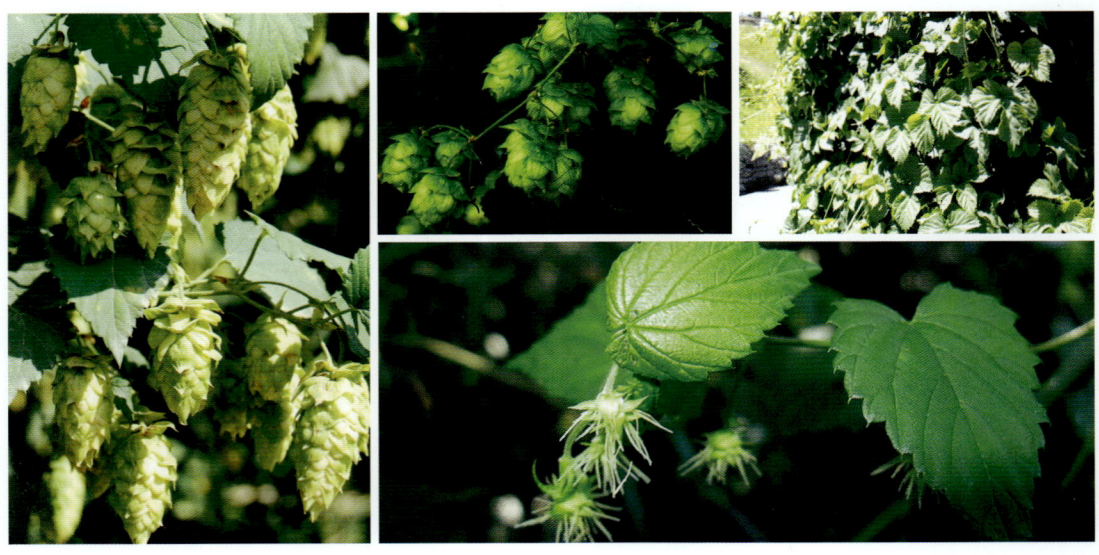

오리나무더부살이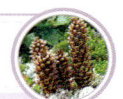

학명 Boschniakia rossica (Chamisso & Schlecht.) B. Fedtsch. 분류 속씨식물문 〉 쌍떡잎식물강 〉 열당

장백산 두메오리나무의 뿌리에 기생하는 1년초로서 황갈색 육질식물이며 화서와 더불어 높이가 15~30cm이고 밑부분에 주름이 지며 윗부분에 비늘 같은 잎이 밀생하여 뱀가죽 같고 인편엽鱗片葉은 다소 두껍고 끝이 둔하며 길이는 7~10mm로서 털이 없다.

꽃은 7~8월에 피고 암자색이며 원줄기 끝이 굵어져서 많은 꽃이 수상穗狀으로 달리고 포는 밑가장자리에 흔히 털이 있다. 꽃받침은 가장자리가 파장으로 깊게 5개로 갈라지고 화관은 길이가 15mm로서 상순 끝이 다소 파지며 하순은 훨씬 짧고 3개로 갈라지며 끝이 모두 둥글고 가장자리에 털이 있다. 수술은 4개로서 그중 2개가 길며 열매는 2개로 갈라진다.

전초를 말린 것을 육종용肉從蓉이라고 하여 강장強壯 약으로 사용하지만 중국산의 육종용은 다른 종이다.

• 약효와 사용방법

강장 · 강정強精 − 하루 6~10g을 물 300cc에 넣어 1/3의 양이 되도록 달여 3회에 나누어 복용한다.

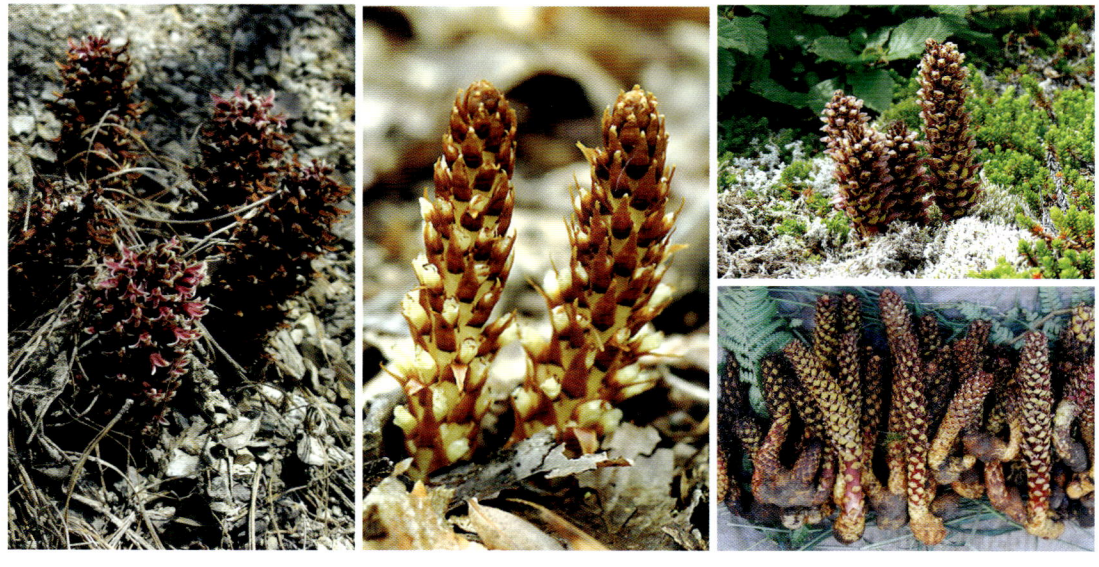

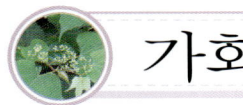

가회톱

학명 Ampelopsis japonica, MAKINO   분류 속씨식물문 〉 쌍떡잎식물강 〉 포도과

황해도 이북에서 자라는 낙엽 만경으로서 길이가 2m 이상 뻗으며 괴근이 있다. 잎은 호생하고 장상掌狀으로 완전히 5개로 갈라지며 가장자리의 것이 가장 작고 3개로 다시 갈라지며 다른 열편은 장상 또는 우상으로 갈라지고 가장자리에 톱니가 드문드문 있으며 엽축葉軸과 마디에 날개가 있고 털이 없으며 엽병은 1~6cm이다.

화편은 길이가 3~8cm로서 비틀리며 꽃은 양성으로서 7월에 피고 연한 황색이다. 꽃받침은 5개로 갈라지며 꽃잎과 수술은 각각 5개이고 1개의 암술과 화반이 있다. 열매는 둥글며 지름은 5~7mm로서 백색, 자주색 또는 청색이고 9~10월에 익으며 반점이 있고 1~2개의 종자가 들어 있다. 뿌리를 약용으로 한다.

• 약효와 사용방법

해열 · 해독 · 진통 – 1회에 건조한 뿌리 3~10g을 물 300cc에 넣고 1/3의 양이 될 때까지 달여 복용한다.

소염 · 타박 등의 진통 – 뿌리의 분말을 물로 개어 환부에 바른다.

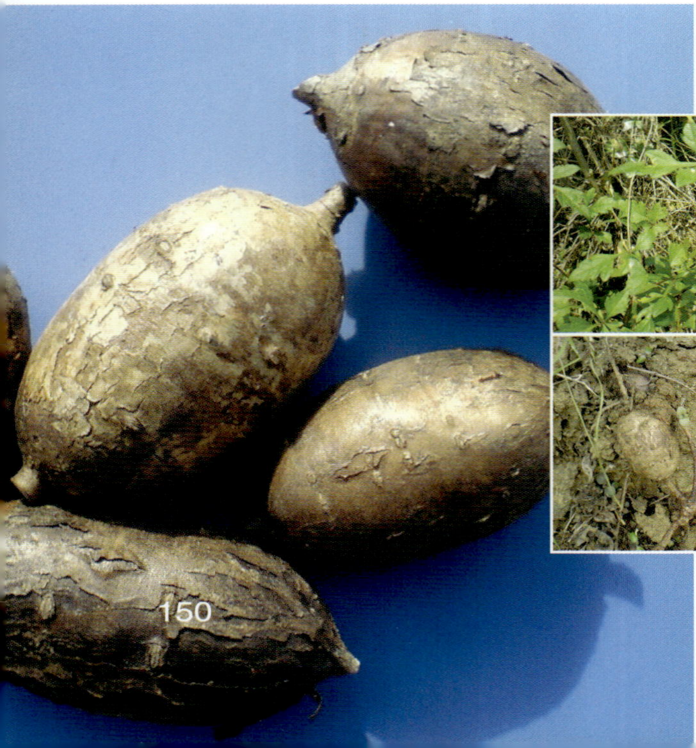

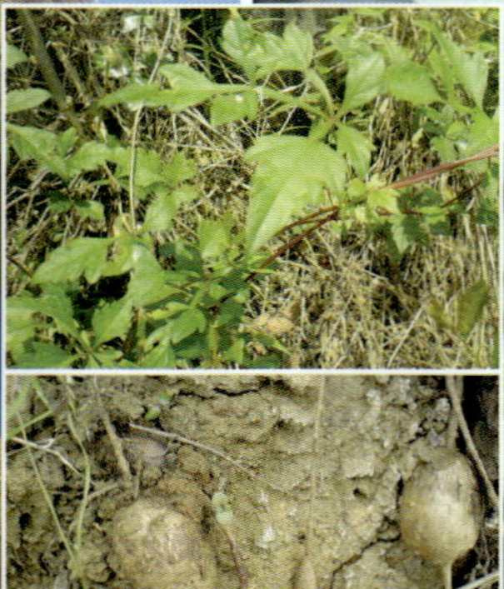

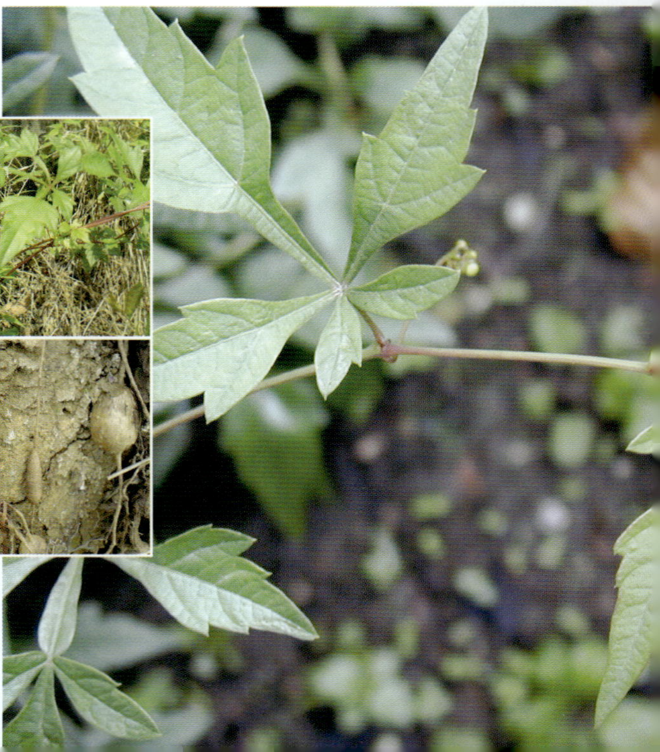

오이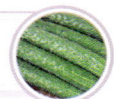

학명 Cucumis sativus L.   분류 속씨식물문 〉 쌍떡잎식물강 〉 박과

인도산의 일년생 덩굴식물로서 널리 재배하고 있으며 덩굴손으로 감으면서 길게 뻗고 능선이 있으며 전체에 굵은 털이 있다. 잎은 호생하고 엽병이 길며 길이는 8~15cm로서 장상으로 얕게 갈라지고 열편은 끝이 뾰족하며 가장자리에 톱니가 있고 질이 거칠다.

꽃은 일가화로서 5~6월에 피며 황색이고 화관은 5개로 갈라지며 주름이 지고 지름은 3cm 정도로서 짧은 대가 있으며, 수꽃은 3개의 수술이 있고 암꽃은 밑부분에 자모刺毛가 달린 긴 자방이 있다. 어릴 때는 자모가 있고 길이는 15~30cm로서 녹백색 또는 짙은 녹색에서 황갈색으로 익으며 종자는 황백색이고 편평하다. 열매를 식용으로 하며 과즙은 끓는 물에 데었을 때 사용하고 많은 품종이 개발되어 왔다.

• 약효와 사용방법

더위를 먹었을 때 – 오이 생채를 만들어 양발의 장심에 두껍게 대어 바른다.

이뇨 – 생식하면 좋다.

화상 – 과즙을 바른다. 칠석쯤에 수세미외물의 요령으로 오이물을 만들어 사용해도 좋다.

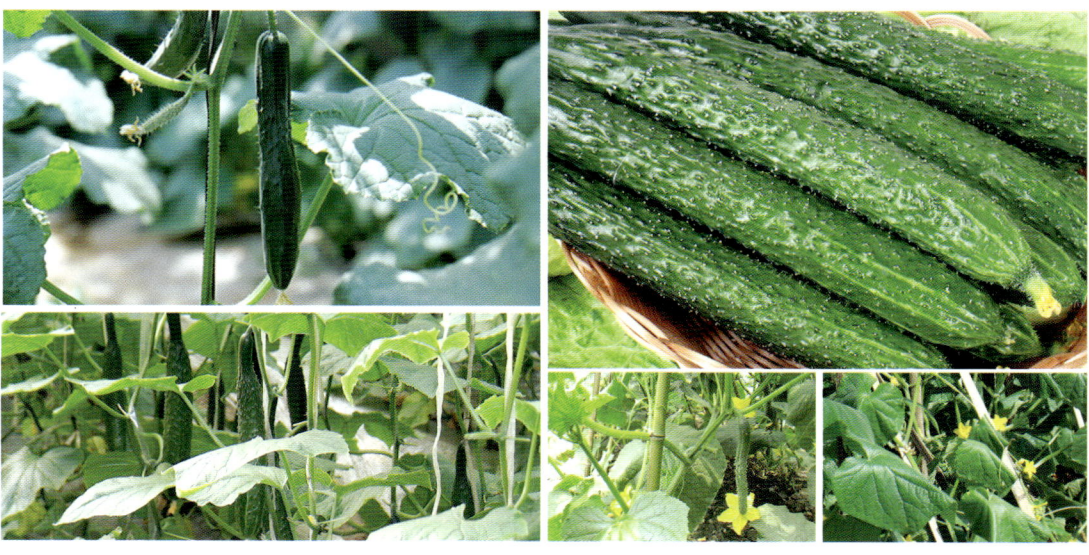

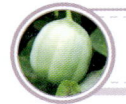

쥐방울덩굴

학명 Aristolochia contorta Bunge　분류 피자식물문〉쌍떡잎식물강〉쥐방울덩굴과

산야 또는 숲 가장자리에서 자라는 다년생 덩굴식물로서 전체에 털이 없다. 잎은 호생하며 흰빛이 도는 녹색이며 가장자리가 밋밋하다. 꽃은 7~8월에 피며 엽액에서 여러 가지가 함께 나오고 꽃받침은 통 같고 밑부분이 둥글게 커지며 안쪽에 긴 털이 있고 윗부분이 좁아졌다가 나팔처럼 벌어지며 한쪽 열편이 길게 뾰족해지고 그 속에서 6개의 암술대가 합쳐져서 1개처럼 되며 수술은 6개이다. 자방은 하위로서 가늘고 길며 화편과 연속되고 삭과는 둥글며 지름은 3cm 정도이고 밑부분에서 6개로 갈라진 다음 6개로 갈라지는 화경의 가는 실에 매달려서 낙하산같이 된다. 전체를 이뇨·통경 및 해독제, 열매를 진정 및 거담제로 사용한다.

● 약효와 사용방법

해독·종기·부스럼의 동통 – 청대향靑大香 : 생약명 하루 양 3~10g을 물 300cc에서 반량이 되도록 달여서 복용한다.

거담 – 열매 3~10g을 하루 양으로 해서 물 300cc에서 반량이 될 때까지 달여 복용한다.

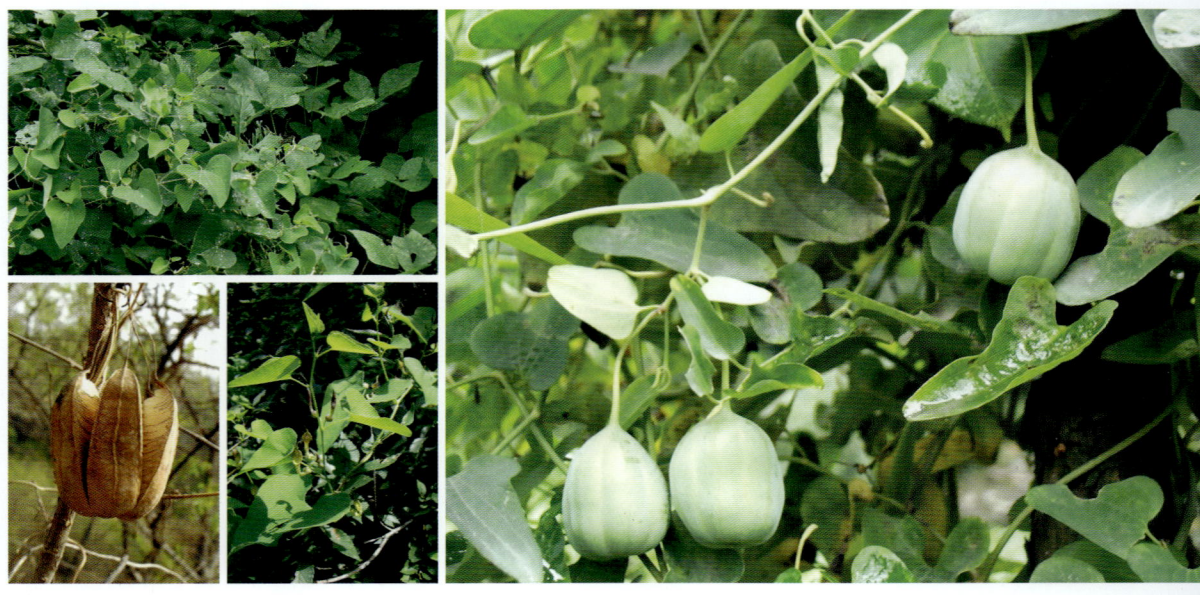

호박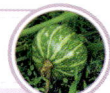

학명 Cucurbita moschata DUCHESNE   분류 속씨식물문 〉 쌍떡잎식물강 〉 박과

열대 아메리카산의 1년생 덩굴식물로서 널리 재배하고 있으며 덩굴은 단면이 오각형이고 연모가 있으며 덩굴손으로 감으면서 자라지만 개량된 것은 덩굴성이 아닌 것도 있다. 잎은 호생하고 엽병이 길며 가장자리가 5개로 말게 갈라지며 열편에 톱니가 있다.

꽃은 일가화로서 6월부터 서리가 내릴 때까지 계속 피고 황색이며 엽액에 1개씩 달리고 수꽃은 화편이 길며 꽃받침통이 얕고 열편의 기부가 화관에 붙어 있으며 암꽃은 화경이 짧고 밑부분에 긴 자방이 있으며 꽃받침열편이 다소 잎같이 된다.

열매는 크고 많은 변종變種이 있으며 모양과 빛깔도 변종에 따라 다르고 많은 종자가 들어 있으며 종자는 편평하고 맛이 좋다. 열매를 식용으로 한다.

● 약효와 사용방법

촌충구제 – 종자의 분말 1회 10~15g을 공복 시에 그대로 복용한다.

종기 · 부스럼 – 꼭지의 분말을 참기름으로 연고상태가 되도록 개어 바른다.

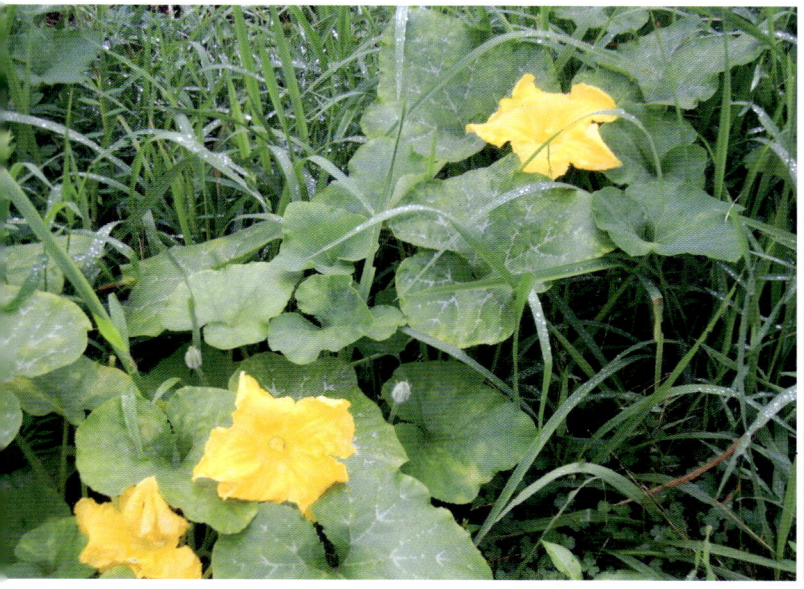

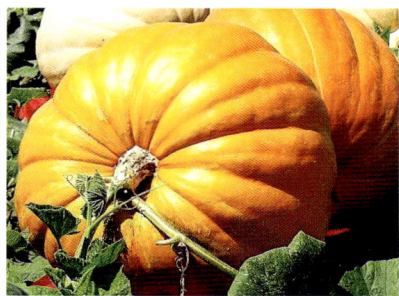

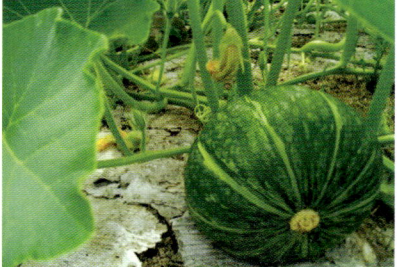

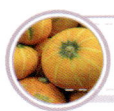 # 여러 가지 호박들

• 애호박

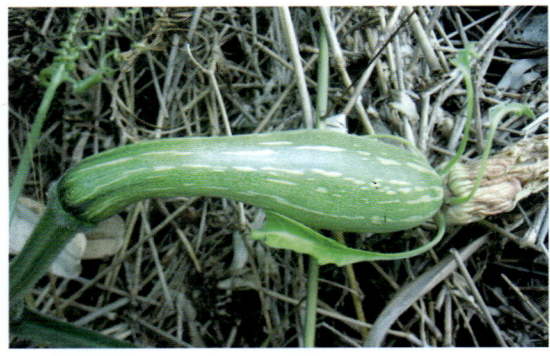 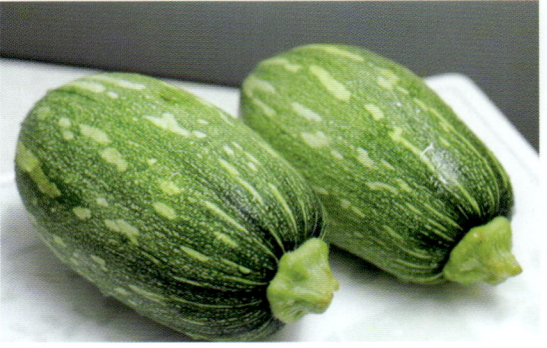

• 주키니 호박

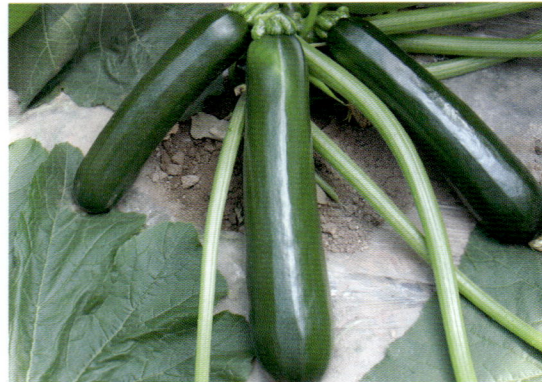 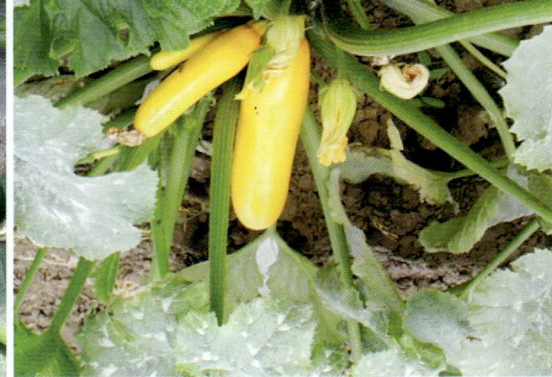

• 단호박

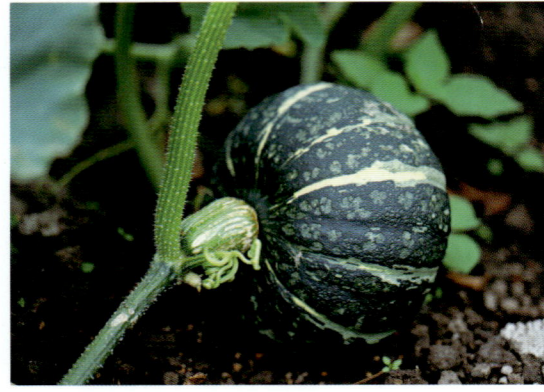 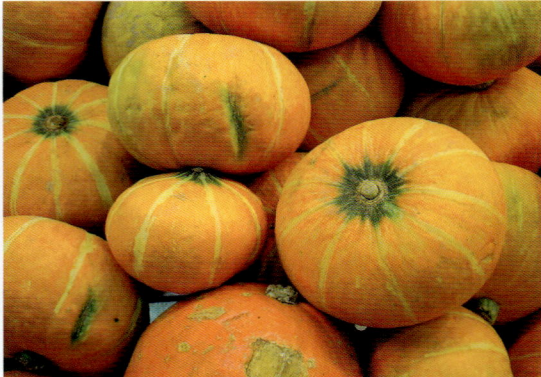

메밀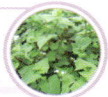

학명 Fagopyrum esculentum MOENCH   분류 쌍떡잎식물 • 마디풀과

중앙아시아에서 들어온 1년생 식용작물로서 원줄기는 가지가 갈라지고 높이가 40~70cm
로서 속이 비어 있으며 연한 녹색이지만 흔히 붉은 빛이 돈다. 잎은 호생하고 엽병이 길며 끝
이 뾰족하고 양쪽 기부 열편의 끝도 뾰족하며 소상의 탁엽은 막질이고 매우 짧다.
꽃은 7~10월에 피며 총상화서는 엽액과 가지 끝에서 나오고 소화경 밑에 소포가 있다. 화피
는 백색이거나 붉은 빛이 돌며 깊게 5개로 갈라진다. 수과는 예리하게 세모진 난형이고 흑갈
색으로 익으면 종자 속의 자엽이 나선상螺旋狀으로 굽는다. 전분은 국수의 원료로 이용되고
한명은 교맥蕎麥이다. 밀원蜜源 식물로서도 중요하다.

• 약효와 사용방법

종기 · 부스럼 – 메밀가루에 소금 소량을 넣어서 물로 반죽하여 환부에 직접 바른다.
세탁 · 세발 – 줄기잎을 불에 태워, 재를 물에 뿌려 회즙을 만들어 사용한다.

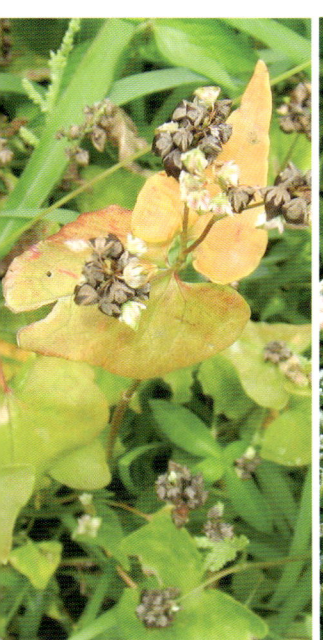
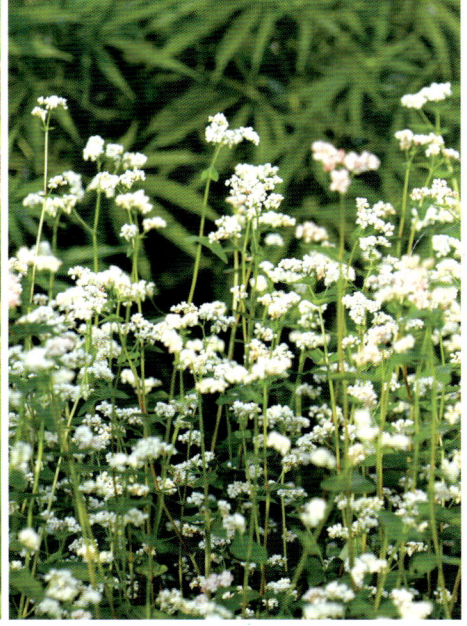
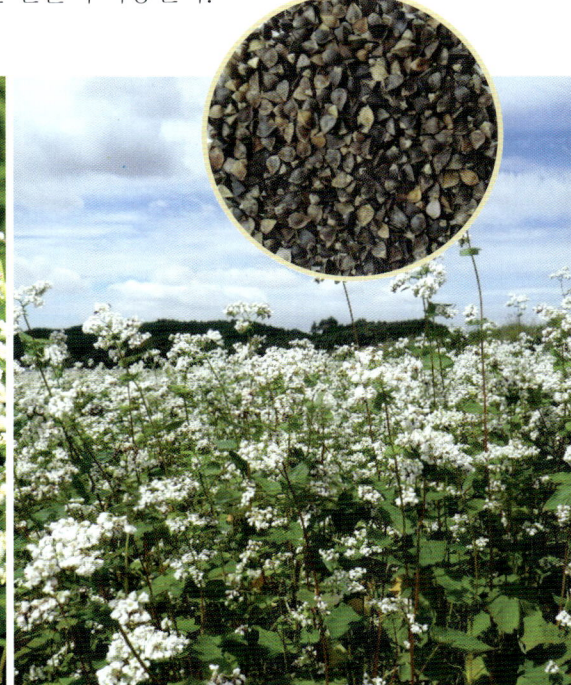

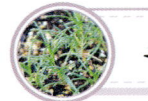

수송나물

학명 Salsola komarovi ILJIN　분류 속씨식물문 〉 쌍떡잎식물강 〉 명아주과

해안 모래땅에서 자라는 1년초로서 높이가 10~40cm이고 털이 없으며 밑에서 가지가 많이 갈라져서 비스듬히 자란다. 잎은 호생하고 육질이며 끝이 뾰족하며 연하지만 나중에는 줄기와 더불어 딱딱해진다. 꽃은 7~8월에 피고 연한 녹색이며 엽액에 1개씩 달리고 밑부분에 2개의 소포가 있으며 꽃받침은 5개로 갈라졌고 얇다. 수술은 5개이고 꽃받침보다 짧으며 꽃밥은 흑색이고 암술은 1개이며 자방은 난형이고 끝부분의 암술대가 깊게 2개로 갈라진다. 포과胞果는 연골질軟骨質의 꽃받침으로 싸여 있으며 암술대가 남아 있고 1개의 종자가 들어있고 배胚는 나선형이다. 어린 순을 나물로 하지만 자라면 딱딱해진다.

● 약효와 사용방법

고혈압 – 산채 요리로서 먹는데 건조품은 잘게 썰어져 있고, 채소로서 수송나물이 없을 때에는 달여서 마신다.

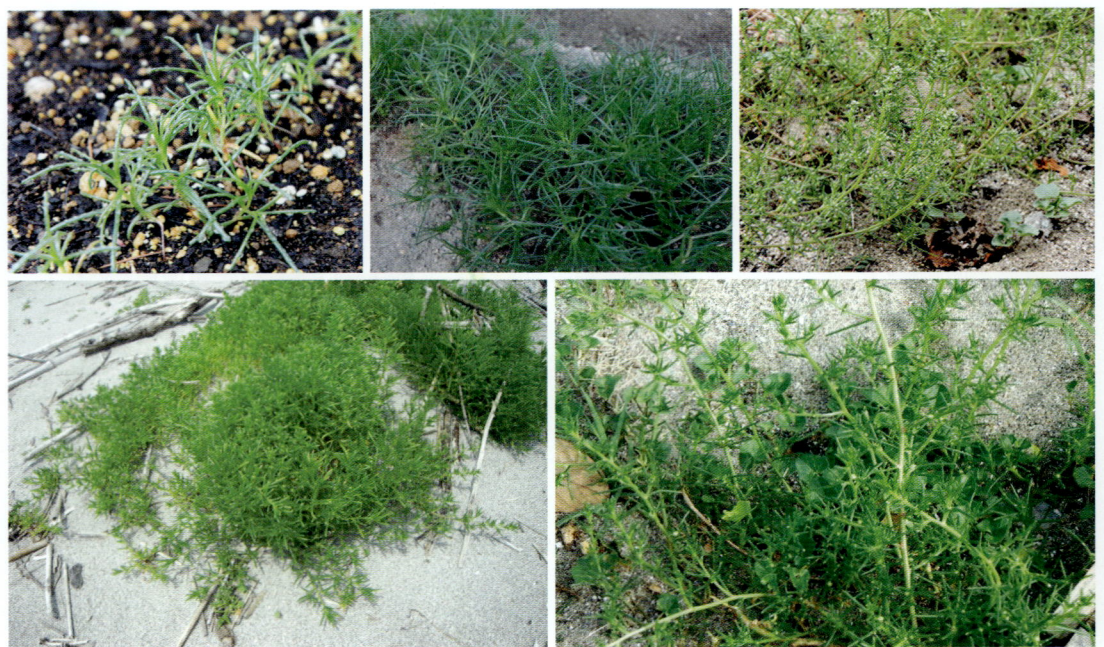

달래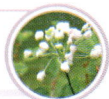

학명 Allium monanthum MAX. 분류 속씨식물문 〉 외떡잎식물강 〉 백합과

들에서 자라는 다년초로서 높이가 5~12cm이다. 인경鱗莖은 길이가 6~10mm로서 외피가 두껍고 파상으로 꾸불꾸불해지는 횡세포橫細胞로 된다. 잎은 1~2개이며 선형 또는 넓은 선형이고 단면이 초승달 모양이다. 꽃은 4월에 피고 1~2개가 달리며 짧은 화경이 있고 길이는 4~5mm로서 백색이거나 붉은 빛이 돈다. 포는 얇은 막질이며 길이는 6~7mm로서 갈라지지 않는다. 꽃잎은 6개이고 암술머리는 3개이다. 열매는 삭과로서 둥글다. 인경과 더불어 연한 부분을 식용으로 한다.

● 약효와 사용방법

독충에 물려서 가려울 때 – 비늘줄기를 으깨어 그 즙을 바른다.
종기·부스럼의 통증 – 비늘줄기, 잎을 곁들인 전초를 금망의 위에서 까맣게 태워 분말로 해서 참기름으로 개어 환부에 바른다.

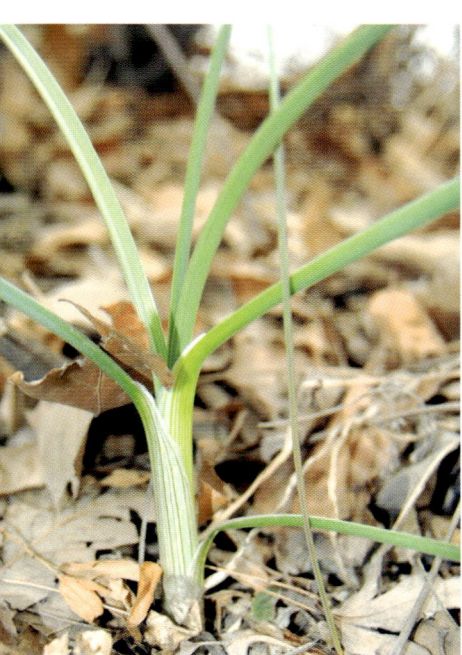
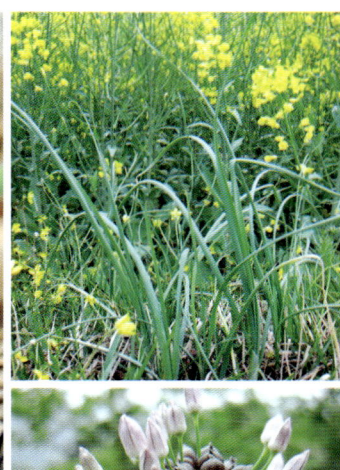
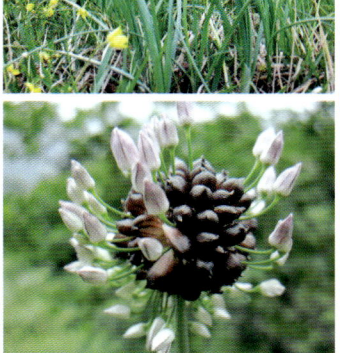
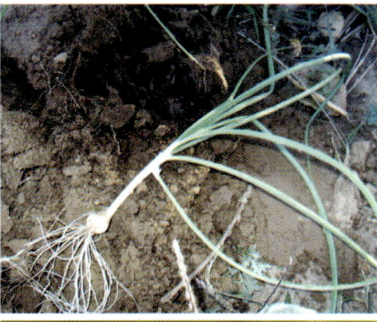
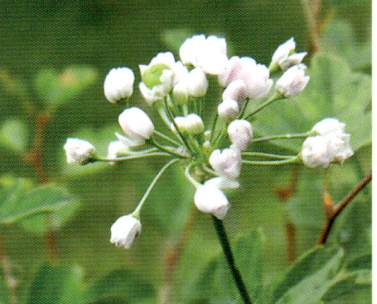

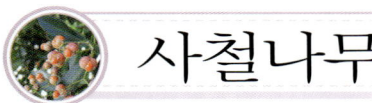

사철나무

학명 Euonymus japonica Thunb.   분류 현화식물문 〉 쌍떡잎식물강 〉 노박덩굴과

황해도 이남 바닷가에서 자라지만 흔히 재식하고 있는 상록수목으로서 높이가 3m에 달하며 소지는 녹색이고 털이 없다. 잎은 대생하며 혁질革質이고 표면은 짙은 녹색이고 윤기가 있으며 뒷면은 황록색이고 털이 없으며 둔한 톱니가 있다. 꽃은 양성으로서 6~7월에 피며 연한 황록색이며 액생하는 취산화서에 달린다. 열매는 둥글고 10월에 적색으로 익으며 4개로 갈라져서 황적색 종의로 싸인 종자가 나온다. 종자는 백색이고 한쪽에 줄이 있다.

● 약효와 사용방법

월경불순 - 나무껍질을 1회에 2~6g, 물 300cc에서 반량이 되도록 달여 하루에 3회 복용한다.

이뇨 - 건조한 뿌리 1회 2~6g을 물 300cc에서 반량이 되도록 달여 복용한다.

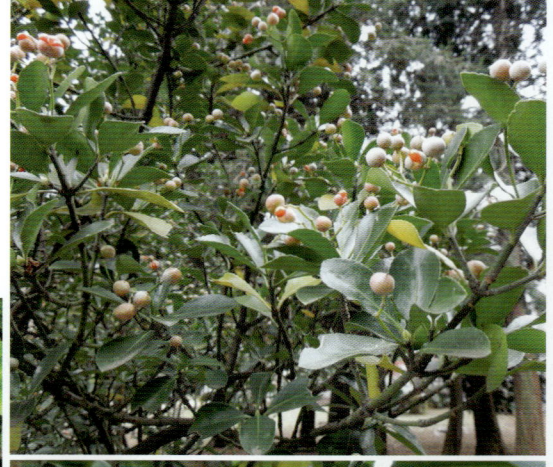

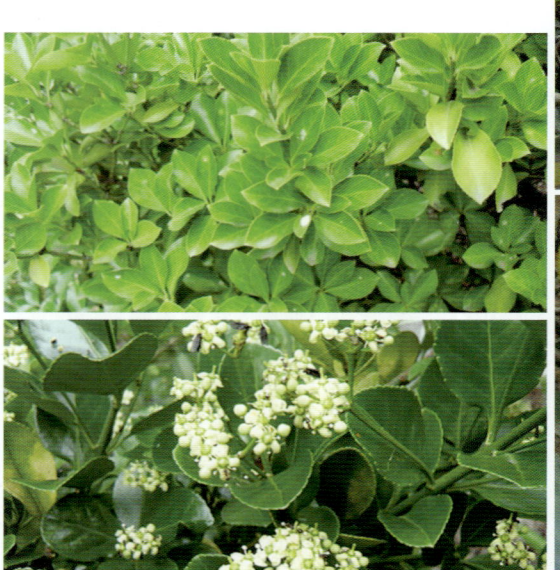

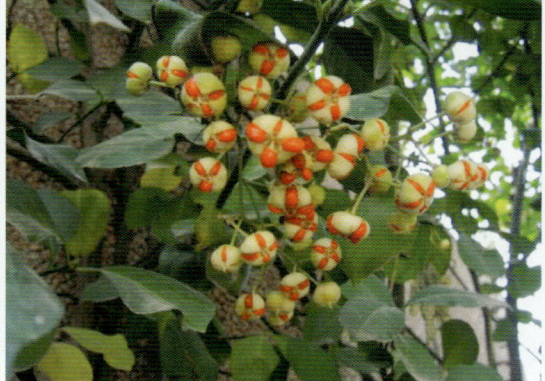

노루발풀

학명 Pyrola japonica Klenze ex Alef. 분류 속씨식물문 > 쌍떡잎식물강 > 노루발과

산야의 숲 속에서 자라는 상록 다년초로서 근경이 길게 옆으로 뻗는다. 잎은 1~8개가 밑부분에서 총생하고 흔히 엽병과 더불어 자줏빛이 돌고 표면은 엽맥부가 연한 녹색이며 가장자리에 낮은 톱니가 약간 있다.

화경은 능선이 있으며 1~2개의 인엽이 달리고 윗부분에 5~12개의 꽃이 달리며 백색이다. 포는 끝이 뾰족하며 소화편보다 길거나 같다. 삭과는 편평한 구형이며 5개로 갈라진다. 줄기와 잎을 이뇨제로 사용하고 생즙을 독충에 쏘였을 때 바른다.

● 약효와 사용방법

각기脚氣와 부었을 때의 이뇨 – 하루 양 10g을 물 400cc에 넣어 1/3의 양이 될 때까지 달여 3회에 나누어 복용한다.

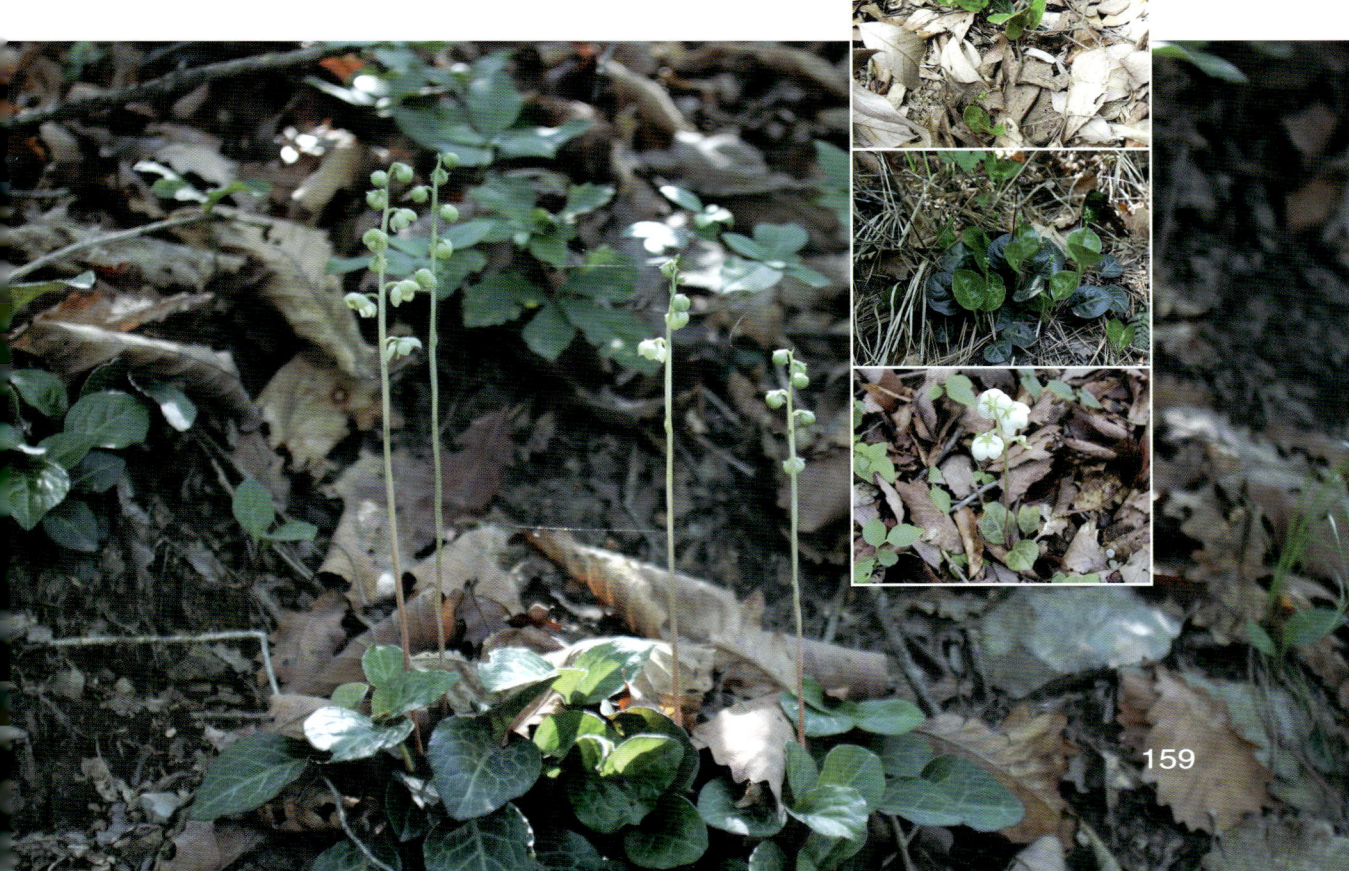

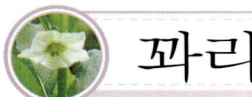

꽈리

학명 Physalis alkekengi var. francheti MASTERS HORT. 분류 현화식물 〉쌍떡잎식물강 〉가지과

집 근처에서 자라고 흔히 심기도 하는 다년초로서 높이가 40~90cm이며 털이 없고 지하경이 길게 뻗어 번식한다. 잎은 호생하지만 한 군데에서 2개씩 나오며 그 틈에서 꽃이 피고 엽병이 있으며 가장자리에 결각상의 톱니가 있다.

꽃은 1개씩 달리며 꽃받침은 짧은 통형筒形이며 끝이 얕게 5개로 갈라지고 가장자리에 털이 있다. 화관은 약간 누른빛이 돌며 가장자리가 5개로 약간 갈라지고 꽃이 핀 다음 꽃받침은 난형으로 되며 열매를 완전히 둘러싸고 익으면 적색으로 된다.

열매는 장과漿果로서 둥글며 적색으로 익고, 먹을 수 있다. 뿌리와 열매를 약용으로 한다.

• 약효와 사용방법

기침 · 해열 · 이뇨 – 하루 양으로서 건조한 전초 3~10g, 물 300cc에서 반량이 되도록 달여서 3회에 나누어 복용한다.

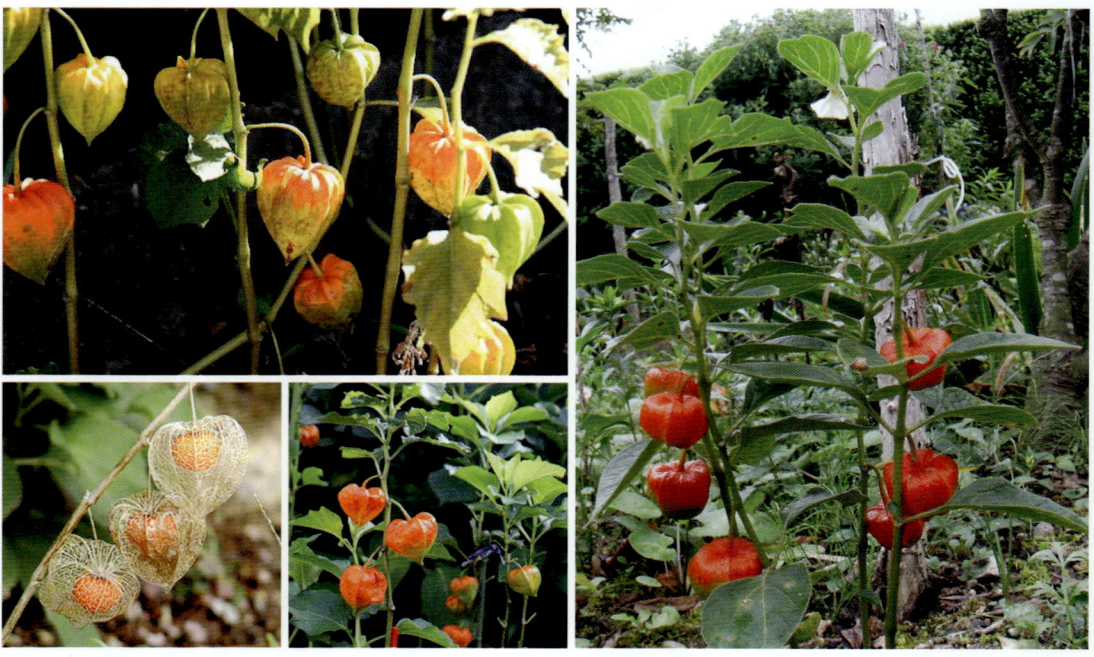

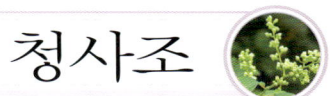
안면도의 솔밭 근처에서 자라는 만경식물로서 옆으로 비스듬히 엉키고, 가지는 먹칠을 한 듯이 점은 자녹색이 돌며 털이 없다. 잎은 호생하고 표면은 짙은 녹색이고 뒷면은 흰빛이 돌며 맥 위에 갈색털이 있고 끝이 다소 뾰족하며 가장자리가 밋밋하고 밑부분이 둥글며 윤기가 있고 엽병은 길이가 1~2cm이다.

원추화서는 가지 끝에 달리며 여름철에 많은 녹백색 꽃이 핀다. 핵과核果는 녹색바탕에 붉은 빛이 돌며 흑색으로 익는다. 기본종은 청사조라 하며 군산·수원 등지에서 자라고, '먹년출'이라고도 하는데, 이는 먹칠을 한 듯한 덩굴이라는 뜻인 듯하다.

• 약효와 사용방법

해열·이뇨·해독·류머티즘의 요통 – 하루 양 6~12g을 물 400cc에서 1/3 양이 되도록 달여 3회에 나누어 복용한다.

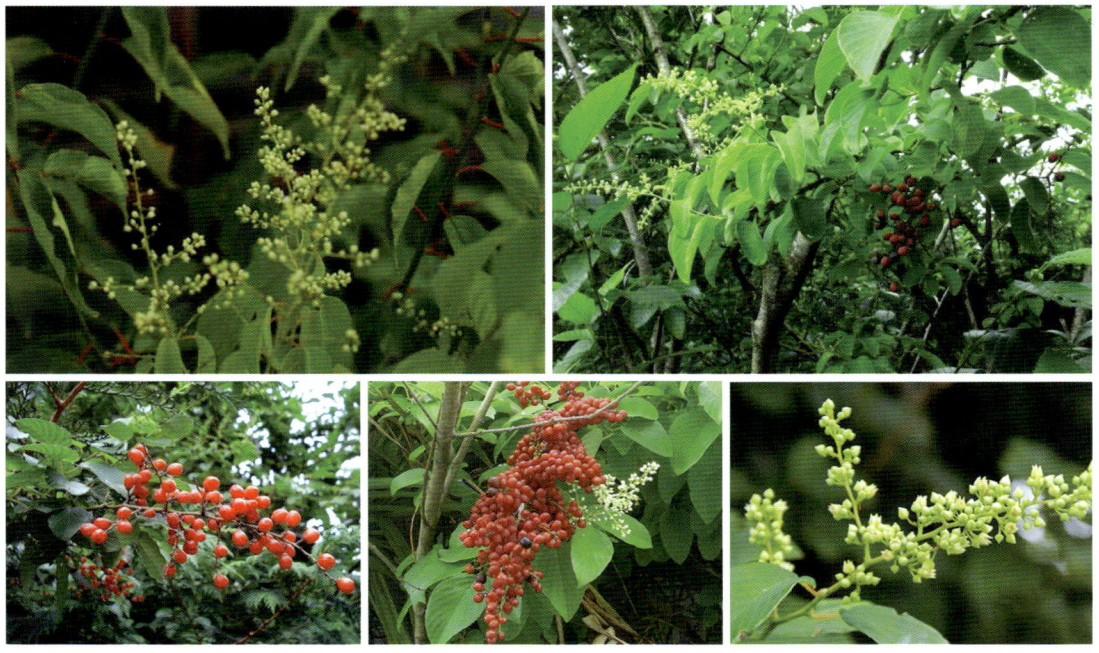

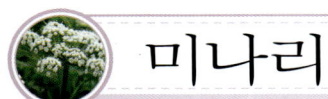 # 미나리

학명 Oenanthe javanica (BL.) DC. 분류 속씨식물문 〉쌍떡잎식물강 〉미나리과

습지 또는 냇가에서 자라는 다년초로서 흔히 논밭에 재배하기도 하며 높이가 30cm에 달하고 털이 없으며 밑에서 가지가 갈라져 옆으로 퍼지고 원줄기에 능각稜角이 있으며 가을철에 가는 가지의 마디에서 뿌리가 내려 번식한다. 잎은 호생하고 근생엽과 더불어 긴 엽병이 있으나 위로 올라가면서 점차 짧아지며 1~2회 우상복엽이며, 소엽은 난형이고 톱니가 있다.

복산형화서複率形花序는 7~9월에 원줄기 끝 부근에서 잎과 대생하며 5~15개의 소산경으로 갈라지고 각각 10~25개의 백색꽃이 달린다. 연한 부분을 채소로 하고 생엽은 간염에 사용한다. 정소엽頂小葉이 잘게 갈라지는 것을 개미나리라고 하며 제주도에 자란다.

● 약효와 사용방법

신경통 · 류머티즘 – 삶아서 나물 반찬을 해서 먹는 것이 좋다.
소아의 해열 – 생즙 2~4cc 정도를 1회에 마시면 좋다.

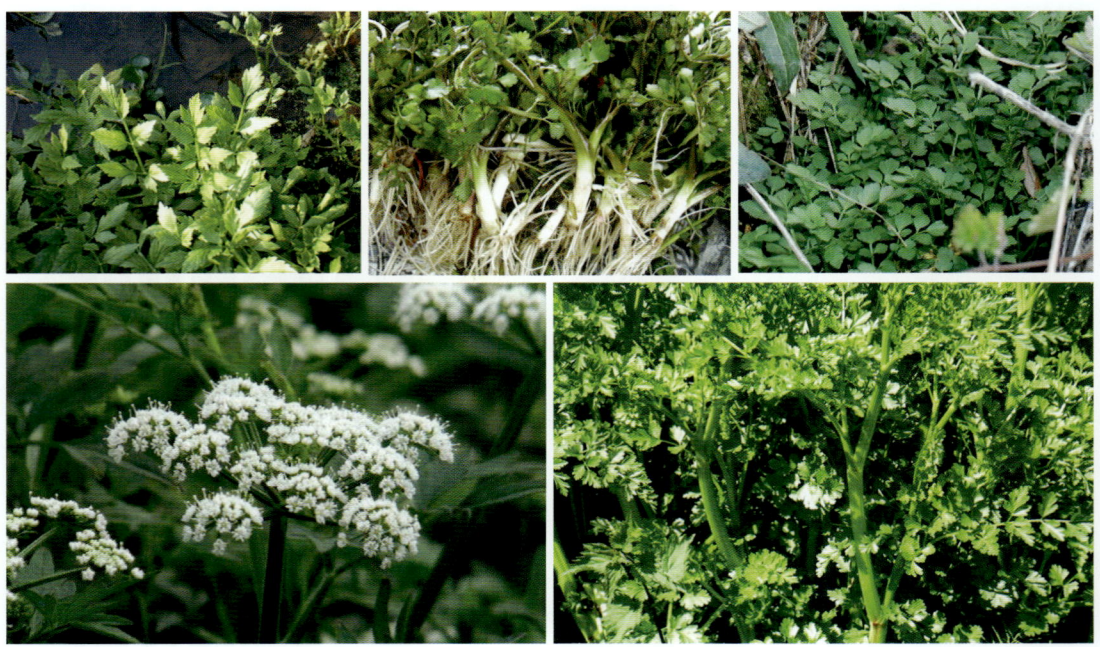

수박

학명 Citrullus vulgaris SCHRAD. 분류 속씨식물문 > 쌍떡잎식물강 > 박과

아프리카 원산의 1년생 덩굴식물로서 재배하고 있으며 원줄기가 지상으로 뻗으면서 가지가 갈라지고 전체에 백색 털이 있으며 마디에 덩굴손이 있다. 잎은 엽병이 있고 우상으로 깊게 갈라지고 열편은 3~4쌍이며 녹백색이고 불규칙한 톱니가 있다. 꽃은 일가화로서 5~6월에 피며 연한 황색이고 화관은 꽃받침과 더불어 5개씩 갈라지며 수꽃은 3개의 수술이 있고 암꽃은 1개의 암술이 있으며 암술머리가 3개로 갈라진다. 장과漿果는 원형 또는 타원형이고 겉의 색이 여러 가지이며 과육은 수분이 많고 달며 보통 적색이지만 황색 또는 백색인 것도 있다. 종자는 난형이고 길이가 흑갈색이며 500개 정도 들어 있지만 3부체인 것은 전혀 없다.

● 약효와 사용방법

급·만성 신장염의 부기·부종 −잘 익은 수박의 빨간 과육에서 과즙을 짜내어 흙냄비 등에 넣어 약한 불에서 바짝 졸여 물엿 상태로 된 서과당西瓜糖을 이용한다. 1회 찻숟갈로 2개씩 하루에 3회 복용한다. 서과당은 건조한 병에 보관한다.

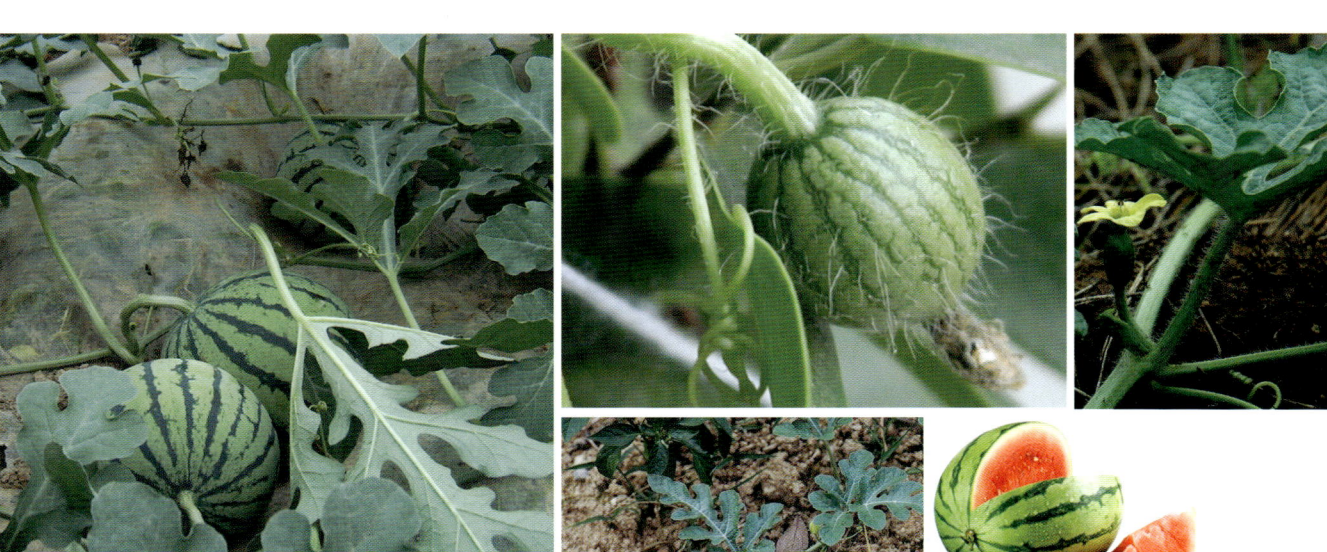

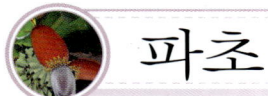

파초

학명 Musa basjoo SIEB　분류 속씨식물문 〉 외떡잎식물강 〉 파초과

중국 원산의 관엽식물로서 남부지방에서는 뜰에서도 월동이 된다. 근경은 크고 옆에서 작은 괴경이 생겨 번식하며 근경 끝에서 돋은 잎은 서로 감싸면서 원줄기처럼 자라고 높이가 5m, 지름은 20cm에 이른다. 잎은 처음에는 말려서 나와 사방으로 퍼지며 길이는 2m로서 밝은 녹색이고 측맥이 평행하다. 꽃은 길이가 6∼7cm이며 여름철에 잎 속에서 화경이 자라고 잎 같은 포 안에 15개 정도의 꽃이 2줄로 달리며 꽃이 피면 포가 떨어진다.

화서는 점점 자라면서 밑부분에 암꽃과 수꽃이 같이 피고 윗부분에는 수꽃만 달린다. 자방은 하위이며 녹색이고 화피는 황백색이며 상하 2쪽으로 되고 윗부분은 외화피 3개와 내화피 2개가 합쳐져서 5개의 돌기로 되며 밑부분의 것은 내화피 1개가 주머니처럼 되고 그 속에 꿀이 들어 있다. 수술은 5개이며 암꽃에 꽃밥이 없고 암술대도 암꽃의 것만이 발달한다.

● 약효와 사용방법

이뇨 – 건조한 잎을 1회 2∼5g, 물 300cc에 넣고 반량이 되도록 달여 복용한다.

해열 – 뿌리줄기를 1회 3∼4g, 물 300cc에 넣고 반량이 될 때까지 달여 복용한다.

상처의 지혈 – 생잎의 즙을 상처에 바른다.

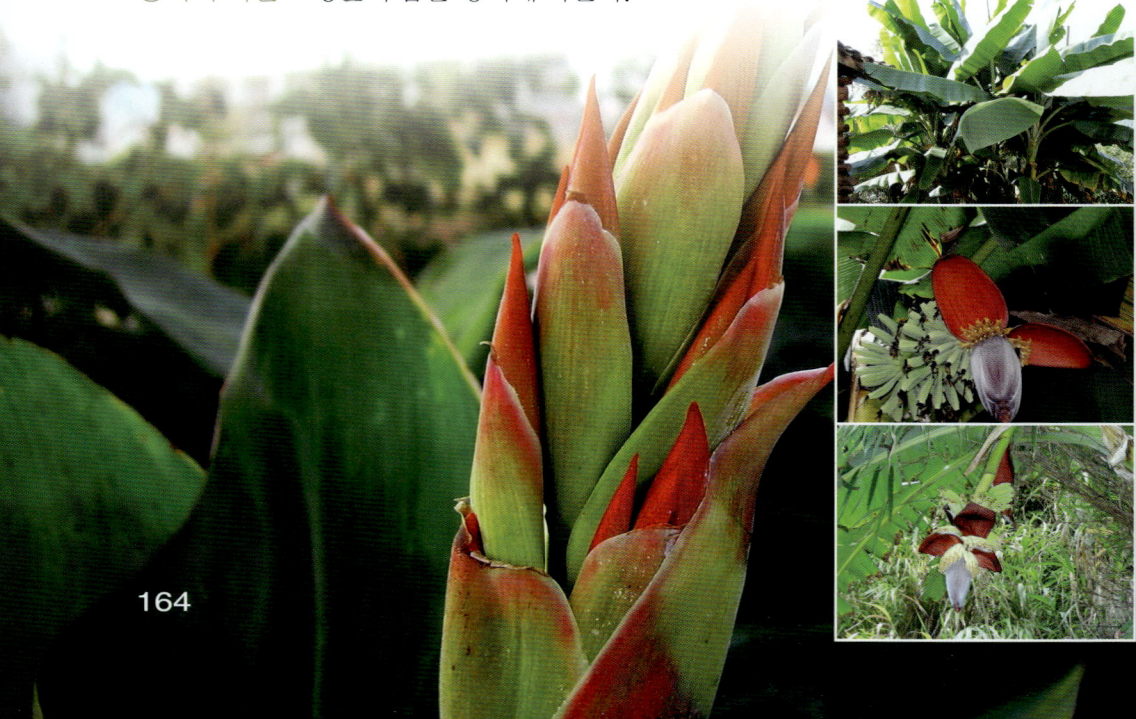

초종용

학명 Orobanche coerulescens Stephan　분류 피자식물문 〉 쌍떡잎식물강 〉 열당과

바닷가 모래땅에서 자라는 사철쑥에 기생하고 연한 자줏빛이 돌며 근경은 굵고 육질인 잔뿌리로 기주寄主의 뿌리에 붙으며 원줄기는 가지가 없고 굵으며 높이 10~30cm로서 인엽鱗葉이 있다. 인엽은 윗부분이 좁으며 원줄기와 더불어 백색이고 긴 털이 드문드문 있다.

꽃은 5~6월에 피며 연한 자주색이고 원줄기 끝에 빽빽하게 달리며 포는 윗부분이 가늘다. 꽃받침은 막질로서 꽃 길이의 1/2 정도이며 5개로 갈라지고 화관의 상순은 나비가 넓으며 하순은 3개로 갈라지며 가장자리가 파상波狀이다.

삭과는 좁은 타원형이며 길이가 1mm 정도이다. 원줄기를 신장약으로 사용한다.

● 약효와 사용방법

강장 – 5~10g을 하루 양으로 해서 물 400cc에 넣고 반량이 되도록 달여 3회에 나누어 복용한다. 또 열당주로서 열당 100g, 정제 설탕 50~80g을 35도의 소주 1.8ℓ에 담가 1~2개월 동안 차고 어두운 곳에 두었다가 천으로 걸러, 1회 양 40cc 내에서 취침 전에 마신다.

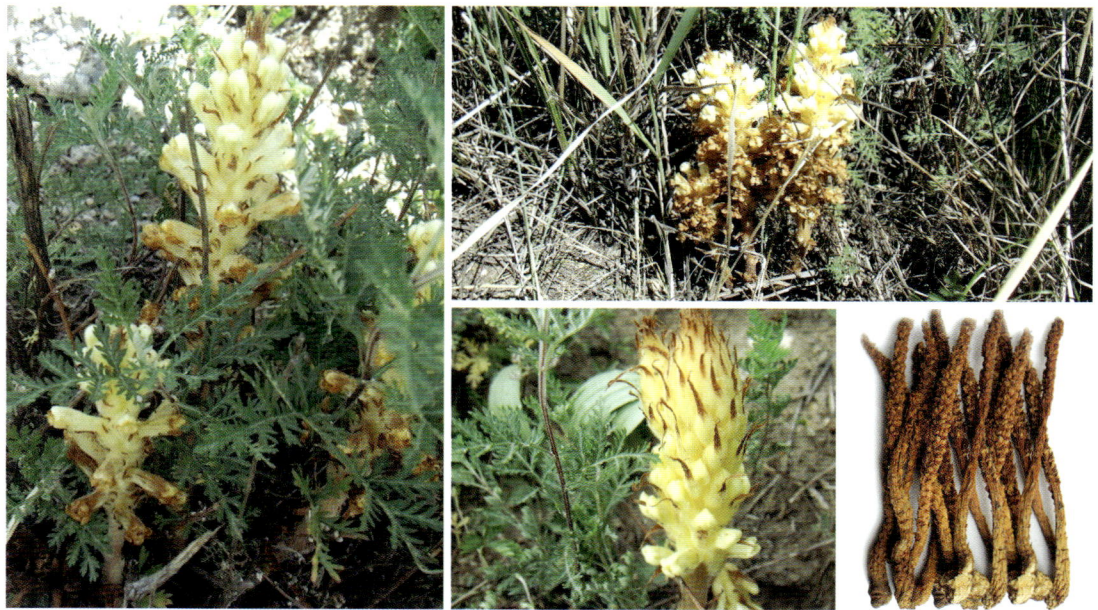

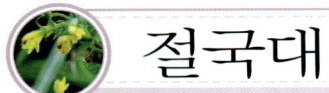

절국대

학명 Siphonostegia chinensis Benth. 분류 피자식물문 〉 쌍떡잎식물강 〉 현삼과

햇볕이 잘 쬐는 풀밭에서 자라는 반 기생 1년초로서 높이가 30~60cm이고 곧추자란다. 잎은 대생하며 우상으로 3개로 갈라지며 열편에는 톱니가 있다. 꽃은 7~8월에 피며 황색이고 엽액에 1개씩 옆을 향해 달려서 수상穗狀으로 되며 꽃받침통은 통형筒形이고 튀어나온 맥이 있으며 소포가 짧다.

꽃받침잎은 5개이고 화관은 순형脣形이고 정열편은 겉에 긴 털이 있으며 첫째 열편은 안쪽에 털이 없고 2개의 주름살이 돌출한다. 삭과는 피침형으로서 꽃받침 안에 들어 있으며 꽃받침과 길이가 같고 종자는 길이가 1/2mm 정도이다. 전초를 산후 지혈 · 이뇨 및 수종에 사용한다.

● 약효와 사용방법

이뇨 – 1회 2~4g을 물 300cc에 넣고 1/2이 되도록 달여 복용한다.

황달 – 하루 양 10~15g을 물 400cc에 넣고 1/2이 될 때까지 달여 3회에 나누어 복용한다.

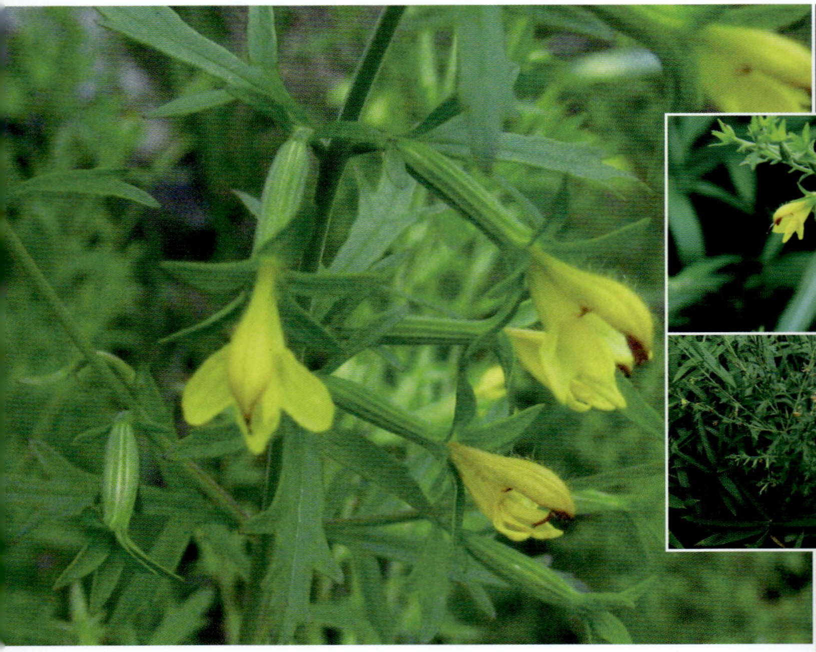

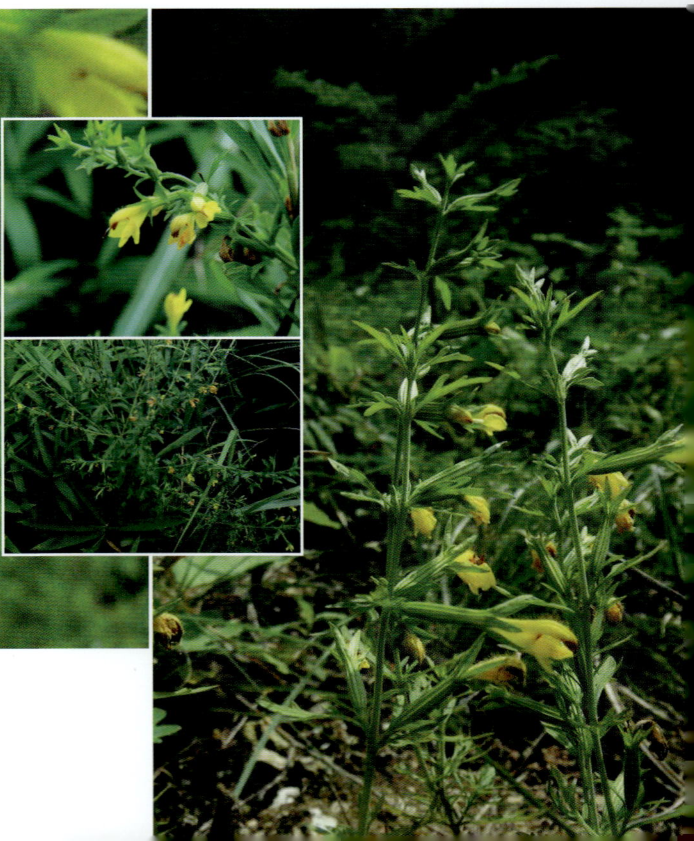

지치

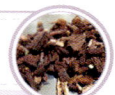

학명 Lithospermum erythrorhizon S, et Z.　분류 속씨식물문 〉 쌍떡잎식물강 〉 지치과

산야의 풀밭에서 자라는 다년초로서 높이가 30~70cm이고 곧추자라며 뿌리가 땅 속 깊이 들어가고 굵으며 자주색이고 원줄기는 가지가 갈라지며 잎과 더불어 털이 많다.

잎은 호생하고 양끝이 좁으며 밑부분이 좁아져서 엽병처럼 된다. 꽃은 5~6월에 피고 백색으로서 수상화서에 달리며 잎 모양의 포가 있고 꽃받침잎은 5개로서 녹색이며 화관통부花冠筒部보다 길다. 화관은 후부喉部에 5개의 인편鱗片이 있고 분과는 회색이며 윤기가 있다.

뿌리를 자근 또는 자초라 하여 화상·동상·수포 등 일반 소독약으로 외용하고 자주색 염료로도 사용하며 민간에서 해열·이뇨 및 피임약으로도 사용한다.

• 약효와 사용방법

피부의 트러블·종기·부스럼의 배농排膿·화상·치질, 피부의 거칠어짐을 막는다 – 재료는 참기름 100g, 황랍黃蠟 38g, 돈지豚脂 2.5g, 당귀當歸 10g, 자근紫根 10g, 참기름을 냄비에 넣고 가열하여 황랍·돈지를 조심스럽게 넣고 자근과 당귀를 썰어서 넣는다. 기름이 자홍색이 되면 뜨거울 때 천에 걸러 찌꺼기를 버리고 식혀서 사용한다.

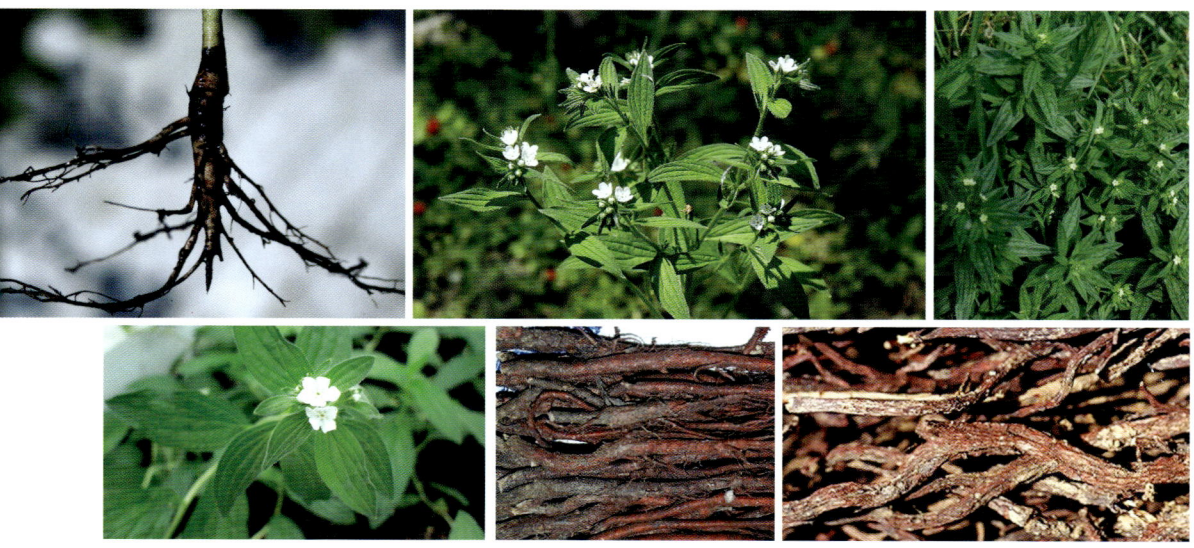

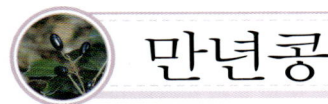

만년콩

학명 Euchresta japonica Hook. f.   분류 속씨식물문 〉쌍떡잎식물강 〉콩과

제주도 남쪽 계곡의 숲 속에서 자라는 상록소수목으로서 높이가 30~60cm이고 뿌리가 약간 굵으며 원줄기 밑부분이 비스듬히 눕고 밑부분에서 몇 개의 가지가 나온다.

잎은 호생하며 3개의 소엽으로 구성된다. 총상화서는 원줄기 끝에 달리고 봄철에 백색꽃이 피며 열매는 핵과처럼 되며 타원형이고 검은 남자색으로 익는다. 뿌리를 인후 팽창咽喉膨脹에 사용한다.

● 약효와 사용방법

편도염에 따른 목의 통증 – 1회 1~3g을 물 200cc에 넣고 반량까지 달여 내복하든지 달인 즙으로 양치질을 한다. 쓰기 때문에 1회 소량을 사용한다.

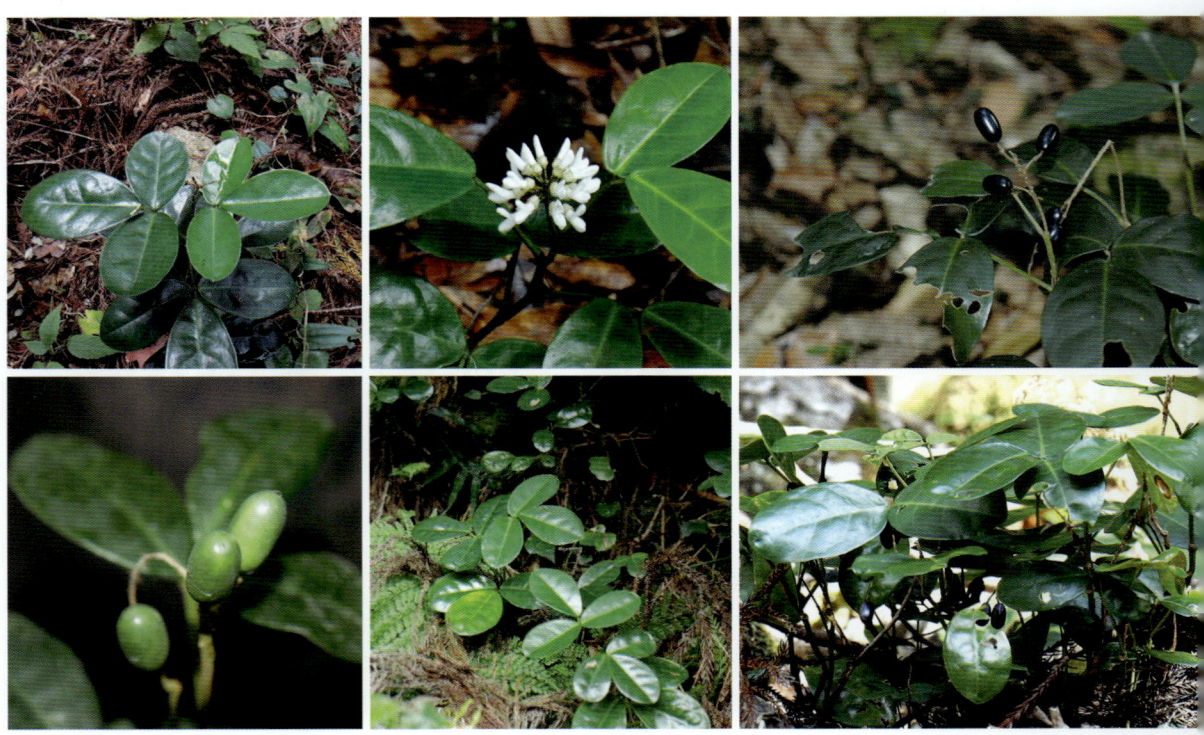

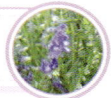
흔히 재배하고 있는 다년초로서 높이가 60cm에 달하며 전체에 털이 있고 원줄기는 네모가 지며 한 군데에서 여러 대가 나오고 가지가 많이 갈라진다. 잎은 대생하며 양끝이 좁고 가장 자리가 밋밋하며 엽병은 위로 올라갈수록 작아진다. 꽃은 7~8월에 피며 자줏빛이 돌고 원줄 기 끝과 가지 끝에 달리며 화서에 잎이 있고 각 엽액에 꽃이 1개씩 달린다.

꽃받침은 가장자리가 밋밋하고 2개로 갈라지며 뒤쪽에 돌기가 있다. 열매는 꽃받침 안에 들 어 있고 둥글다. 어린 순을 나물로 하고 뿌리는 소염성 해열제 및 지사제로 사용한다.

● 약효와 사용방법 – 혈압을 낮춰 주는 대표적인 한방약

삼황사심탕三黃瀉心湯 – 황금黃芩 : 소염해열약, 황련黃連 : 쓴 맛의 건위약, 대황大黃 : 설사제의 3가 지 생약에 황자가 붙기 때문에 삼황이라는 이름이 붙었다. 비교적 체력이 있고 변비에 자주 걸리며 고혈압증·어깨 결림·귀에서 소리가 나는 것, 코피·불면·불안 등에 대황·황금· 황련을 각 1g씩 물 120cc에 넣고 40cc가 될 때까지 바짝 졸여서 한꺼번에 다 마신다.

소시호탕小柴胡湯 – 감기의 말기에 미열이 계속될 때, 발열과 오한이 교차해 일어날 때, 식욕 부진·위염·구토·위가 허약한 것 등에 채호 7g, 반하 5g, 대조, 생강, 황금 각 3g, 인삼, 감 초 각 2g을 하루 양으로 해서 400cc의 물에 넣고 반량이 될 때까지 달여 하루 3회 복용한다.

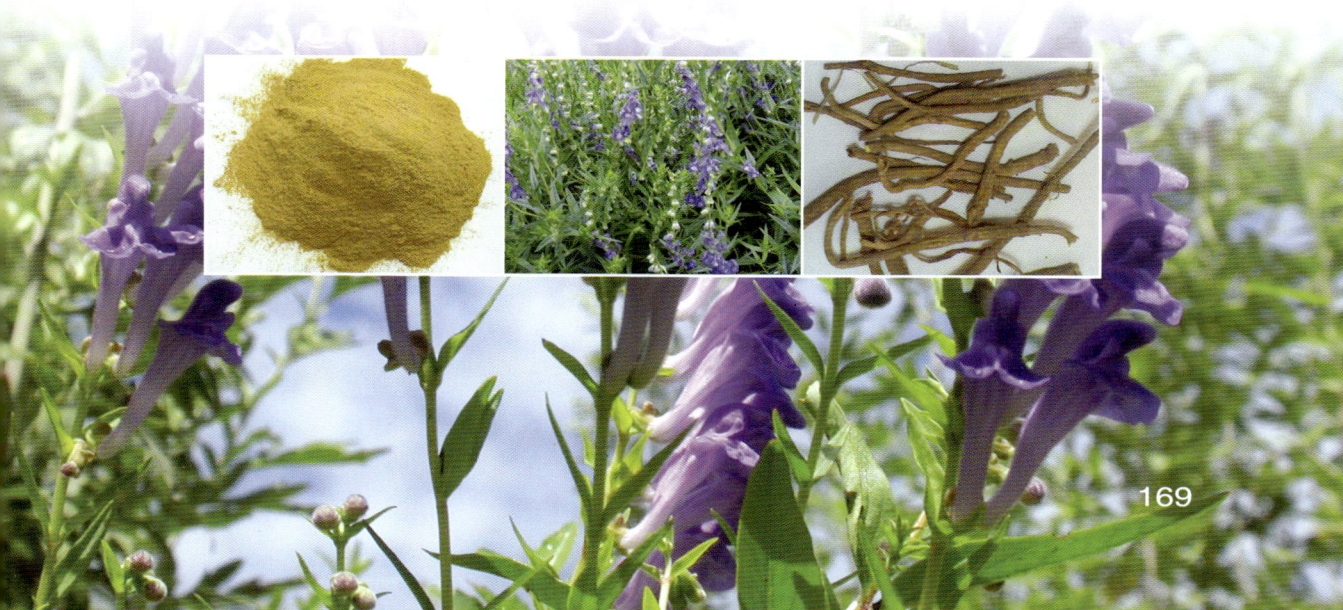

169

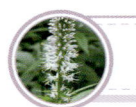

흰털냉초

학명 Veronicastrum sibiricum for.   분류 피자식물문 〉 쌍떡잎식물강 〉 현삼과

산지의 약간 습기가 있는 곳에서 자라는 다년초로서 높이가 50~90cm이고 총생한다. 잎은 3~8개씩 여러 층으로 윤생하며 엽병이 없고 끝이 뾰족하고 가장자리에 잔 톱니가 있다. 꽃은 7~8월에 피며 총상화서는 원줄기 끝에 달리고 밑에서부터 꽃이 피어 올라간다. 꽃받침은 5개로 깊게 갈라지며 열편 끝이 뾰족하고 화관은 통형이며 끝이 얕게 4개로 갈라지고 홍자색이며 화통 안쪽에 털이 밀생한다.

수술은 2개로서 길게 밖으로 나오고 수술대는 자주색이며 밑부분에 털이 있고 자방은 2실로서 중축 태좌中軸胎座에 많은 배주胚珠가 달리며 암술대는 수술대와 길이가 거의 같고 밖으로 길게 나오며 백색이며 털이 없다. 삭과는 끝이 뾰족하고 넓은 난형이며 밑부분에 꽃받침이 달려 있다. 전체에 털이 많고 잎의 나비가 보다 넓은 것을 털냉초, 백색꽃이 피는 것을 흰털냉초라고 한다. 어린 순을 나물로 하고 뿌리는 약용으로 한다.

● 약효와 사용방법

류머티즘 · 관절염 · 이뇨 – 하루 양으로서 10~15g을 물 400cc에 넣고 1/3 양이 될 때까지 달여 3회에 나누어 공복 시에 복용한다.

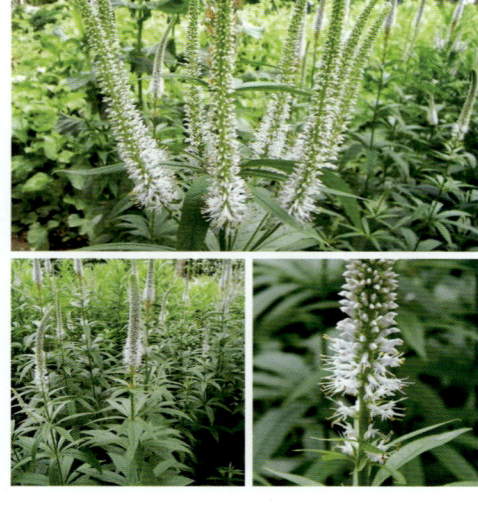

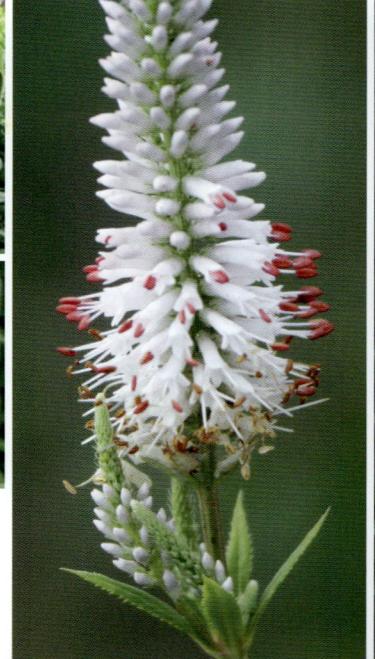

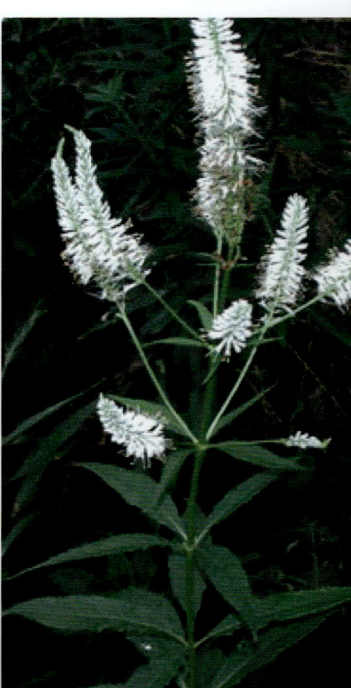

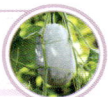

동아

학명 Benincasa hispida THUNB. 분류 속씨식물문 〉쌍떡잎식물강 〉박과

동남아시아 남부 오스트레일리아 · 인도 · 태평양에서 인도양에 이르기까지 넓게 퍼진 곳이 원산지, 열매는 긴 타원형체로 크다. 조생早生 동아라는 품종은 어렸을 때는 거의 둥근 모양이 지만 다 익으면 장원통상長圓筒狀이 된다. 동아의 과육은 통통하고 백색이며 수분이 많다. 중심부는 비어 있는데 과육에 끼어 있는 것처럼 6개의 줄이 있어서 여러 개의 종자가 붙어 있다. 종자는 편평한 난형으로 회백색, 주변이 돌출하여 벨벳처럼 된 것과 이것과는 달리 주변에 돌출된 부분이 없고 표면이 미끈미끈한 것도 있다. 두 개 모두 약효의 변화는 없고 씹으면 기름맛이 난다.

• 약효와 사용방법

소염 · 이뇨 · 완하緩下 − 종기가 생기고, 조금씩 부기가 있을 때, 하루 양으로서 동과자冬瓜子 3~12g을 물 400cc에 넣고 반량이 되도록 달여 3회에 나누어 복용한다.

한방 처방의 대황모단피탕大黃牡丹皮湯 − 대황 2g, 모단피 4g, 도인 4g, 동과자 6g, 망초 4g 으로 우선 대황 · 모단피 · 도인 · 동과자를 400cc의 물에 넣고 반량이 되도록 달여, 그것을 거르고 나서 망초를 넣어 녹여 이용한다. 변비에 잘 걸리고, 하복부를 압박하는 통증이 있을 때, 월경 불순 · 변비 · 치질 등에 이용하면 효과적이다.

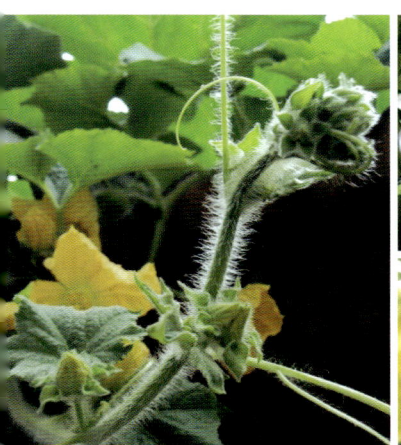
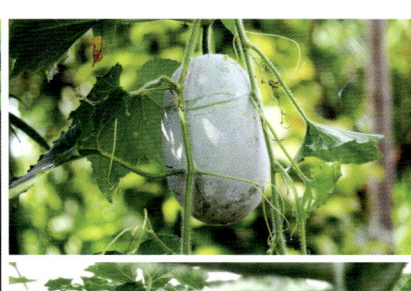
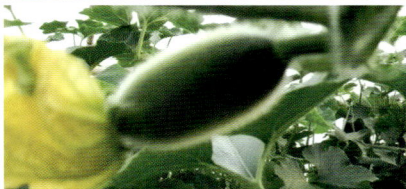
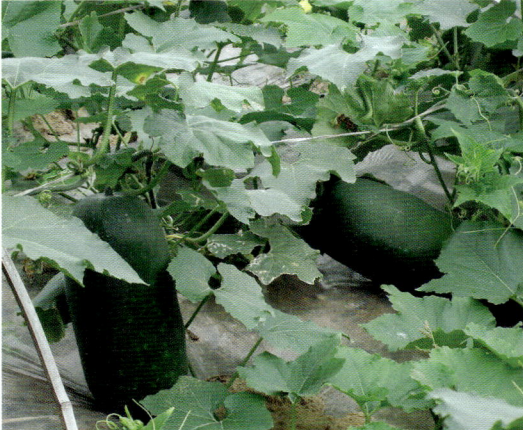

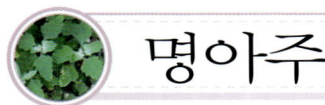

명아주

학명 Chenopodium album var. 분류 속씨식물문 〉 쌍떡잎식물강 〉 명아주과

곧추자라는 1년초로서 높이가 1m, 지름이 3cm에 달하고 녹색줄이 있다. 잎은 자생하며 엽병이 길고 가장자리에 톱니가 있으며 중심부 근처의 어린 잎에 붉은 빛이 도는 가루 같은 돌기가 있다. 6~7월에 가지 끝에서 수상화서가 발달하여 전체적으로 원추화서를 형성하고 많은 소지가 달린다. 꽃은 양성으로서 황록색이며 화경이 없고 소포도 없으며 꽃받침이 5개로 깊게 갈라지고 꽃잎은 없으며 5개의 수술과 자방에 2개의 암술대가 달려 있다.

포과는 꽃받침으로 싸여 있고 꾸부러진 배胚가 들어 있는 종자는 흑색 윤기가 있다. 민간에서 잎을 건위 및 강장제로 사용하거나 벌레 물린 데 사용한다. 기본종은 어린 잎이 적색으로 되지 않는 것으로서 흰명아주라고 하며 모두 어린 순을 식용으로 한다.

• 약효와 사용방법

치통 – 잎의 분말과 다시마 분말의 같은 양을 섞어 아픈 부분에 바른다. 잎을 달인 즙으로 양치질한다.

벌레에 물렸을 때 – 생잎의 즙을 바른다.

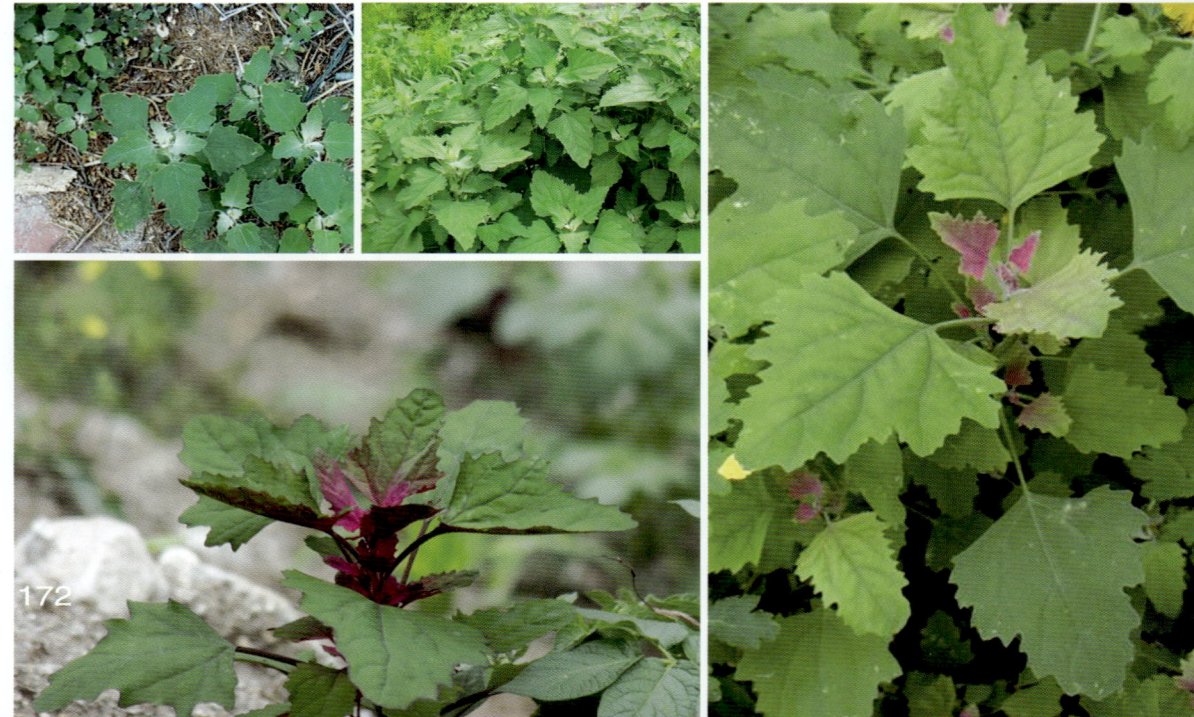

꿩의비름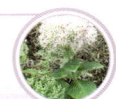

학명 Hylotelephium erythrostictum (Miq.) 분류 속씨식물문 〉 쌍떡잎식물강 〉 돌나물과

산지의 햇볕이 잘 쬐는 곳에서 자라는 다년초로서 원줄기는 분백색粉白色이 돌며 둥글고 곧추자라며 높이가 30~90cm이다. 잎은 대생 또는 호생하고 육질이며 가장자리에 뚜렷하지 않은 둔한 톱니가 있으며 밑부분이 좁아져서 짧은 엽병으로 흐르며 털이 없고 윗부분이 약간 오목해진다.

꽃은 8~9월에 피며 백색 바탕에 붉은 빛이 돌고 원줄기 끝의 산방상 취산화서에 많은 꽃이 달린다. 꽃받침잎은 5개이며 연한 녹색이고 꽃잎도 5개로서 백색 바탕에 붉은 빛이 돌고 꽃받침잎보다 3~4배 길다. 수술은 5개이고 꽃잎과 길이가 비슷하며 꽃밥은 자줏빛이 돌고 암술은 5개이며 붉은 빛이 돈다. 일본에서 잎을 부스럼약으로 사용한다.

• 약효와 사용방법

종기 · 부스럼 – 신선한 잎을 따내어, 불에 쬐이면말리면 부풀어 오르기 때문에 아래쪽의 표피를 벗겨 내고 환부에 대어 가볍게 붕대 등으로 눌러준다.

작은 찰과상 – 생잎즙을 바른다.

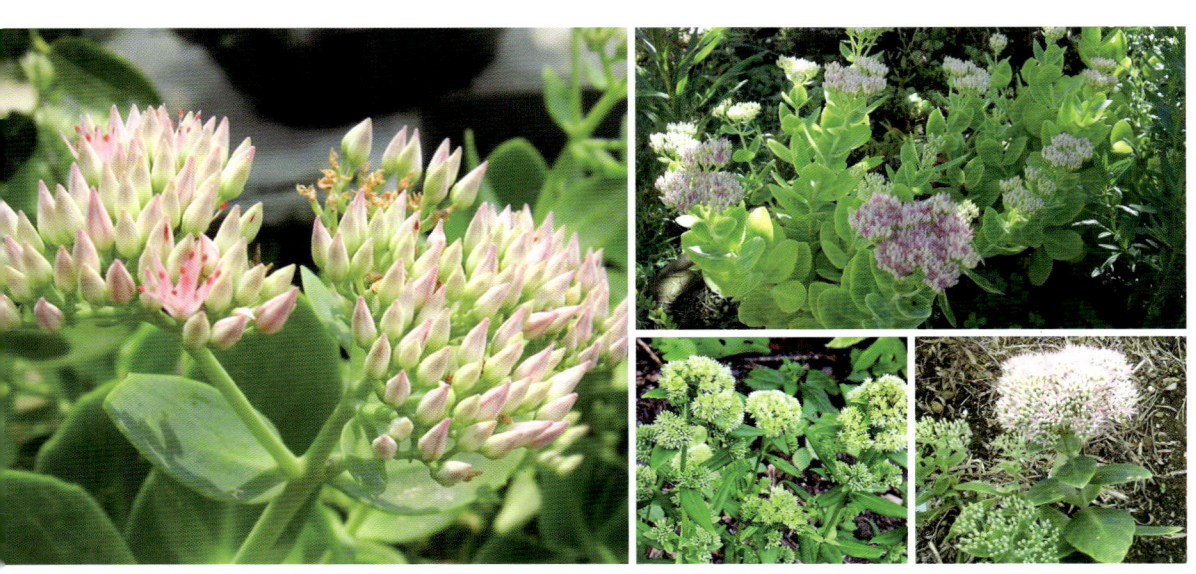

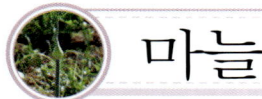

마늘

학명 Allium sativum for. pekinense MAKINO　분류 속씨식물문 〉 외떡잎식물강 〉 백합과

아시아 서부 원산이고 흔히 재배하는 다년초로서 강한 냄새가 난다. 인경은 연한 갈색의 껍질 같은 잎으로 싸여 있으며 안쪽에 5~6개의 소린경小鱗莖이 들어 있다. 화경은 높이가 60cm이고 3~4개의 잎이 호생하며 잎 부분이 엽소로 되어 서로 감싼다.

7월에 잎 속에서 화경이 나와 그 끝에 1개의 큰 산형화서가 달리고 총포는 길며 부리처럼 뾰족하다. 꽃은 흰 자줏빛이 돌고 꽃 사이에 많은 무성아가 달리며 화피열편花被裂片은 6개로서 화피보다 짧고 밑부분에 2개의 돌기가 있다.

인경을 식용으로 하거나 건위 · 이뇨 및 구충제로 사용한다.

• 약효와 사용방법

피로 회복, 건위 · 정장整腸 · 발한 · 냉증 － 마늘주를 만들어 복용한다. 마늘 250g을 껍질을 벗겨내어 듬성듬성 놓고 2~3쪽으로 잘라 정제 설탕 250g 소주 720㎖에 담근다. 2~3개월 후부터 마신다.

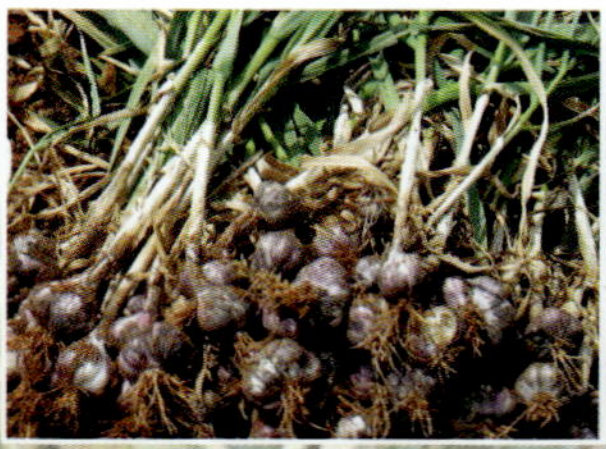

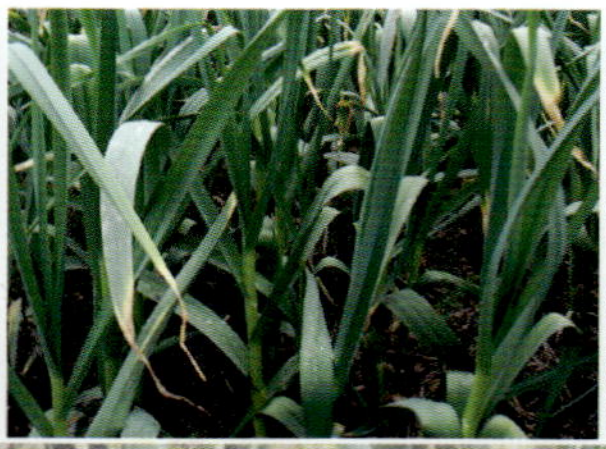

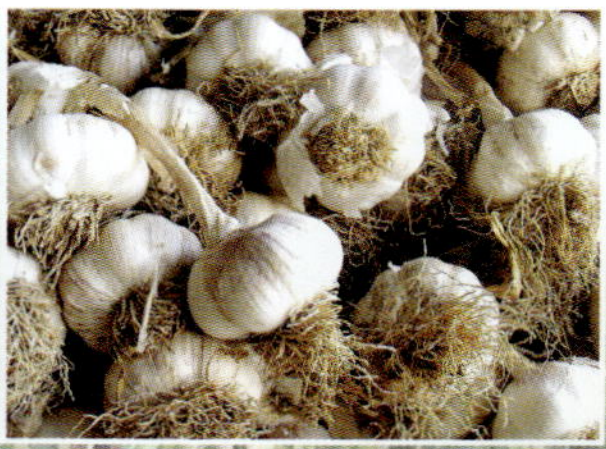

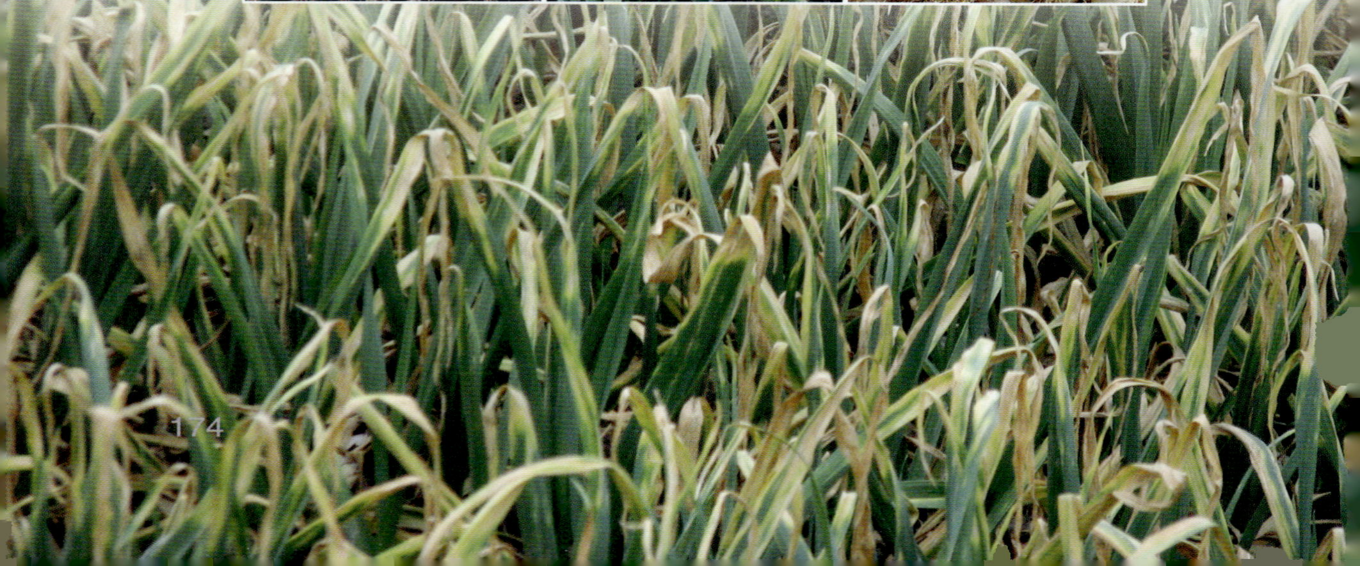

봉선화

학명 Impatiens balsamina L.　분류 속씨식물문 〉 쌍떡잎식물강 〉 봉선화과

인도 · 말레이시아 및 중국산의 1년초로서 관상용으로 재배하고 있으며 높이가 60cm에 달하고 털이 없으며 곧추자라고 육질이며 밑부분의 마디가 특히 두드러진다. 잎은 호생하고 엽병이 있으며 양끝이 좁고 가장자리에 톱니가 있으며 엽병에 소선小腺이 있다.

꽃은 7~8월에 피고 가지각색이며 2~3개씩 엽액에 달리고 화축花軸이 있어 밑으로 처지며 좌우로 넓은 꽃잎이 퍼져 있고 뒤에서 통상筒狀으로 된 거距가 밑으로 굽으며 수술은 5개이고 꽃밥이 서로 연결되어 있으며 자방에 털이 있다. 삭과는 털이 있으며 익으면 탄력적으로 터지면서 황갈색 종자가 튀어나온다.

• 약효와 사용방법

감기 - 건조시킨 및 1회 양 3~6g을 물 200cc에 넣어 반 정도의 양이 될 때까지 달여 복용한다.

종기 · 부스럼 - 생잎의 즙을 짜내어 바른다.

생선 · 고기의 중독 - 종자 1회 양 1.5~3g을 물 200cc에 넣어 반량이 될 때까지 달여 복용한다.

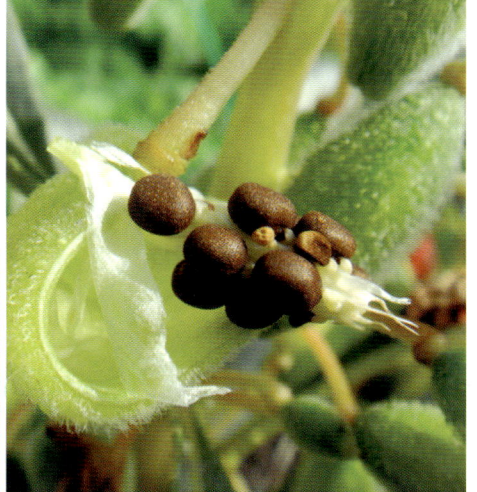

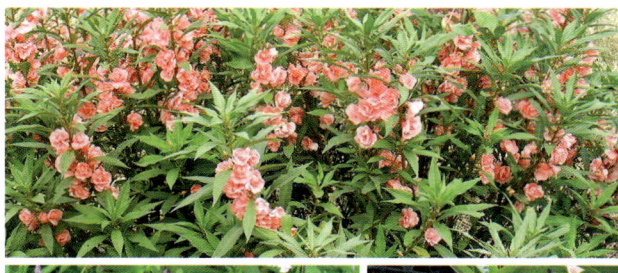

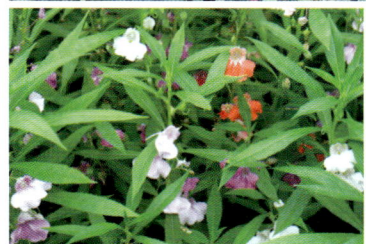

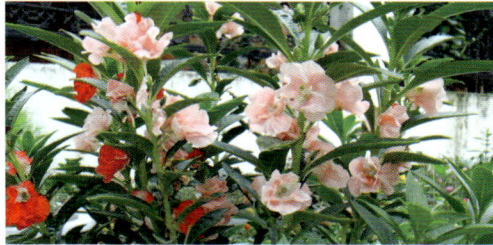

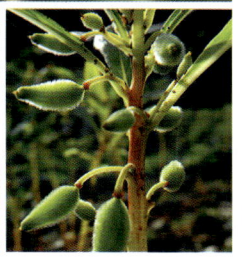

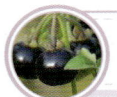

개꽈리 까마중

학명 Solanum nigrum L. var. nigrum   분류 피자식물문 〉쌍떡잎식물강 〉가지과

• 약효와 사용방법

종기 · 부스럼 – 열매를 포함한 줄기잎을 소량의 소금과 함께 섞어 비벼 문질러서 그 즙을 바른다.

해열 · 이뇨 – 잘 건조한 전초를 1회 양을 1.5~3g으로 해서 물 200cc에 넣어 1/2 양이 되도록 달여 복용한다.

피로회복 – 용발_{용발}주를 만들어 마신다. 뿌리를 포함해서 건조한 전초 100g을 정제 설탕 150g과 함께 35도의 소주 1.8ℓ에 담가 2~3개월 후에 천으로 걸러 1회 20~40cc씩, 밤에 자기 직전에 마신다.

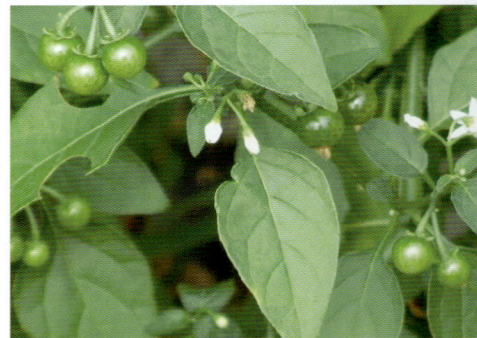

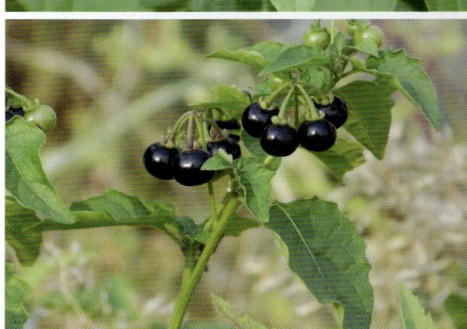

순채 순나물

학명 Brasenia schreberi J. F. GMEL.   분류 속씨식물문 〉쌍떡잎식물강 〉수련과

• 약효와 사용방법

종기 · 부스럼_{악성} – 생전초를 비벼서 나온 즙을 바른다.

해열 · 이뇨 – 하루 양으로서 건조한 전초 6~15g을 물 400cc에 넣어 1/3의 양이 될 때까지 달여 3회에 나누어 복용한다.

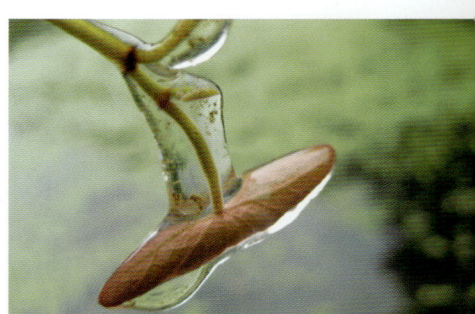

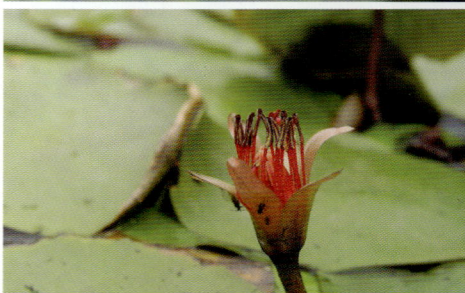

고추나물

학명 Hypericum erectum Thunb. 분류 속씨식물문 〉 쌍떡잎식물강 〉 물레나물과

약간 습기가 있는 곳에서 자라는 다년초로서 높이가 20~60cm이고 원줄기는 둥글며 곧추 자라고 가지가 갈라진다. 잎은 대생하고 서로 접근하여 원줄기를 얼싸안고 끝이 둔하고 길이 는 2~6cm, 나비는 7~30mm로서 흑색점이 있으며 가장자리가 밋밋하다.

키가 작고 밑부분에서 총생하는 것을 다북고추나물이라고 한다.

• 약효와 사용방법

지혈 · 종기 · 부스럼 – 건조한 전초 10~20g을 물로 달여서 그 즙을 환부에 바른다.

월경 불순 · 진통 – 건조한 전초 2~4g을 1회 양으로 해서 물 300cc에 넣어 반량이 될 때까지 달여 복용한다.

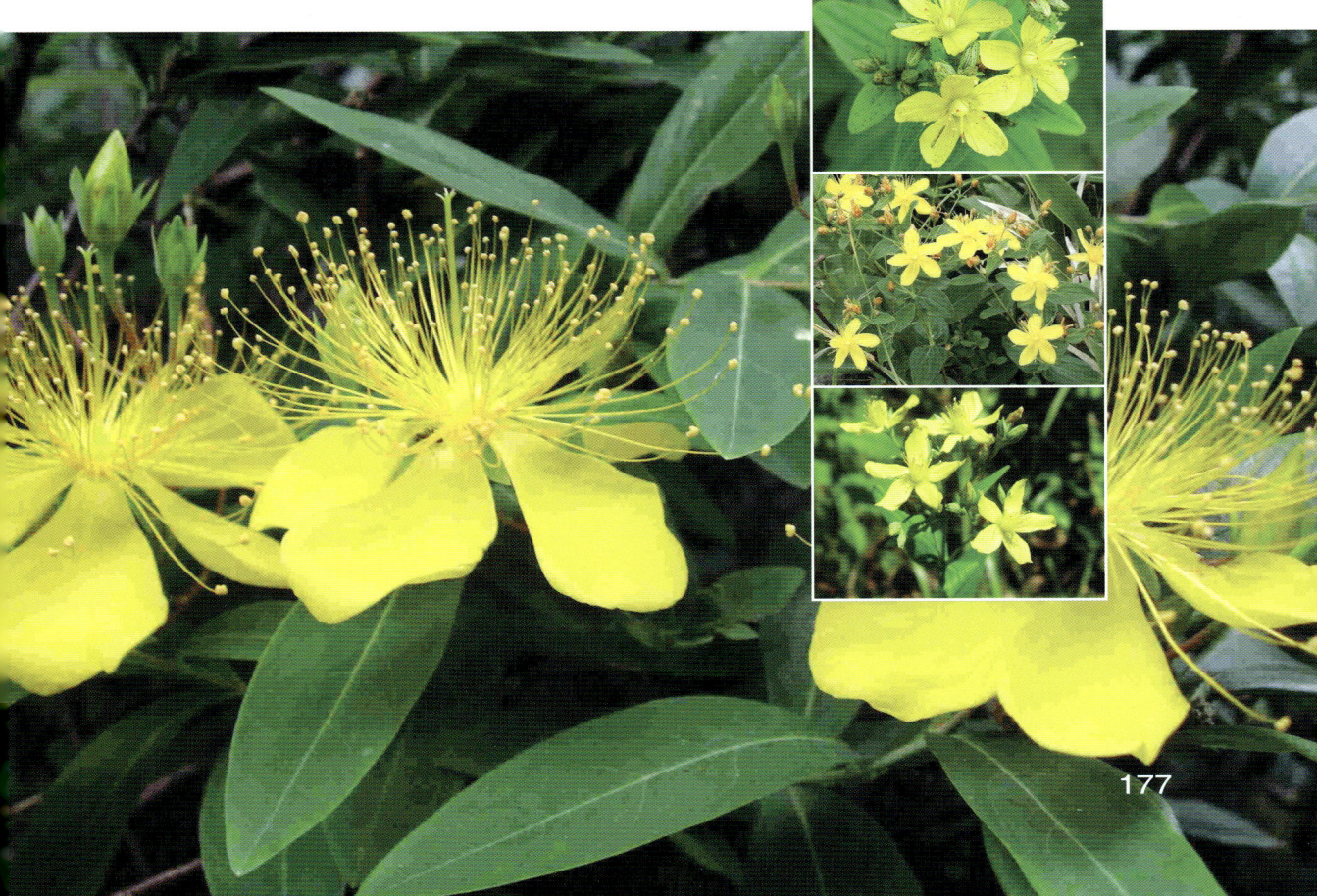

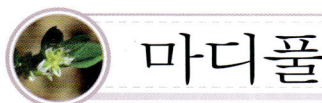

마디풀

학명 Polygonum aviculare L.   분류 속씨식물문 〉 쌍떡잎식물강 〉 마디풀과

길가에서 비교적 흔히 자라는 1년초로서 높이가 30~40cm이고 털이 없으며 곧추서는 것도 있으나 흔히 옆으로 비스듬하게 퍼지고 가지가 많이 갈라지며 다소 딱딱한 감이 든다. 꽃잎은 없으며 수술은 6~8개이고 암술대는 3개로 갈라지며 열매는 세모가 지고 화피보다 짧으며 잔점이 있고 윤기가 없다. 어린잎을 식용으로 하고 전초를 이뇨제로 사용하거나 회충구제에 사용한다.

● 약효와 사용방법

이뇨 – 하루 양 10~15g을 물 400cc에 넣고 1/3의 양이 될 때까지 달여 하루 3회에 나누어 복용한다.

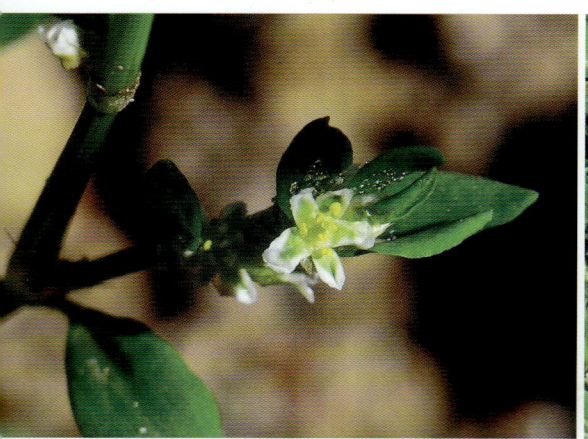

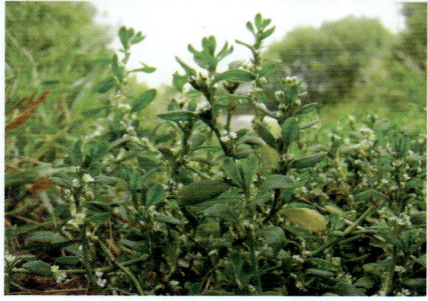

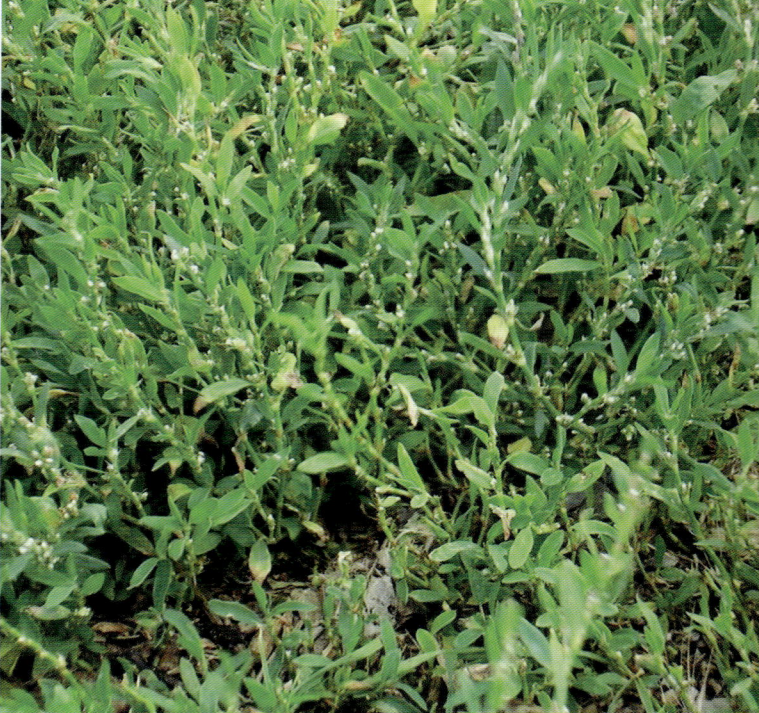

귀룽나무

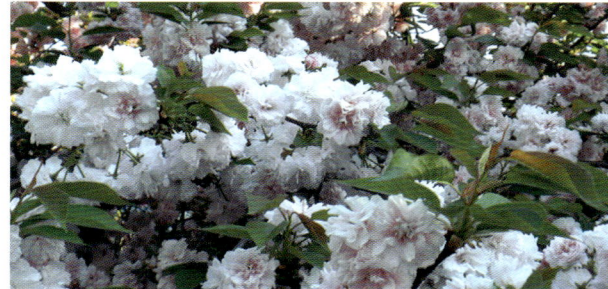

학명 Prunus padus L. 분류 현화식물문 〉 쌍떡잎식물강 〉 장미과

• 약효와 사용방법

땀띠 – 생잎을 그대로도 좋고 건조한 잎도 좋다. 생잎이라면 용량 1ℓ 정도의 베보자기에 채워 욕조에 넣고 목욕한다. 또 건조한 것이라면 한 줌 정도를 물 600cc로 1/2 양이 되도록 달여, 달인 즙으로 환부를 씻는다.

복통 · 감기 – 나무껍질을 건조한 것, 하루 양 5~8g을 물 400~600cc로 1/2의 양이 되도록 달여 복용한다.

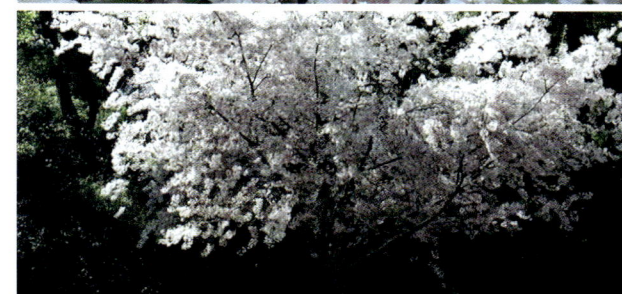

돌가시나무

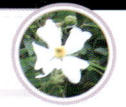

학명 Rosa wichuraiana Crep. ex Franch. & Sav. 분류 속씨식물문 〉 쌍떡잎식물강 〉 장미과

• 약효와 사용방법

이뇨 · 하리 · 종기 · 여드름 · 부스럼 – 시중에서 판매하는 것도 있지만, 야생의 돌가시나무로부터 채취해서 사용하면 좋다. 하루 양 2~5g에 의이인 薏苡仁 10g을 넣어 물 400~600cc로 1/2 양이 되도록 달여 복용한다.

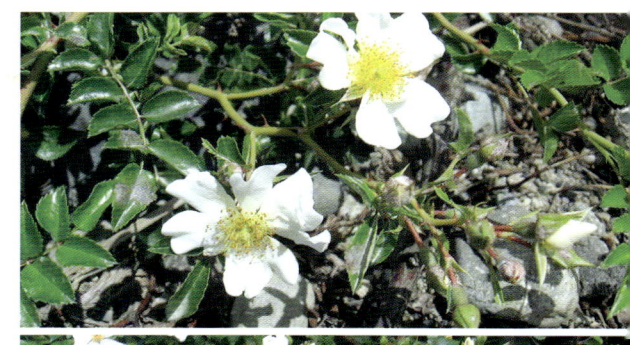

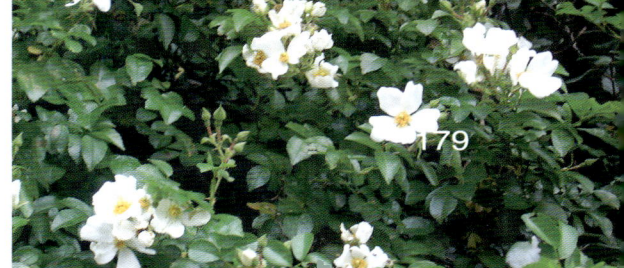

179

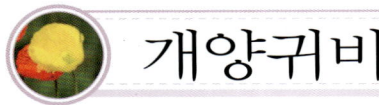

개양귀비

학명 Papaver rhoeas L. 분류 속씨식물문〉쌍떡잎식물강〉양귀비과

유럽에서 들어온 관상용 2년초로서 높이가 30~80cm이고 전체에 털이 있다. 잎은 호생하며 우상으로 갈라지고 열편은 끝이 뾰족하며 가장자리에 톱니가 있다.
꽃은 5월경에 피고 적색이지만 여러 가지 품종이 있으며 가지 끝에 1개씩 달리고 꽃이 피기 전에는 밑을 향하여, 필 때는 위를 향한다. 꽃받침잎은 2개로서 녹색이고 가장자리가 백색이며 겉에 털이 있고 꽃이 필 때 떨어지며 꽃잎은 4개가 교호交互로 대생하고 길이가 3~4cm로서 다소 둥글다.

● 약효와 사용방법

기침 – 건조한 꽃 2~4g을 하루 양으로서 물 300cc로 1/2 양이 될 때까지 달여 설탕을 소량 첨가한다. 이것을 하루 2~3회에 나누어 따뜻할 동안에 복용한다. 복용할 때마다 따뜻하게 해서 먹는다.

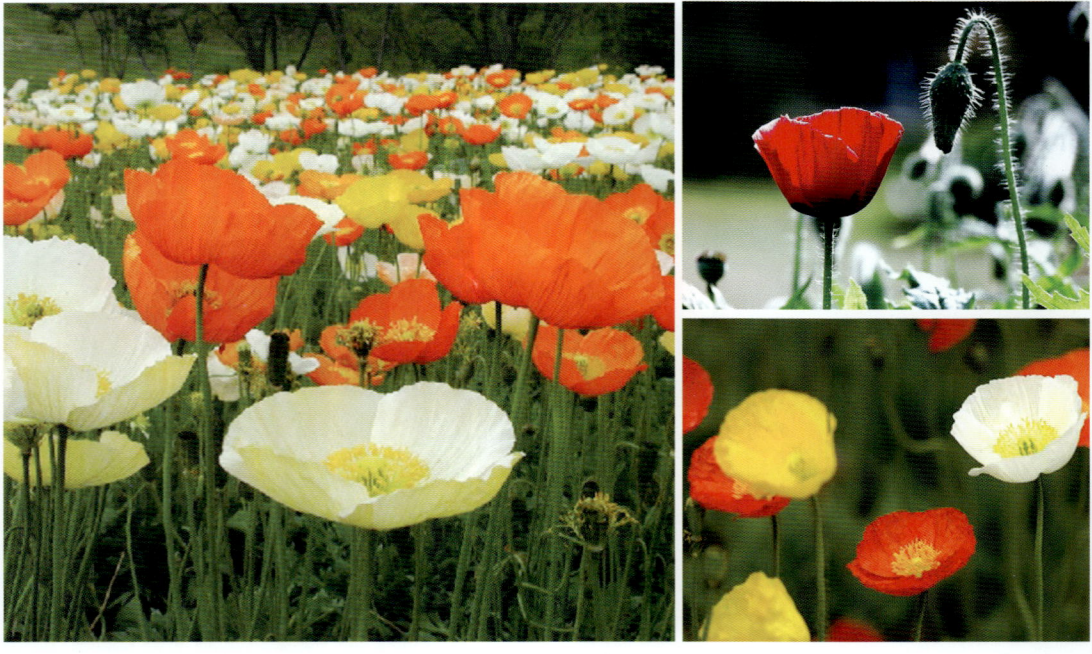

새삼 토사

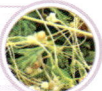

학명 Cuscuta japonica CHOIS.   분류 피자식물문 〉 쌍떡잎식물강 〉 메꽃과

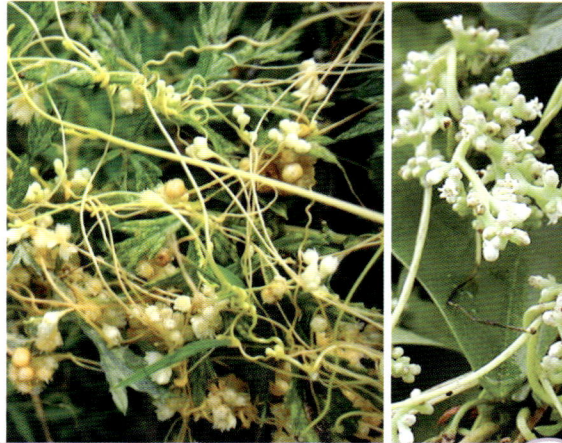

• 약효와 사용방법

자양 · 강장 – 토사자주를 마신다. 토사자
60~90g, 정제 설탕 100g을 소주 720㎖
에 담가 2~3개월 후에 천으로 짜내어 취
침 전 20~30cc 내에서 마신다.

미역취

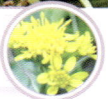

학명 Solidago virgaurea subsp.   분류 속씨식물문 〉 쌍떡잎식물강 〉 국화과

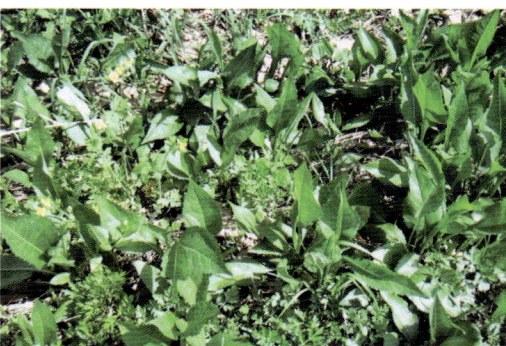

산야에서 흔히 자라는 다년초로서 높이가 35~85cm이고
윗부분에서 가지가 갈라지며 잔털이 있다. 어린 순을 나물
로 하고 민간에서 건위 및 이뇨제로 사용한다.

• 약효와 사용방법

감기의 두통 · 목이 부어 아플 때 · 종기 · 부스럼 – 하루
양으로서 잘게 썬 건조한 줄기 잎 10~15g을 물 400cc
에서 반량이 되도록 달여 3회에 나누어 식전 30분에 복용
한다.

목이 아플 때 – 줄기 잎 15~20g을 물 400cc에 넣고 반량
이 될 때까지 달여 이것으로 양치질한다.

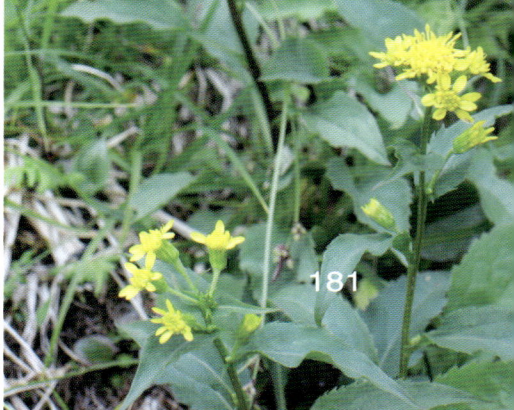

181

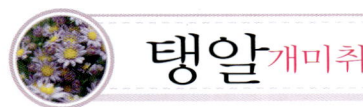

탱알개미취

학명 Aster tataricus L.f. 분류 속씨식물문 〉 쌍떡잎식물강 〉 초롱꽃과

중국·우리나라·시베리아 등이 원산지로서 꽃이 아름다워 관상용으로 재배되고 있다. 뿌리와 뿌리줄기를 건조시켜 생약으로 하는데, 그 모습은 자갈색이나 회갈색, 질은 부드러워서 접혀진다. 특이한 냄새가 있다. 가을 10~11월에 뽑아 올려 실뿌리를 푸는 것처럼 해서 흙을 씻어내고 말린다. 거담작용이 있는 사포닌을 함유한다.

● 약효와 사용방법

기침을 멎게·거담 – 하루 양 3~10g을 물 300cc에 넣고 1/3 양이 될 때까지 달여 3회에 나누어 복용한다.

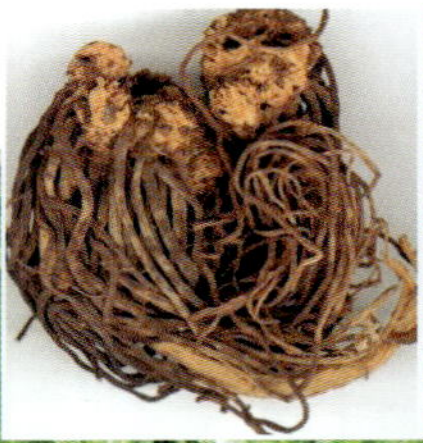

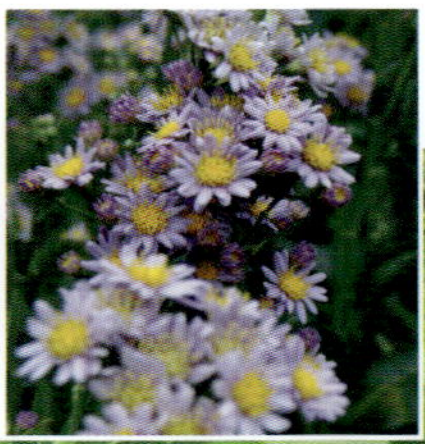

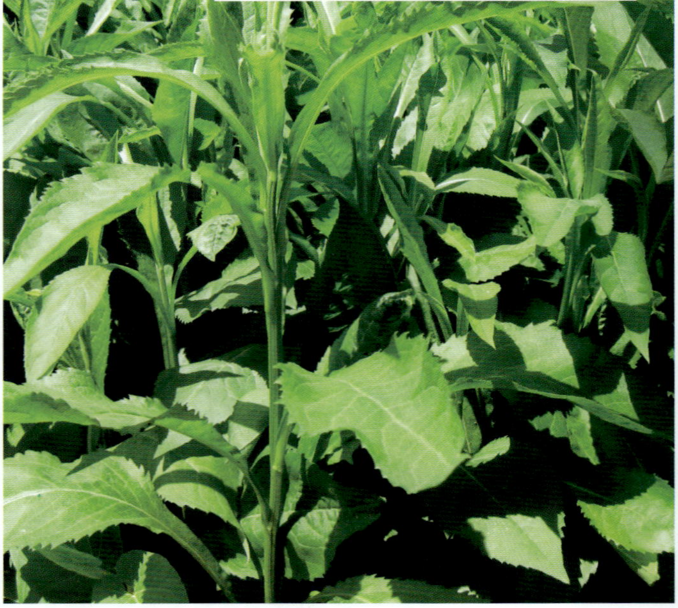

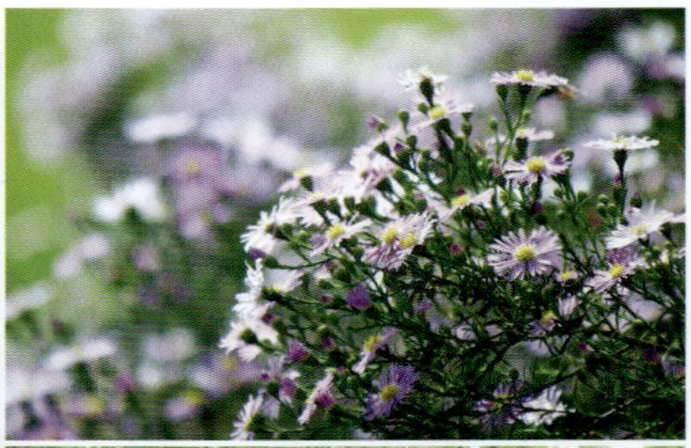

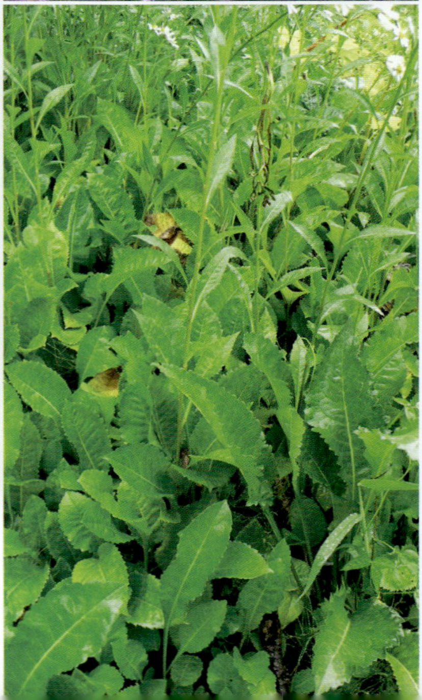

182

왕원추리

학명 Hemerocallis fulva (L.) L.   분류 속씨식물문 > 외떡잎식물강 > 백합과

관상용으로 심고 있는 중국 원산의 다년초로서 뿌리에 괴경이 있고 잎은 서로 대생하여 얼싸 안으며 끝이 활처럼 뒤로 굽는다. 꽃은 8월에 피고 화경은 높이가 80~100cm로서 대개 끝이 2개로 갈라져 많은 꽃이 총상으로 달린다.

소화편은 길이가 2cm 정도로서 밑부분의 화축花軸에 붙으며 포는 길이가 4~10mm로서 막질이며 꽃은 길이가 10cm, 지름은 8cm 정도이고 통부는 짧으며 길이는 2cm 정도로서 갑자기 옆으로 퍼진다. 꽃잎은 만첩이고 수술과 암술은 대부분 꽃잎으로 변한다. 어린 순을 나물로 하고 꽃도 말려서 먹는다. 뿌리를 이뇨, 지혈 및 소염제로 사용한다.

• 약효와 사용방법

해열 – 봉오리를 건조시킨 것을, 1회 10~15g으로 해서 물 400cc에 넣어 반량이 될 때까지 달여 복용한다.

이뇨 – 건조시킨 뿌리 1회 양 5~10g을 물 400cc에 넣고 반량이 될 때까지 달여 복용한다.

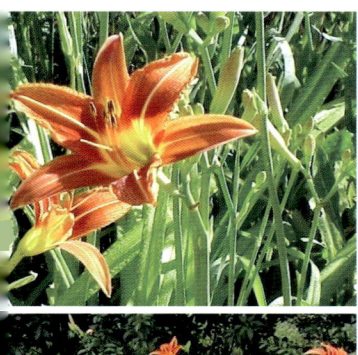

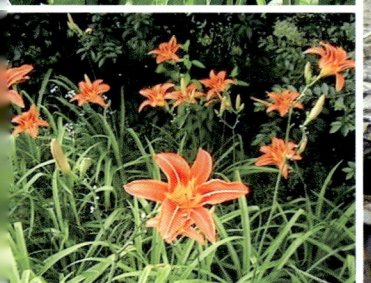

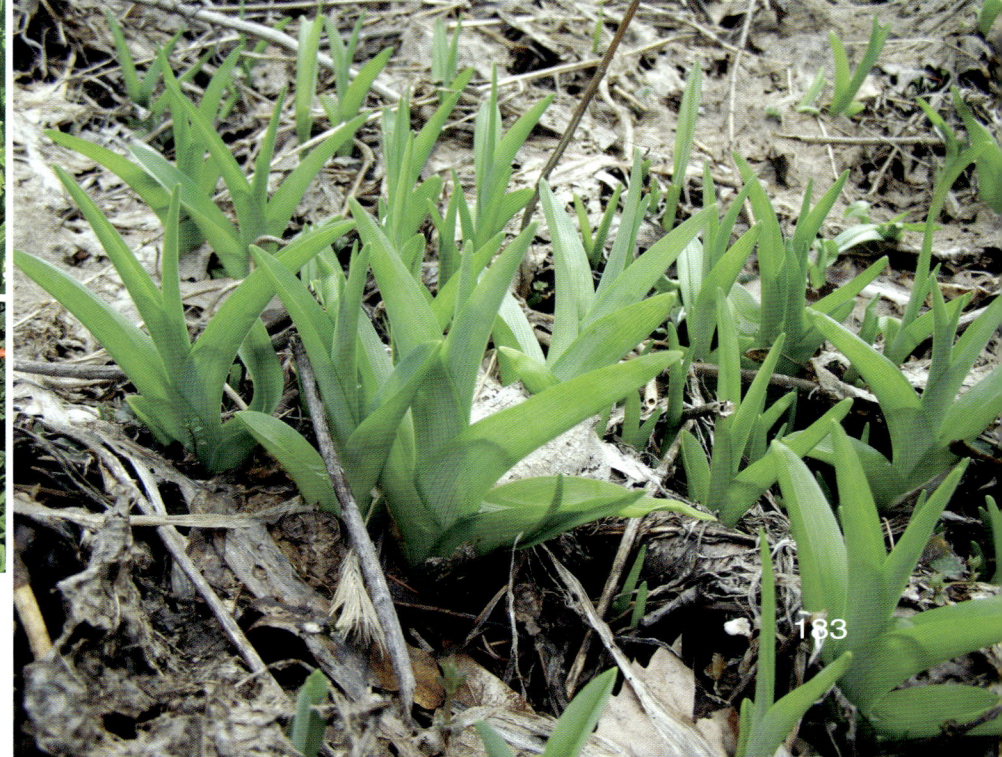

183

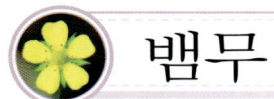

뱀무

학명 Geum japonicum Thunb. 분류 속씨식물문 〉 쌍떡잎식물강 〉 장미과

산야에서 자라는 다년초로서 높이가 25~100cm이고 전체에 털이 있다. 근생엽은 엽병이 길며 측소엽은 작으며 1~2쌍으로서 소엽 같은 부속체가 있고 정소엽은 흔히 3개로 갈라지고 양면에 짧은 털이 있으며 가장자리에 톱니가 있다. 경생엽은 엽병이 짧고 약간 또는 깊게 3개로 갈라지며 탁엽은 잎 같고 톱니가 있다. 꽃은 6월에 피며 황색으로서 가지 끝에 1개씩 달리고 소화편에 벨벳 같은 털이 있다. 꽃받침잎은 5개로서 겉에 융모가 밀생하고 꽃이 핀 다음 뒤로 젖혀지며 꽃잎도 5개로서 원형이고 꽃받침잎과 길이가 비슷하거나 약간 짧다.

암술과 수술은 많으며 암술대는 끝까지 남아 있고 끝이 갈고리처럼 굽으며 과탁果托은 길이가 2~3mm의 털이 있고 수과瘦果에도 털이 있다. 어린 순을 나물로 한다.

• 약효와 사용방법

이뇨 – 10~15g을 하루 양으로 해서, 물 400cc에 넣고 1/3 양이 될 때까지 달여 3회에 나누어 복용한다.

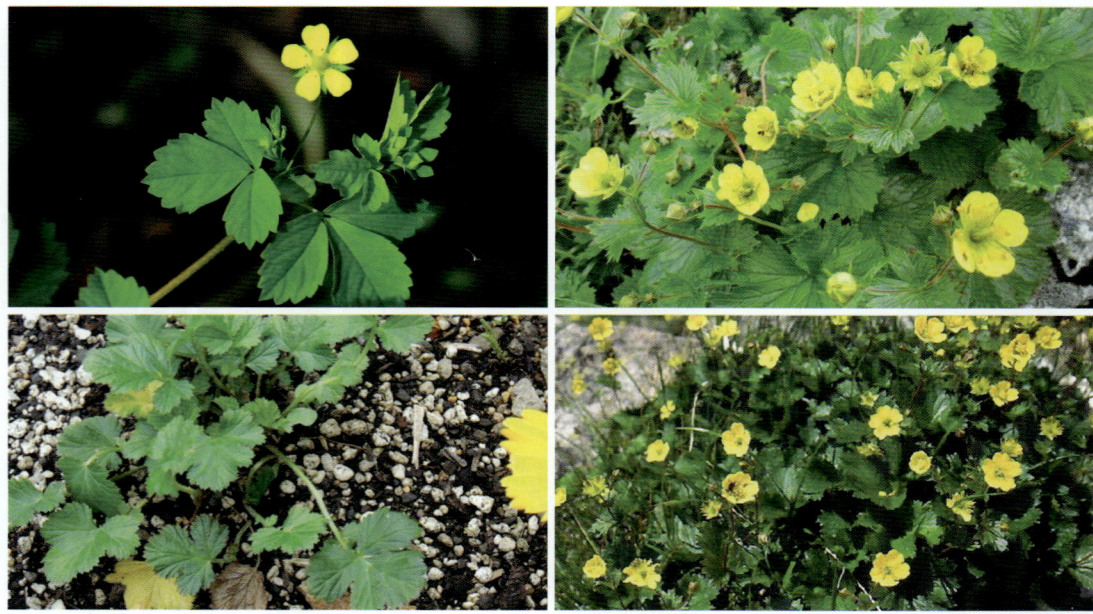

오수유

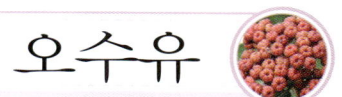

학명 Evodia officinalis DODE   분류 속씨식물문 > 쌍떡잎식물강 > 운향과

중국산의 낙엽소교목으로서 경주 지방에서 심고 있으며 높이가 5m에 달하고 어린 가지에 털이 있다. 잎은 대생하며 소엽은 7~15개이며 소엽병이 짧고 표면은 어릴 때 털이 있지만 중근中筋 이외의 것은 점차 없어지고 뒷면에 털이 있다.

산방화서는 정생 또는 측생하며 털이 있고 삭과는 붉은 빛이 돌며 거칠며 종자는 거의 둥글고 윤채潤彩가 있으며 길이가 4mm 정도로서 하늘색이 돈다. 개쉬땅나무와 비슷하지만 소엽이 많고 뒷면에 털이 있으며 열매 끝이 둥근 것이 다르다. 한방에서 열매를 오수유라고 하며 건위·미구풍·해독 및 이뇨제로 사용하고 욕탕료浴湯料로도 사용한다.

● 약효와 사용방법

건위 – 건조한 열매의 분말 1회 양 0.3~0.5g을 물로 복용한다.

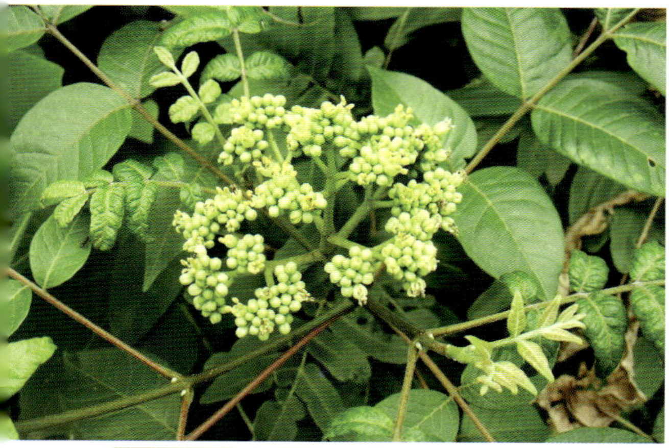

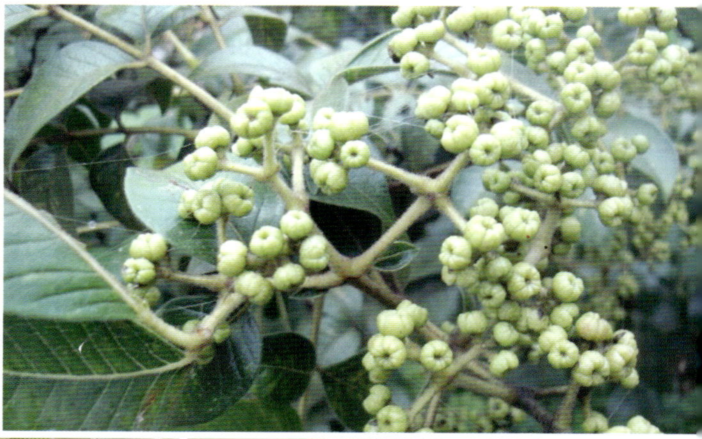

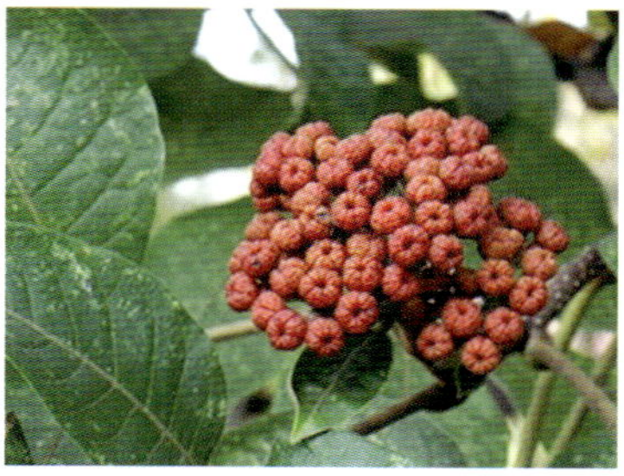

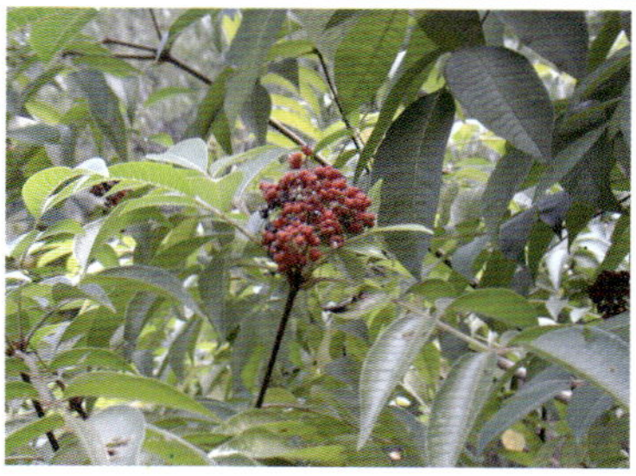

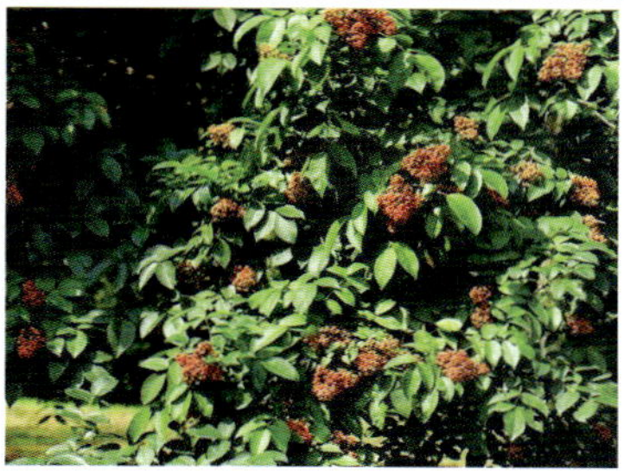

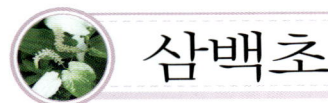

삼백초

학명 Saururus chinensis (Lour.) Baill.   분류 속씨식물문 〉쌍떡잎식물강 〉삼백과

제주도 해협 근처의 습지에서 자라는 다년초로서 높이가 50~100cm이며 근경은 백색이고 진흙 속을 옆으로 뻗어간다. 잎은 호생하며 끝이 뾰족하고 가장자리가 밋밋하며 표면은 연한 녹색, 뒷면은 연한 백색이지만 윗부분의 2~3개의 잎은 표면이 백색이다.

엽병은 밑부분이 다소 넓어져서 원줄기를 안는다. 꽃은 양성으로서 6~8월에 피며 백색이고 수상화서는 잎과 대생하며 꼬불꼬불한 털이 있고 밑으로 처지다가 곧추선다. 수술은 6~7개이고 심피는 3~5개로서 털이 없으며 열매는 둥글고 종자는 각 실에 대개 1개씩 들어 있다. 잎, 꽃 및 뿌리가 백색이기 때문에 윗부분에 달린 2~3개의 잎이 희어지기 때문에 삼백초라고 한다.

● 약효와 사용방법

이뇨 – 1회 양 10~15g을 물 300cc에 넣어 1/3 양이 되도록 달여 복용한다.

종기·부스럼 – 가볍게 쥐어서 한 줌 정도의 양을 물 400~600cc에 넣고 1/3의 양이 될 때까지 달여 이것으로 닦는다. 또 생잎에 소량의 소금을 넣고 으깨어 환부에 댄다.

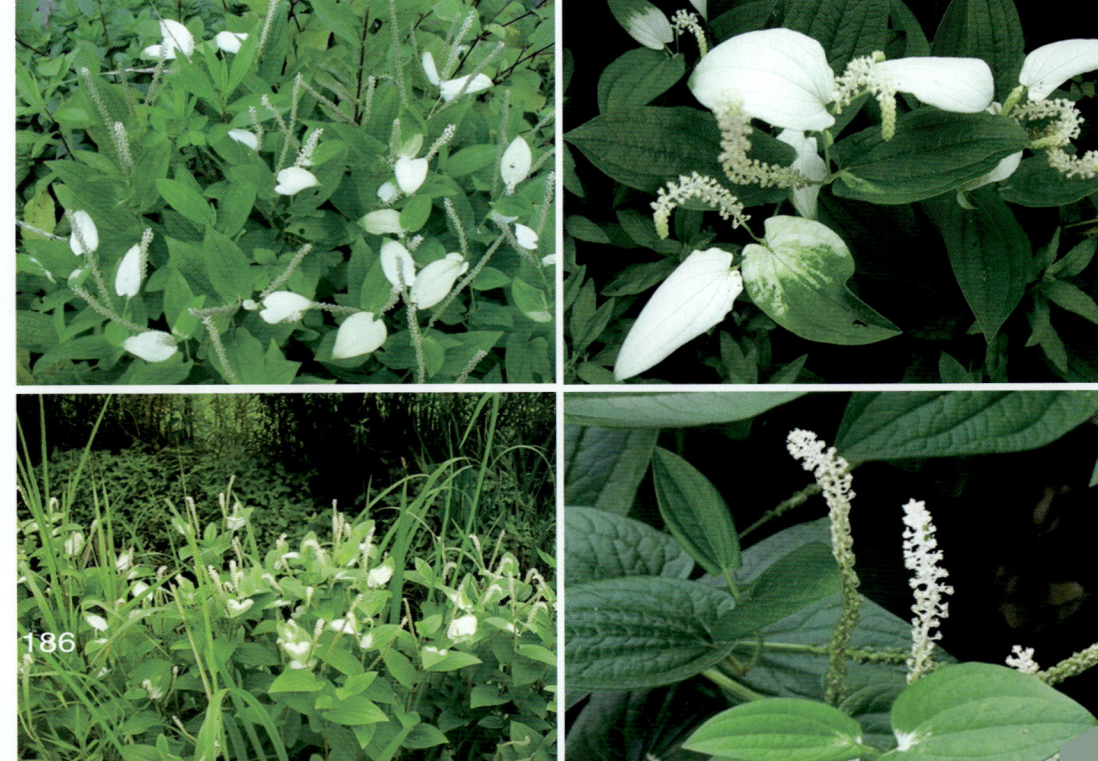

접시꽃

학명 Althaea rosea CAV.　분류 속씨식물문 〉 쌍떡잎식물강 〉 아욱과

중국산의 2년초로서 관상용으로 심고 있으며 높이가 2.5m에 달하고 원줄기는 녹색이며 털이 있다. 잎은 호생하며 엽병이 길고 가장자리가 5~7개로 얕게 갈라지며 톱니가 있다. 6월경에 엽액에서 짧은 화편이 있는 꽃이 피기 시작하여 위로 올라가며 끝에서 긴 화서로 되고 소포는 7~8개가 밑부분에서 서로 붙어 있으며 녹색이다.

꽃받침은 5개로 갈라지고 꽃잎도 5개가 기왓장처럼 겹쳐지며 가지각색의 꽃이 피고 단체웅예의 꽃밥이 밀집되어 있으며 암술대는 1개이지만 끝에서 여러 개로 갈라지고 접시 같은 열매가 달린다. 뿌리를 촉규근蜀葵根, 꽃을 촉규화라고 하며 점액이 있어 접골제로 사용한다.

● 약효와 사용방법

이뇨 – 꽃 4~8g을 1회 양으로 해서 물 300cc에 넣고 반량이 될 때까지 달여 복용한다. 뿌리는 10~15g을 1회 양으로 해서 물 300cc에 넣고 반량이 될 때까지 달여 복용한다.

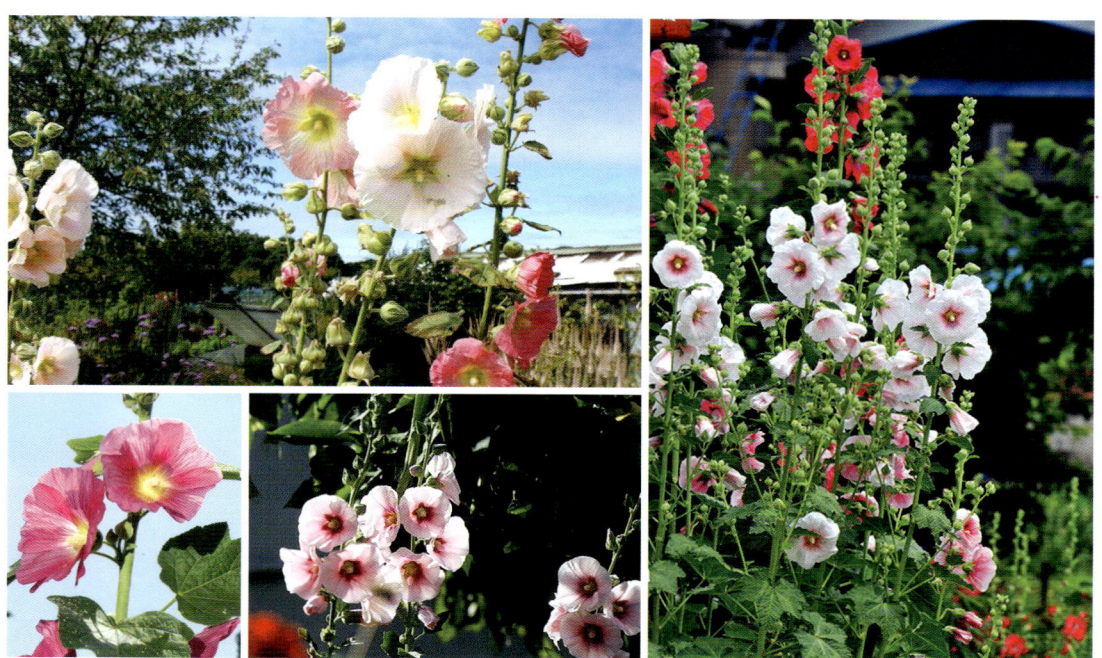

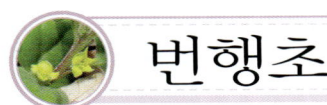

번행초

학명 Tetragonia expansa Murr. 분류 속씨식물문 〉 쌍떡잎식물강 〉 번행과

남쪽 바닷가에서 자라는 육질의 다년초로서 털이 없거나 사마귀 같은 돌기가 있고 높이가 40~60cm이며 밑에서부터 굵은 가지가 갈라져서 비스듬히 또는 지면을 따라 뻗는다. 잎은 호생하고 밑으로 흐른다. 꽃은 봄부터 가을까지 계속 피며 황색이고 엽액에 1~2개씩 달리며 화경은 짧고 굵다. 꽃받침통은 길이가 4mm 정도이지만 자라서 7mm에 달하며 어깨 근처에 4~5개의 가시 같은 돌기가 있다. 꽃받침열편은 겉은 녹색이고 안쪽은 황색이며 꽃잎은 없고 수술은 9~16개로서 황색이다. 자방은 하위이며 4~6개로 갈라지는 암술대가 있고 열매는 딱딱하며 여러 개의 종자가 들어 있고 겉에 4~5개의 돌기와 더불어 꽃받침이 붙어 있으며 벌어지지 않는다. 연한 순을 식용으로 하고 민간에서는 위장약으로 사용한다.

● 약효와 사용방법

위염 – 잘 건조한 전초 1회 양 10~15g을 물 300~400cc에 넣고 달여 공복 시에 복용한다.

※ 위암, 식도에 효과가 있다는 이야기가 있지만 신용할 수 없다.

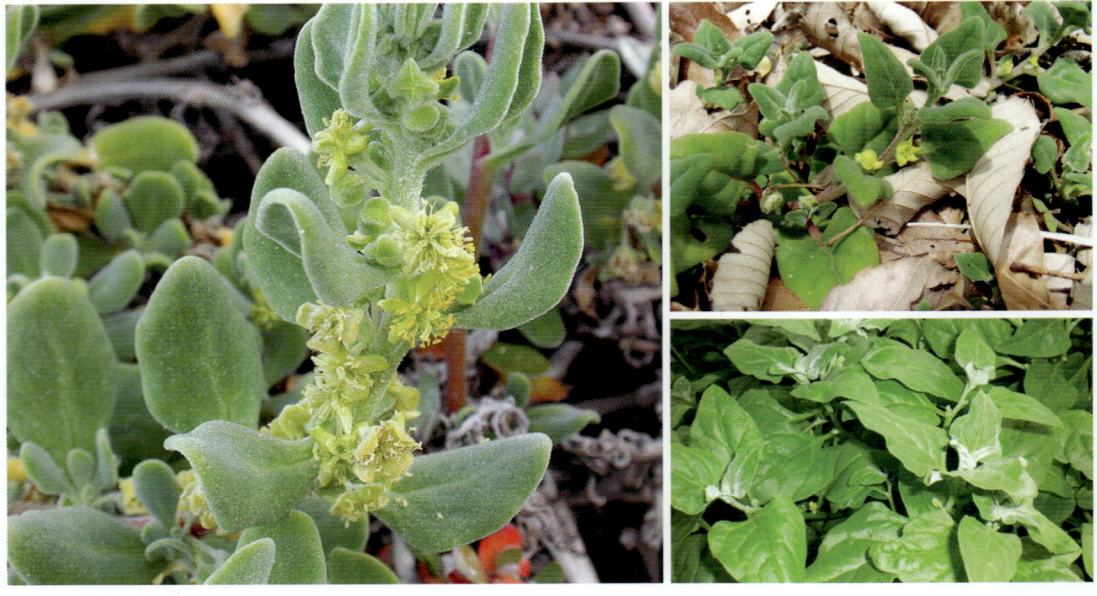

범부채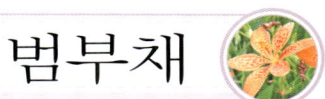

학명 Belamcanda chinensis (L.) DC. 분류 속씨식물문 〉 외떡잎식물강 〉 붓꽃과

산지에서 자라는 다년초로서 관상용으로 심기도 하고 높이가 50~100cm이며 근경이 옆으로 뻗고 있어 호생한다. 잎은 좌우로 편평하며 2줄로 부챗살처럼 배열되고 녹색 바탕에 다소 흰빛이 돌며 끝이 뾰족하고 밑부분이 서로 얼싸안는다. 꽃은 7~8월에 피며 수평으로 퍼지고 황적색 바탕에 짙은 반점이 있으며 원줄기 끝과 가지 끝이 1~2회 갈라져서 한 군데에 몇 개의 꽃이 달리고 밑부분에 4~5개의 포가 있다. 포는 길이가 1cm 정도로서 막질이며 소화편은 길이가 1~4cm이다. 꽃밥은 길이가 1cm 정도이다. 삭과는 길이가 3cm 정도이고 종자는 흑색으로서 윤채가 있다. 근경을 편도선염에 사용하거나 완화제로 사용한다.

● 약효와 사용방법

편도염 · 거담 – 1회 양 5~10g을 물 300cc에 넣고 1/3 양이 될 때까지 달여 복용한다.

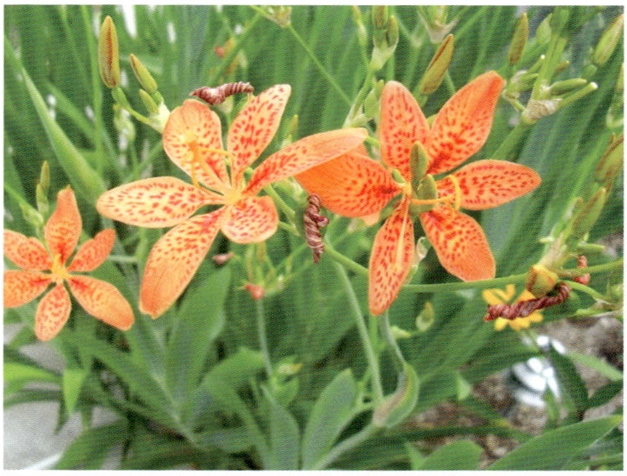

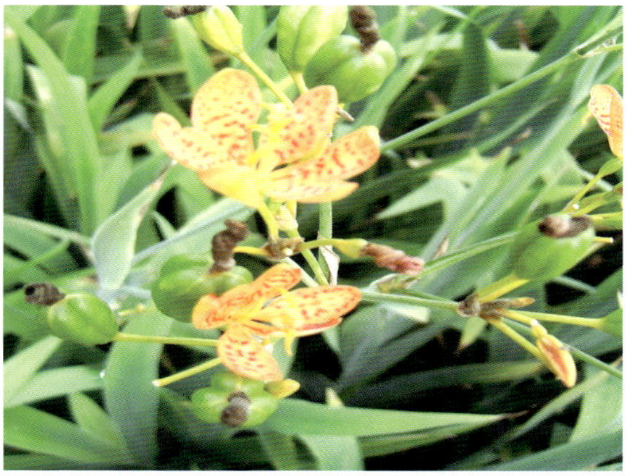

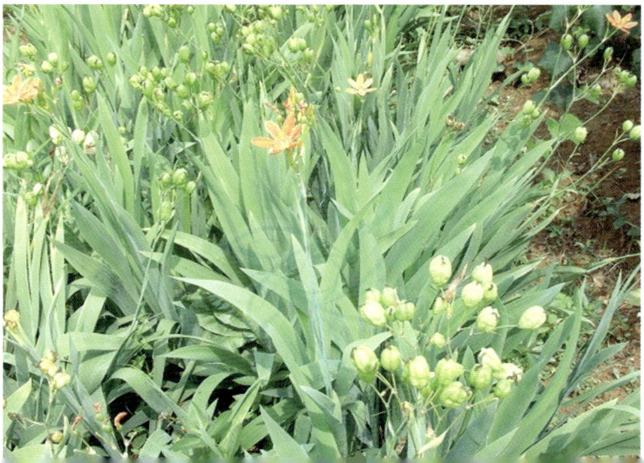

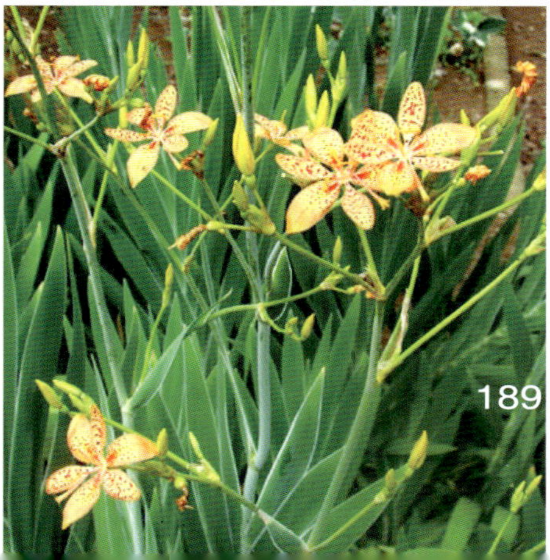

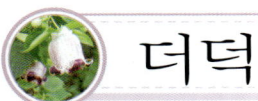

더덕

학명 Codonopsis lanceolata Traut   분류 속씨식물문 〉 쌍떡잎식물강 〉 초롱꽃과

숲 속에서 자라는 다년생 덩굴식물로서 뿌리가 도라지처럼 굵으며 덩굴은 길이가 2m로서 보통 털이 없고 자르면 유액이 나온다. 잎은 호생하며 짧은 가지 끝에서는 4개의 잎이 서로 접근하여 대생하므로 모여 달린 것 같고 털이 없으며 표면은 녹색이고 뒷면은 분백색이며 가장자리가 밋밋하다. 꽃은 8~9월에 피고 짧은 가지 끝에 밑을 향해 달리며 꽃받침은 5개로 갈라지고 열편은 끝이 뾰족하고 녹색이다. 화관은 끝이 5개로 갈라져 뒤로 약간 말리며 겉은 연한 녹색이고 안쪽에 갈자색 반점이 있다. 뿌리를 거담 및 건위제로 사용하거나 식용으로 한다. 화관 안쪽에 갈자색 반점이 없는 것을 푸른 더덕이라고 한다.

• 약효와 사용방법

거담 – 1회 양으로서 건조한 뿌리 5~8g을 물 300cc에 넣고 1/3 양이 되도록 달여 복용한다.

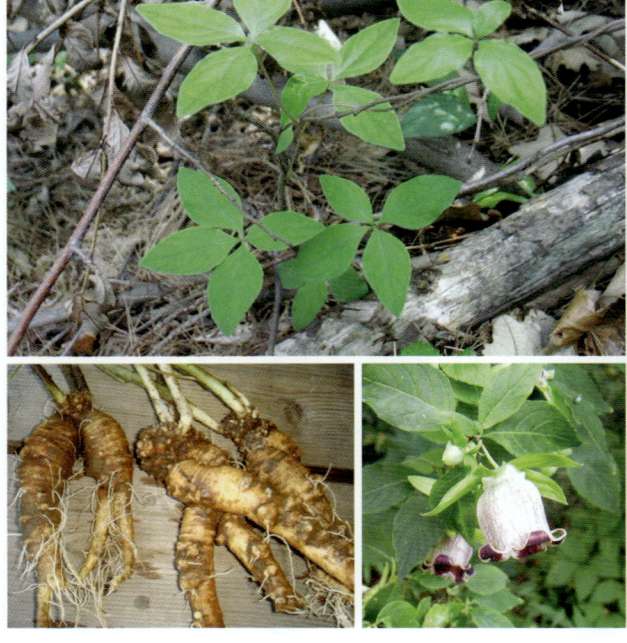

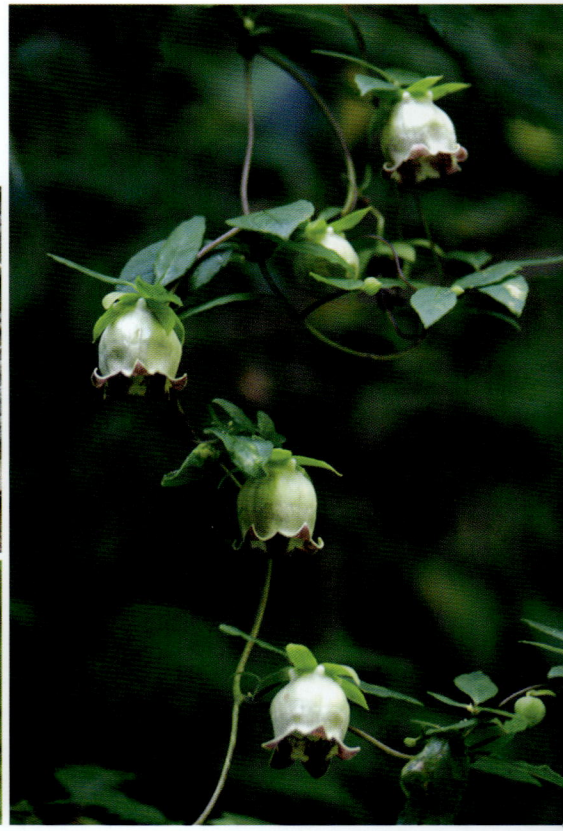

골풀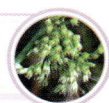

학명 Juncus effusus var. decipiens Buchenau   분류 속씨식물문 〉 외떡잎식물강 〉 골풀과

습지에서 흔히 자라는 다년초로서 근경은 옆으로 뻗으며 마디 사이가 짧고 원줄기는 높이가 25~100cm로서 뚜렷하지 않은 종선縱線이 있고 잎은 원줄기 밑부분에 달리며 비늘 같다.
화서는 원줄기 끝부분의 옆에 달리고 첫째 포는 원줄기와 연속해서 길이가 10~20cm 정도 자라므로 줄기의 끝부분처럼 보인다. 꽃은 1개씩 달리며 녹갈색이고 화피열편은 길이가 2~3mm이다. 수술은 3개이며 꽃밥과 수술대는 길이가 서로 비슷하고 각각 화피 길이의 2/3 정도이다. 삭과는 길이가 2~3mm로서 갈색이 돌고 종자는 길이가 0.5mm 정도이다.
원줄기로 돗자리를 만들고 골속은 이뇨제로 사용한다.

• 약효와 사용방법

이뇨 – 잘게 썬 것을 1회 양 5~10g으로 해서 물 300cc에 넣고 반량이 되도록 달여 복용한다.

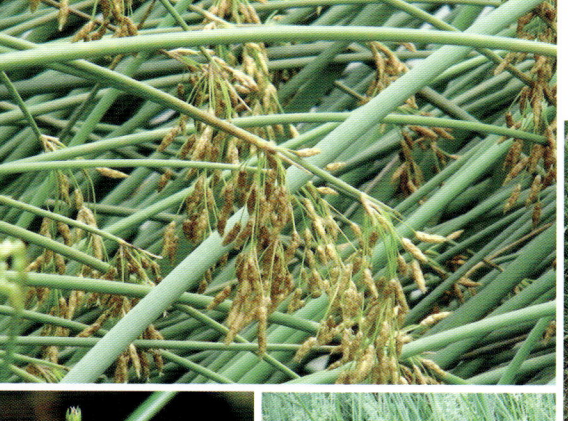

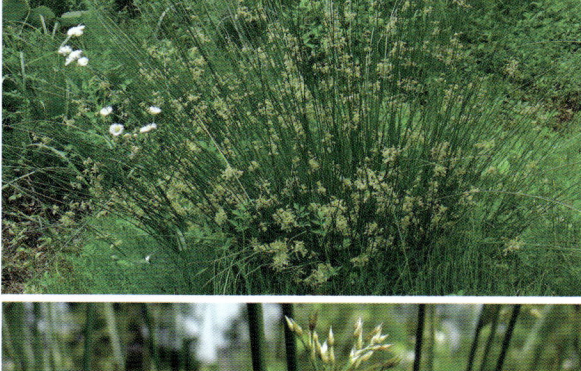

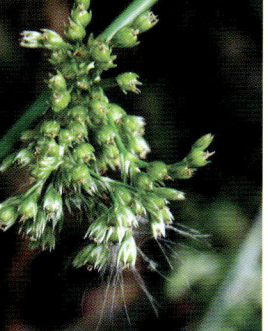

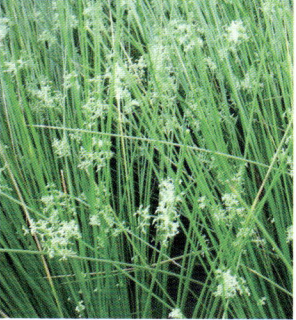

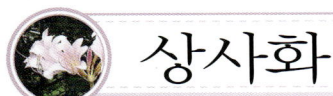# 상사화

학명 Lycoris squamigera Maxim. 분류 속씨식물문 〉 외떡잎식물강 〉 수선화과

관상용으로 심고 있는 다년초로서 인경은 지름이 4~5cm이고, 겉은 흑갈색이다. 잎은 봄철에 나오며 너비는 18~25mm로서 연한 녹색이고 6~7월에 잎이 마른다. 8월에 화경이 나와 길이 60cm 정도 자라며 끝에 4~8개의 꽃이 달린 산형화서가 발달한다. 소화편은 길이가 1~2cm이며 꽃은 길이가 9~10cm이고 통부(筒部)는 길이가 2.5cm로서 연한 홍자색이다. 화피열편은 6개이며 너비는 15mm로서 비스듬히 퍼지고 수술은 6개이며 꽃 밖으로 나오지 않는다. 자방은 하위이고 3실이며 열매를 맺지 못한다. 상사화란 꽃이 필 때는 잎이 없고 잎이 있을 때는 꽃이 피지 않으므로 꽃은 잎을 생각하고 잎은 꽃을 생각한다는 뜻이다.

● 약효와 사용방법

관절염 · 요통 – 갈은 것에 소맥분을 조금 넣어, 연고 상태로 개어 환부에 바른다. 하루에 2~3회 덧발라 준다.

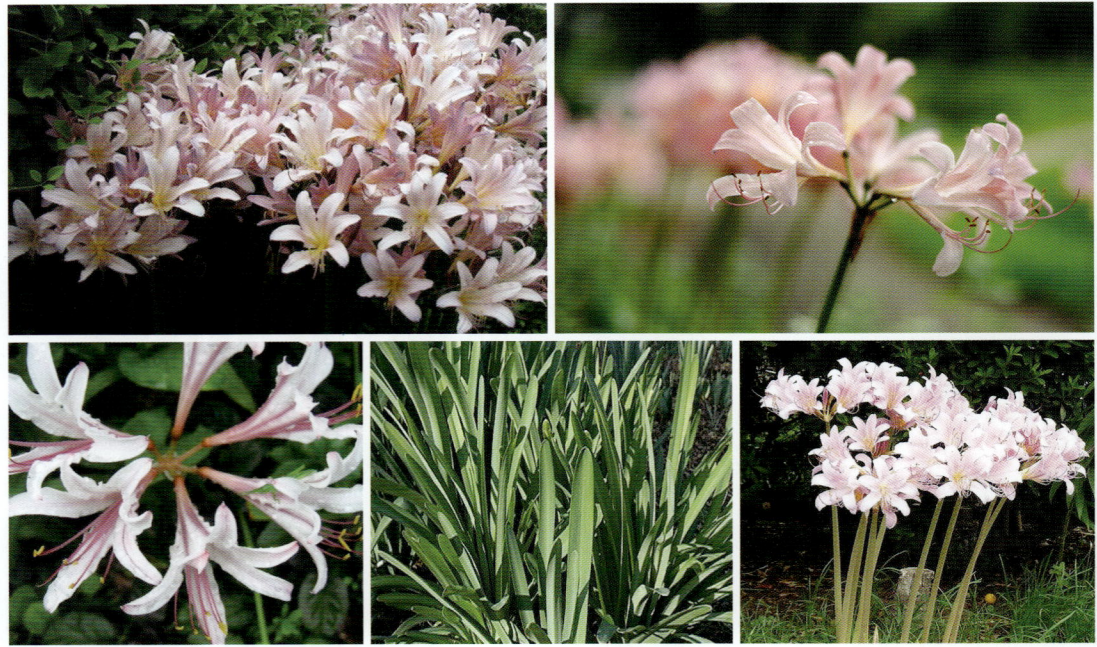

자리공

학명 Phytolacca esculenta V.Holte.   분류 속씨식물문 〉 쌍떡잎식물강 〉 자리공과

민가 근처에서 자라는 다년초로서 전체에 털이 없고 높이가 1m에 달하며 뿌리가 크게 비대해진다. 잎은 호생하고 양끝이 좁으며 길이는 10~20cm, 너비는 5~12cm로서 가장자리가 밋밋하며 엽병은 길이가 1.5~2.5cm이다. 꽃은 5~6월에 피고 백색이며 화서는 잎과 대생하며 길이는 5~12cm로서 곧추서거나 비스듬히 위를 향한다.

소화편은 길이가 10~12mm이고 꽃받침열편은 5개이고 꽃잎이 없다. 수술은 8개이고 꽃밥은 연한 홍색이며 자방은 8개로서, 윤생하고 1개씩의 암술대가 밖으로 젖혀진다. 과수는 곧추서며 8개의 분과가 서로 인접하며 윤상으로 나열되고 자주색의 즙액이 있으며 흑색 종자가 1개씩 들어 있다. 유독 식물이지만 잎을 데쳐서 먹기도 하고 뿌리를 이뇨제로 사용한다.

• 약효와 사용방법

이뇨 – 1회 3~6g을 물 300cc에 넣어 1/3 양이 될 때까지 달여 복용한다.

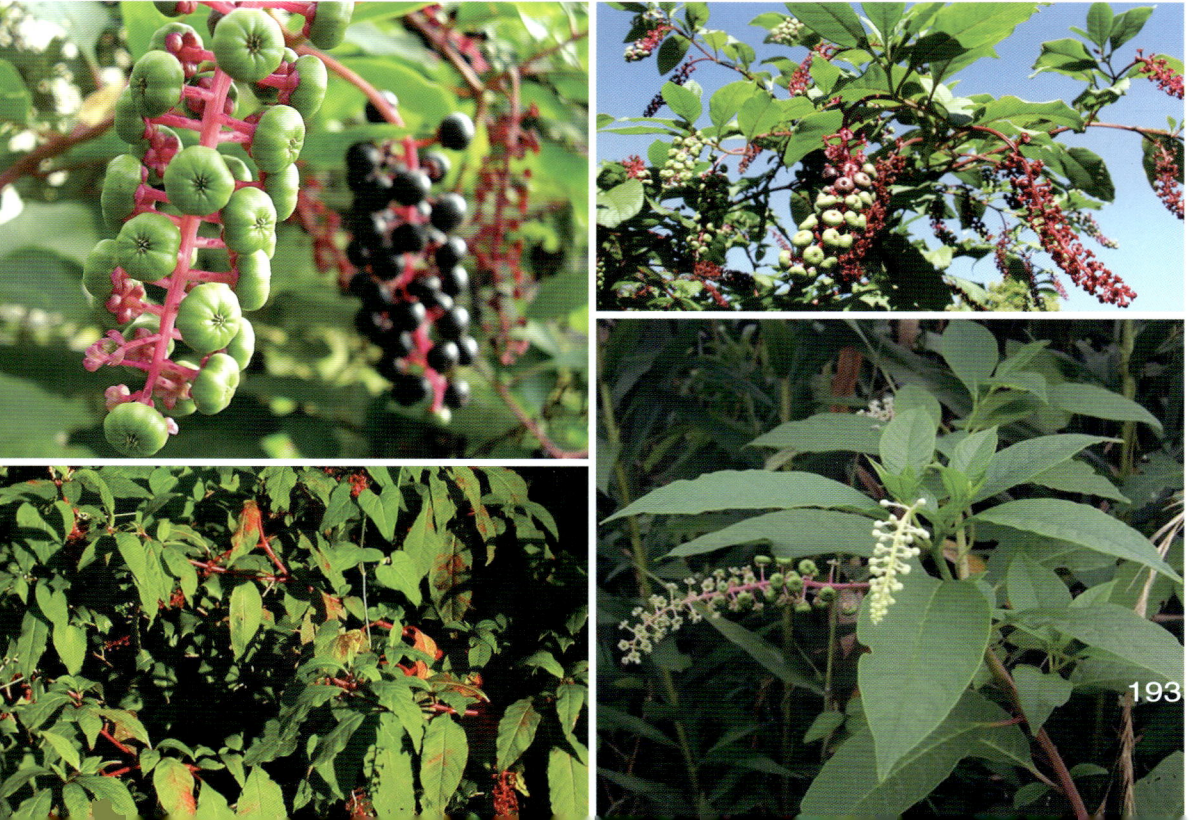

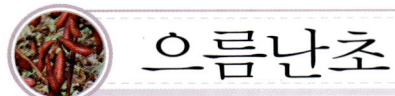

으름난초

학명 Galeola septentrionalis Reichb. fil.   분류 속씨식물문 〉 외떡잎식물강 〉 난초과

제주도의 숲 속에서 자라고 썩은 균사에 기생하는 식물로서 녹색인 것이 없으며 뿌리가 옆으로 길게 뻗고 비늘 같은 잎이 달리며 길게 뻗는 뿌리 속에 아밀라리아Armillaria라는 버섯의 균사가 들어 있고 높이가 50~100cm로서 윗부분에서 가지가 갈라지며 갈색털이 밀생한다. 잎은 뒷면이 부풀고 마르면 가죽같이 된다.

꽃은 6~7월에 피며 황갈색이고 자방과 꽃받침 뒷면에 갈색털이 있으며 꽃받침잎의 길이는 15~20mm, 너비는 4~6mm로서 긴 타원형이고 꽃잎은 꽃받침잎과 비슷하며 다소 짧고 털이 없다. 순판脣瓣은 황색이며 육질이고 끝이 둥글거나 둔하며 안쪽에 돌기가 있는 줄이 있고 가장자리가 잘게 갈라진다. 열매는 길이가 6~8cm로서 적색으로 익고 종자에 날개가 있다. 으름 같은 열매가 달리기 때문에 으름난초라고 한다.

● 약효와 사용방법

강장 · 이뇨 – 하루 양 10~15g을 물 300cc에 넣어 1/3 양이 될 때까지 달여 복용한다.

습진 – 위와 같이 달여 환부를 닦으면 좋다.

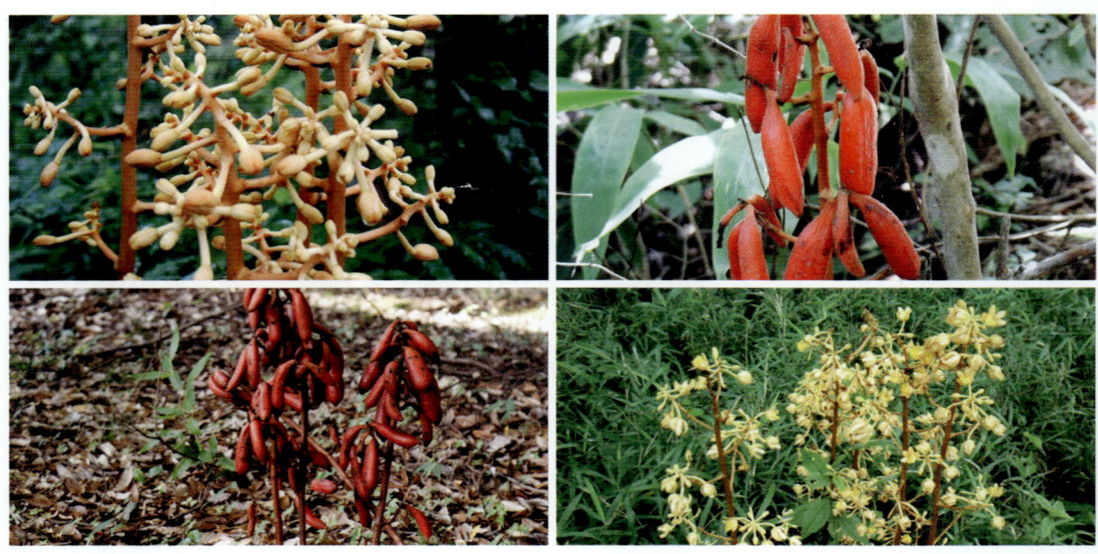

아주까리 피마자

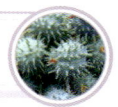

학명 Ricinus communis L.   분류 속씨식물문 〉쌍떡잎식물강 〉대극과

온대지방에서는 일년생 초본식물이지만 열대지방에서는 다년생 초본식물이다.
온대지방에서는 2~3m 정도까지 자란다. 줄기는 납질로 덮여 있고 속이 비어 있다. 줄기에는
20개 내외의 마디가 있고, 각 마디에는 긴 잎자루가 있는 잎이 어긋난다. 잎은 7~11조각으
로 갈라진 장상엽掌狀葉이다. 꽃은 암수로 나누어진 단성화로 수꽃은 꽃 이삭의 아래쪽에, 암
꽃은 위쪽에 붙어 있으며 모두 꽃부리가 없다. 씨방이 발달하여 꼬투리를 맺으며 꼬투리마다
3개의 열매가 들어 있다. 열매는 편평한 타원형으로서 특유의 무늬가 있다. 북부 아프리카가
원산지로 세계 각지에서 재배되고 있다. 대극과의 1년초로서 줄기는 2m 가량이나 되고 잎은
손바닥모양으로 깊이 갈라져 있으며, 8~9월에 원줄기 끝에 꽃이 모여 핀다. 아주까리기름에
는 하리이질에 효과가 있는 리티노렌 · 올레인 · 리틴독성 단백질 · 리티닌 등을 함유하고 있다.

● 약효와 사용방법

설사제 – 시판되고 있는 피마자유를 이용한다. 1회 양은 성인 25cc를 복용한다.

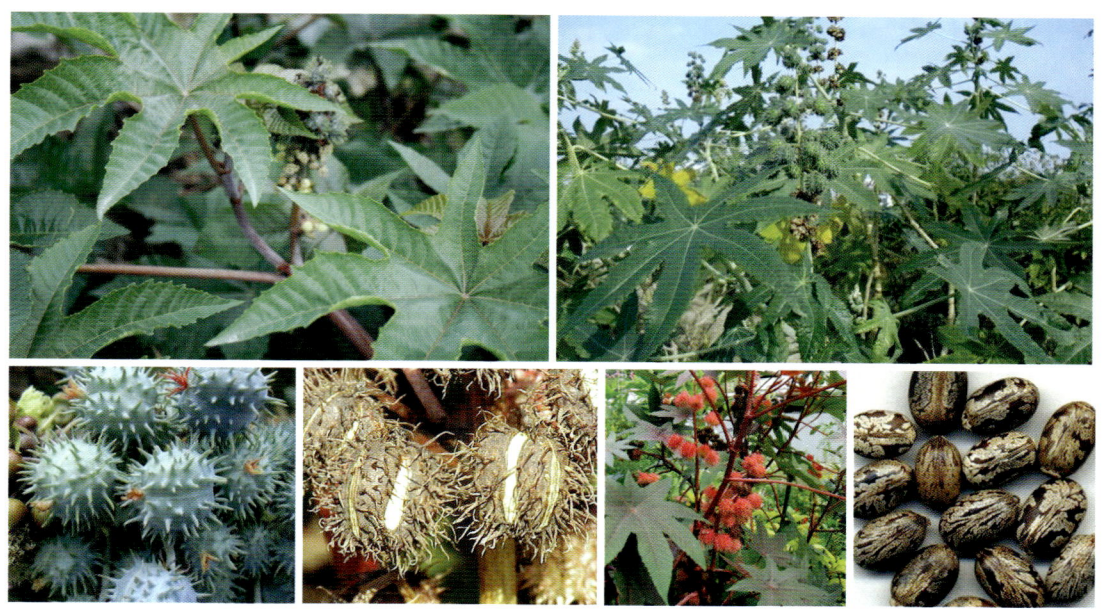

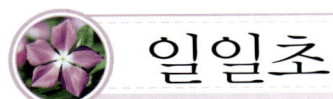

일일초

학명 Catharanthus roseus (syn, Vinca rosea)　분류 피자식물문 〉 쌍떡잎식물강 〉 협죽도과

미국이 원산지. 현재 열대 각지의 길가에 들풀처럼 번성하고 있다. 1958년 이래 많은 일일초 알카로이드가 발견되었다. 맨처음에 발표한 알카로이드의 결정, 빙카류고블라스틴에는 종양 제거작용이 있고, 그 외에 탄닌도 함유되어 있다.

● 약효와 사용방법

위궤양 · 변통便通 · 소화촉진 − 1회에 생잎 3~5장을 갈아 으깨어 물을 넣어서, 가제로 걸러 마신다. 알카로이드를 함유하고 있기 때문에 양을 초과하지 않도록 주의한다.

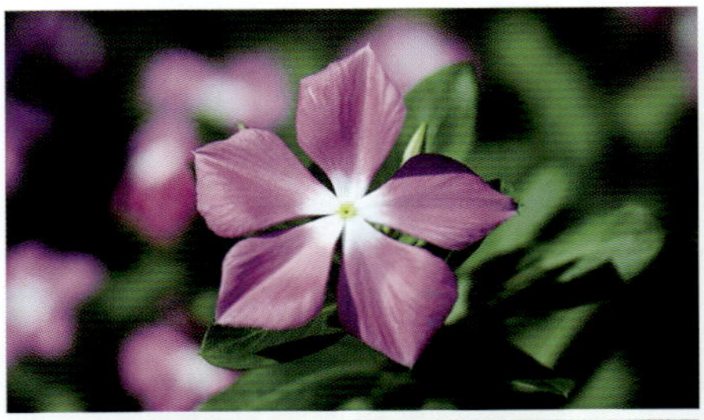

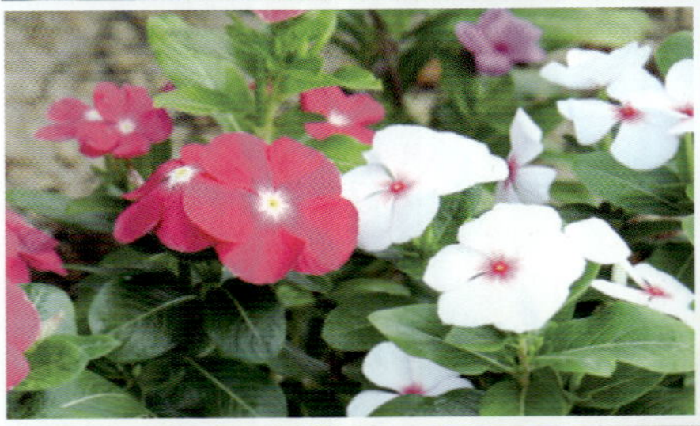

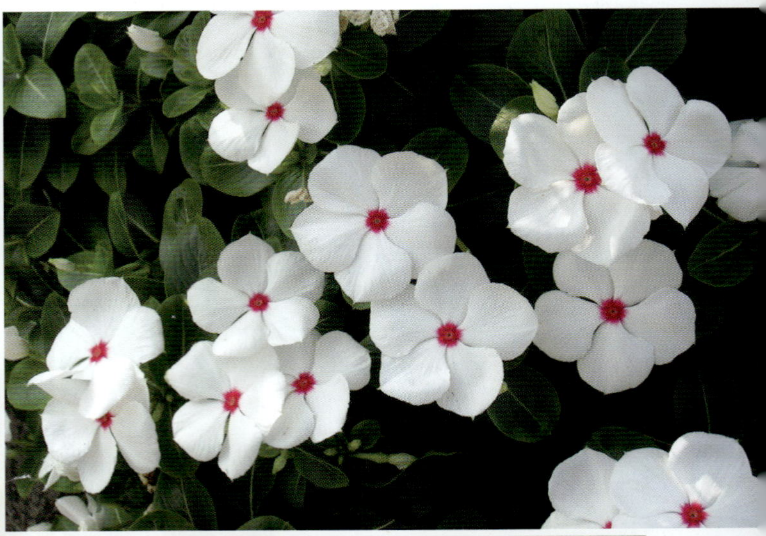

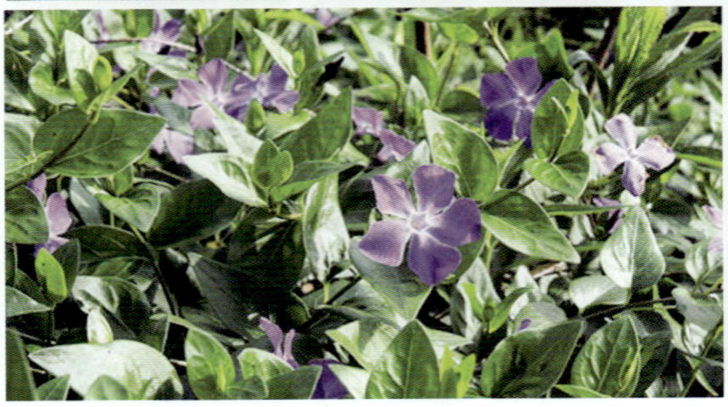

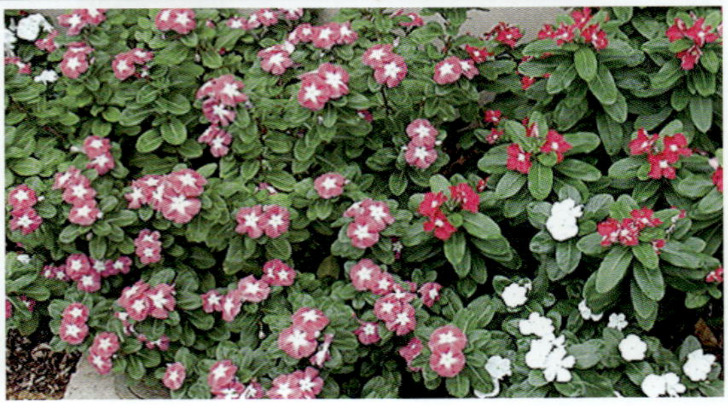

작두콩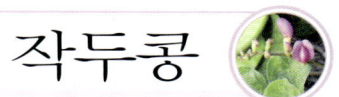

학명 Sinonovacula constricta (Lamarck)　분류 속씨식물문 > 쌍떡잎식물강 > 콩과

열대산의 1년생 덩굴식물로서 중부 이남에서 심고 있다.

잎은 엽병이 길며 3출엽으로서 원줄기와 더불어 털이 없고 소엽은 길이가 10cm로서 끝이 뾰족하고 엽병이 짧다. 종자는 편평하며 홍색 또는 백색이고 어린 꼬투리를 식용으로 한다.

• 약효와 사용방법

기침 · 병후의 영양제 – 1회 양 5~10g을 물 300cc에 넣어 1/3 양이 될 때까지 달여 복용한다.

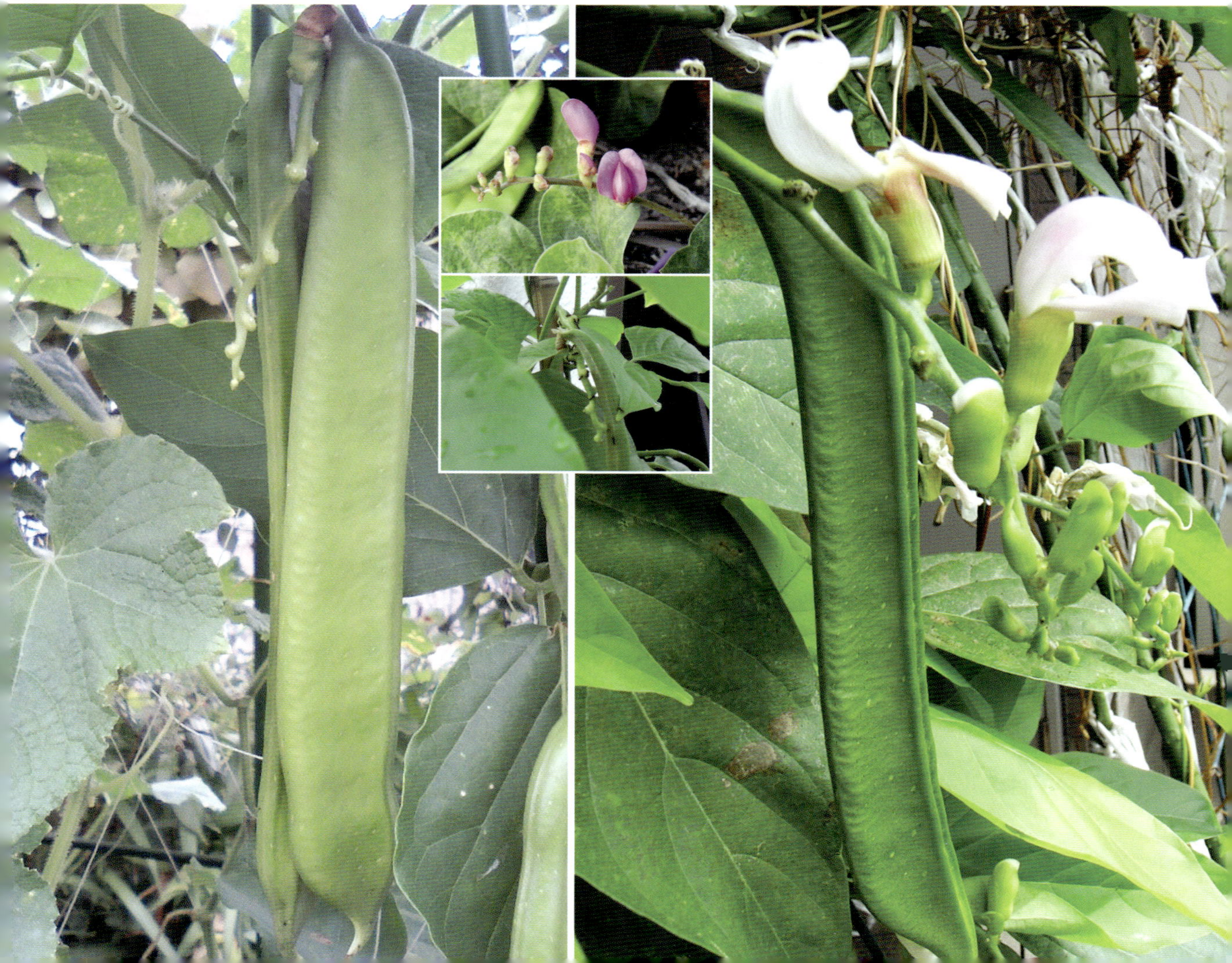

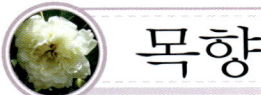

목향

학명 Inula helenium L.   분류 속씨식물문 〉쌍떡잎식물강 〉국화과

유럽이 원산지인 다년초로서 약초로 재배하고 있으며 높이가 0.8~2m이고 전체에 짧은 털이 밀생한다. 뿌리는 발한 · 이뇨 및 거담제로 사용하며 구충 성분이 있다고 한다.

• 약효와 사용방법

유럽에서는 민간약으로서 발한 · 이뇨 · 거담祛痰 등에 이용되지만, 거의 향료로 이용되고 있다.

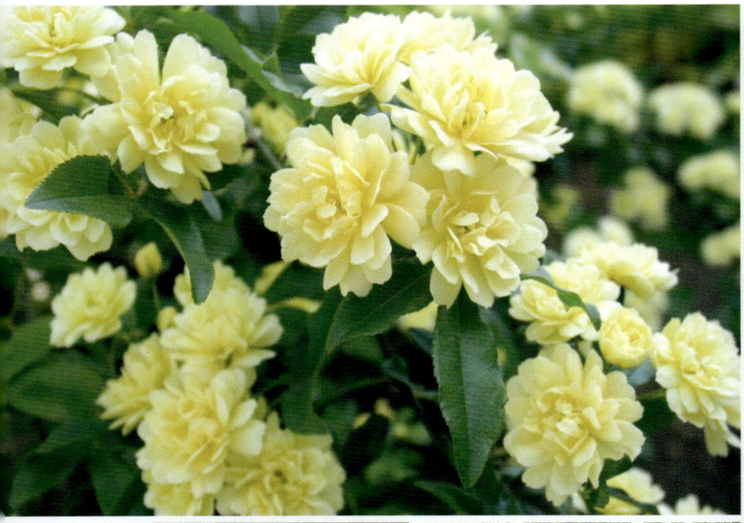

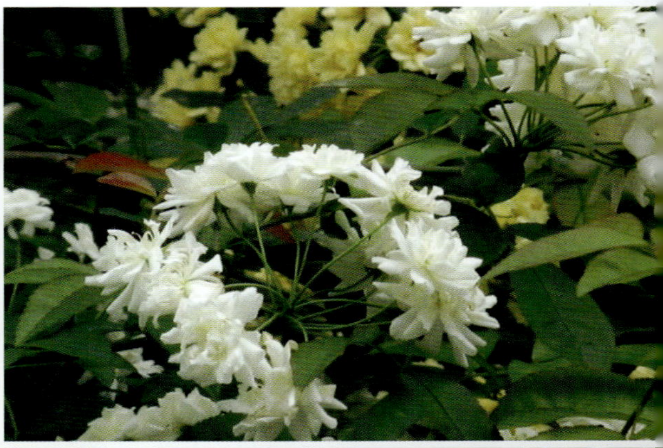

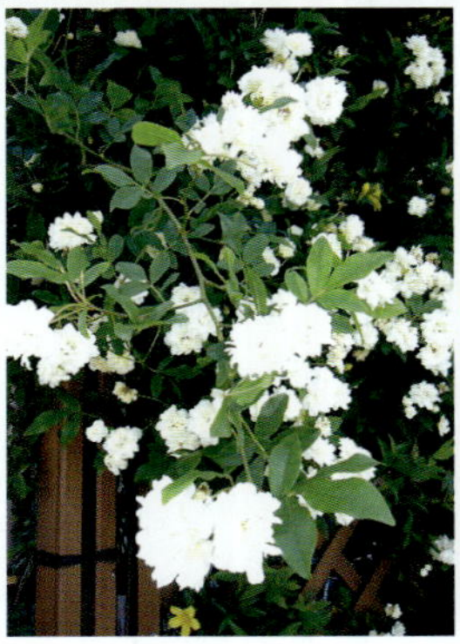

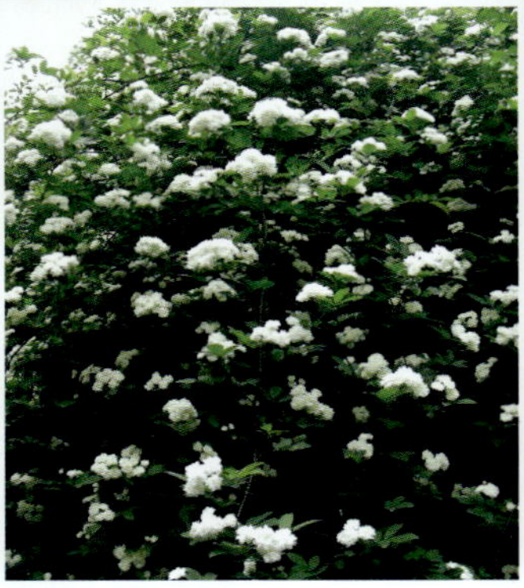

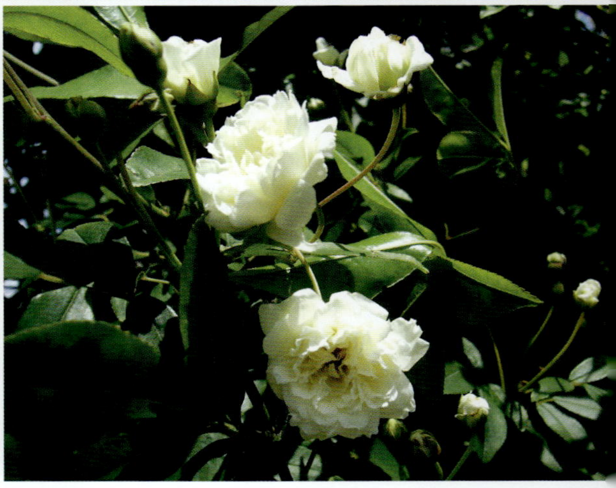

남쪽 해안 모래땅에서 자라는 1년초로서 밑에서 가지가 많이 갈라져 옆으로 길이가 1m 정도 자라고 원줄기, 엽축 및 화편에 꼬부라진 짧은 털과 퍼진 긴 털이 있다. 탁엽은 길이가 3mm로서 서로 떨어져 있고 피침상 삼각형이다.

7월에 황색꽃이 엽액에서 1개씩 피며 화경은 길이가 1~2cm이고 꽃받침잎은 5개로서 뒷면에 복모가 밀생하며 길이는 4~5mm이고 꽃이 핀 다음 떨어진다. 꽃잎은 꽃받침보다 약간 길며 5개이고 수술은 10개이며 자방은 1개이고 털이 많다. 열매는 5개로 갈라지며 각 조각에는 2개의 뾰족한 돌기가 있다. 열매를 강장强壯 · 정혈淨血 및 최유제催乳劑로 사용한다.

● **약효와 사용방법**

감기 · 두통 · 안질로 눈곱 등이 나올 때 − 1회 5~10g을 물 300cc에 넣어 1/2 양이 되도록 달여 복용한다. 사용 전에 프라이팬 등에 가시가 약간 그을릴 정도로 태워 두면 좋다.

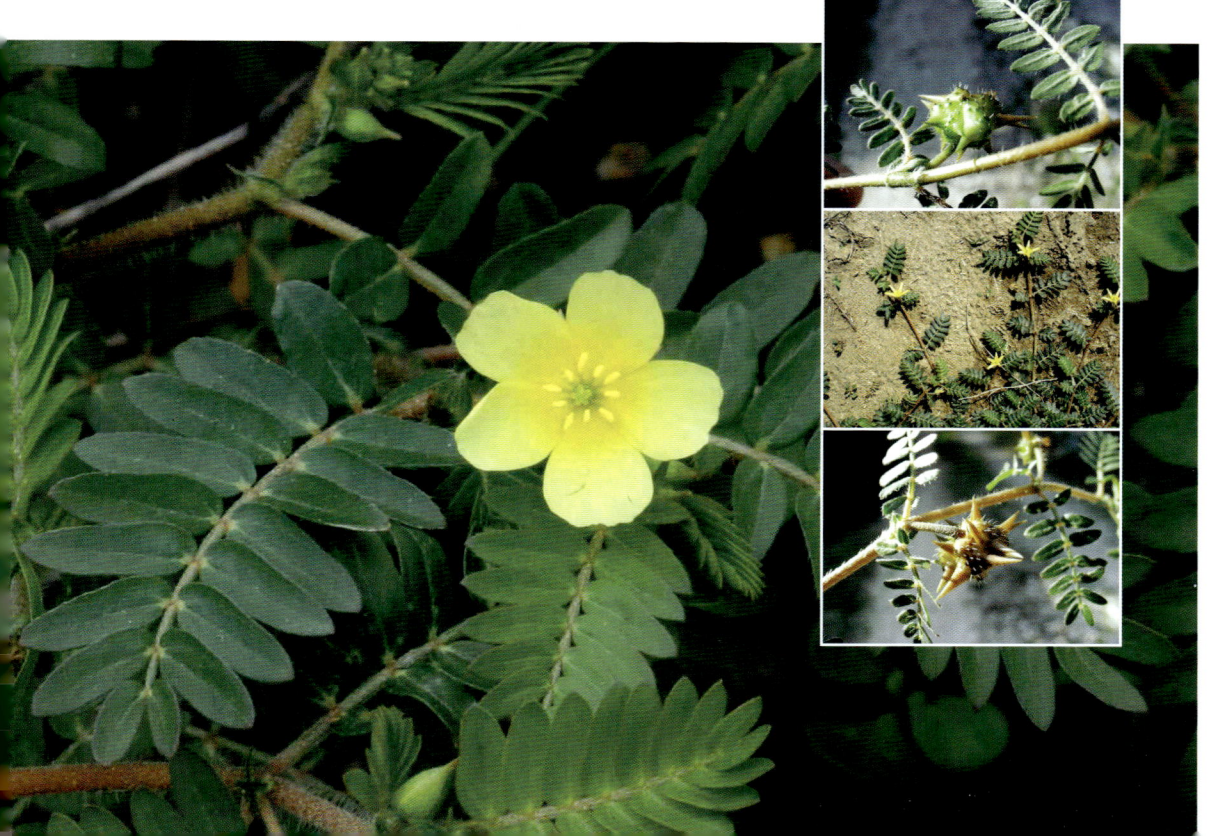

한련초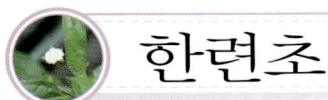

학명 Eclipta prostrata L. 분류 속씨식물문 〉 쌍떡잎식물강 〉 국화과

논둑이나 습지에서 자라는 1년초로서 높이가 10~60cm이며 곧추자라고 전체에 강모剛毛가 있으며 가지는 대생하는 엽액에서 나오기 때문에 다시 가지 끝에서 1개의 가지가 자란다. 잎은 대생하며 엽병이 없거나 극히 짧은 엽병이 있고 양면에 굳센 털이 있으며 기부의 가까이에 굵은 3맥이 있고 가장자리에 잔 톱니가 있다. 두화는 8~9월에 가지 끝과 원줄기 끝에 1개씩 달리며 총포는 길이가 5mm, 너비는 6~7mm이지만 열매가 익을 무렵에는 지름이 11mm 정도가 되며 총포편總苞片은 5~6개로서 녹색이고 긴 타원형이며 예두이다 설상舌狀화관은 백색이고 끝이 밋밋하거나 2개로 갈라지며 수과는 흑색으로 익고 길이가 2.8mm 정도로서 설상화의 것은 세모가 지지만 다른 것은 4개의 능각棱角이 있다.

전초를 혈문 치료에 사용하며 대개 민간에서 지혈제로 사용한다.

● 약효와 사용방법

혈뇨와 혈변의 지혈 – 하루 양 3~10g을 물 600cc에 넣어 1/2의 양이 되도록 달여 복용한다.
눈의 염증 – 위와 같은 분량을 달여 그 즙으로 세안한다.

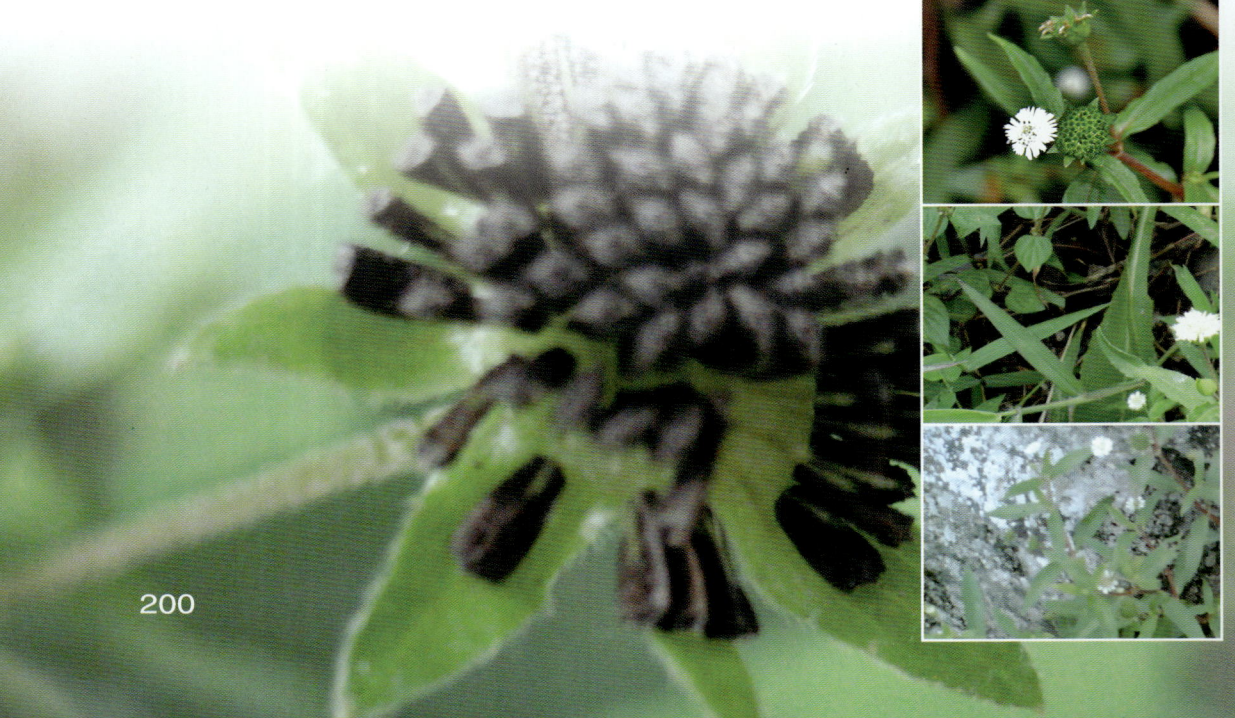

나팔나리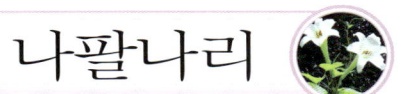

학명 Lilum lancifolium Thunberg 분류 속씨식물문 〉 외떡잎식물강 〉 백합과

다년초로서 각지에서 관상용으로 넓게 재배한다. 꽃은 희고, 화통이 길고 가장자리가 조금 휘었으며, 향기가 강하다. 인경은 편구형으로 암황색, 줄기는 직립으로 뻗었고 약 1m 정도이다. 잎은 병柄이 없는 피침형으로 길이는 약 15cm이다. 표면에 광택이 있고 호생한다. 꽃은 5~6월에 피고 수술 6개는 화피花皮보다 짧고 암술의 가장자리의 주두柱頭는 부풀어 있다. 과실은 긴 타원형으로 길이가 6cm 정도이다.

● 약효와 사용방법

타박상 – 잘게 부순 인경을 직접 환부에 대거나 다음과 같이 하면 좋다. 용기에 인경을 넣고 식초를 소량 넣어 부수어 목면주머니에 넣어 이것을 환부에 대고 습포한다.

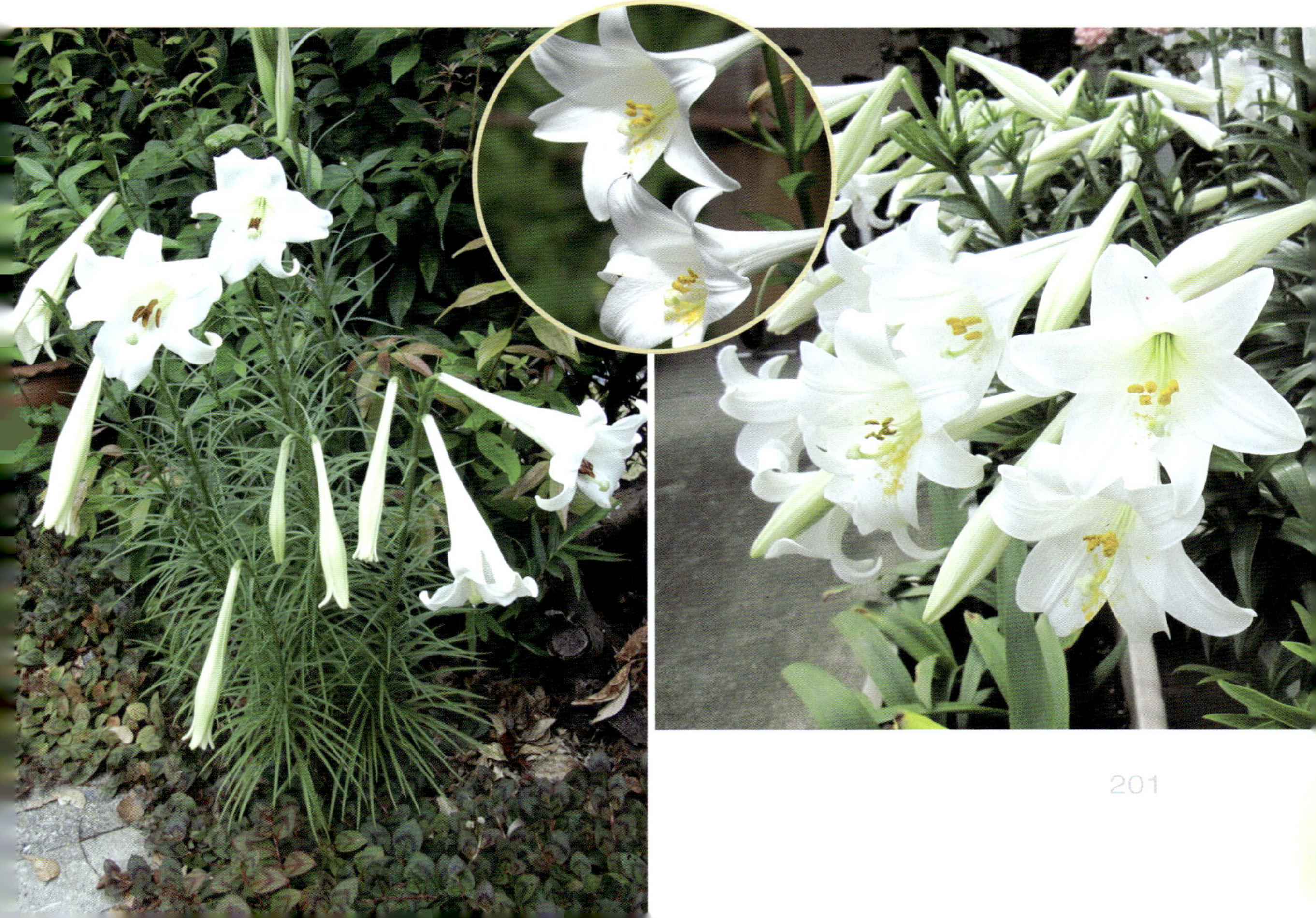

201

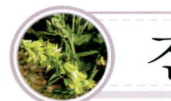

전동싸리

학명 Melilotus suaveolens Ledeb. 분류 속씨식물문 〉 쌍떡잎식물강 〉 콩과

중국이 원산지인 2년초로서 높이가 60~90cm이다. 잎은 호생하며 소엽은 3개이고 측소엽은 엽병이 거의 없고 길이가 1.5~3cm로서 밝은 녹색이며 가장자리에 톱니가 있고 중근中筋 끝이 뾰족하며 탁엽은 선형이다.

총상화서는 가지 끝이나 엽액에서 발달하고 길이는 3~5cm이며 화편은 길이가 2~4cm이고 꽃은 7~8월에 피며 길이는 3~4mm로서 황색이고 포는 선형이며 길이는 1mm 정도로서 소화편보다 길다. 꽃받침은 잔털이 있고 길이가 1.5mm 정도이며 기판이 가장 길고 용골판이 가장 짧으며 꼬투리는 털이 없고 흑색으로 익는다. 이와 비슷하지만 꽃이 백색이고 길이가 2mm 정도인 것을 흰전동싸리라고 하며 단양에서 자란다.

● 약효와 사용방법

타박상 – 편타성 상해자동차 추돌 등의 충격으로 생기는 목 부분의 장애. 손의 마비 · 두통 등이 일어남 등에 좋다. 환부의 크기에 따라 분량을 정한다. 작게 썰어 놓은 것을 냄비에 넣어, 물을 찰 듯 말 듯하게 붓는다. 펄펄 끓어오르지 않게 잘 달여, 목면천에 넣어서 가볍게 짜내어 환부에 대고 습포한다.

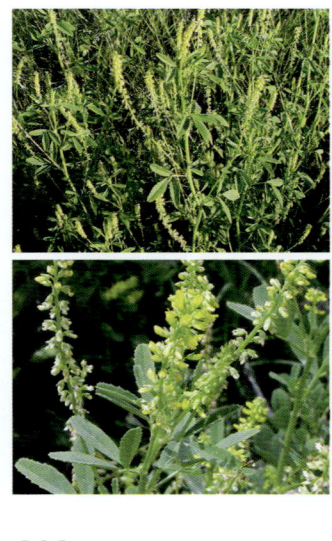

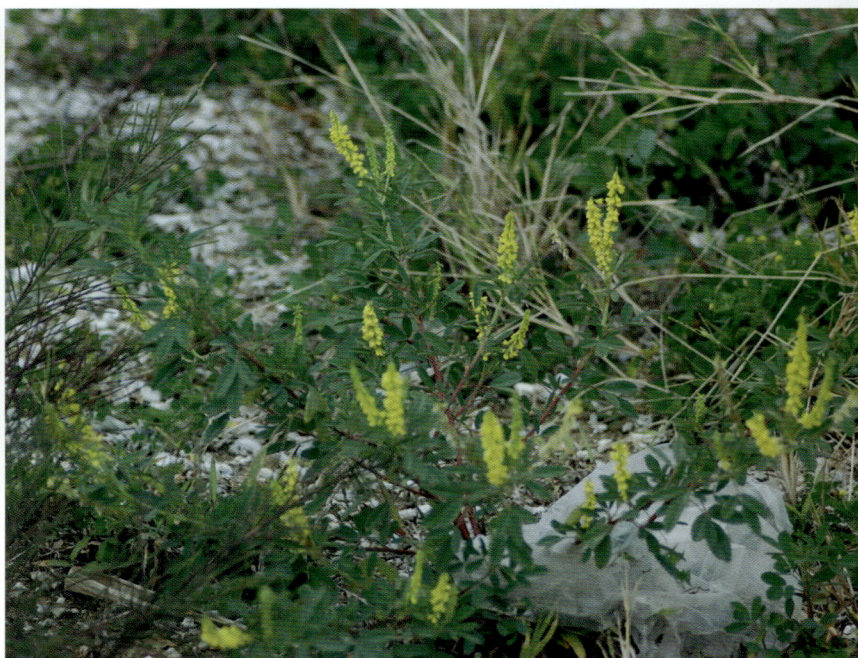

맥문동

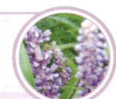

학명 Liriope platyphylla Wang et Tang 분류 속씨식물문 〉 외떡잎식물강 〉 백합과

산지의 나무 그늘에서 자라는 다년초로서 근경은 굵고 딱딱하며 옆으로 뻗지 않고 수염뿌리의 끝이 땅콩처럼 굵어지는 것도 있다. 잎은 짙은 녹색이며 밑에서 총생하고 길이는 30~50cm, 나비는 8~12mm로서 끝이 뾰족해지다가 둔해지기도 하며 11~15맥이 있고 밑부분이 가늘어져 엽병 비슷하게 된다. 꽃은 5~6월에 피며 화경은 길이가 30~50cm이고 꽃이 3~5개씩 마디마다 모여 달리며 화서는 길이가 8~12cm이다. 소화편은 길이가 2~5mm이고 꽃 밑부분 또는 중앙 윗부분에 관절이 있으며 화피열편은 6개로서 연한 자주색이다.

수술은 6개이고 수술대는 꾸불꾸불하며 암술대는 1개이고 열매는 껍질이 일찍 벗겨지면서 흑색 종자가 노출된다. 괴근을 소염·강장·진해·거담 및 강심제로 사용한다.

• 약효와 사용방법

자양·강장·최유催乳·기침 – 1회 양 6~10g을 물 300cc에 넣어 1/3 양이 될 때까지 달여 복용한다.

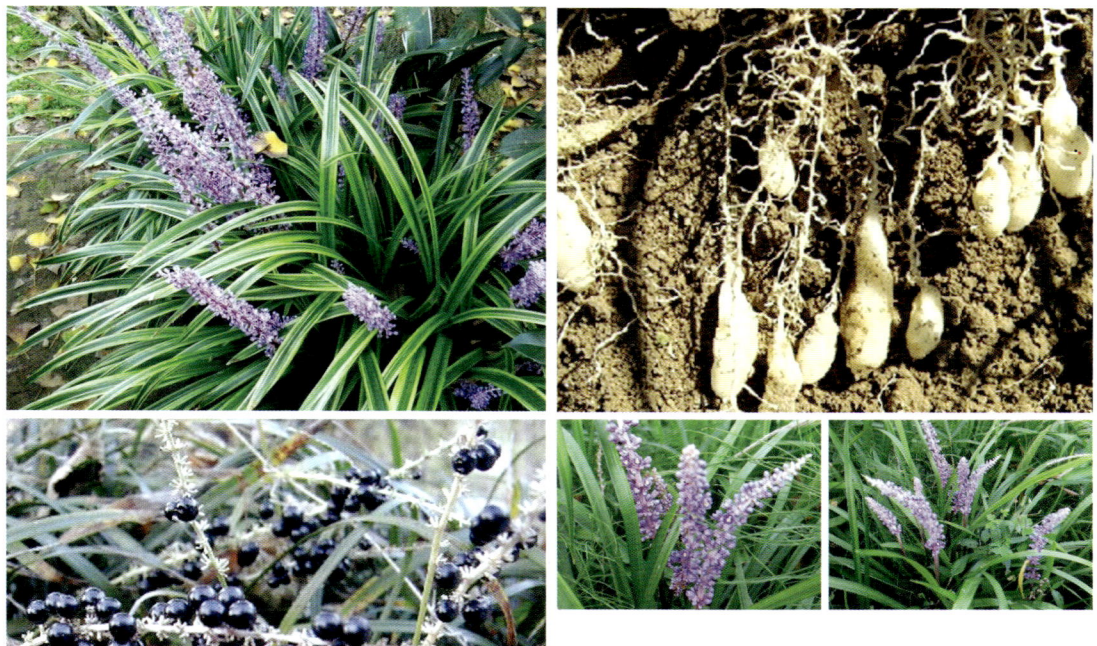

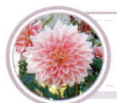 # 다알리아

영명 Dahlia pinnata Cav.　분류 속씨식물문 〉 쌍떡잎식물강 〉 백합과

멕시코 원산의 다년초로서 관상용으로 널리 재배하고 있으며 고구마 같은 굵은 괴근으로 번식하고 원줄기는 높이가 1.5~2m로서 털이 없으며 원주형이다. 잎은 대생하고 엽병이 있으며 1~2회 우상으로 갈라지고 소엽은 가장자리에 톱니가 있고 정소엽이 가장 크며 엽축에 날개가 다소 있고 표면은 짙은 녹색이며 뒷면은 다소 흰빛이 돈다.

꽃은 7월에서부터 서리가 올 때까지 피고 원줄기와 가지 끝에 1개씩 옆을 향해 달리며 지름은 5~7.5cm이지만 보다 큰 것도 있고 총포편은 6~7개로서 잎 같다. 설상화는 본래 8개였다고 보지만 명명할 당시에는 겹으로 되어 있었으며 변종에 따라서 빛깔과 꽃의 크기가 다르다.

● 약효와 사용방법

주로 과당 주사액으로서 체액과 영양 보충을 위해 의사가 사용한다.

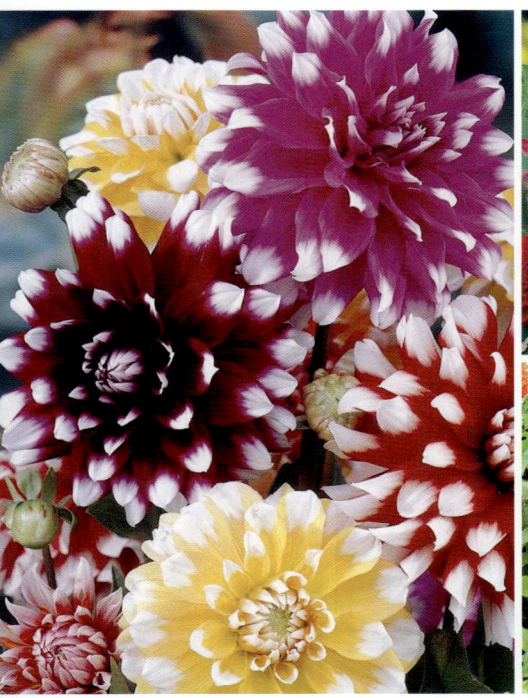
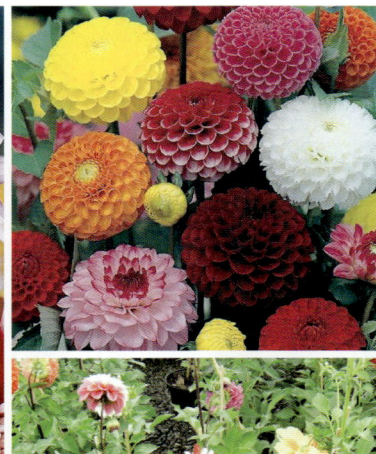
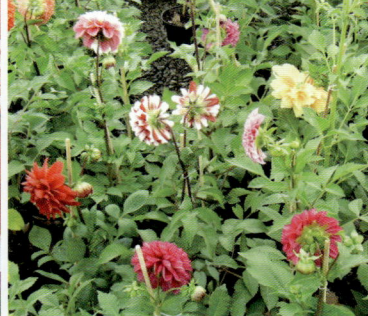
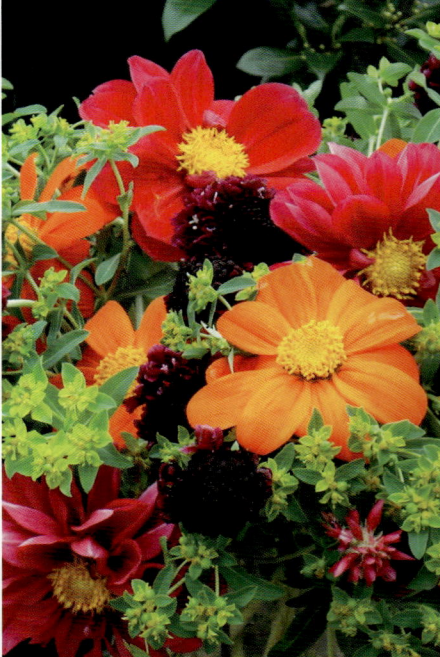

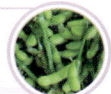

콩대두콩

학명 Glycine hispida Max   분류 속씨식물문 〉 쌍떡잎식물강 〉 콩과

중국이 원산지인 1년초로서 재배하고 있으며 높이가 60cm에 달하고 잎과 더불어 갈색털이 있다. 잎은 호생하며 엽병이 길고 3개의 소엽으로 구성된 복엽이며 소엽은 가장자리가 밋밋하고 소탁엽小托葉은 선형이다. 꽃은 7~8월에 피며 자줏빛이 도는 홍색 또는 백색이고 엽액에서 자라는 총상화서에 달린다. 꽃받침은 5개로 갈라지고 열편 중에서 밑의 것이 가장 길며 기판은 넓고 끝이 파지며 익판翼瓣은 기판보다 짧고 용골판이 가장 짧다.

수술은 10개로서 각각 2개로 갈라지며 꼬투리는 짧은 대가 있고 편평하며 1~7개의 종자가 들어 있다. 콩은 황백색·흑색·연한 갈색·녹색 등 여러 가지가 있으며 주요 작물의 하나이다.

● 약효와 사용방법

감기로 기침과 열이 있을 때 – 볶은 검은 콩黑豆 20g을 물 300cc에 넣어 반량이 될 때까지 달여 이것을 하루 양으로 해서 몇 회 나누어 마신다.

이뇨·해독 – 하루 양으로서 볶은 검은 콩 20~30g을 볶아서 달인 차에 적당량을 넣어 차 대신에 마신다.

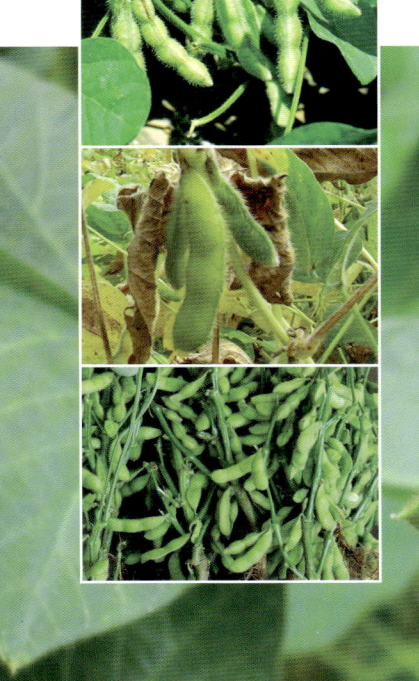

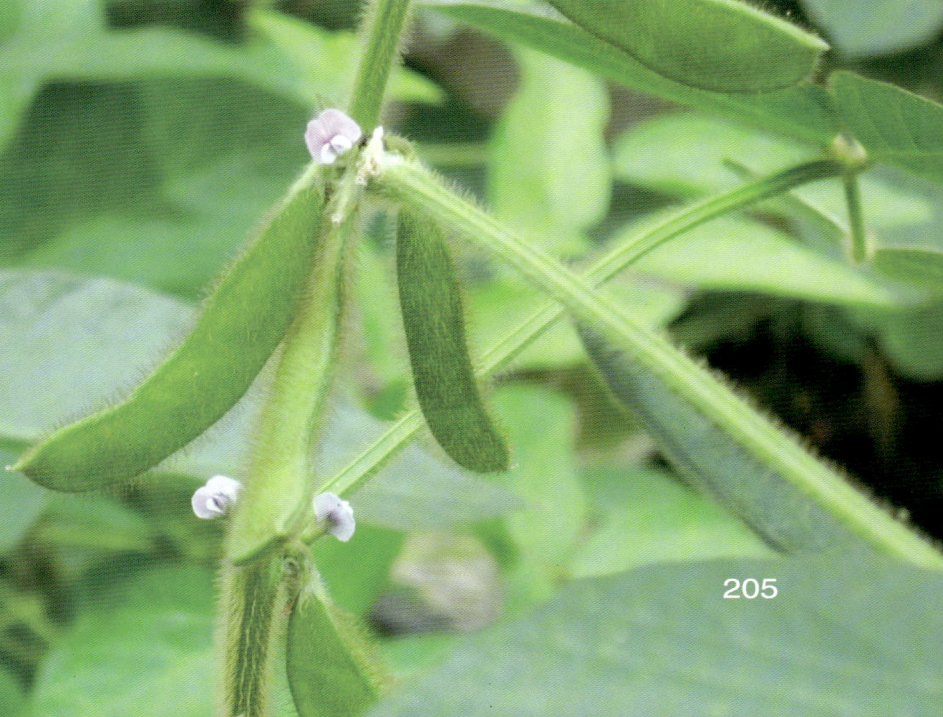

205

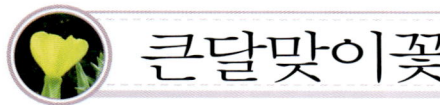

큰달맞이꽃

학명 Oenothera erythrosepala Borbas　분류 속씨식물문 〉 쌍떡잎식물강 〉 바늘꽃과

북아메리카 원산의 2년초로서 높이가 1.5m에 달하고 굵고 곧은 뿌리가 있으며 잎은 호생하고 가장자리에 얕은 톱니가 있고 근생엽은 꽃방석처럼 퍼진다. 꽃은 7월에 피고 황색이며 가지 끝과 원줄기 끝에 달리고 저녁 때 피었다가 아침에 스러지며 꽃 밑에 녹색포가 2개 달려 있다. 4개의 꽃받침 잎은 2개씩 붙어 있고 꽃이 필 때 뒤로 젖혀지며 꽃잎은 4개로서 끝이 파지고 수술은 8개이며 암술대는 4개로 갈라지고 자방은 하위이다. 삭과는 털이 있으며 4개로 갈라져서 종자가 나온다. 어린 잎은 소가 먹지만 성숙한 잎은 먹지 않으며 관상자원의 하나이다.

• 약효와 사용방법

감기로 목이 아플 때 – 건조한 뿌리, 하루 양 약 10g을 물 600cc에 넣고 1/2이 될 때까지 달여 복용한다.

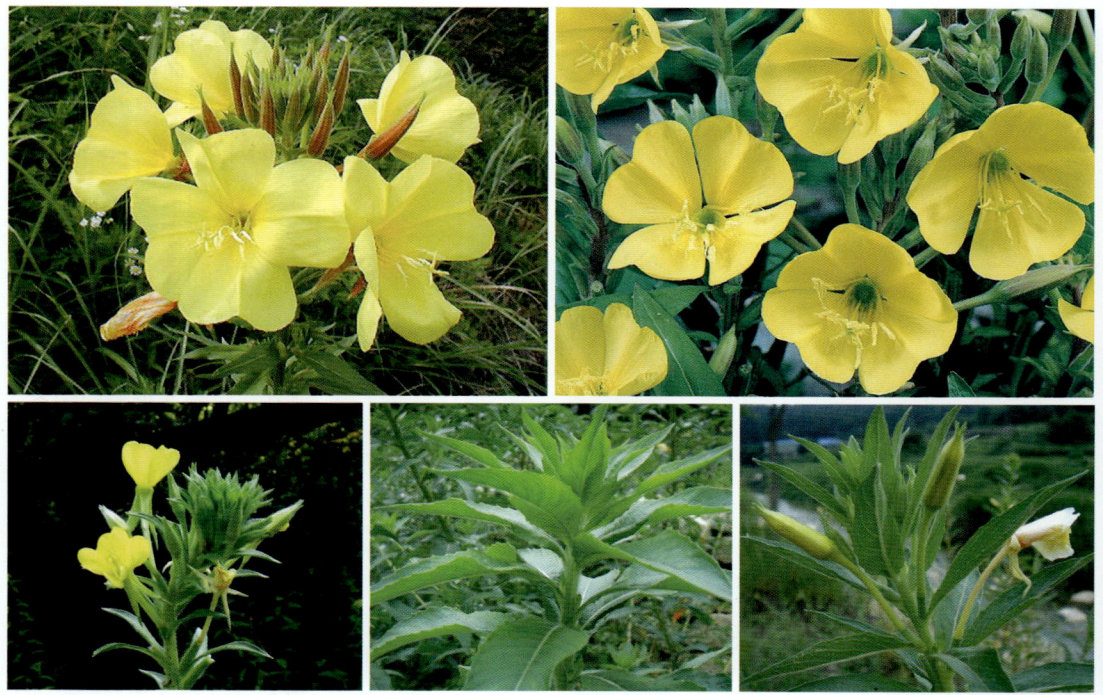

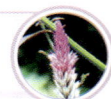

학명 Celosia argentea L. 분류 속씨식물문 > 쌍떡잎식물강 > 비름과

열대지방에 널리 퍼져 있는 1년초로서 관상용으로 심고 있으며 원줄기는 높이가 40~80cm 로서 곧추자라고 털이 없다. 잎은 호생하며 끝이 뾰족하다.

꽃은 양성으로서 7~8월에 피고 연한 홍색이며 수상화서는 가지 끝과 원줄기 끝에 달리고 원 주형이다. 열매는 꽃받침보다 짧으며 수평으로 갈라져서 윗부분이 떨어지고 끝에 길이가 3mm 정도의 암술대가 남아 있다. 종자는 여러 개씩 들어 있으며 지름은 1.5mm 정도이다.

• 약효와 사용방법

눈의 충혈 – 건조한 종자 1회 양 6~10g을 물 200cc에 넣어 1/3의 양까지 달여 복용한다.

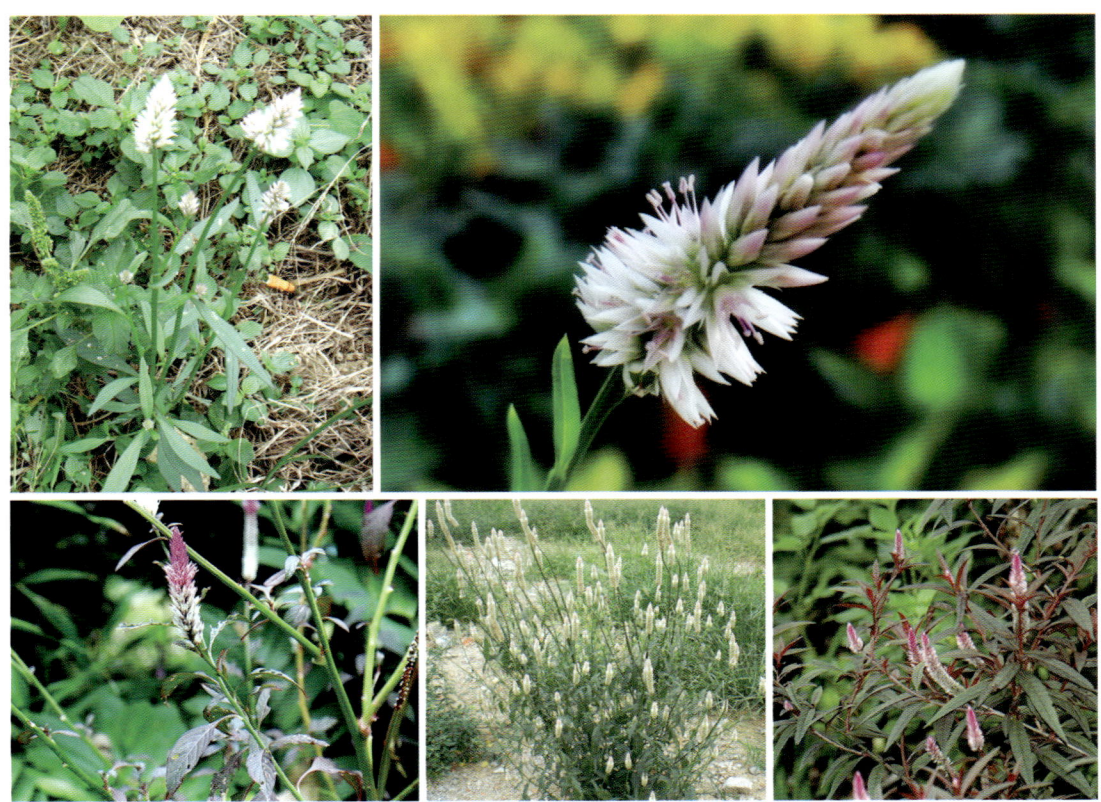

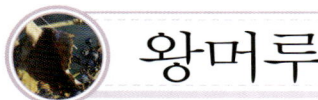

왕머루

학명 Vitis amurensis 분류 속씨식물문 〉쌍떡잎식물강 〉포도과

길이가 10m에 달하는 낙엽만경으로서 소지는 뚜렷하지 않은 능선이 있으며 붉은 빛이 돌고 어릴 때는 선모로 덮여 있다. 잎은 호생하며 끝이 5개로 말게 갈라지고 열편은 가장자리에 작은 치아상의 톱니가 있다. 화편 밑부분에서 흔히 덩굴손이 발달하고, 꽃은 6월에 피며 황록색이고 꽃받침은 윤상이고 꽃잎은 5개가 끝부분에서 합쳐지고 밑부분이 갈라져 화탁에서 떨어지며 수술은 5개이고 수술대 사이에 밀선蜜腺이 있다.

장과漿果는 송이로 되어 밑으로 처지며 9월에 흑색으로 익고 2~3개의 종자가 들어 있다. 잎이 붉게 단풍이 들며 열매는 식용으로 하거나 술을 만들고 원줄기는 지팡이 감으로 사용한다. 잎 뒷면에 적갈색 털이 있는 것을 머루, 적갈색 털이 밀생하지만 곧 떨어지는 것을 섬머루라고 하며 모두 울릉도에서 자란다.

● **약효와 사용방법**

피로회복 – 가정용 믹서를 준비해서 유리로 된 용기 속에 열매를 1/4 정도 채워 넣는다. 여기에 정제 설탕 50~60g을 넣어, 믹서에 간다. 열매 껍질과 종자도 부수어져서 함께 마신다. 다소 알갱이가 남지만 마시기 어려운 정도는 아니다.

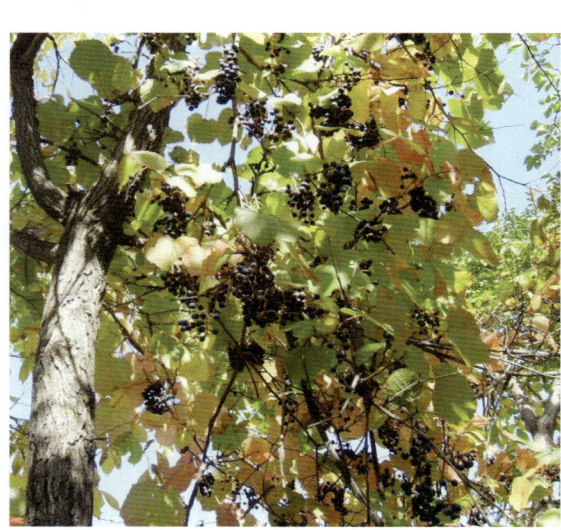

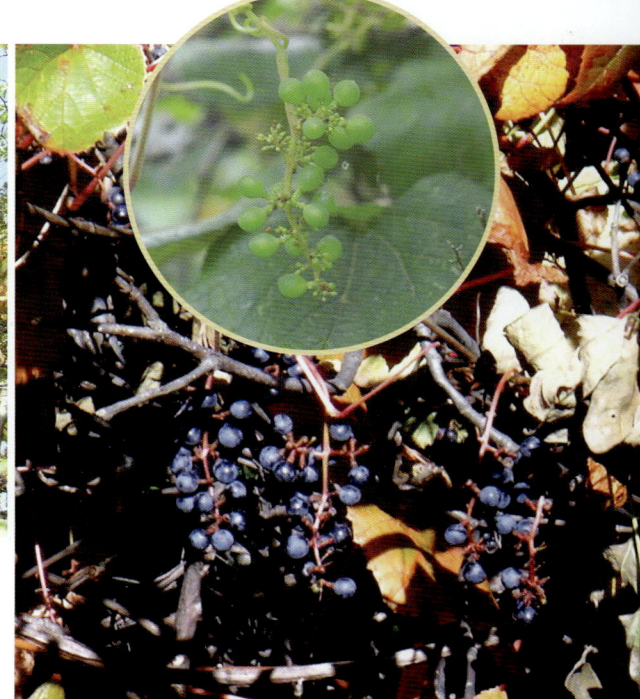

산나리

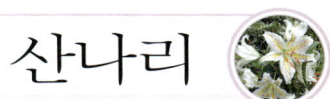

학명 Lilium auratum   분류 속씨식물문 > 쌍떡잎식물강 > 백합과

백합과의 다년생 풀. 산에 난다. 길이는 1~1.5m 인경은 구편형球扁形, 담황색 밑부분에서부터 많은 가지를 낸다. 꽃은 대형, 6화개편花蓋片, 백색, 대적색의 반점이 있고 향기가 좋다. 삭과는 긴 타원형이다. 7~8월에 줄기 끝에 1~5개, 가끔 20개 이상의 꽃을 피운다. 잎은 짙은 녹색으로 피침형이고 끝은 뽀족하여 짧은 자루에 따라 호생한다.

● **약효와 사용방법**

기침 · 해열 – 1회에 4~10g을 물 400cc에 넣어 1/2 양이 되도록 달여 복용한다.

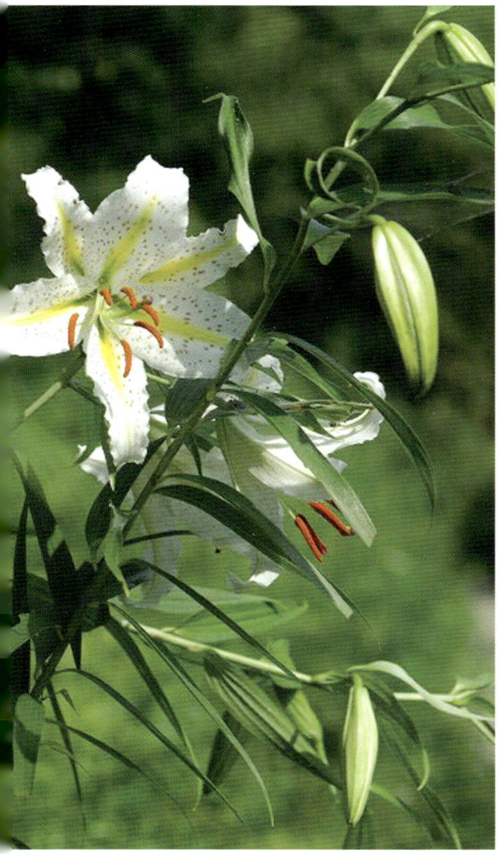

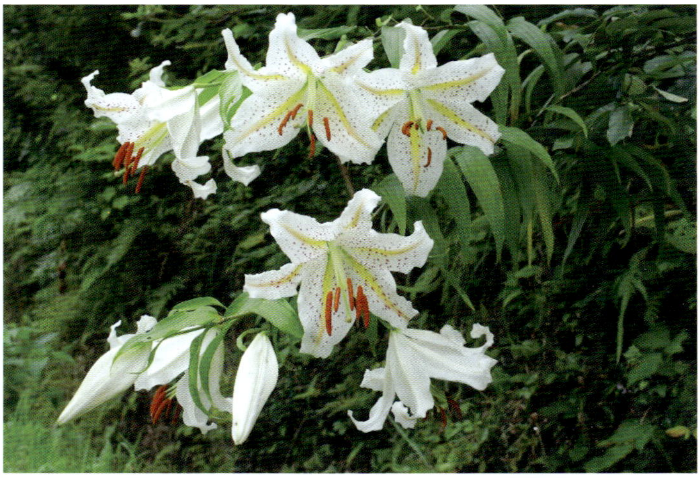

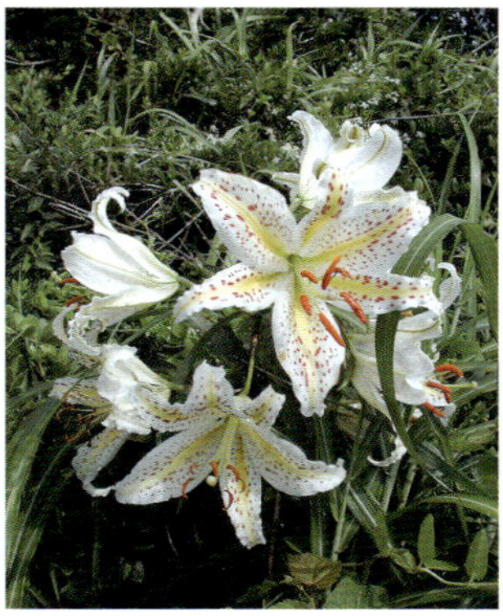

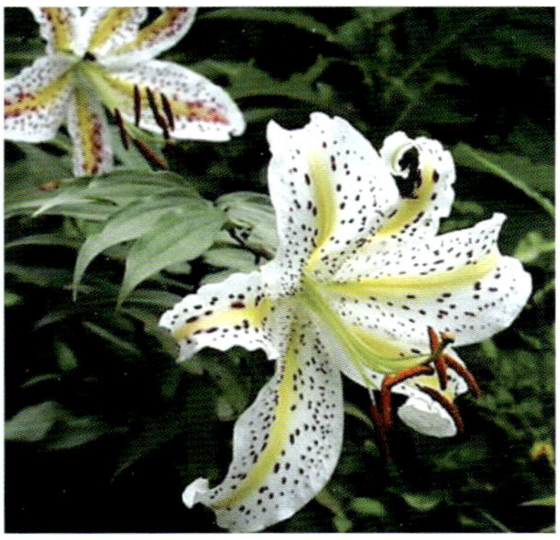

개머루

학명 Ampelopsis brevipedunculata　분류 속씨식물문 〉 쌍떡잎식물강 〉 포도과

산야에서 자라는 낙엽만경으로서 길게 벋으며 가지에 털이 없고 수피가 갈색이며 마디가 굵다. 잎은 호생하고 둥글며 3~5개로 갈라지며 각 열편에 둔한 톱니가 있고 표면에 털이 없으며 뒷면 맥 위에 잔털이 있다. 엽병은 덩굴손이 잎과 대생하며 2개로 갈라진다. 꽃은 양성으로서 6~7월에 피며 녹색이고, 꽃받침은 5개씩의 꽃잎과 수술 및 1개의 암술로 이루어졌으며 열매는 지름이 8~10mm로서 9월 벽색碧色으로 익으며 갈색 수목이 있다. 어린 가지와 엽병 및 잎 뒷면에 짧은 털이 있는 것을 털개머루, 잎에 백색 반점이 있고 엽병과 어린 줄기가 자주색인 것을 자주개머루, 잎이 깊게 5개로 갈라지는 것을 가새잎개머루라고 한다.

● 약효와 사용방법

관절염 – 잘 건조한 뿌리를 잘게 썰어, 하루 양으로 해서 10~15g을 물 400cc에 넣어 1/3 양이 될 때까지 달여 3회에 나누어 복용한다.

눈의 충혈 – 건조한 뿌리 5~10g을 물 200cc에 넣고 달여 그 즙으로 세안한다.

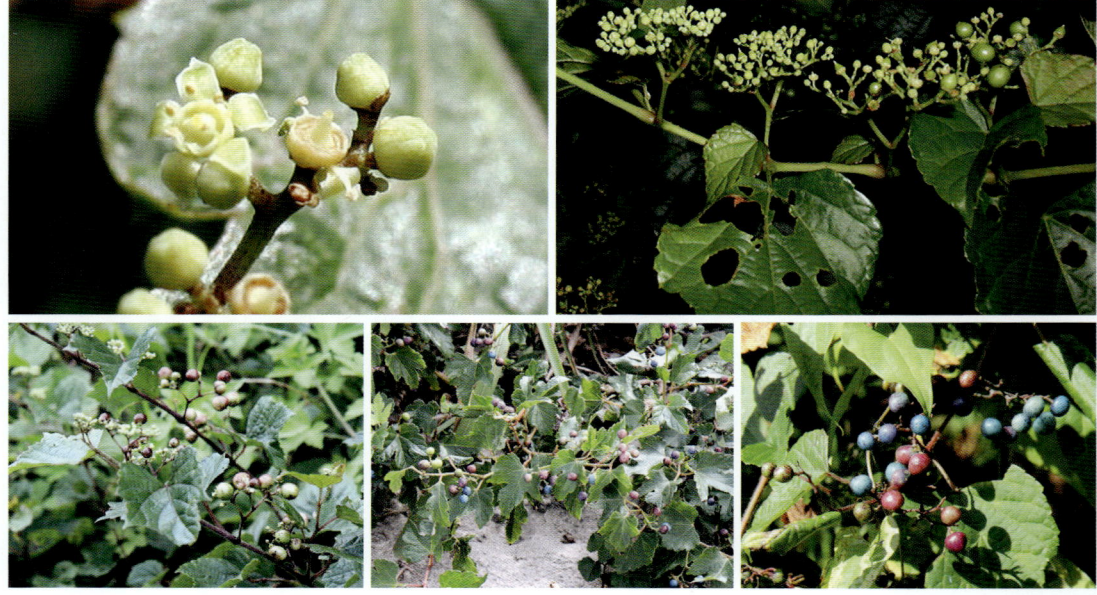

바늘꽃

학명 Epilobium pyrricholophum Franch. & Sav.   분류 속씨식물문 〉 쌍떡잎식물강 〉 바늘꽃과

냇가에서 자라는 다년초로서 높이가 30~90cm이고 옆으로 뻗는 지하경에서 원줄기가 나와 곧추자라며 밑부분에 굵은 잔털이 있고 윗부분에 선모腺毛가 있다. 잎은 대생하며 다소 원줄기를 감싸고 불규칙한 톱니가 있는데 가을철에 적색으로 단풍이 든다.

꽃은 8월에 피며 연한 홍자색이고 윗부분의 엽액에 1개씩 달리며 꽃받침잎은 4개이고 꽃잎도 4개로서 끝이 2개로 얕게 갈라진다. 수술은 8개이며 자방은 하위로서 선모가 밀생하고 때로는 굽은 털이 있으며 암술머리의 끝이 방망이 같다. 삭과는 선모가 있고 소과편은 종자는 끝이 둥글며 겉에 잔 돌기가 밀생하고 적갈색 털이 있다. 전초를 민간에서 감기에 사용하거나 수검收劍 및 지혈제로 사용한다. 원줄기와 잎에 굽은 털만 있거나 윗부분에 선모가 있고 자방과 화경에 굽은 털과 더불어 선모가 있는 것을 한라바늘꽃이라고 한다.

• 약효와 사용방법

하리이질 – 하루 양으로서 5~10g을 물 600cc에 넣어 반량이 되도록 달여 몇 회에 나누어 복용한다.

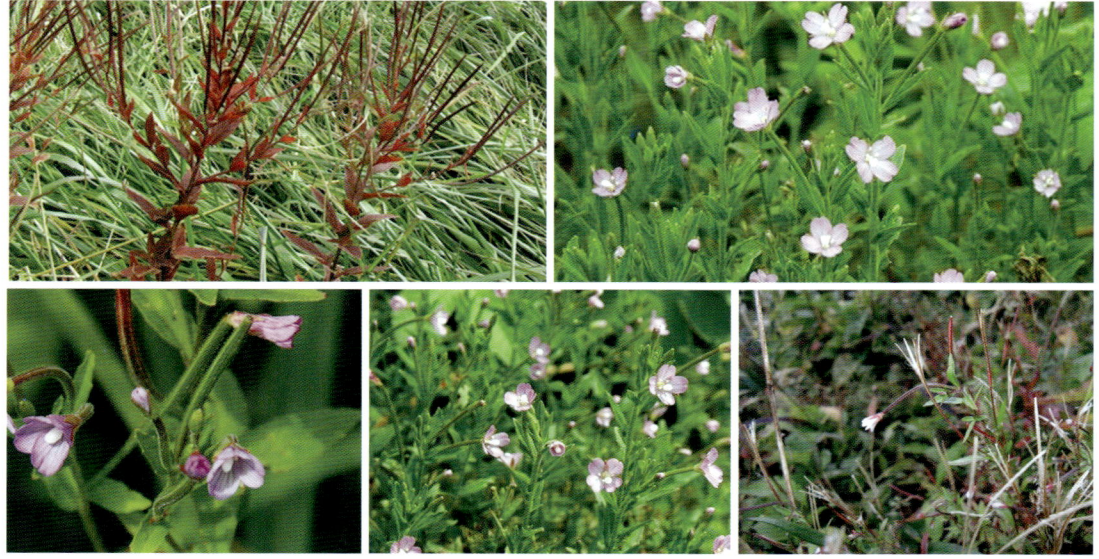

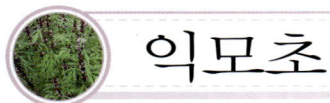

익모초

학명 Leonurus sibiricus L.   분류 속씨식물문 〉 쌍떡잎식물강 〉 꿀풀과

들에서 자라는 2년초로서 높이가 1m 이상 자라는 것이 있고 둔한 사각형이며 백색털이 있어 전체가 백록색이 돌고 가지가 갈라진다. 근생엽은 엽병이 길며 가장자리에 둔한 톱니가 있거나 결각상이며 꽃이 필 때는 없어진다.

경생엽은 엽병이 길고 3개로 갈라지며 열편이 다시 2~3개로 갈라지고 각 소열편은 톱니 모양이거나 우상으로 다시 갈라지며 톱니가 있고 암록색이다. 꽃은 7~8월에 피며 연한 홍자색으로써 윗부분의 엽액에 몇 개씩 층층으로 달리고 꽃받침은 5개로 갈라지며 끝이 바늘처럼 뾰족하고 화관은 아래위 2개로 갈라지며 밑부분의 것이 다시 3개로 갈라지고 중앙부의 것이 가장 크며 적색줄이 있다. 전초를 산후의 지혈 및 보정제補精劑로 사용한다.

• 약효와 사용방법

산후의 지혈 – 건조시킨 지상부 전초 6~10g을 하루 양으로 해서 물 400cc에 달여 복용한다.
월경불순 · 현기증 · 복통 – 위와 같은 방법과 같이 달여 복용한다.

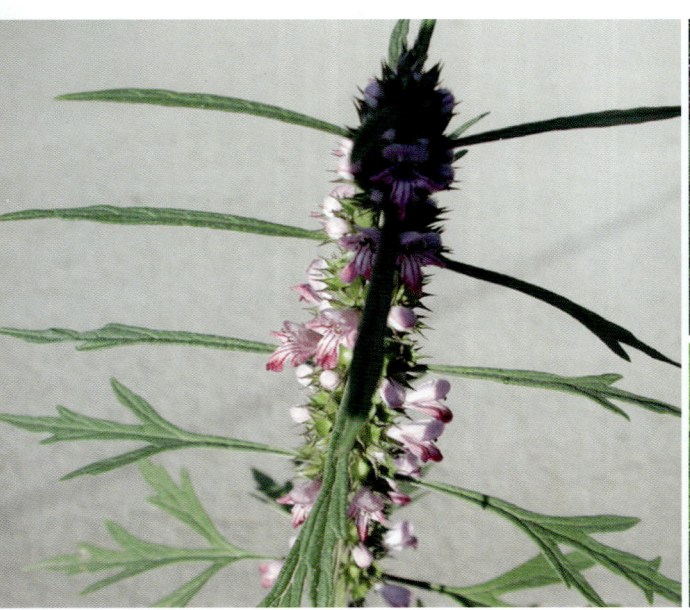
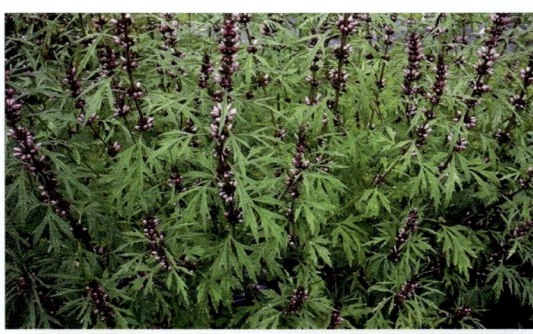
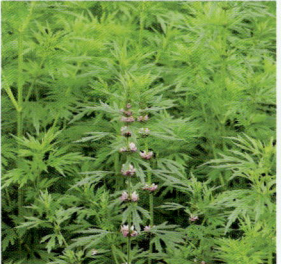
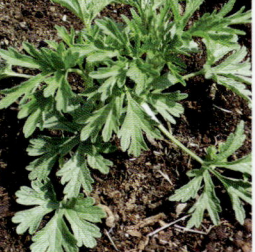

소철

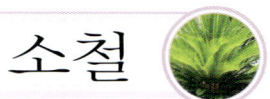

학명 Cycas revoluta Thunb. 분류 나사식물문 〉 소철강 〉 소철과

제주도에서는 뜰에서도 자라지만 기타 지역에서는 온실이나 집 안에서 기르는 관상수로서 가지가 없고 줄기가 하나로 자라거나 밑부분에서 작은 것이 돋으며 높이가 1~4m이다.

꽃은 이가화로서 웅화수는 원줄기 끝에 달리고 길이가 50~60cm, 나비가 10~13cm로서 많은 실편으로 되었다. 암꽃은 원줄기 끝에 둥글게 모여 달리고 원줄기에 가까운 양쪽에 3~5개의 배주胚珠가 달리며 윗부분에서 황갈색의 털 같은 것이 밀생한다.

종자는 길이가 4cm로서 편평하고 외종피는 적색이다. 종자를 식용으로 하며 원줄기에서 전분이 채취되지만 독성이 있으므로 물에 우려야 한다.

● 약효와 사용방법

기침 · 통경通經 – 하루 양 5~15g을 물 400cc에 넣어 1/3 양이 되도록 달여 3회에 나누어 복용한다.

찰과상 – 위와 같이 달인 즙으로 상처를 닦는다.

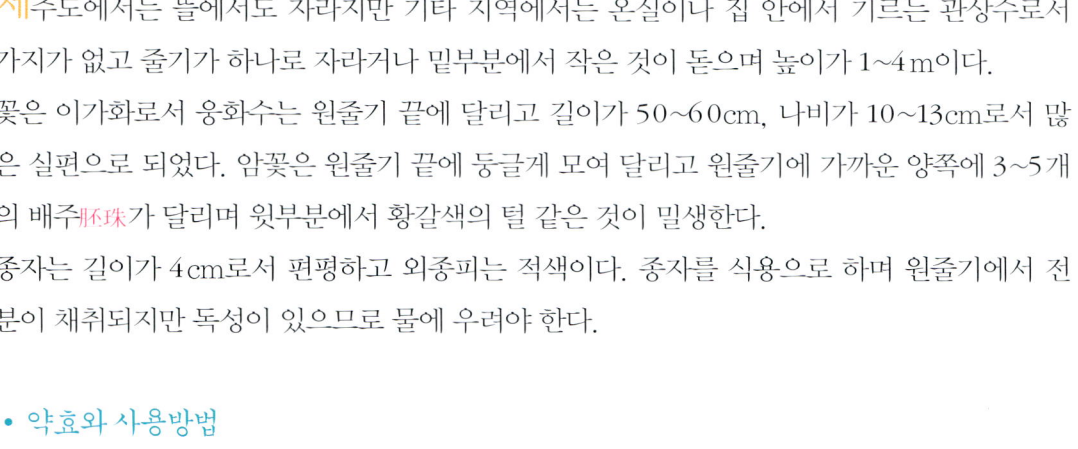

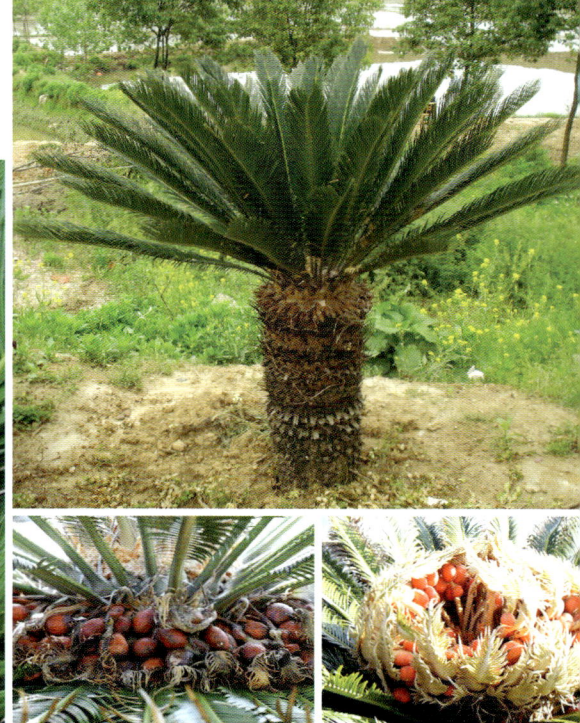

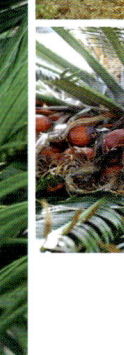

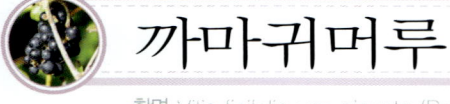

까마귀머루

학명 Vitis ficifolia var. sinuata (Regel) H.Hara　분류 속씨식물문 〉 쌍떡잎식물강 〉 포도과

중부 이남의 양지에서 자라는 낙엽만경으로서 나무에 기어 올라가거나 지상으로 뻗어 길이가 2m에 달하고 어린 부분은 적갈색 면모綿毛로 덮여 있다.

잎은 호생하고 둥글며 3~5개로 깊게 갈라지고 길이가 6~10cm로서 열편이 다시 갈라지고 표면에 털이 없고 뒷면에서 암갈색 면모가 밀생한다. 가을철에 잎이 붉게 물들고 열매는 신맛이 있다. 잎 뒷면 맥 위에만 털이 있는 것을 청까마귀머루라고 한다.

• 약효와 사용방법

피로회복 – 당분과 적당한 신맛 외에, 비타민류도 있어서 생식하면 좋다.

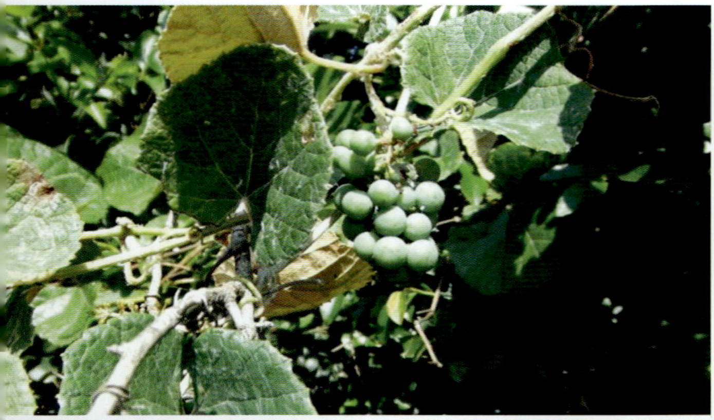

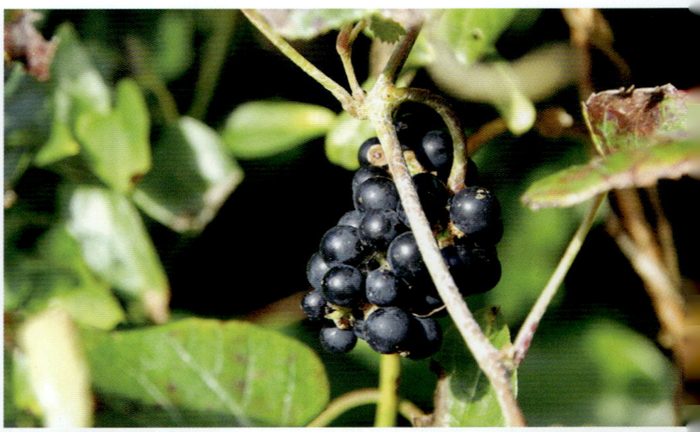

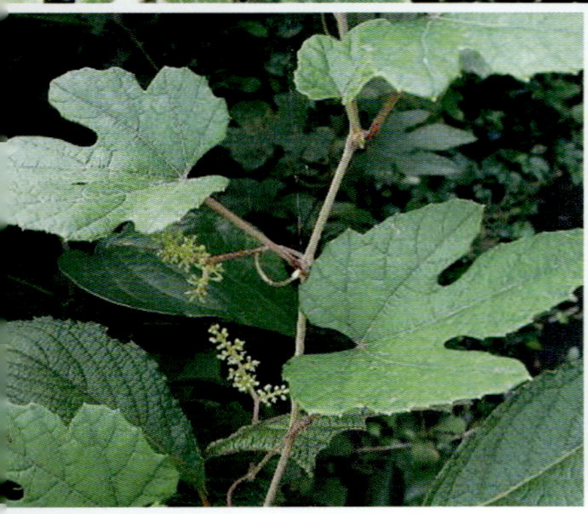

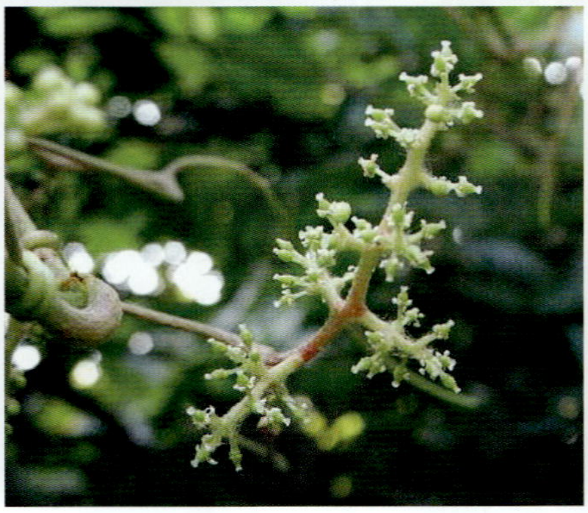

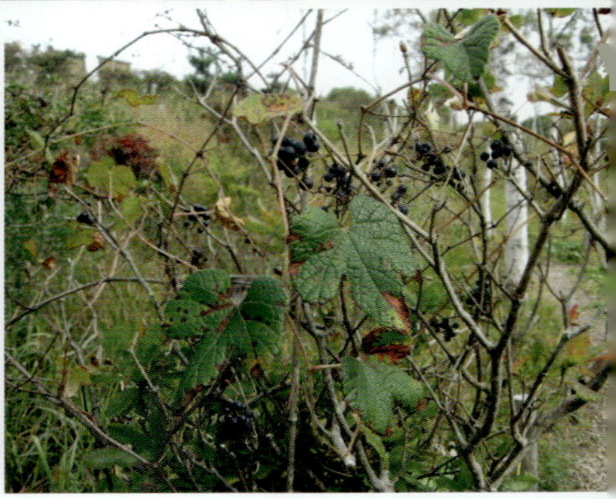

뱀도랏 사상자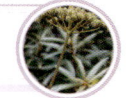

학명 Torilis japonica (HOUTT.) DC.   분류 피자식물문 〉 쌍떡잎식물강 〉 산형과

아시아 · 북아프리카 · 유럽에까지 분포하는 식물. 각지에서 야생하고 수풀 아래의 음지 등에 많이 분포한다. 과실은 손으로 부수면 특이한 향이 난다. 늦여름이나 가을이 되면 이 향이 적어지므로 채취시기를 놓치지 않도록 주의한다. 시기가 늦은 과실이 2개로 나누어졌으면 화기花期가 늦은 때부터 1개월 후를 목표로 하면 좋다. 음지에 말린다.

● 약효와 사용방법

질 외음부의 종기 · 부스럼 – 건조시킨 열매 5~10g에 백반 2~4g을 넣어 물 150cc에 넣고 달여 조금 식으면 탈지면에 적셔 환부를 닦는다.

강장 – 건조시킨 열매 · 오미자 · 토사자를 같은 분량으로 섞어 분말로 해서 벌꿀로 갠 다음 대두립대大豆粒大의 환약을 만들어 1회에 5환씩 먹는다.

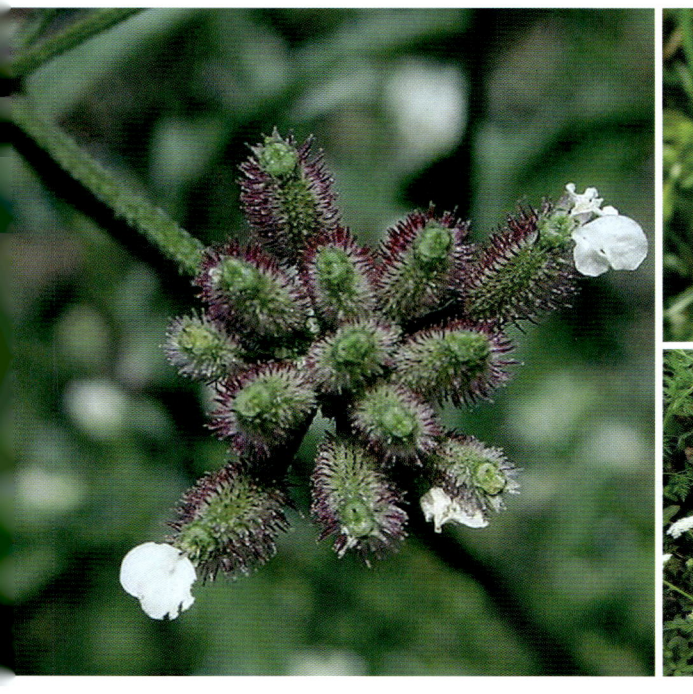

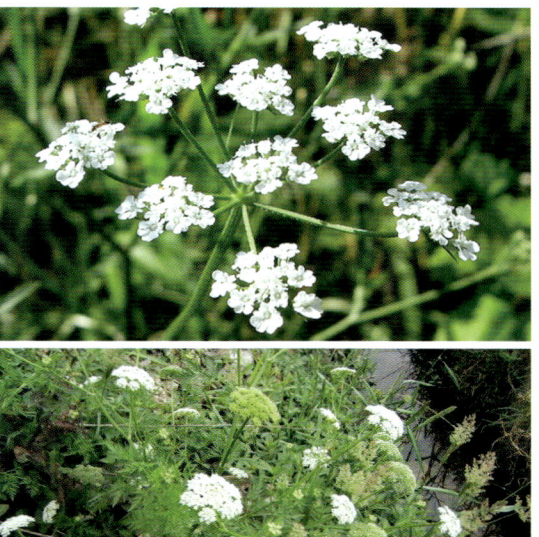

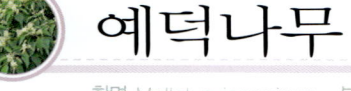

예덕나무

학명 Mallotus japonicus   분류 속씨식물문 〉 쌍떡잎식물강 〉 대극과

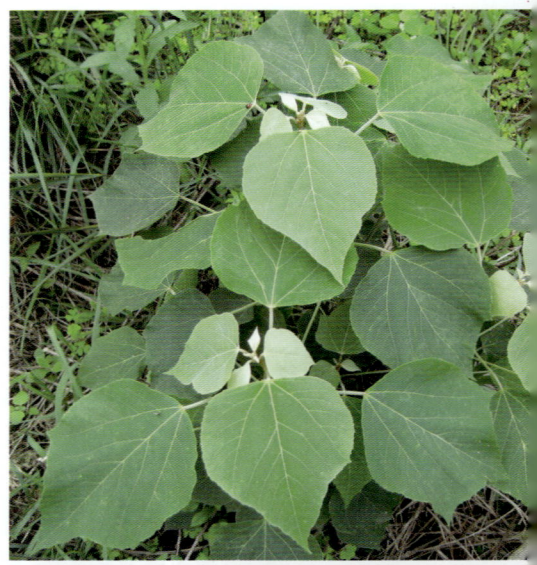

남쪽 바닷가에서 자라지만 내장산까지 올라오는 낙엽소교목 또는 수목으로서 높이가 10m에 달하며 어릴 때는 성상星狀의 인모로 덮여 있고 붉은 빛이 돌지만 점차 암백색으로 되며 가지가 굵다.

잎은 호생하고 표면에 대개 적색 선모線毛가 있고 뒷면은 황갈색으로서 선점腺點이 있으며 가장자리가 밋밋하거나 3개로 약간 갈라지고 엽병이 매우 길다. 원추화서는 정생하고 선모가 밀생하고 꽃은 2가화로서 6월에 피며 수꽃은 모여 달리고, 암꽃은 적으며 각 포苞에 1개씩 달리고 꽃받침은 3~5개로 갈라지며 자방은 3실이다. 삭과는 지름이 7mm로서 황갈색 선점과 성모가 밀생하며 강모剛毛도 있고 10월에 익으면 3개로 갈라진 다음 다시 2개로 갈라진다.

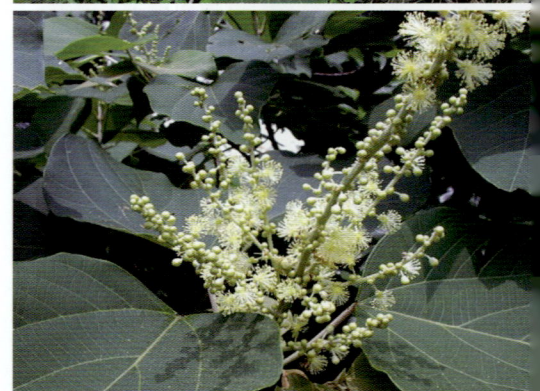

종자는 암갈색이며 약간 둥글고 길이는 4mm로서 뚜렷하지 않은 돌기가 있다.

● 약효와 사용방법

위궤양 – 하루 양 1~3g을 200cc의 물에 넣고 반량이 될 때까지 달여 매 식후 30분 정도에 복용한다.

종기 · 부스럼 – 건조한 잎 2~4g을 달여서 그 즙으로 환부를 씻는다. 또, 건조한 나무껍질을 하루 양 2~4g을, 물 200cc에 넣고 1/2 양이 되도록 달여 하루 3회, 매 식후 30분에 복용한다. 외용과 내복을 병행하면 효과가 더 크다.

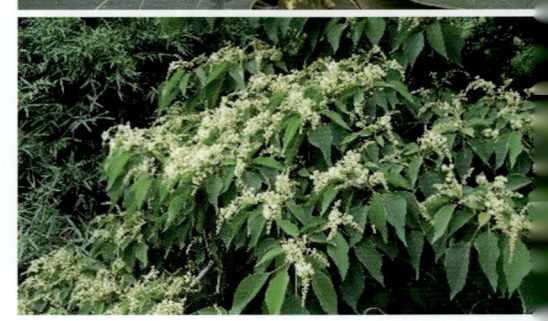

갯기름나물

학명 Peucedanum japonicum Thunb. 분류 피자식물문 〉 쌍떡잎식물강 〉 산형과

중국·일본·필리핀의 바닷가에 자생하는 상록다년초로 줄기의 높이는 50~100cm 정도 되고 어린 줄기는 청록색, 커지면 붉은 색으로 변한다.

잎은 청록색으로 두텁고 2~3번 3갈래로 갈라진 우상 복엽이다. 꽃은 7~9월에 피고, 백색 5개의 꽃잎의 작은 꽃을 큰 산형화서에 다수 피운다. 화서의 작은 꽃자루는 20~30개로 화서의 지름은 약 5~10cm. 총포편이 없고 피침형의 소총포편小總苞片이 몇 개 있다.

열매는 타원형이고 표면에 짧은 털이 있으며, 익으면 두쪽으로 갈라져서 떨어진다.

● 약효와 사용방법

감기·기침 – 뿌리 말린 것을 하루 양 5~8g으로 해서 물 400cc에 넣고 1/2 양이 될 때까지 달여 복용한다.

자양·강장 – 감기·기침을 멈추게 할 때와 같은 분량으로 뿌리를 달여 복용한다. 또, 잎을 다른 재료와 삶아서 먹는 것도 좋다.

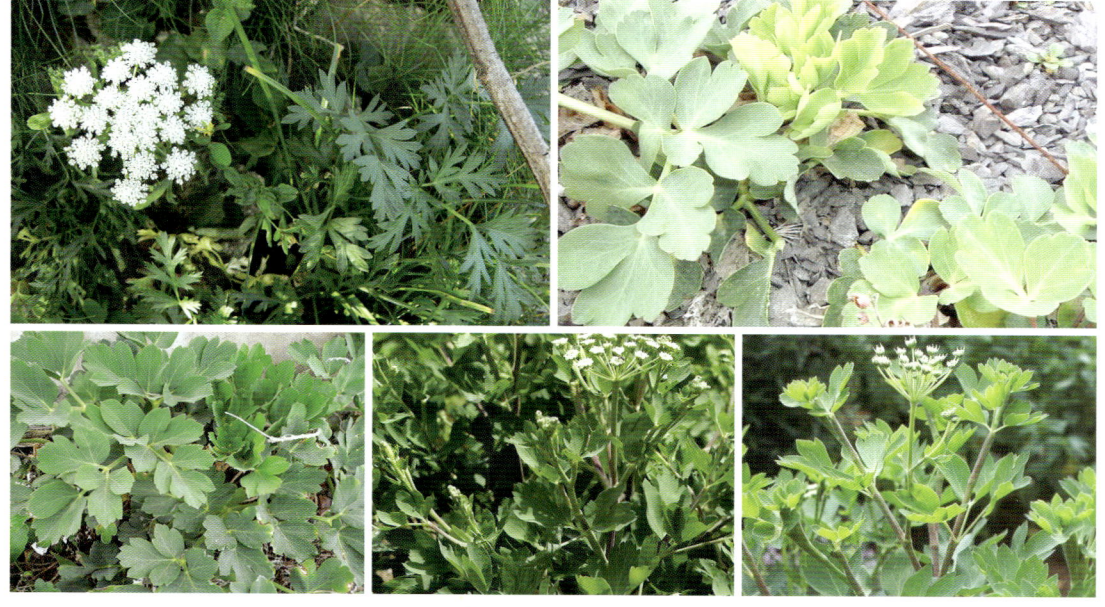

소나무

학명 Pinus densiflora S. et Z.　분류 겉씨식물문 〉 구과식물강 〉 소나무과

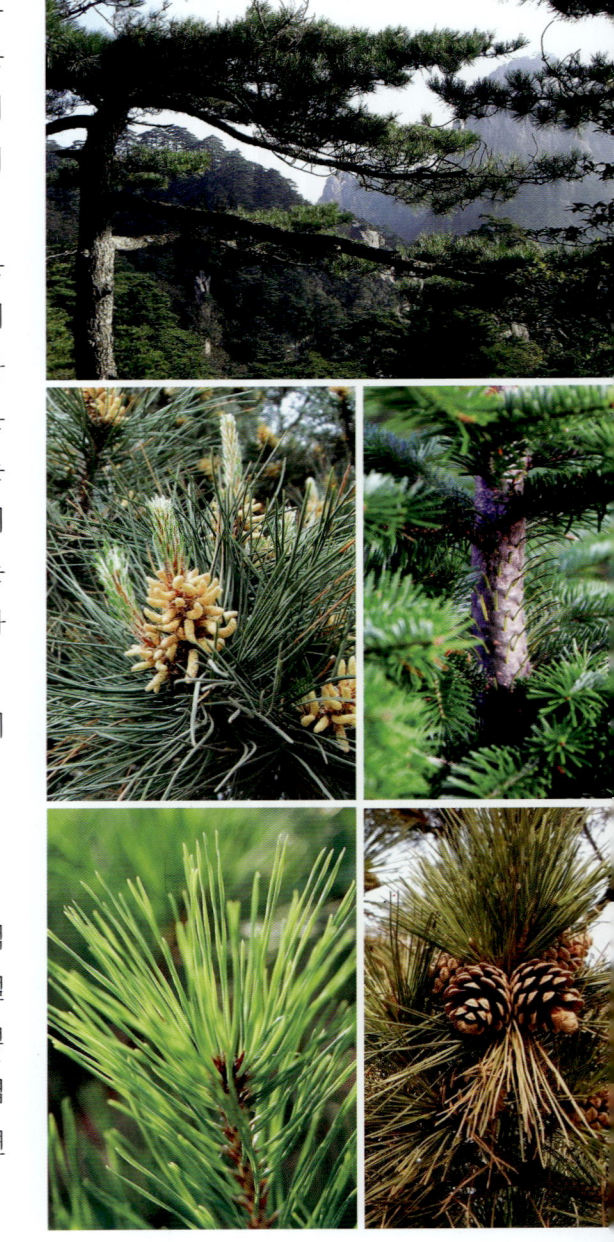

높이가 35m, 지름은 1.8m에 달하는 상록교목으로서 가지가 퍼지고 윗부분의 수피가 적갈색 또는 흑갈색이며 동아는 적갈색이다. 잎은 2개씩 달리고 비틀리며 길이는 8~9cm, 나비는 1.5mm로서 밑부분에 아린芽鱗이 있고 2년 후에 떨어진다.

꽃은 일가화로서 웅화수雄花穗는 새 가지 밑부분에 달리며 길이는 1cm이며 자화수는 새 가지 끝에 달리고 길이는 6mm이다. 구과毬果는 길이가 45mm, 지름은 30mm로서 황갈색이고 실편은 70~100개이다. 종자는 길이가 5~6mm, 나비는 3mm로서 흑갈색이고 날개는 연한 갈색 바탕에 흔히 흑갈색 줄이 있다. 꽃은 5월에 피며 열매는 다음해 9월에 익는다. 용재수用材樹로서 솔잎 화분花粉 및 수피를 약용 또는 식용으로 한다.

밑부분에서 굵은 가지가 갈라지는 반송, 밋밋하게 곧추자라는 금강소나무 등 많은 종류가 있다.

• 약효와 사용방법

혈관벽 강화 · 중풍 · 고혈압의 예방 – 갓 따온 적송엽赤松葉 350g을 잘 씻어 물기를 빼고 잘게 썰어서 정제 설탕 100g, 소주 1.8ℓ와 함께 병에 넣어 3개월 정도 묵혀 두었다가, 행주로 걸러 적송엽주를 만든다. 1회 20cc, 하루 3회에 나누어 마시면 좋다.

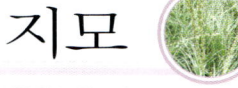
황해도 서흥에서 자라는 다년초로서 근경은 굵고 옆으로 뻗으며 끝에서 잎이 총생한다. 잎은 길이가 20~70cm로서 끝이 실처럼 가늘며 밑부분이 서로 안기어 원줄기를 감싼다. 꽃은 6~7월에 피고 2~3개씩 수상穗狀으로 모여 달리며 통筒 같고 길이는 7~8mm로서 윗부분이 6개로 갈라진다. 화경은 잎 속에서 나와 60~90cm 정도 자라며 포는 길게 뾰족해진다. 수술은 3개이며 안쪽 화피열편의 중앙에 붙어 있고 삭과는 길이가 12mm 정도로서 양끝이 좁고 3실이다. 각 실에는 흑색 종자가 1개씩 들어 있으며 종자에 3개의 날개가 있다. 근경을 약용으로 한다.

• 약효와 사용방법

진정 · 이뇨 · 해열 — 한방 처방에 배합하여 사용한다. 계지 · 작약 · 지모탕계지, 작약 3.5g, 지모, 방풍, 마황, 생강 각 3g, 창출 4g, 감초 2g, 부자 1g을 관절 류머티즘 · 관절염 · 요통에 쓴다. 그 외에 백호탕白虎湯 등에도 사용한다.

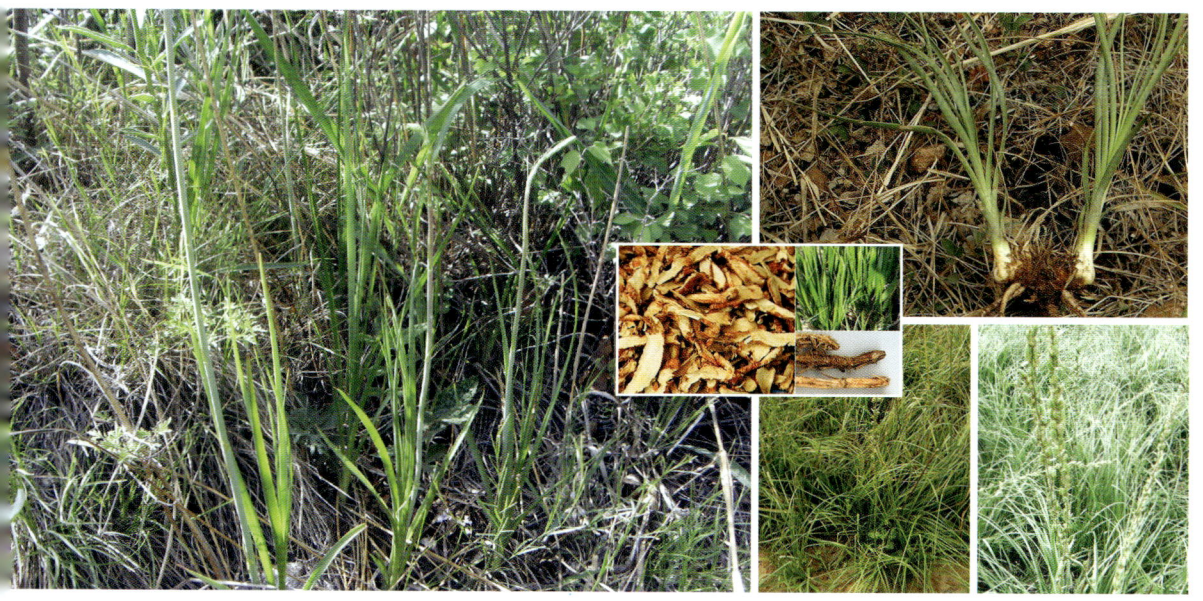

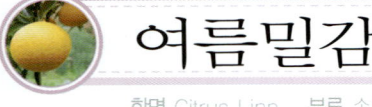

여름밀감

학명 Citrus Linn.   분류 속씨식물문 〉 쌍떡잎식물강 〉 운향과

여름밀감의 백색꽃은 5월경에 피고, 열매는 그 해 가을에 익는데, 그대로 해를 넘겨 그 다음 해 4~6월에 완전히 익는 것을 기다려 그때 출하된다. 산뜻한 신맛 때문에 널리 식용되고 있지만 요즘에는 주스나 마멀레이드 원료로서 수요도 점차 늘어가고 있다. 껍질은 건조시켜서 생약으로 쓰고 쓴맛과 방향 성분을 이용해서 건위약으로 사용한다. 또, 수증기를 통한 증류 방법에 따라 껍질로부터 정유를 얻어내어 밀감유라는 이름으로 향료로 쓴다.

그 외에, 다 익기 전에 자연적으로 떨어진 미숙과는 구연산 제조의 원료가 된다. 과육에는 구연산, 유기산 외에 비타민 C와 B, 껍질에는 피부를 자극해서 혈행血行을 좋게 하는 정유를 함유하고 있고 이 안에 리모넨과 디실알데히드 등이 들어 있다.

● **약효와 사용방법**

약탕료 – 겨울에 추울 때 여름밀감을 욕탕에 넣고 목욕하면, 물이 쉽게 식지 않고, 겨울에 한하지 않고, 혈행血行을 원활하게 해주며 피로회복 등에도 좋은 효과가 있다.

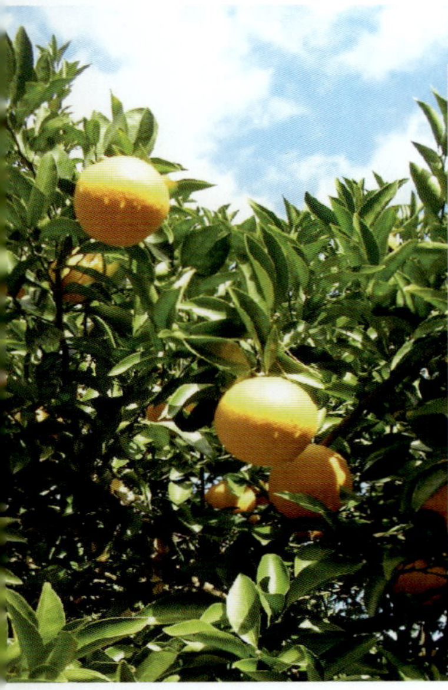

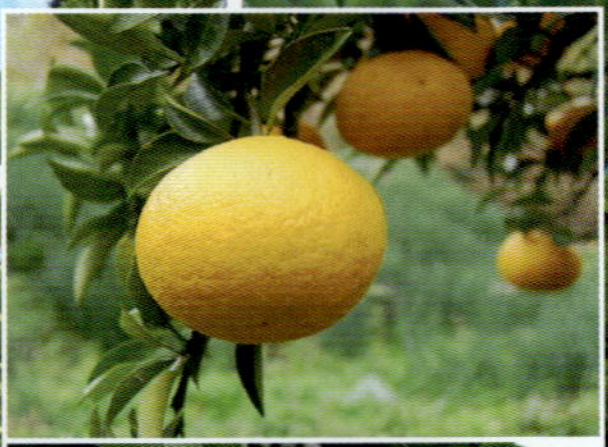

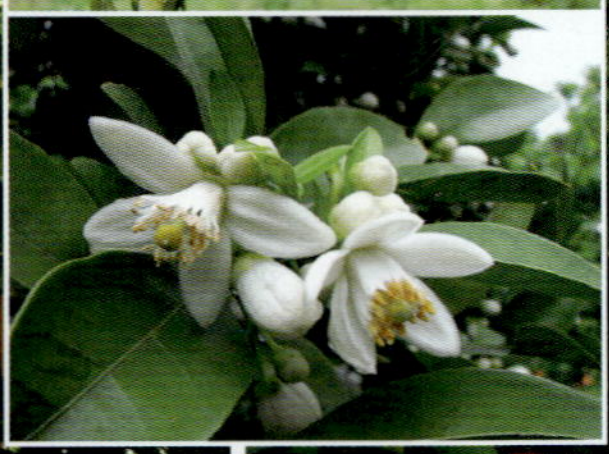

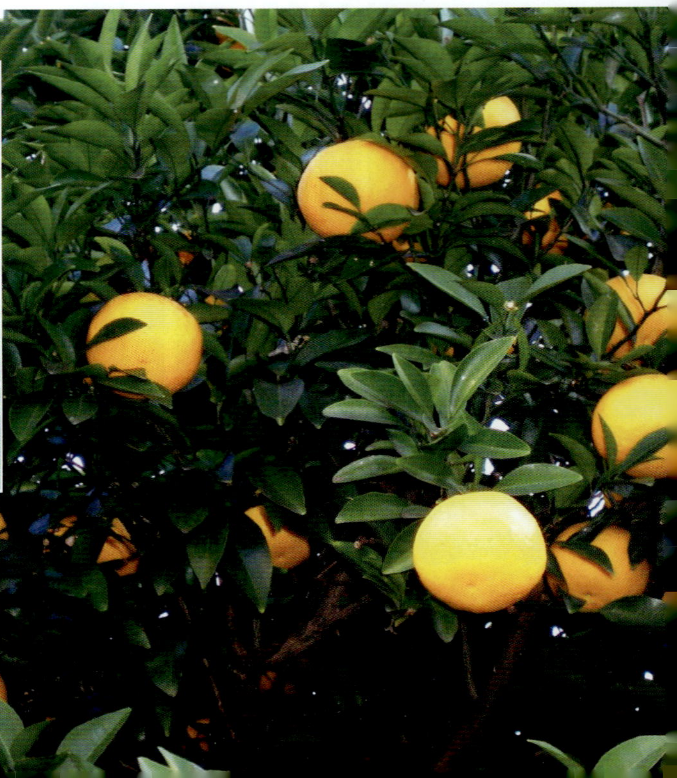

후박나무

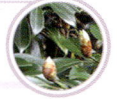

학명 Machilus thunbergii S. et Z.   분류 속씨식물문 〉 쌍떡잎식물강 〉 녹나무과

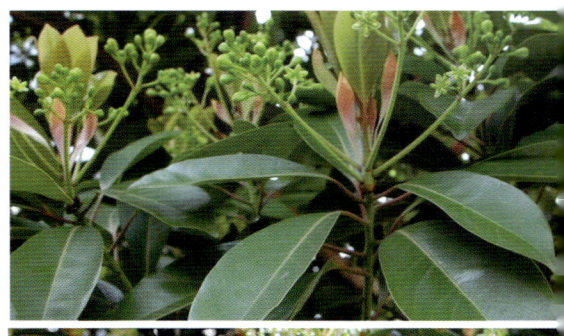

울릉도 및 남쪽 섬에서 자라는 상록교목으로서 높이가 20m, 지름은 1m에 달한다. 잎은 호생하지만 가지 끝에 모여서 붙어 있는 것같이 보인다. 5~6월에 새 잎이 나올 때 털이 없는 원추화서가 액생하고 많은 황록색의 양성화가 달린다. 열매는 다음해 7월에 흑자색으로 익으며 둥글고 과경은 적색이다. 수피를 후박피라 하여 천식 및 위장병에 사용하며 목재는 가구재로 사용한다.

잎이 도란형이고 길이가 6~8cm, 나비가 3.5~5cm인 것을 왕후박나무라고 하며 진도와 홍도에서 자란다.

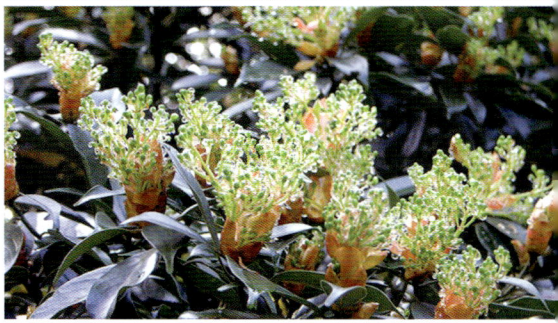

• 약효와 사용방법

기침 · 입덧 · 신경성 위염 – 반하후박탕半夏厚朴湯 : 반하 5g, 복령 5g, 후박 3g, 소엽 2g, 생강 3g을 하루 양으로 한다.을 하루 3회, 식후 30분 정도에 복용한다. 기분이 좋지 않고, 목 식도 부위에 이물감이 있으며, 심장이 빨리 뛰고 현기증이 있는 등의 증상을 동반할 때 좋다.

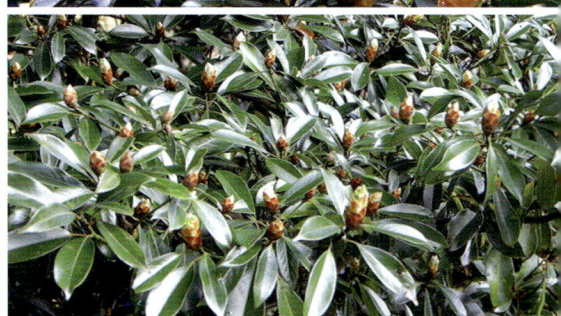

변비 – 단단한 체질로 배가 전반적으로 팽만해서 탄력이 있고 게다가 변비가 있는 사람에게 쓰는 한방 처방으로 소승기탕小承氣湯, 대황 2g, 기실 2g, 후박 3g을 하루 양으로 한다이 있다. 물 400cc에 기실, 후박을 넣고 1/2 양이 될 때까지 달이고 불을 끈다. 다시 대황을 넣고 1/2 양이 될 때까지 달이고 불에서 내린다. 이것을 하루 3회에 나누어 공복 시에 복용한다.

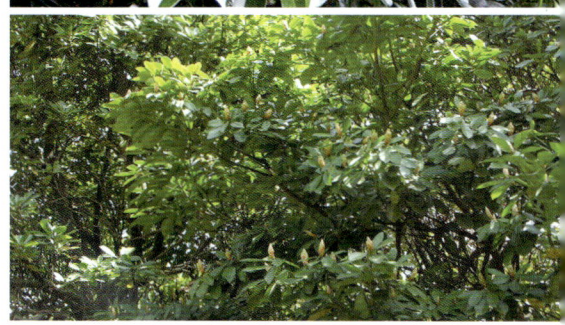

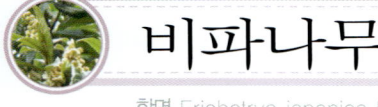

비파나무

학명 Eriobotrya japonica LINDL. 분류 속씨식물문 〉쌍떡잎식물강 〉장미과

일본이 원산지인 상록소교목으로서 남부지방에 과수 또는 관상용으로 심고 있으며 높이가 10m에 달하고 어린 가지는 굵으며 연한 갈색 밀모로 덮여 있다. 잎은 호생하고 길이는 15~25cm, 나비는 3~5cm로서 표면에 털이 없으며 윤기가 있고 뒷면은 연한 갈색 밀모로 덮여 있으며 가장자리에 치아상의 톱니가 드문드문 있고 엽병은 길이가 0~10mm이다.

꽃은 10~11월에 피며 지름은 1cm로서 백색이고 원추화서는 가지 끝에 달리며 연한 갈색털로 덮이고 꽃받침잎과 꽃잎은 각각 5개이다. 열매는 지름이 3~4cm로서 다음해 6월에 황색으로 익고 종자는 1~5개이며 흑갈색이고 심으면 곧 발아한다. 열매를 식용으로 한다.

● 약효와 사용방법

기침 · 더위 먹은 데 · 위장병 – 잎 2장을 잘게 찢어 400cc의 물에 넣고 1/2 양이 될 때까지 달여 적당할 때 마신다.

피로회복 · 식욕증진 – 열매 1kg을 물로 씻어, 물기를 빼고 나서 소주 1.8ℓ에 정제 설탕 150g을 넣고 담가, 3~6개월 후에 거르면 비파주가 된다. 하루 3회, 20cc씩 마신다.

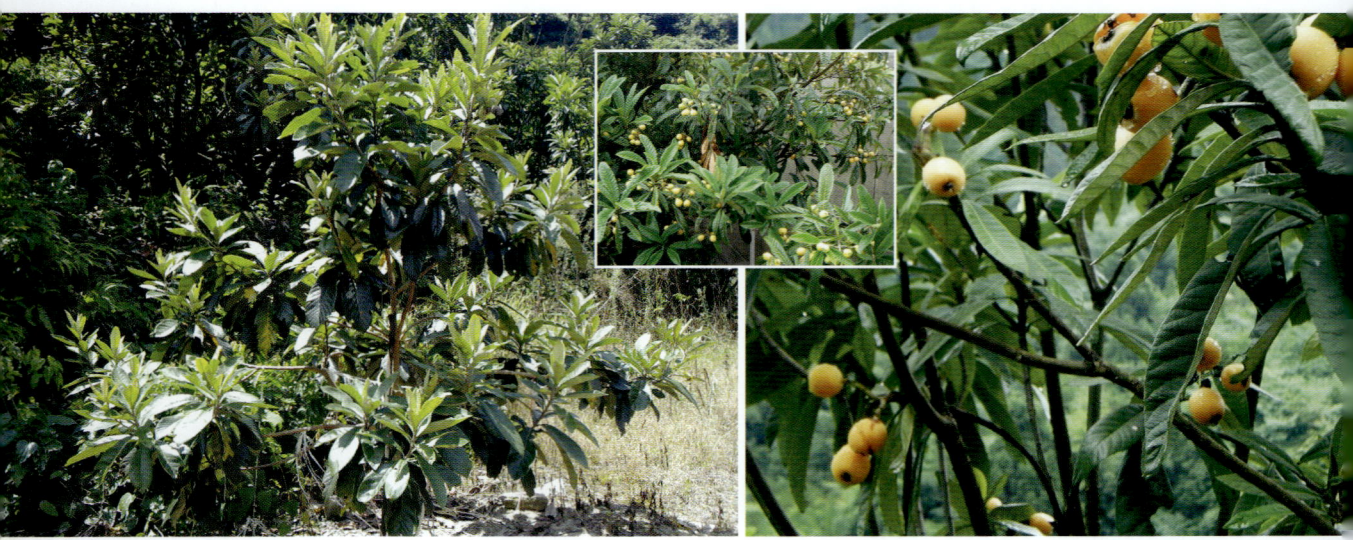

결명자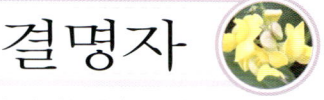

학명 Cassia tora L.   분류 속씨식물문 〉 쌍떡잎식물강 〉 콩과

북아메리카가 원산지로서 식용으로 재배하며 높이가 1m에 달하고 잎은 우상복엽으로서 2~4쌍의 소엽이 달리며 첫째 소엽 사이에 선체腺體가 있다.

꽃은 6~8월에 피며 황색이고 화경이 있으며 엽액에 1~2개씩 달린다. 꼬투리는 길이가 15cm 정도로서 활처럼 굽고 녹색이며 네모진 종자가 1줄로 배열된다. 종자를 약용으로 하지만 보리차처럼 볶아서 차를 달이기도 한다.

● 약효와 사용방법

변비 – 1회 5g을 달여서 복용한다.

고혈압 예방 · 건강증진 – 하루에 10g 정도를 토기병에 달여서 차 대신에 마시면 좋은데 같은 양의 의이인薏苡仁 : 율무의 종자을 넣어서 마시면 건강차로서 좋다. 오랫동안 연용連用 하는 것이 필요하다. 결명자, 의이인은 함께 바짝 구워 말린 다음에 사용한다.

신경통 · 류머티즘 – 결명자 · 방기 · 상백피桑白皮 : 뽕나무의 뿌리 각 12g을 섞어 달여서 복용한다.

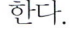
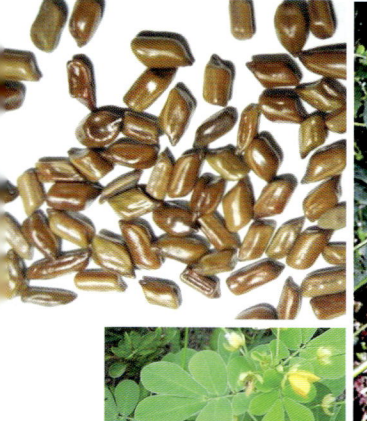
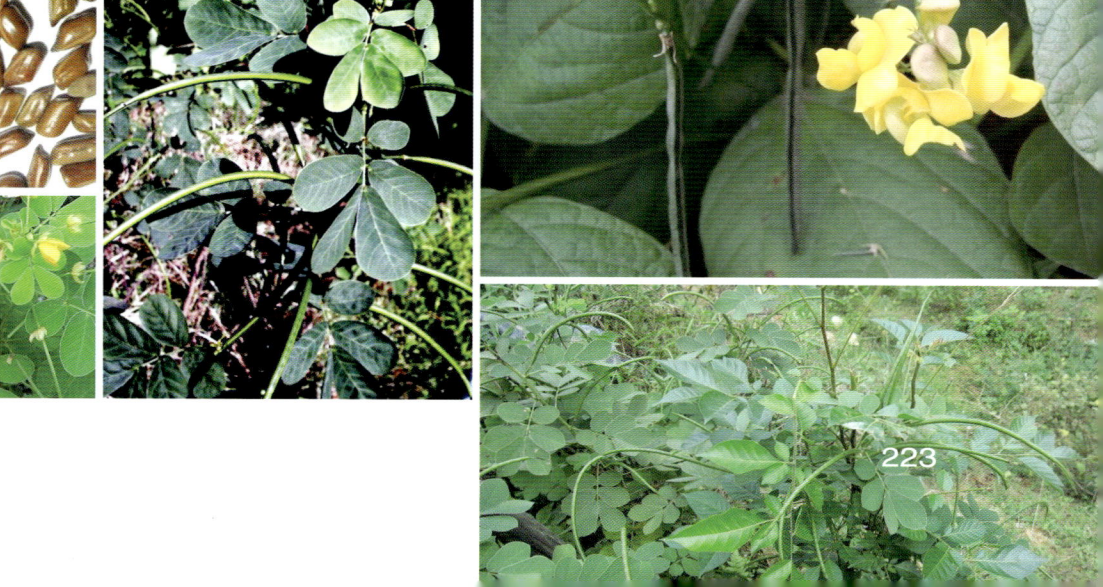

223

소귀나무

학명 Myrica rubra S. et Z.   분류 속씨식물문 〉 쌍떡잎식물강 〉 소귀나무과

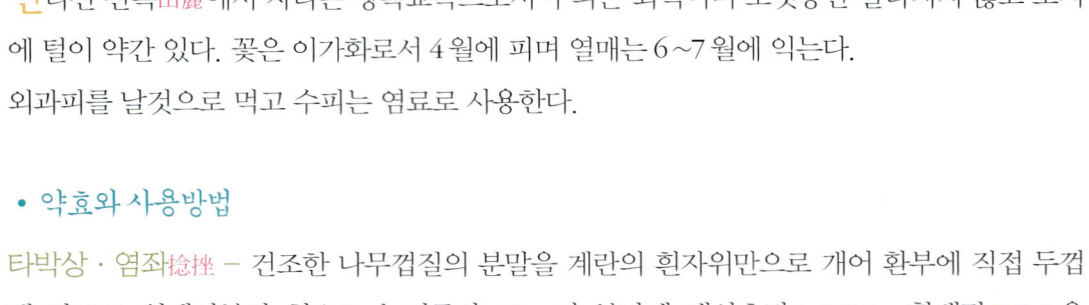

한라산 산록山麓에서 자라는 상록교목으로서 수피는 회색이며 오랫동안 갈라지지 않고 소지에 털이 약간 있다. 꽃은 이가화로서 4월에 피며 열매는 6~7월에 익는다.
외과피를 날것으로 먹고 수피는 염료로 사용한다.

● **약효와 사용방법**

타박상 · 염좌捻挫 – 건조한 나무껍질의 분말을 계란의 흰자위만으로 개어 환부에 직접 두껍게 바르고 위에서부터 천으로 눌러준다. 또, 이 분말에 태산초말太山椒末, 황백말黃柏末을 5:3:2의 비율로 섞어 계란 흰자위를 넣고 개어 같은 방법으로 사용해도 좋다.
하리이질 – 나무껍질을 1회 3g으로 해서 달여 내복한다. 물 200cc를 넣어서 1/2 양이 될 때까지 달여 공복 시에 마시면 좋다. 이것은 탄닌산을 얻는 작용에 따른 것이다.
입 안의 염증 – 양매피楊梅皮 3g을 달여, 그것으로 양치질하면 좋다.

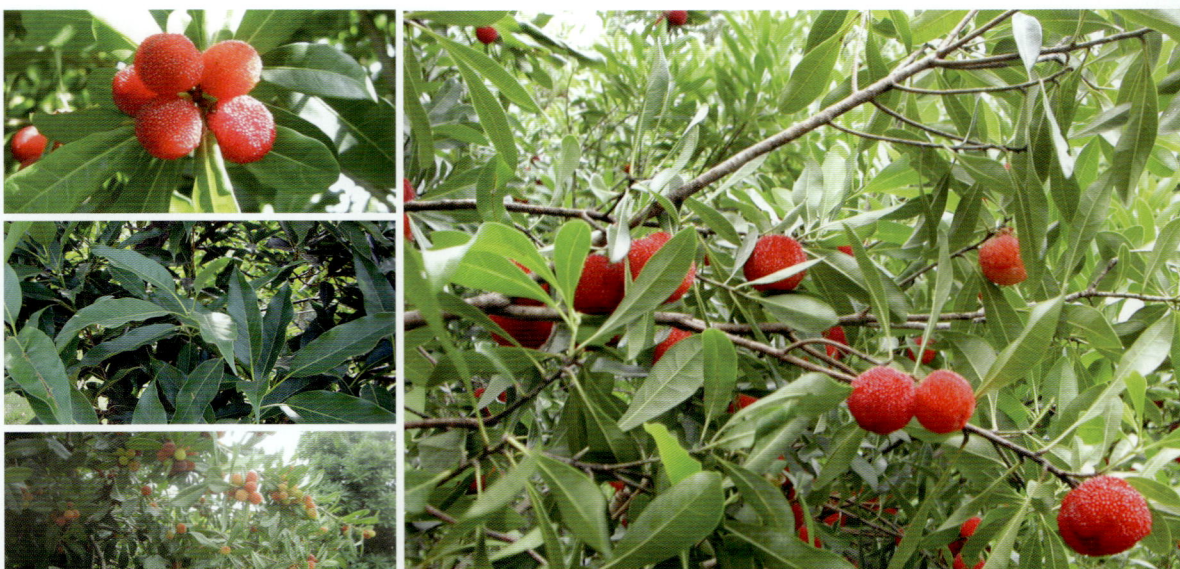

돌외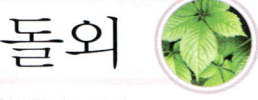

학명 Gynostemma pentaphyllum   분류 속씨식물문 〉 쌍떡잎식물강 〉 박과

울릉도 및 남쪽 섬의 숲 가장자리에서 자라는 다년생 덩굴식물로서 마디에 백색털이 있고 이리저리 엉겨서 자라지만 덩굴손으로 기어올라가기도 한다.

잎은 호생하며 양면에 다세포로 된 백색털이 있으나 곧 없어지고 소엽은 보통 5개이지만 3~7개인 것도 있으며 정소엽은 끝이 뾰족하며 표면 맥 위에 잔털이 있고 가장자리에 톱니가 있다. 꽃은 8~9월에 피며 황록색이고 장과는 둥글며 지름은 흑록색으로 익고 상반부에 1개의 황선이 있으며 종자는 길이가 4mm 정도이다.

• 약효와 사용방법

기침 — 1회 3~5g을 물 400~600cc에 넣고 반량이 될 때까지 달여 복용한다.

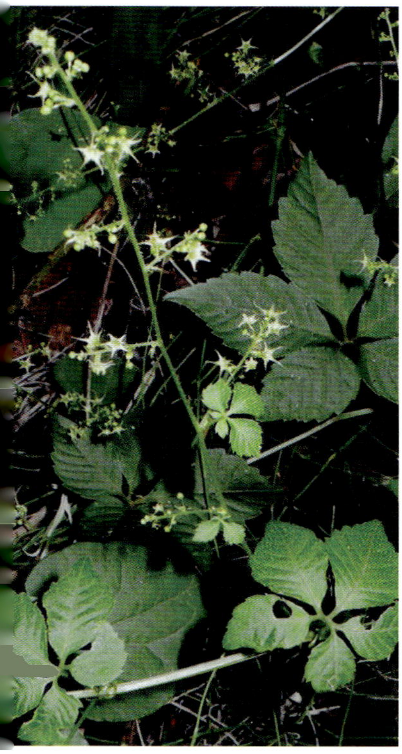

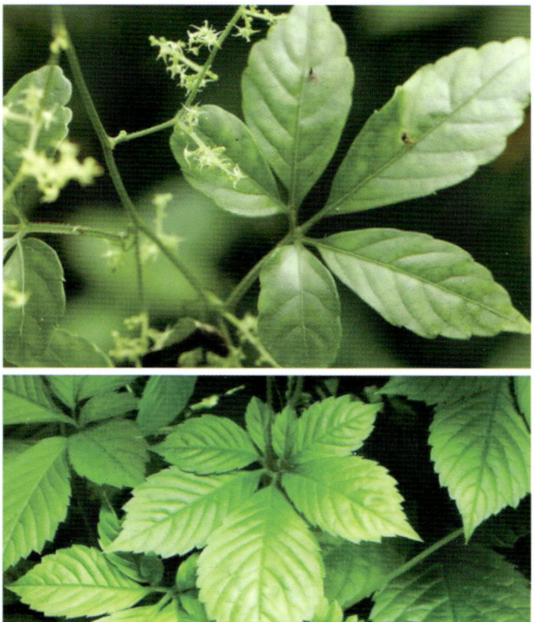

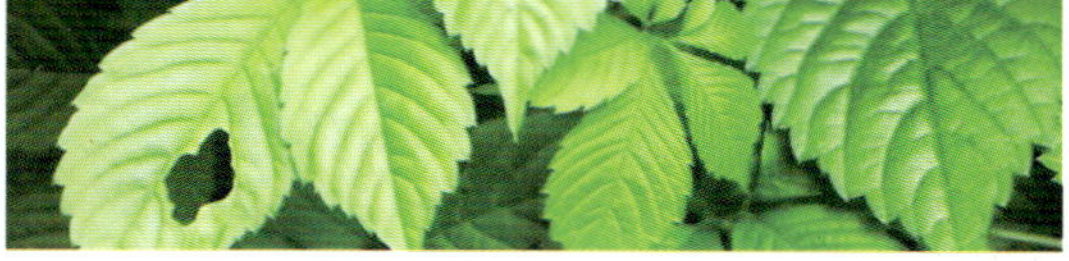

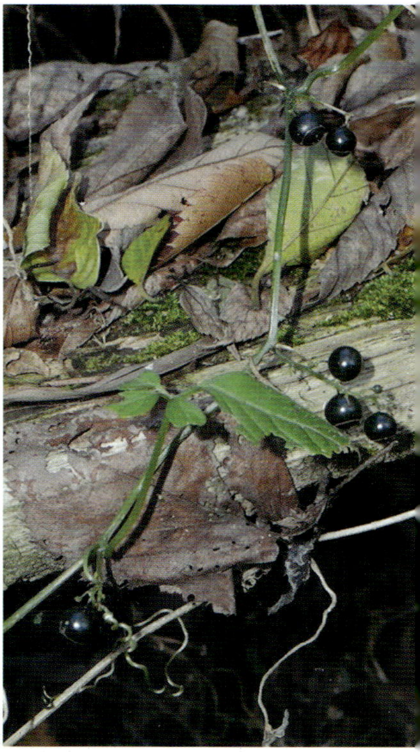

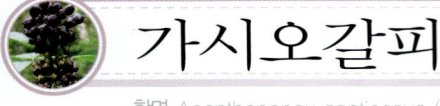

가시오갈피

학명 Acanthopanax senticosus (RUPR. et MAX.) HARMS   분류 속씨식물문 〉쌍떡잎식물강 〉두릅나무과

추풍령, 광릉 및 강원도 이북에서 자라는 낙엽수목으로서 높이가 2~3m이고 가지는 그리 갈라지지 않으며 전체에 가늘고 긴 가시가 밀생하고 암갈색이며 특히 엽병 밑에 가시가 많다. 잎은 호생하고 소엽은 3~5개이고 표면은 군데군데 털이 있고 뒷면은 어릴 때는 맥 위에 갈색 털이 있으며 가장자리에 뾰족한 복거치複鋸齒가 있고 엽병은 길이가 3~8cm로서 가시가 많다. 산형화서는 가지 끝에 1개씩 달리거나 또는 밑부분에서 갈라지며 꽃은 7월에 피고 자황색이 돌며 소화편은 털이 없고 갈라진 곳에만 밀모가 있다. 암술대는 완전히 합쳐지며 암술머리가 5개로 약간 갈라지고 열매는 둥글며 털이 없고 10월에 익는다. 소지에 가시가 거의 없고 잎과 화서가 보다 큰 것을 민가시오갈피라고 한다.

● **약효와 사용방법**

강장·피로회복 – 뿌리의 껍질을 1회 양 약 5g으로 해서 물 300~400cc에 넣고 반량이 될 때까지 달여서 복용한다.

건강약주 – 뿌리의 껍질 80g, 정제 설탕 150g을 35도의 소주에 담가 차고 어두운 곳에 두었다가 2~3개월 후에 걸러 1회 양 20~40cc를 한도로 해서 복용하면 좋다.

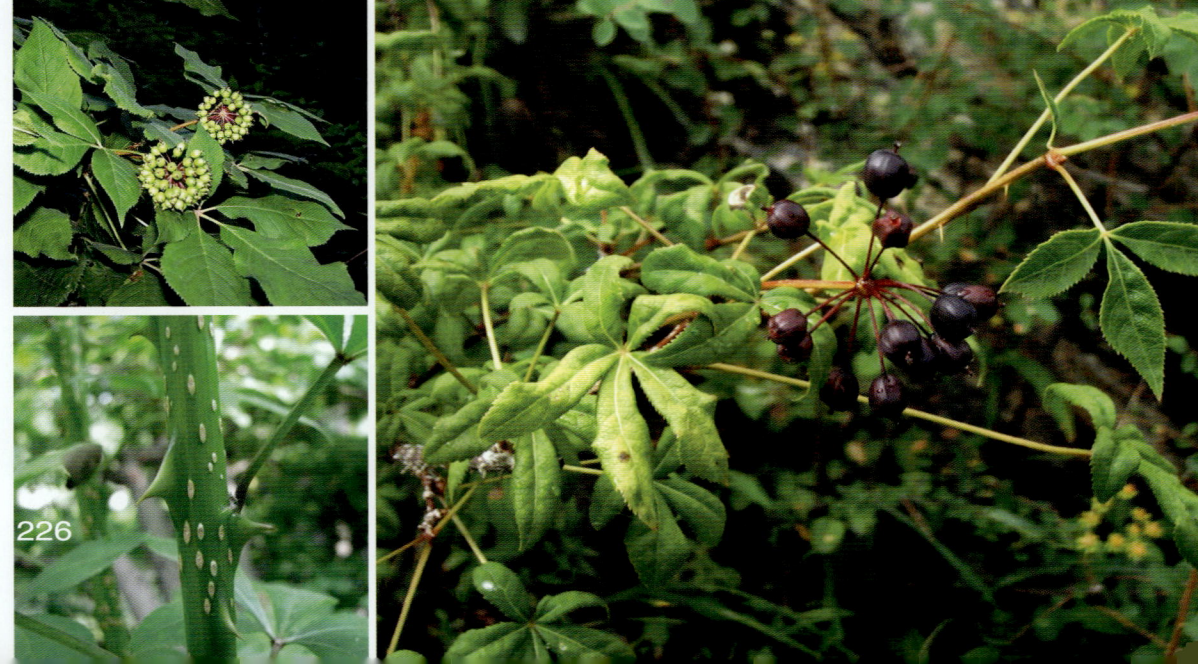

우뭇가사리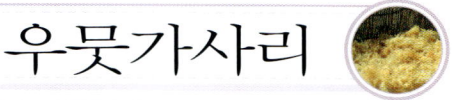

학명 Gelidium amancii LAMOUROUX   분류 홍조식물문 〉홍조강 〉우뭇가사리과

석화채石花菜라고도 한다. 바닷속 모래나 들에 난다. 신선한 것은 홍자색으로서 연골질이다. 가지는 옆으로 자른 단면이 마름모꼴이거나 타원형이고 아래서부터 촘촘하게 우상으로 나누어지며, 호생 또는 대생하고 거기에 작은 가지를 낸다. 다당류의 아가로이스, 아가로펙틴 등이 함유되어 있으며 우무의 원료가 된다.

• 약효와 사용방법

만성변비의 완하제緩下劑 : 배변을 원활하게 함로서 사용. 그 외에 세균배양기, 유연 오블렛먹기 어려운 약을 싸서 먹게 하는 엷은 막, 연고, 좌약, 접골약의 의약품, 또는 원료 외에 식품 관계의 수요가 크다.

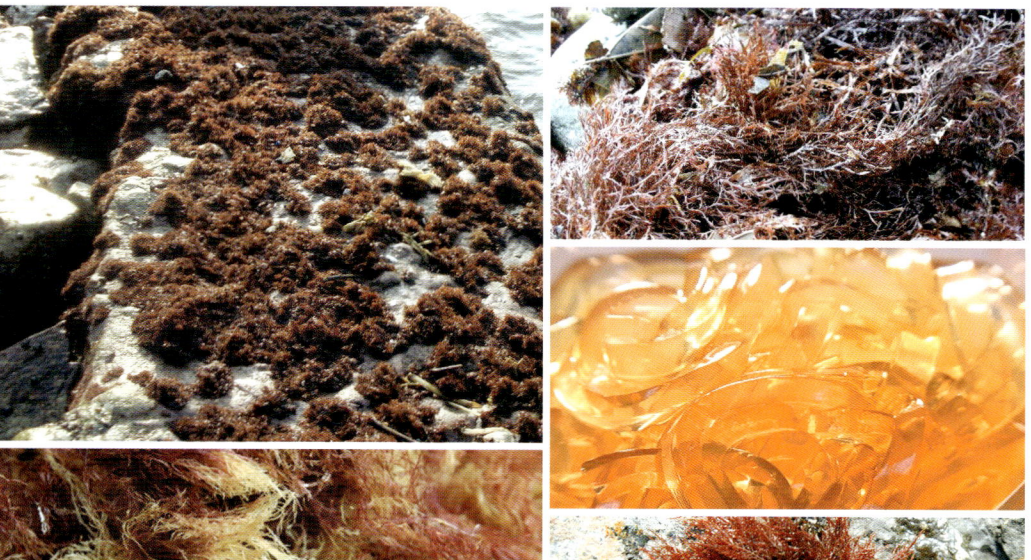

차풀

학명 Cassia mimosoides var.nomame   분류 속씨식물문 〉쌍떡잎식물강 〉콩과

냇가 근처의 양지에서 자라는 1년초로서 높이가 30~60cm이고 흔히 가지가 갈라지며 줄기에 안으로 꼬부라진 짧은 털이 있다. 잎은 호생하고 엽병이 있다. 소엽은 가장자리에 털이 약간 있고 첫째 소엽은 바로 밑에 선腺이 있다. 탁엽은 끝이 뾰족하고 밑부분에 맥이 있다.

꽃은 7~8월에 피며 길이는 6~7mm로서 황색이고 엽액에 1~2개씩 달리며 소화편 끝에 소포가 있다. 꽃받침열편은 꼬부라진 짧은 털이 있으며 길이는 5~6mm로서 꽃잎과 더불어 각각 5개이고 4개의 수술과 1개의 암술이 있으며 자방은 짧은 털이 있다.

열매는 편평한 타원형이고 겉에 털이 있으며 2개로 갈라지고 종자는 흑색이며 윤기가 있고 편평하지만 약간 네모가 진다. 전체를 차대용으로 하며 이뇨제로도 사용한다.

● **약효와 사용방법**

이뇨 · 건강차 – 하루 양으로서 약 10g을 물 400~600cc에 넣고 펄펄 끓여서 차처럼 해서 마신다.

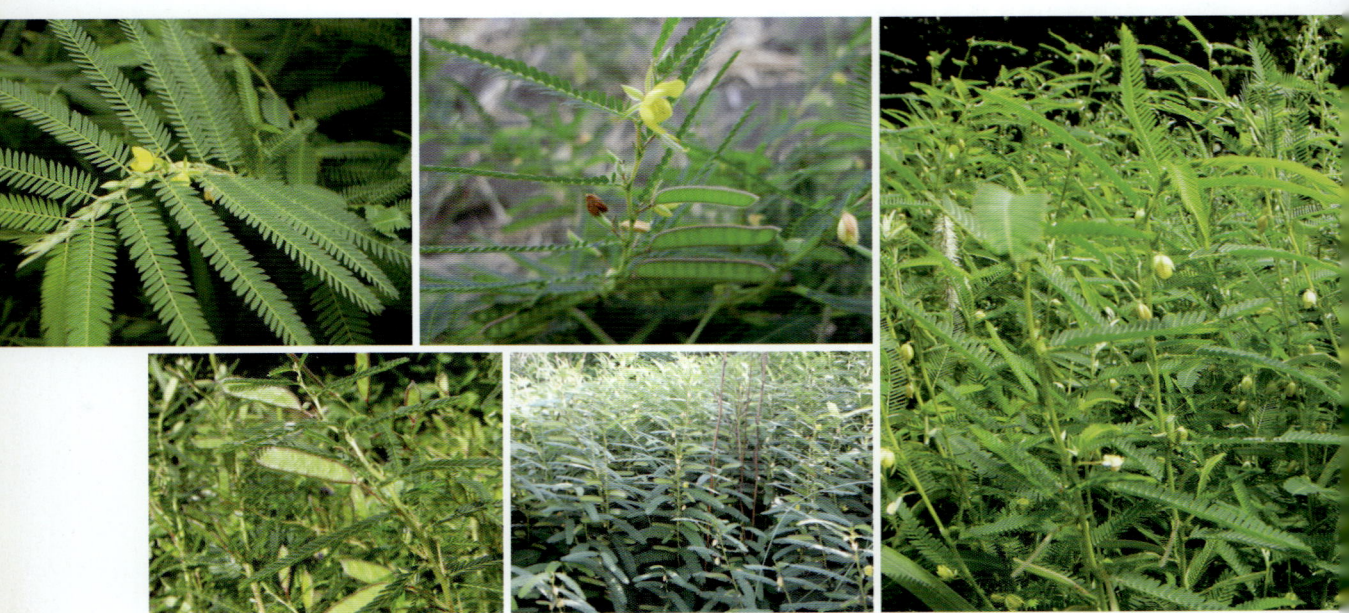

무궁화

학명 Hibiscus syriacus L. 분류 속씨식물문 〉 쌍떡잎식물강 〉 아욱과

평남 및 강원도 이남에서 재식하는 낙엽수목으로서 여러 품종이 있으며 높이가 3m에 달하고 어린 가지에 털이 많으나 점차 없어진다.

꽃은 8~9월에 피며 1개씩 달리고 짧은 화경花梗이 있으며, 보통 분홍색 내부에 짙은 홍색이 돈다. 열매는 5실이고 포배개열胞背開裂되어 5개로 갈라지며 10월에 익는다.

꽃색에 따라 흰무궁화·단심무궁화 등이 있고 꽃잎의 수에 따라 여러 품종으로 나뉜다.

• 약효와 사용방법

수충水蟲 – 건조한 나무껍질을 잘게 썰어서 10g을 45도의 소주 200cc에 담가서 3~6개월 후에 달여서 환부에 바른다.

하리이질 – 건조한 꽃 1회 양 3~6g을 물 200cc에 넣고 달여 따뜻할 때 복용한다. 많이 만들어 놓지 말고 마실 때마다 1회 양을 달이는 것이 좋다.

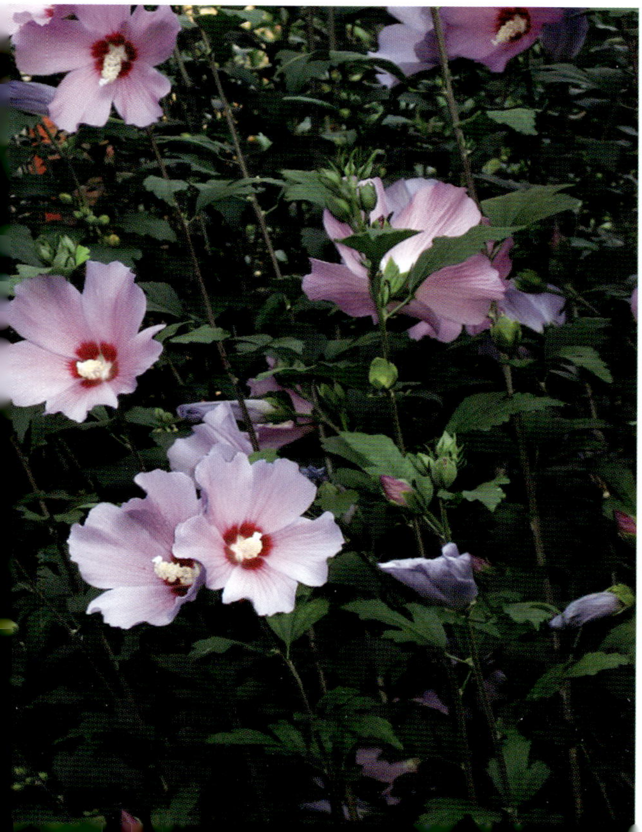

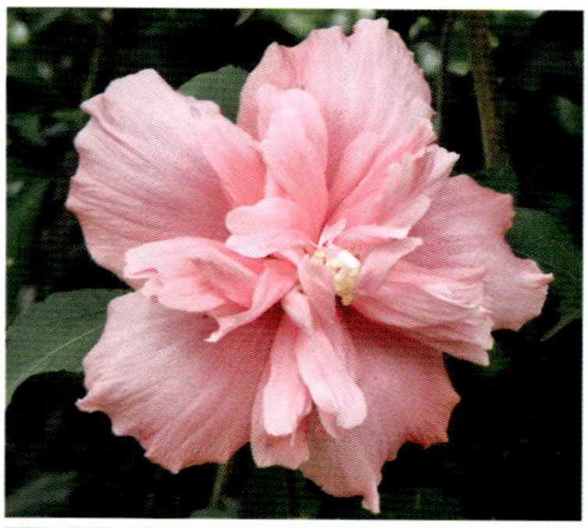

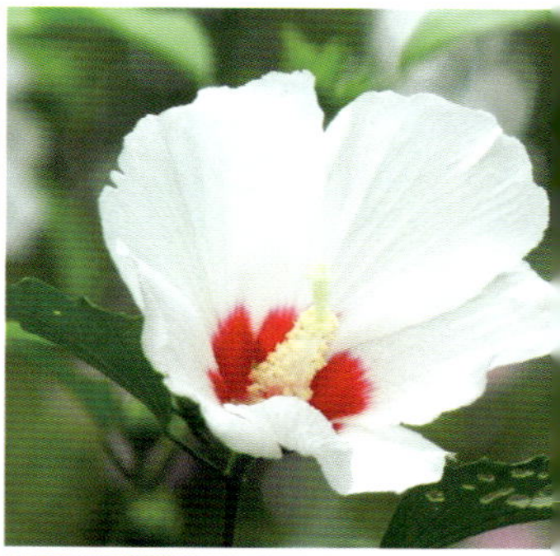

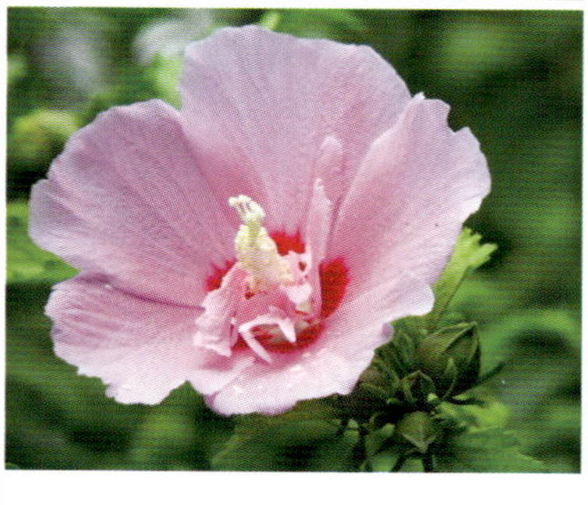

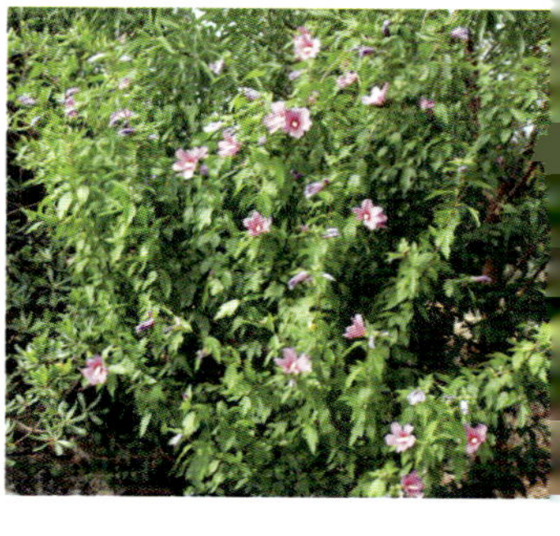

딱총나무

학명 Sambucus williamsii var. coreana NAKAI   분류 속씨식물문 〉 쌍떡잎식물강 〉 인동과

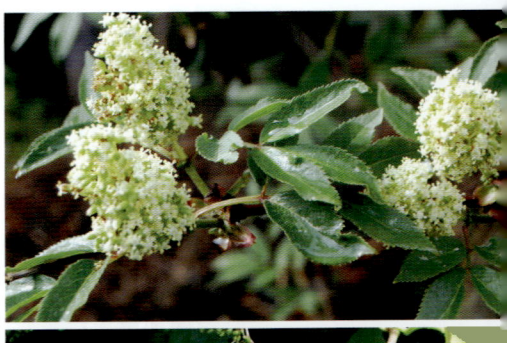

산골짜기 어느 정도 공중 습기가 있는 곳에서 자라는 낙엽수목으로서 높이가 3m에 달하고 줄기의 골 속이 암갈색이며 소지에 털이 없고 동아는 둔두鈍頭이다.

잎은 대생하며 2~3쌍의 소엽으로 구성되었고 소엽은 양면에 털이 없고 가장자리에 톱니가 뾰족하며 안으로 굽지 않는다. 화서는 짧은 원추화서로서 입상粒狀의 돌기가 있고 털이 없으며 꽃은 5월에 피고 화관은 황록색이 돌며 털이 없고 꽃밥은 황색이다.

열매는 둥글며 7월에 암홍색으로 익는다. 기본종은 화서에 입상의 돌기가 없으며 청딱총나무라고 한다.

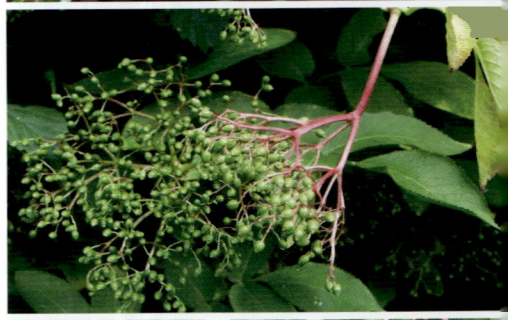

• 약효와 사용방법

발한 · 해열 · 부증腑證 · 이뇨 – 건조한 꽃접골목화 5g을 하루 양으로서 달여 마신다. 유럽에서는 예부터 서양 접골목 꽃을 발한 · 해열의 민간약으로서 사용해왔다. 부증 · 이뇨에 건조해서 잘게 썬 가지잎을 10g, 하루 양으로 해서 달여 복용한다.

타박상 – 접골목 끝과 황백黃柏의 끝을 같은 양으로 섞어, 물을 넣고 풀처럼 갠 것을 면포에 5mm 정도의 두께로 발라, 환부에 붙이면 좋다. 열을 흡수해서 건조해지면 다른 면포로 다시 바꿔 붙인다.

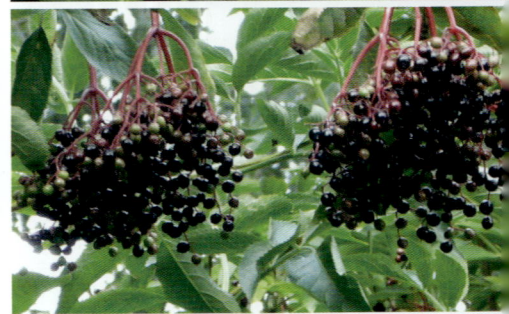

신경통 · 류머티즘 – 접골목 목욕을 한다. 건조한 가지잎, 꽃 300g을 목면천에 넣어 이것을 냄비에 삶아서, 펄펄 끓으면 목면천째로 욕조에 넣고 목욕한다.

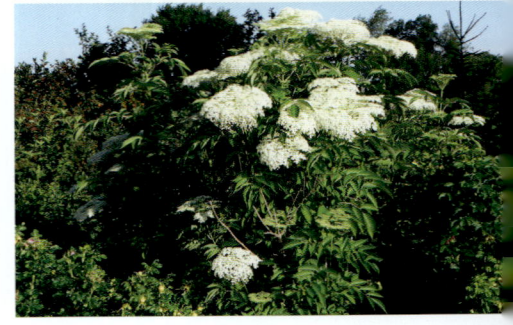

수염가래꽃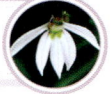

학명 Lobelia chinensis Lour.   분류 속씨식물문 〉 쌍떡잎식물강 〉 숫잔대과

논둑이나 습지에서 자라는 다년초로서 높이가 3~15cm이고 옆으로 뻗으며 군데군데에서 뿌리가 내리고 옆으로 선다. 잎은 호생하며 2줄로 배열되며 엽병이 없고 가장자리에 둔한 톱니가 있다. 꽃은 5~8월에 피고 연한 자줏빛이 돌며 소화편은 길이가 1.5~3cm로서 한 가지에서 1~2개씩 액생腋生하고 꽃이 필 때는 곧추서지만 꽃이 진 다음에는 처진다.

꽃받침은 끝이 5개로 갈라지며 화관은 길이가 1cm 정도로서 중앙까지 5개로 갈라지고 열편은 한쪽으로 치우쳐서 좌우 대칭으로 된다. 수술은 합쳐져서 암술을 둘러싸며 자방은 하위이고 꽃받침이 남아 있으며 암술대가 2개로 갈라지고 삭과는 길이가 5~7mm이며 종자는 적갈색이고 길이는 1/3mm 정도로서 미끄럽다.

민간에서 전초를 독충에 물렸을 때 사용하며 로벨린이 들어 있다.

• 약효와 사용방법

이뇨 · 종기 · 부스럼 – 하루 2~5g을 물 300cc에 넣고 1/2 양이 되도록 달여 복용한다.

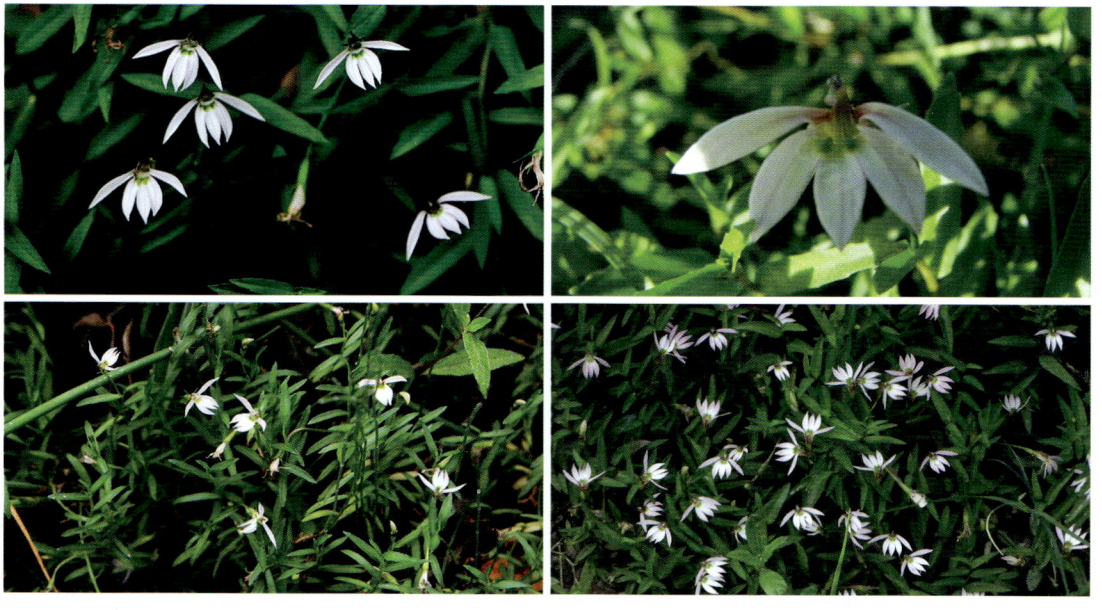

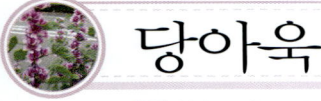

당아욱

학명 Malva sinensis var.mauritiana Mill.   분류 속씨식물문 〉 쌍떡잎식물강 〉 아욱과

관상용으로 심었던 것 같으나 울릉도 바닷가에서 자라는 2년초로서 높이가 60~90cm이다. 잎은 호생하며 엽병이 길고 5~9개로 얕게 갈라지고 열편은 끝이 둔하며 가장자리에 잔 톱니가 있다. 5~6월경에 소화편이 있는 꽃이 엽액에 모여 달리며 밑에서부터 피어 올라가고 소포엽은 3개이며 각각 달린다. 꽃받침은 녹색이고 5개로 갈라지며 꽃잎도 5개로서 수평으로 퍼지고 연한 자주색 바탕에 자줏빛이 도는 맥이 있다.
품종에 따라서 가지각색의 꽃이 피고 단체웅예는 꽃이 중앙부에서 서며 암술대는 실처럼 가늘고 많다. 심피는 윤상으로 배열되며 꽃받침으로 싸여 있다. 한명은 금규錦葵이다.

• 약효와 사용방법

목이 아플 때 - 건조한 잎, 또는 꽃 10~15g을 물 200cc에 넣고 1/2 양이 될 때까지 달여 이것으로 양치질한다.

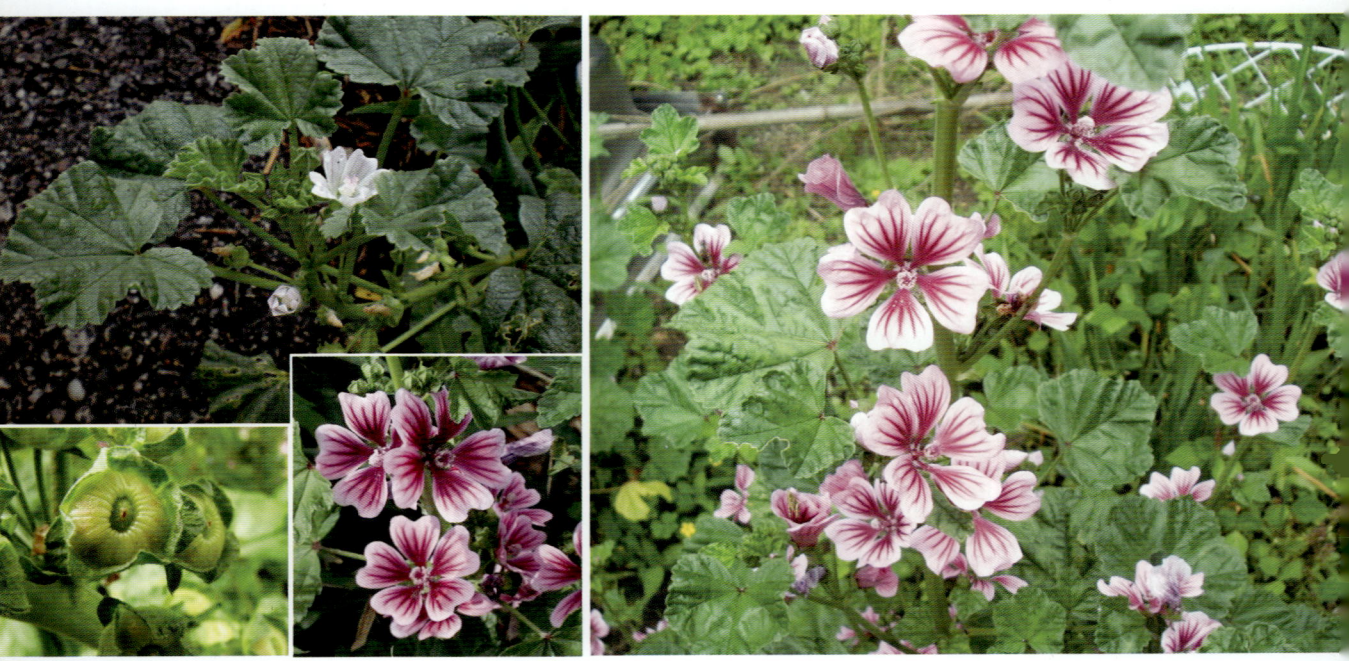

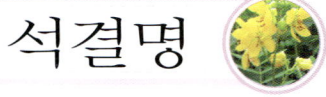
북아메리카 남부 멕시코 원산의 1년초로서 식용식물로 재배한다.

잎은 호생하며 엽병이 길고 소엽은 3~6쌍이고 길이가 3.5~5cm로서 가장자리가 밋밋하고 끝이 뾰족하며 밑부분이 둥글고 엽병에 선체腺體가 있으며 탁엽은 선형이고 떨어진다. 6~8월경에 엽액에서 화경이 나와 2~6개씩 꽃이 달리며 꽃받침잎은 5개로서 녹색이며 꽃잎도 5개로서 황색이고 윗부분의 것이 가장 크며 밑부분의 2개는 작다. 꼬투리는 길이가 10cm로서 양쪽으로 튀어나온다. 민간에서 잎을 뱀 또는 벌레 물린 데 사용하고 종자는 약용으로 한다.

● 약효와 사용방법

건위健胃 · 완하緩下 : 배변을 원활하게 – 석결명 10g을 하루 양으로 해서 달여 복용한다.

독충에게 물렸을 때 – 가려운 부분에 생잎의 즙을 바른다.

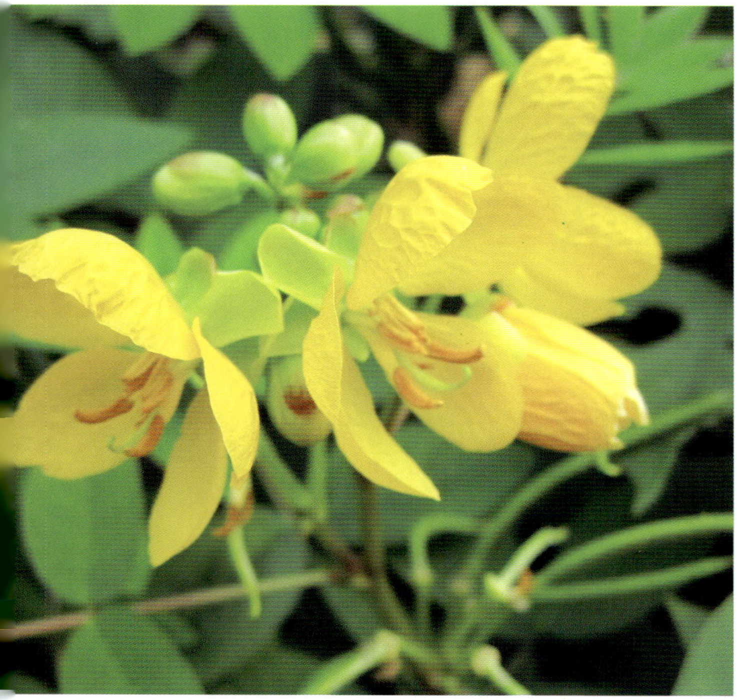

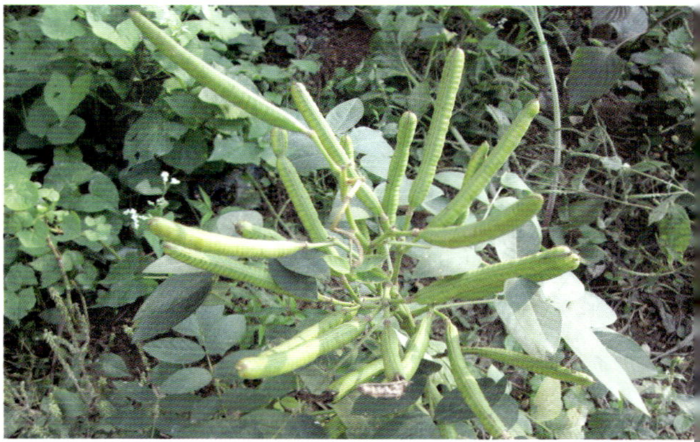

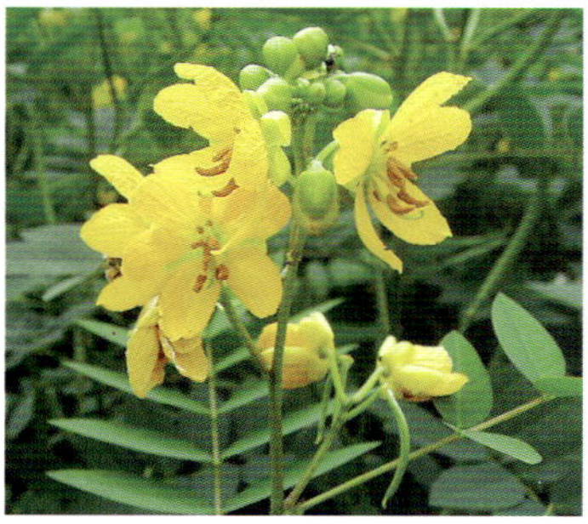

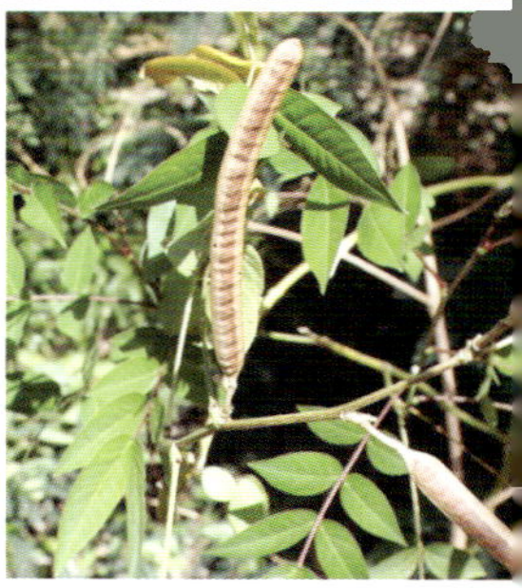

233

마름

학명 Trapa japonica FLEROV.　분류 속씨식물문〉쌍떡잎식물강〉마름과

물속에서 자라는 1년초로서 뿌리가 진흙 속에 있고 원줄기는 수면까지 자라며 끝에서 많은 잎이 사방으로 퍼져 수면을 덮고 물속의 마디에서는 우상의 뿌리가 내린다.

잎은 윗가장자리에 불규칙한 톱니가 있고 표면에 윤기가 있으며 뒷면 맥 위에 털이 많다. 꽃은 7~8월에 피며 지름은 1cm 정도로서 흰빛 또는 약간 붉은빛이 돌고 엽액에 달리며 화편은 짧고 위를 향하지만 열매가 커짐에 따라서 밑으로 굽으며 길이는 2~4cm이다.

꽃받침잎은 털이 있고 꽃잎 및 수술과 더불어 각각 4개이며 암술은 1개이다. 열매는 뼈대같이 딱딱하고 윗부분의 중앙부가 두드러지고 양 끝은 꽃받침잎이 변하여 가시처럼 되며 가시 끝부근에 밑을 향한 가시가 있고 앞뒷면의 꽃받침잎이 퇴화된다. 열매를 식용으로 한다.

● 약효와 사용방법

자양 · 강장 · 소화촉진 – 종자를 생식하거나 데워서 먹는다.

위암 – 가시가 있는 열매를 부수어 달여서 복용하면 좋다는 말이 있으나 믿기 어렵다.

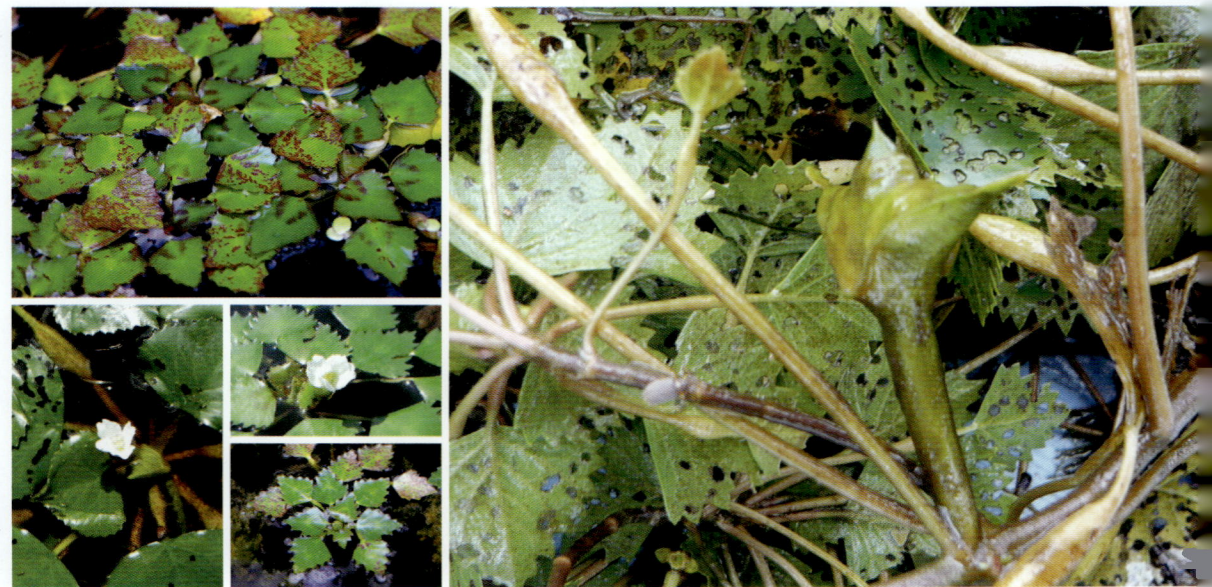

희화나무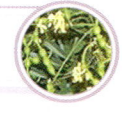

학명 Sophora japonica L. 분류 속씨식물문 〉 쌍떡잎식물강 〉 콩과

동네 근처에서 흔히 심고 있는 낙엽교목으로서 높이가 25m에 달하고 가지가 퍼지며 소지는 녹색이고 자르면 냄새가 난다. 잎은 호생하며 기수 우상복엽이고 소엽은 7~17개씩이며 길이는 2.5~5cm, 나비는 15~25mm로서 흔히 소탁엽小托葉이 있으며 표면은 녹색이고 뒷면은 회색으로서 잔 복모가 있으며 소엽병은 짧고 털이 있다. 원추화서는 정생하며 길이가 15~30cm로서 짧은 복모伏毛가 있고 꽃은 8월에 피며 길이가 12~15mm로서 황백색이다. 꽃받침은 길이가 3~4mm로서 복모가 있고 열편 끝에 짧은 털이 밀생하며 꼬투리는 염주형이고 길이는 5~8cm로서 약간 육질이며 열매는 10월에 익는다.

꽃을 괴화槐花, 열매를 괴실槐實이라고 하며 약용으로 한다. 목재의 빛깔에 따라 백괴, 두청괴 및 흑괴로 구별하기도 한다.

• 약효와 사용방법

잇몸의 출혈, 입 안의 출혈 – 건조한 희화를 볶아서, 잘게 부수어 분말로 하여 환부에 바른다. 또 1회 5g을 물 200cc에 넣어서 1/2 양까지 달여 공복 시에 복용해도 좋다.

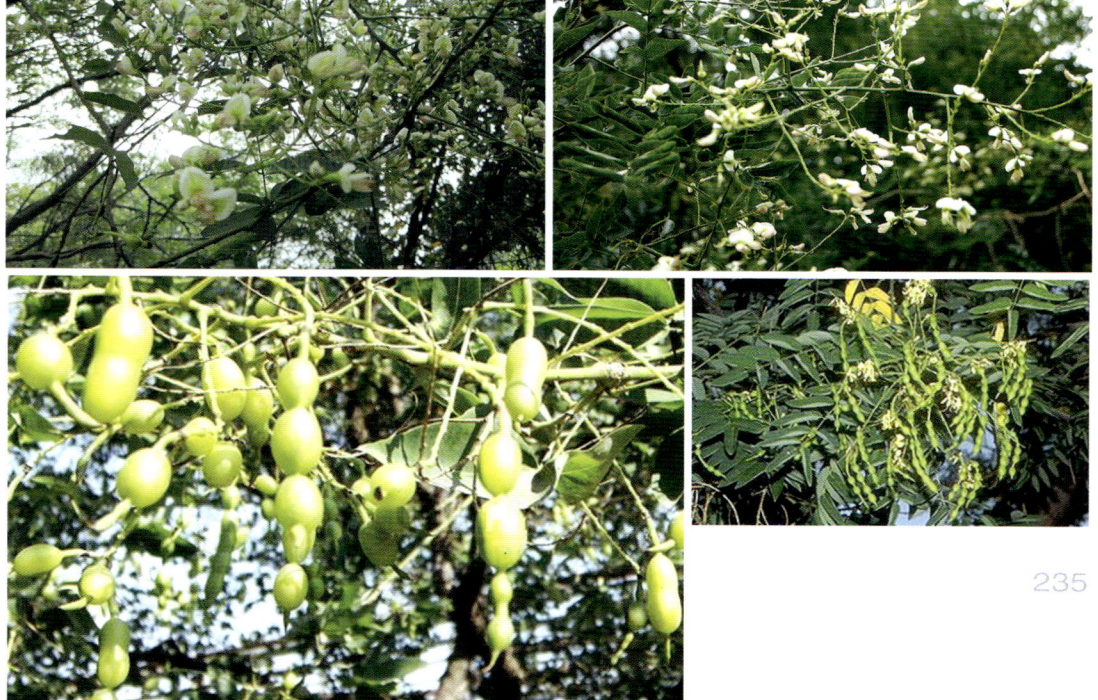

화살나무

학명 Euonymus alatus (THUNB). SIEB.   분류 속씨식물문 〉 쌍떡잎식물강 〉 노박덩굴과

산야에서 자라는 낙엽수목으로서 높이가 3m에 달하며 가지가 퍼지고 소지에 2~4줄의 날개가 있다. 잎은 호생하며 엽병이 짧고 길이는 3~5cm로서 표면은 녹색이며 털이 없고 뒷면은 암록색으로서 털이 거의 없으며 가장자리에 예리한 잔 톱니가 있다.

꽃은 5월에 피고 지름은 10mm로서 황록색이다. 꽃받침잎, 꽃잎 및 수술은 각각 4개이며 1~2실의 자방이 있고 2실인 것은 밑부분만이 붙어 있다.

열매는 10월에 적색으로 익으며 12월까지 나무에 달려 있고 종자는 황적색 종의로 싸여 있으며 백색이다. 가지에 날개가 없는 것을 회잎나무, 잎 뒷면에 털이 있는 것을 털화살나무, 회잎나무의 잎 뒷면에 털이 있는 것을 당회잎나무, 잎 뒷면 맥 위에 돌기가 있고 열매가 크며 끝이 뾰족하고 갈고리가 있는 것을 삼방회잎나무라고 한다. 잎은 식용, 열매는 살충용, 가지의 날개는 약용으로 한다.

• 약효와 사용방법

가시에 찔렸을 때 – 괴전鬼箭을 까맣게 태워서 밥알로 개어 환부에 바른다.

월경불순 – 하루 양 15~20g을 물 400cc에 넣고 1/3 양이 되도록 달여 공복 시에 3회에 나누어 복용한다.

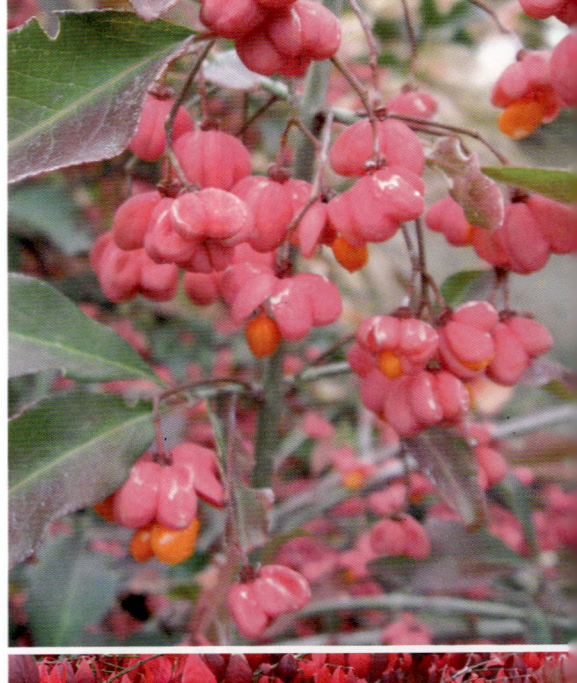

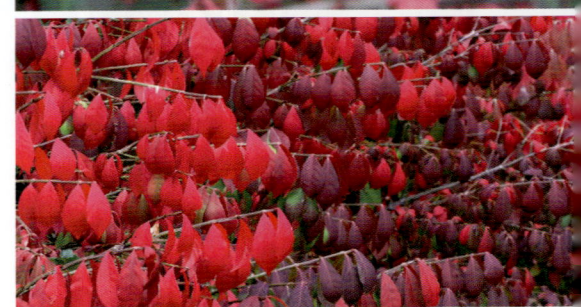

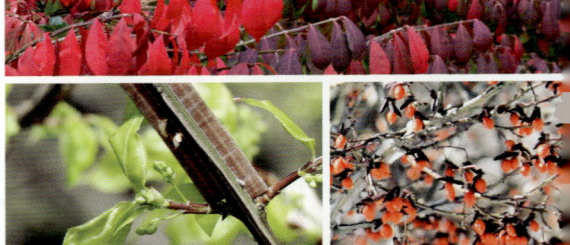

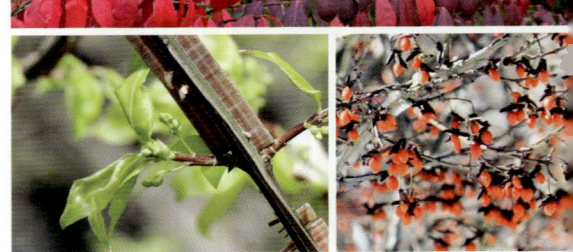

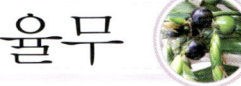
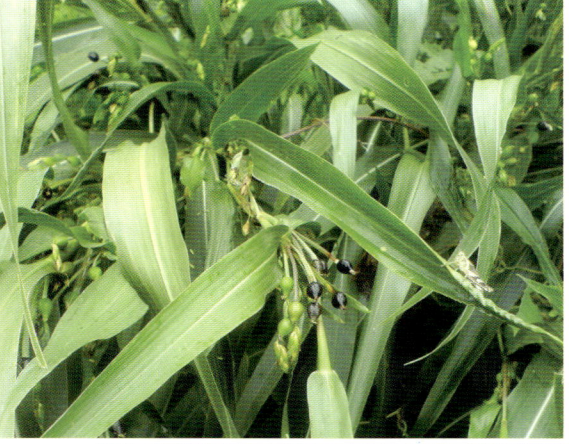

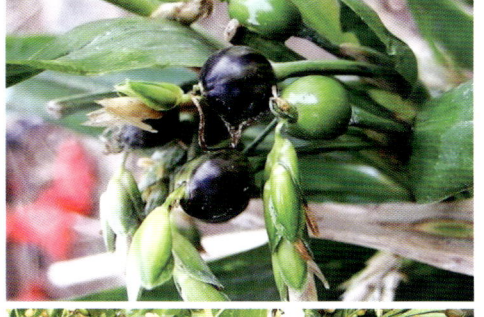

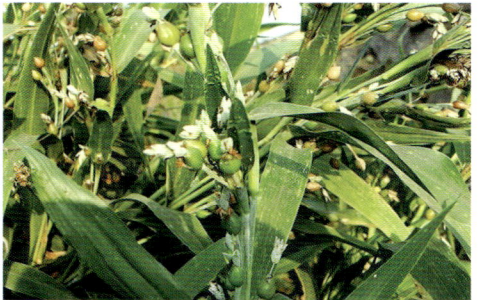

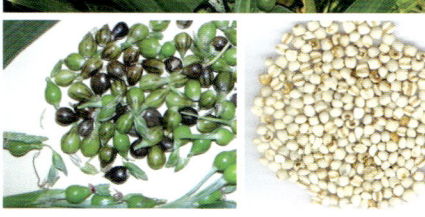

중국이 원산지이며 때로 재배하는 1년초로서 높이가 1~1.5m이고 곧추자라며 여러 대로 갈라진다. 잎은 호생하고 나비는 2.5cm로서 가장자리가 거칠고 녹색이며 밑부분이 엽소로 된다.

꽃은 7월에 피고 엽액에서 길고 짧은 몇 개의 화수가 나오며 밑부분의 자화수雌花穗는 딱딱한 엽초로 싸여 있고 3개의 암꽃이 들어 있으나 그중 1개만이 익는다. 2개의 암술대는 길게 포苞 밖으로 나오며 포는 딱딱하고 길이는 1.2cm로서 흑갈색으로 익고 그 속에 1개의 영과穎果가 들어 있다. 웅화수雄花穗는 자화수를 뚫고 위로 나와 3cm 정도 자라며 1마디에 1~3개의 소수가 달린다. 각 소수에 꽃이 2개씩 달리지만 그중 1개는 대가 없고 수술은 각각 3개씩이다.

열매는 식용으로 하거나 이뇨 · 건위 · 진통 및 소염제로 사용하고 폐결핵에도 사용한다.

• 약효와 사용방법

사마귀 제거와 피부미용 - 율무쌀 10~30g을 1일량으로 달여 차 대신으로 마신다.

혈압증 - 율무쌀 10g, 십약十藥 20~30g을 달여서 차 대신으로 마신다. 이상의 두 가지는 효능이 확실한 민간 요법 이다.

사철쑥

학명 Artemisia capillaris 분류 속씨식물문 〉 쌍떡잎식물강 〉 국화과

냇가의 모래땅에서 자라는 다년초로서 높이가 30~100cm이며 밑부분의 목질이 발달하여 나무처럼 되고 가지가 많이 갈라진다. 가지는 처음에는 견모絹毛로 덮여 있고 꽃이 달리지 않은 가지 끝에 잎이 로제트형으로 달린다.

꽃이 피는 가지 중앙부의 잎은 원줄기를 감싸며 2회 우상으로 갈라지고 위로 올라갈수록 작아진다. 꽃은 8~9월에 큰 원추화서에 달리며 화경은 길이가 1~2mm이다. 어린 순을 식용으로 하고 전초를 소염성 이뇨제로 사용하거나 황달에 사용한다.

• 약효와 사용방법

황달 – 인진고탕茵蔯蒿湯으로 복용하면 효과적. 하루 분량 인진고건조한 이삭꽃 4g을 물 480cc에 넣고 반량이 될 때까지 달여 산치자 3g, 대황 1g을 넣고 다시 반량까지 바짝 달여 120cc가 되도록 한다. 이것을 하루에 3회 복용한다. 카타르성 황달의 초기에 복용한다. 갈증, 오줌량이 적은 사람, 변비에 자주 걸리는 사람의 두드러기, 구내염 등에 좋다.

피부 가려움증 – 인진고茵蔯蒿를 진하게 달인 즙으로 닦으면 좋다.

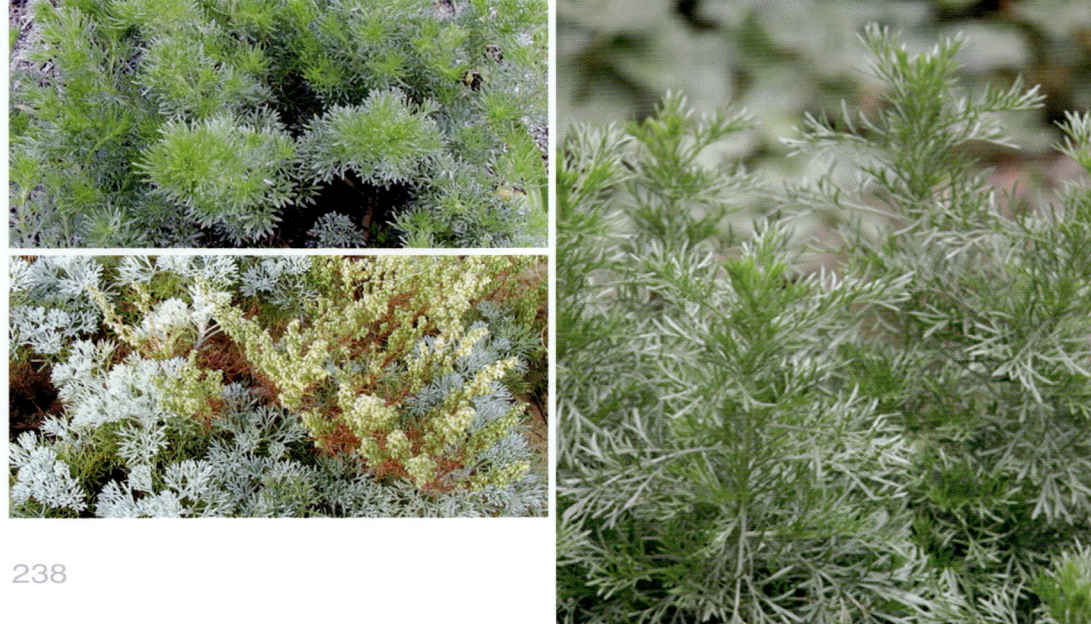

가지

학명 Solanum melongena L.   분류 속씨식물문 〉 쌍떡잎식물강 〉 가지과

인도가 원산지라고 하며 열대에서 온대에 걸쳐 재배하고 있는 1년초이지만 열대 지방에서는 다년초로서 높이가 60~100cm이고 회색 털이 있다. 잎은 호생하며 엽병이 길고, 끝이 뾰족하거나 둔하고 가장자리가 밋밋하지만 다소 피상으로 되며 좌우가 같지 않다.

꽃은 6~9월에 피고 자주색이며 5개로 갈라지고 열편이 뾰족하다. 화관은 얕은 술잔 모양이며, 꽃밥은 황색이다. 1개의 화경 중에서 밑부분의 것만이 성숙하지만 품종에 따라서는 여러 개가 모두 성숙하는 것도 있다. 형태는 품종에 따라서 각각 다르다.

• 약효와 사용방법

숙취 – 가지꽃 · 녹나무꽃 각 5g씩을 물 400cc에 넣어 반량이 되도록 달여 복용한다.

종기 · 부스럼 – 꼭지 10g을 물 600cc에 넣고 반량이 되도록 달여 그 즙으로 습포한다.

살갗이 튼 데 – 뿌리 10~20g을 물 600cc에 넣고 반량이 될 때까지 달여 그 즙을 탈지면에 적셔 환부에 댄다.

동상 – 줄기 10~20g을 물 600cc에 넣고 반량이 되도록 달인 즙으로 씻는다.

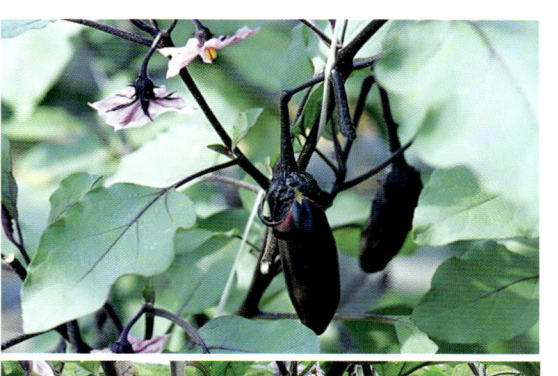

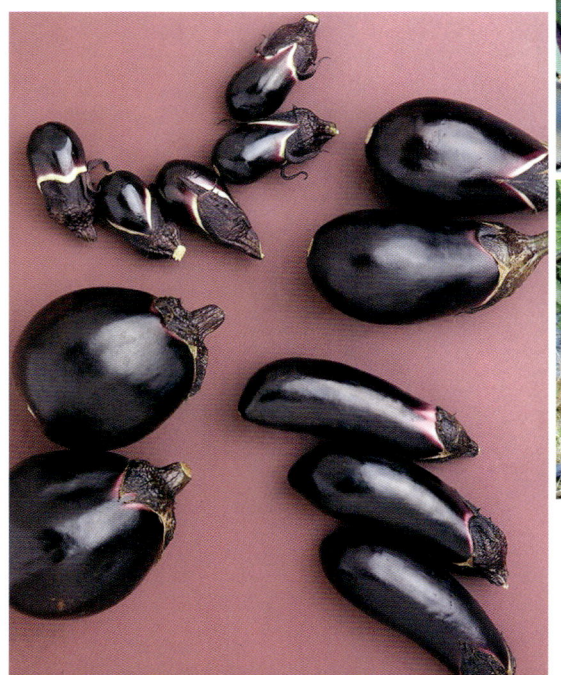

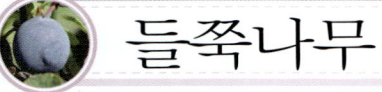

들쭉나무

학명 Vaccinium uliginosum L. 분류 속씨식물문 〉 쌍떡잎식물강 〉 진달래과

한라산과 강원도 이북에서 자라는 낙엽소수목으로서 높이가 1m에 달하고 가지는 갈색이며 어린 가지에 잔털이 있거나 없다. 꽃은 5~6월에 피며 연홍색이고 전년가지 끝에 1~4개씩 달린다. 열매는 지름이 8~9월에 자흑색으로 익으며 백분으로 덮여 있고 달며 신맛이 있다. 열매로 술을 만든다.

• 약효와 사용방법

피로회복건강 약주 - 열매 500g, 정제 설탕 200g, 35도의 소주 1.8ℓ, 입이 넓은 병을 준비한다. 용기의 속에 열매를 상처가 나지 않도록 조심스럽게 넣고, 다음에 정제 설탕, 마지막으로 소주를 넣고 가볍게 뚜껑을 덮는다. 어둡고 찬 곳에 3~4개월간 두었다가 1회에 20~40cc 냉에서 마신다. 열매는 넣은 채로 두는 것이 좋다.

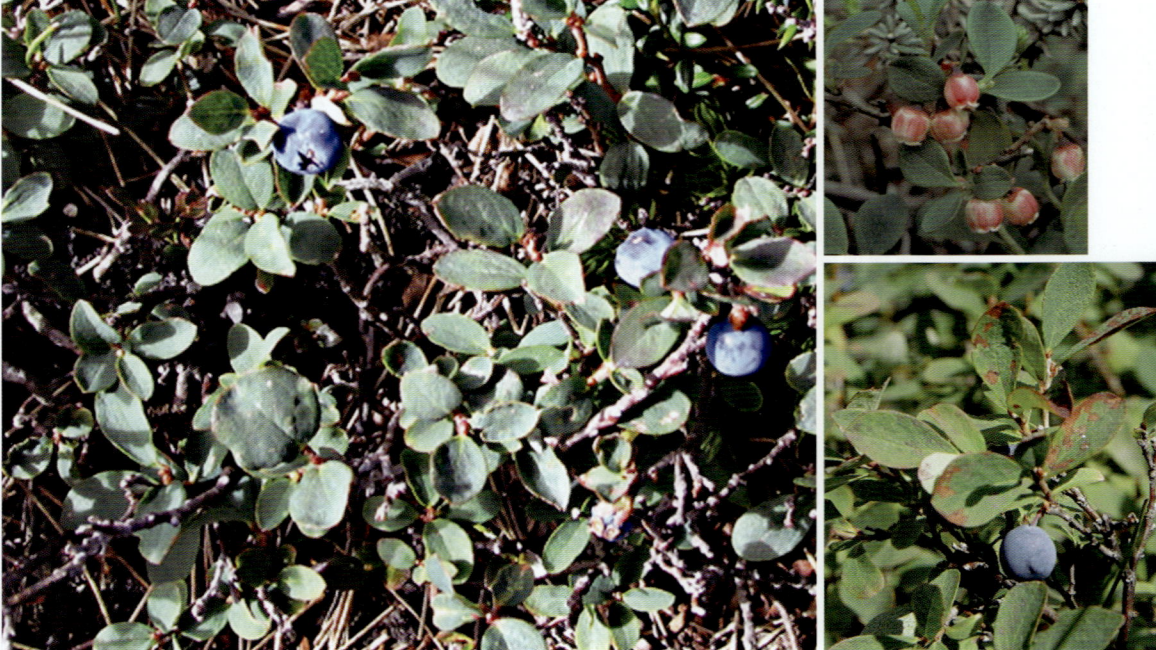

황벽나무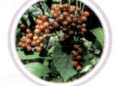

학명 Phellodendron amurense RUPRECHT   분류 속씨식물문 > 쌍떡잎식물강 > 운향과

높이가 10m에 달하는 낙엽교목으로서 가지는 굵으며 사방으로 퍼지고 수피는 연한 회색이며 코르크가 발달하여 깊이 갈라지고 내피는 황색이다. 꽃은 이가화로서 6월에 피며, 열매는 둥글며 7월에 흑색으로 익고 겨울 동안 달려 있는 것이 많으며 5개의 종자가 들어 있다.

내피를 건위제로 사용하고, 황벽이란 이름은 황색 내피에서 온 이름이다.

• 약효와 사용방법

건위 · 하리이질 – 황백의 분말을 1회 1g, 하루 3회 식후에 복용한다.

타박상 – 황백의 분말에 식초를 넣어 풀처럼 잘 개어, 환부에 직접 발라 가제를 덧대고, 마르면 바꿔 붙인다.

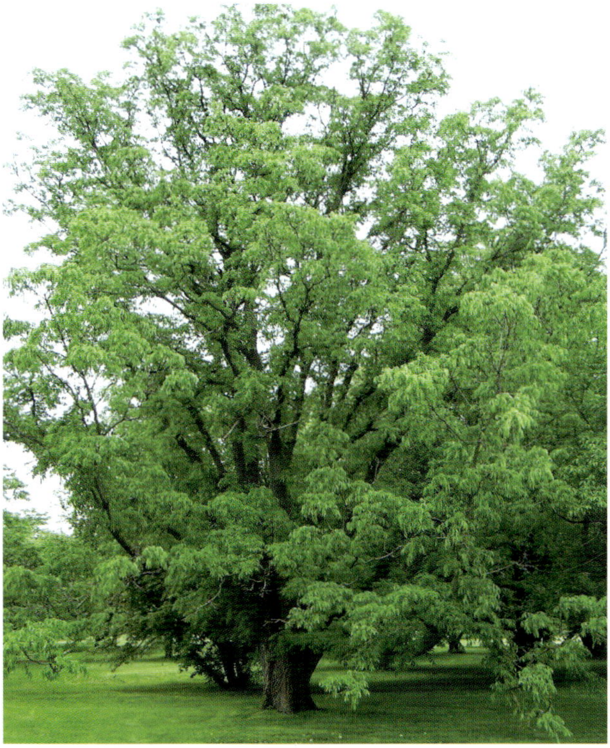

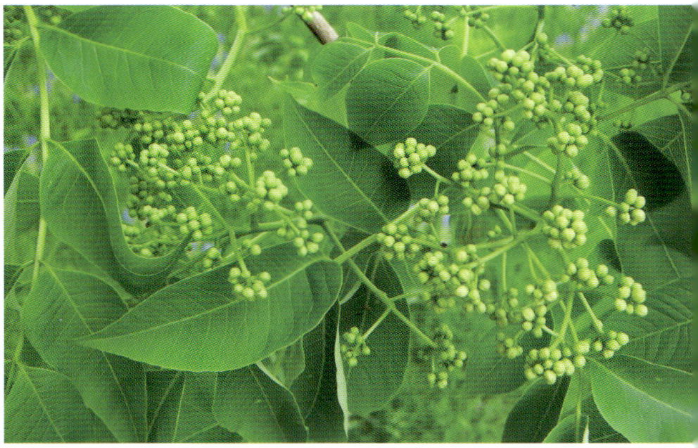

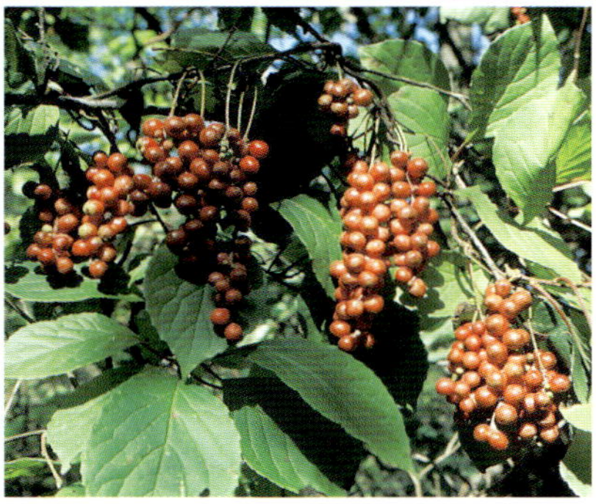

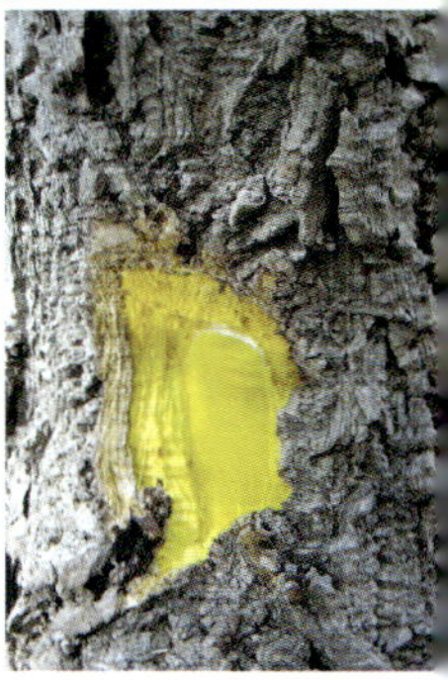

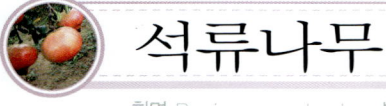

석류나무

학명 Punica granatumL. 분류 속씨식물문 〉 쌍떡잎식물강 〉 석류나무과

유럽 동남부에서 히말라야에 걸쳐 자라는 낙엽소교목으로서 주로 남부지방에서 심고 있으나 북부지방에서도 화분에 심어 관상용으로 하고 있으며 소지는 네모가 지고 털이 없으며 짧은 가지의 끝이 가시로 된다. 잎은 대생하고 길이가 2~8cm로서 양면에 털이 없다.

꽃은 양성으로서 5~6월에 피며 가지 끝의 짧은 화경 위에 1~5개씩 달리고 꽃받침은 통형이며 육질이고 6개로 갈라지며 붉은 빛이 돌고 꽃잎도 6개로서 적색이며 기왓장처럼 포개진다. 수술은 많고 자방은 꽃받침통 기부에 붙어 있으며 상하 2단으로 되어 있고 윗단은 5~7실 아랫단은 3실이며 암술은 1개이다.

열매는 둥글고 끝에 꽃받침열편이 있으며 지름은 6~8cm로서 9~10월에 황색 또는 황홍색으로 익고 육질이며 흔히 외피가 불규칙하게 터져서 종자가 보인다.

● 약효와 사용방법

입 안의 진무름 · 염증 – 열매의 껍질 5~10g을 물 200cc에 넣고 펄펄 끓이고 나서 불을 끄고 식으면 이것으로 양치질한다.

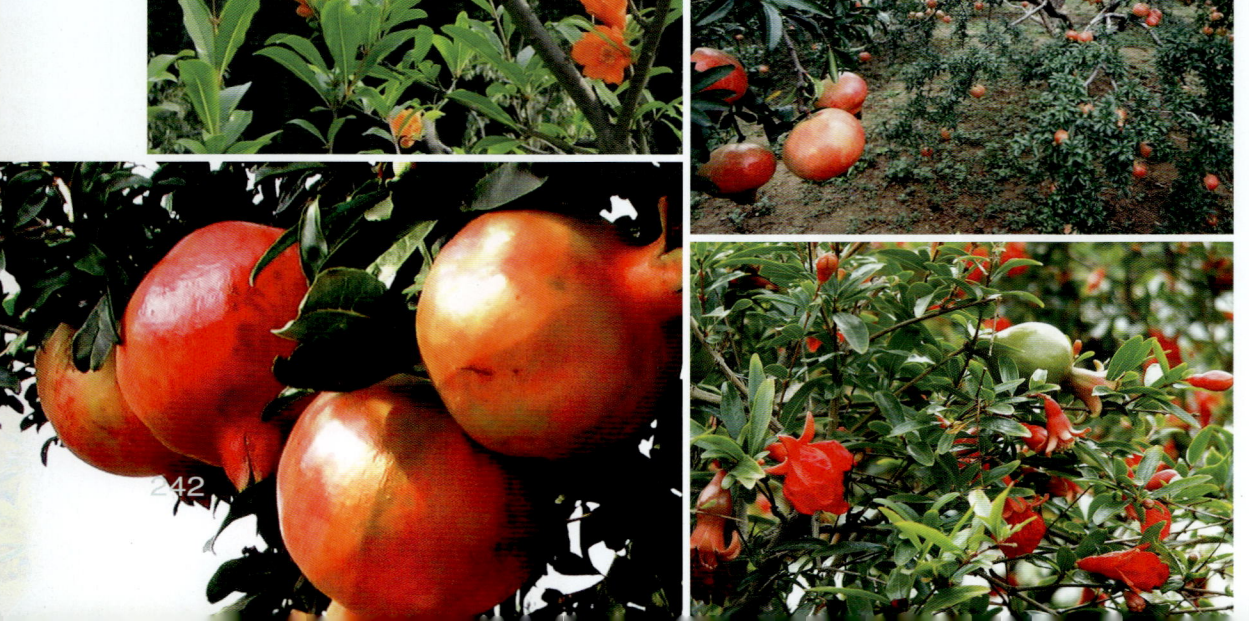

242

창질경이

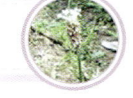

학명 Plantago lanceolata L.   분류 속씨식물문 〉 쌍떡잎식물강 〉 질경이과

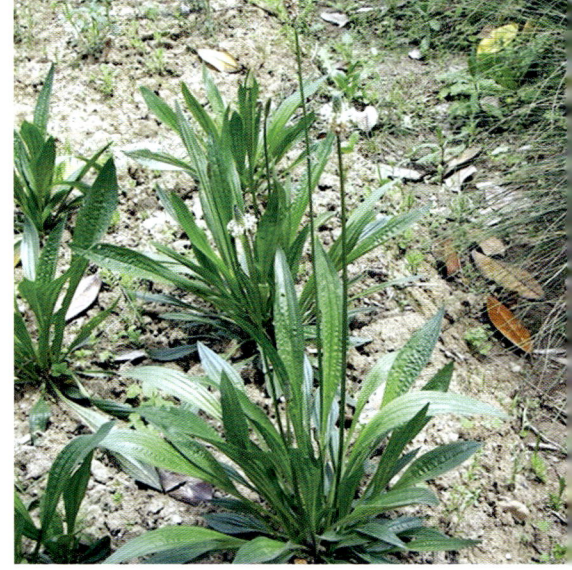

유럽이 원산지인 다년초로서 널리 퍼져 있으며 근경은 굵고 육질이다. 잎은 곧추서고 양 끝이 좁다. 꽃은 8월에 피며, 삭과는 1~2개의 종자가 들어 있다.

● 약효와 사용방법

거담 – 하루 양으로서 뿌리 약 10g을 물 600cc에 넣고 반량이 될 때까지 달여 복용한다.

이뇨 – 잎을 건조한 것을 하루 양 5~15g으로 한다. 이것을 물 600cc에 넣고 반량이 되도록 달여 복용한다.

찰과상 – 베거나 찢어진 가벼운 상처에 생약을 갈아 으깬 즙을 바른다.

얼룩조릿대

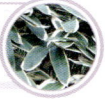

학명 Sasa borealis (Hack.) Makino   분류 속씨식물문 〉 외떡잎식물강 〉 화본과

● 약효와 사용방법

위가 체한 듯할 때 – 조릿대류라면 어느 것이라도 약효는 같기 때문에 가까운 주위에 있는 조릿대류를 이용하면 된다. 신선한 잎의 부드러운 부분을 따내어 믹서에 갈아 즙을 만들어 마신다. 신선한 잎을 1회 20~30g 가량 사용한다.

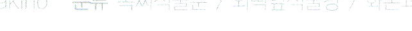

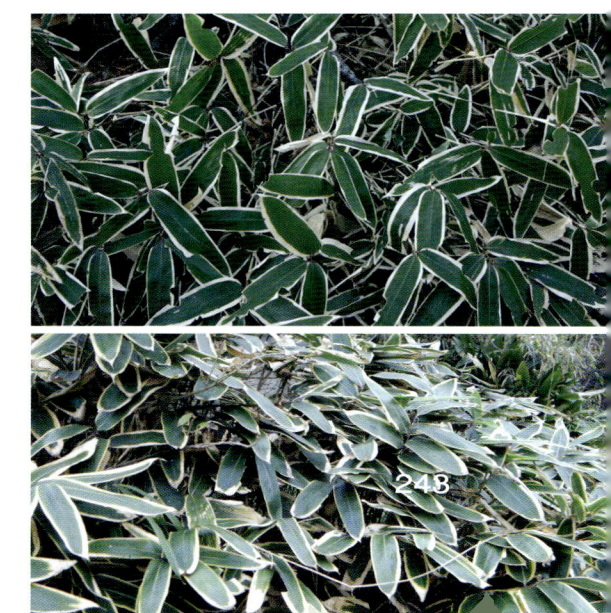

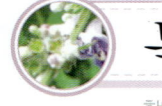

목형 애기순비기나무

학명 Vitex negundo var. cannabifolia (Siebold &Zucc.) Hand.   분류 속씨식물문 〉 쌍떡잎식물강 〉 마편초과

경상도 및 경기도에서 자라는 낙엽교목으로서 잎은 대생하며 5개 때로는 3개의 소엽으로 구성된 장상掌狀복엽이다. 소엽은 길이가 2~8cm로서 뒷면에 잔털과 선점이 있고 가장자리에 큰 톱니가 있거나 결각상이며 엽병은 길이가 3~4cm이다.

꽃은 7~9월에 피고 가지 끝이나 끝부분의 엽액에 달리며 꽃받침잎은 선점이 있고 끝이 뾰족하다. 화관은 표면에 털이 있으며 자주색이고 열매는 9~10월에 익는다. 줄기와 잎에 방향유가 있다. 소엽은 3~5개이고 가장자리에 톱니가 없거나 있고 뒷면에 짧은 털이 있는 것을 목형이라고 하며 중국산으로서 남부 지방에서 심고 있다.

● 약효와 사용방법

감기 – 목형을 1회 4~12g, 물 300cc에 넣고 반량이 되도록 달여 복용한다.
더위 먹은 데에 따른 구토증 – 위와 같은 분량으로 달여 복용한다.

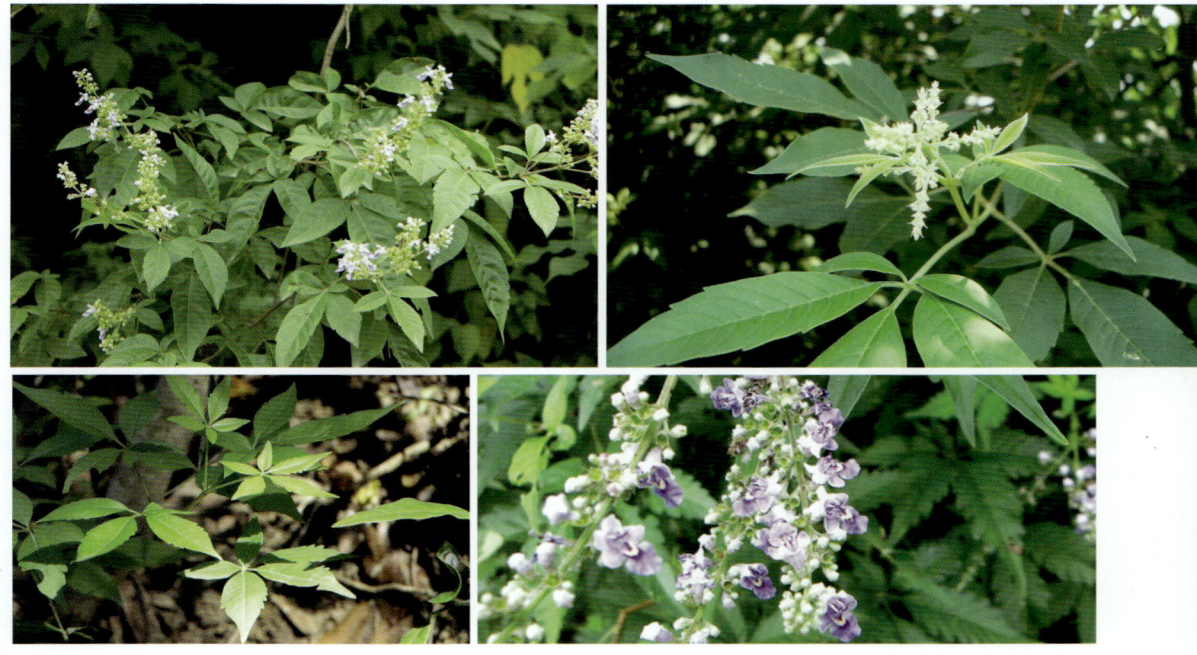

울금

학명 Curcuma longa L.   분류 속씨식물문 〉 외떡잎식물강 〉 생강과

인도 · 인도차이나가 원산지로서 생강과의 다년생 풀이다. 뿌리줄기는 두텁고 크며 원뿌리 줄기에서 사이사이 뿌리줄기를 많이 내며, 노란색이다. 꽃잎은 백색, 가장자리는 담홍색으로 약간 물들어져 있다. 뿌리줄기의 노란색의 색소는 클쿠민으로서 약 0.3%가 함유되어 있고, 여기에 이담利痰작용이 있어서 담즙의 분비를 촉진시켜, 황달증상에 이용되고 있다.

• 약효와 사용방법

건위健胃 – 하루에 울금 6~10g을 물 400~600cc에 넣고 1/2 양이 될 때까지 달여 복용한다.

진통 – 1회 양 3~5g을 물 400cc에 넣고 1/2까지 달여 복용한다.

식품원료 – 카레 가루의 원료와 식품의 황색 염색료로도 쓰인다.

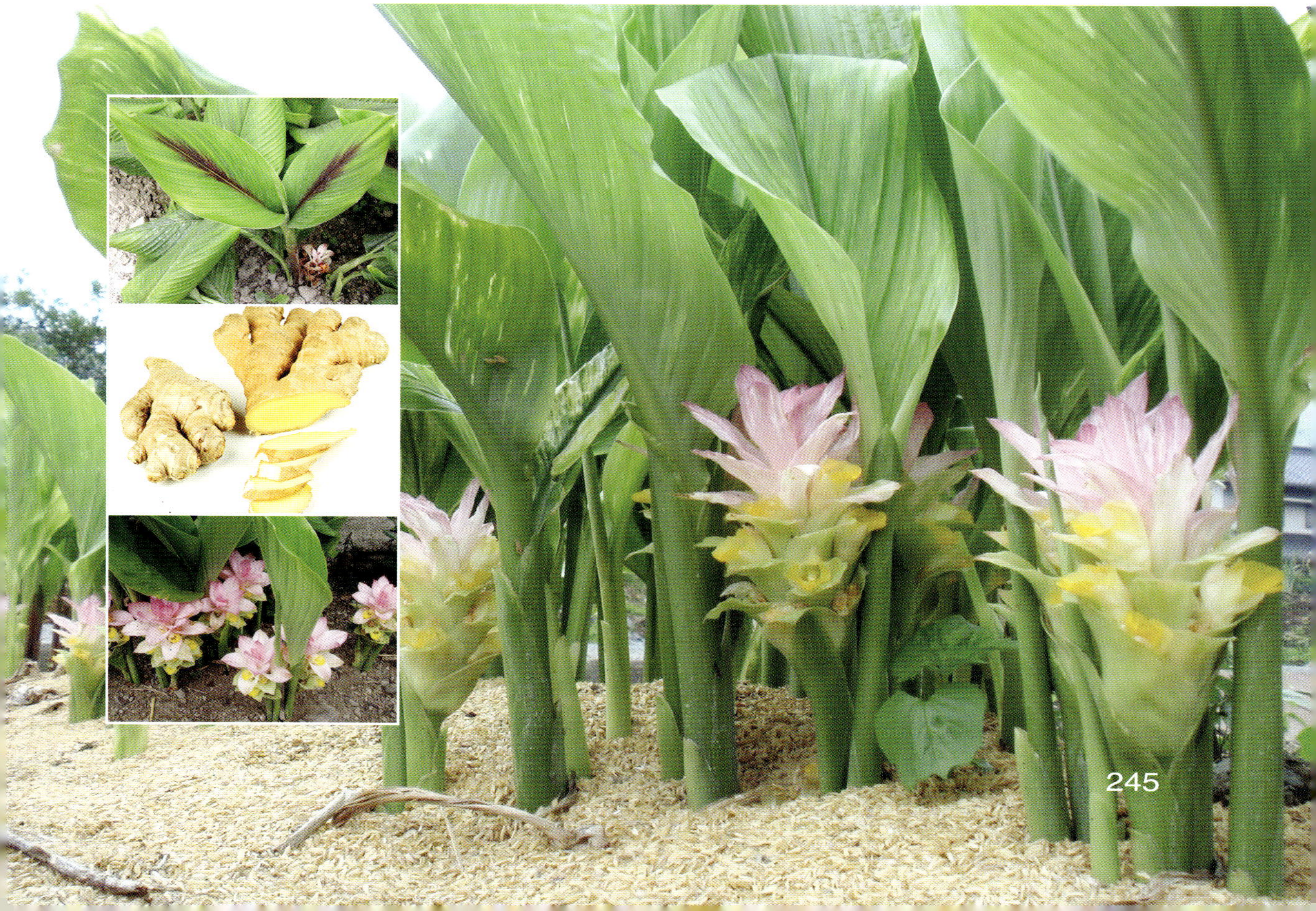

245

누리장나무

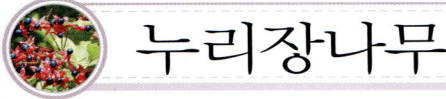

학명 Clerodendrum trichotomum Thunb. ex Murray   분류 속씨식물문 〉쌍떡잎식물강 〉마편초과

강원도 및 황해도 이남의 산골이나 계곡 또는 바닷가에서 자라는 낙엽수목으로서 높이가 2m에 달한다. 꽃은 8~9월에 피며, 열매는 둥글며 10월에 벽색碧色으로 익고 적색의 꽃받침으로 싸여 있거나 나출裸出된다. 잎 뒷면에 갈색털이 밀생하는 것을 털누리장나무, 잎의 끝이 뾰족하며 화서가 짧고 꽃받침열편이 좁고 긴 것을 거문누리장나무라고 한다. 어린 순을 나물로 하고 꽃과 열매는 관상적 가치가 있다.

● **약효와 사용방법**

류머티즘 · 고혈압 · 하리이질 – 하루 양 10~15g을 물 400cc에 넣고 1/3 양이 될 때까지 달여 3회에 나누어 복용한다.

종기 · 부스럼 · 치질 – 15~20g을 물 400cc에 넣고 달여 그 달인 즙으로 환부를 닦는다.

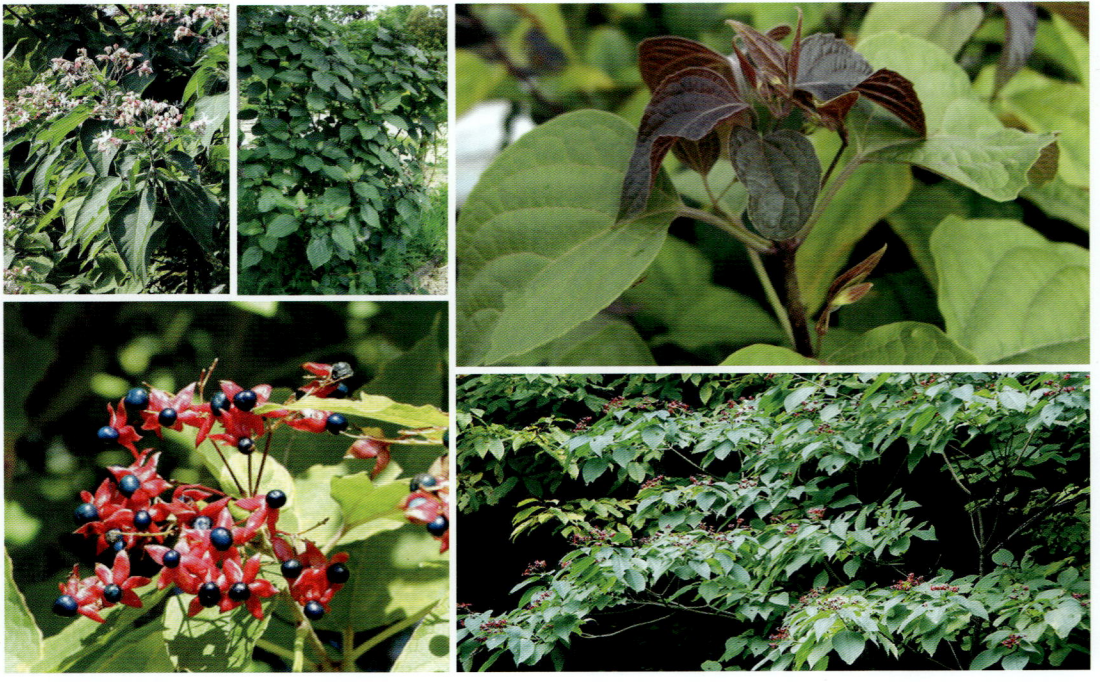

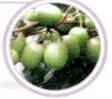

학명 Actinidia polygama (Siebold &Zucc.) Planch. ex Maxim.   분류 속씨식물문 〉 쌍떡잎식물강 〉 다래나무과

계곡에서 자라는 낙엽만경으로서 길이가 5m에 달한다. 꽃은 6월에 피고, 열매는 끝이 뾰족하고 9~10월에 황색으로 익는다. 열매와 경생엽은 고양이의 병을 고치는 데 쓰이며 과육은 혓바닥을 찌르는 듯한 맛이 있고 달지 않다.

• 약효와 사용방법

냉증 · 이뇨 · 강심 · 신경통 – 목천삼木天蔘 : 생약명 100g, 소주 720㎖를 2~6개월 동안 담가 개다래주를 만든다. 천으로 거르고 나서 1회 양 15cc를 1일 아침저녁 2회 복용한다. 정제 설탕 50g을 첨가해도 좋다.

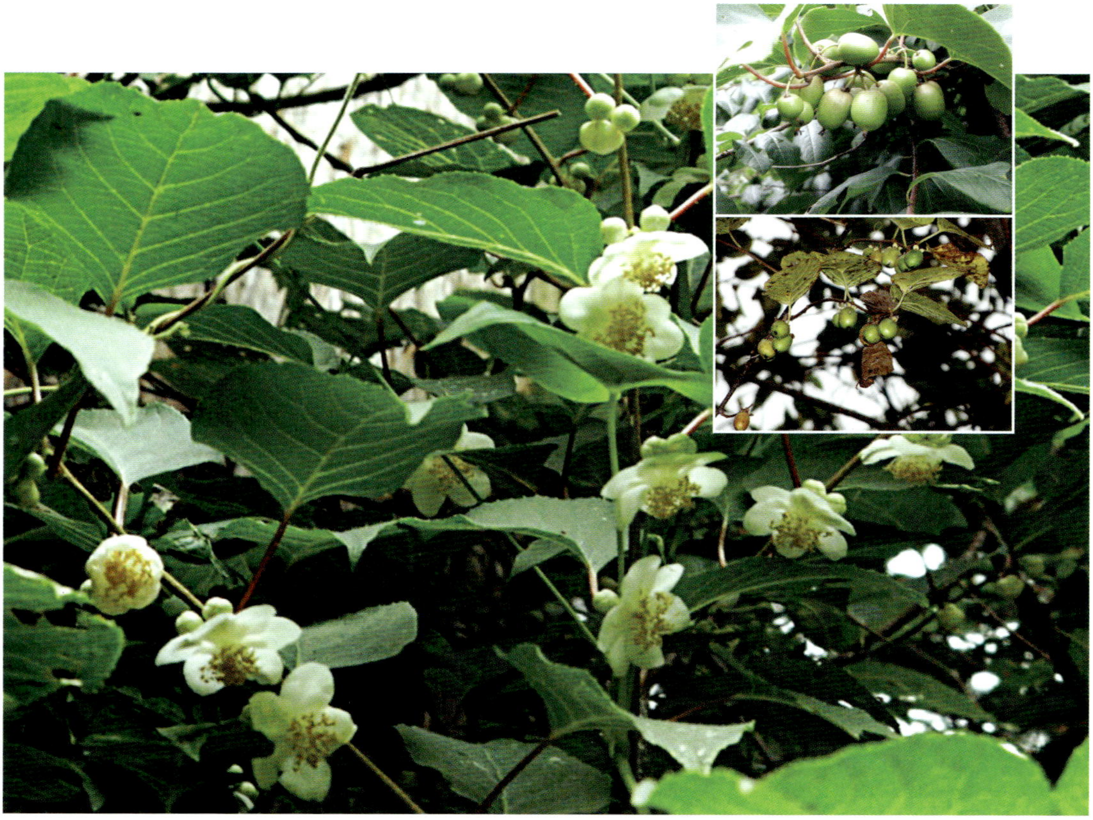

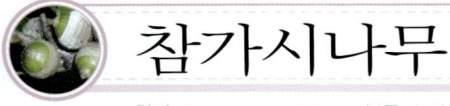 # 참가시나무

학명 Quercus salicina   분류 속씨식물문 〉쌍떡잎식물강 〉참나무과

울릉도 및 남쪽 섬에서 자라는 상록교목으로서 높이가 10m에 달한다. 잎은 호생하며 상반부에 예리한 톱니가 있다. 꽃은 일가화로서 5월에 피고, 견과堅果는 넓은 타원형이고 끝부분에 잔털이 있으며 10월에 짙은 갈색으로 익는다. 이와 비슷하지만 잎 뒷면이 보다 희고 톱니가 보다 예리한 것을 넓은잎참가시나무라고 하며 보길도 및 대흑산도에서 자란다.

● 약효와 사용방법

요로결석 – 잘게 썬 것 약 50~70g을 하루 양으로 해서 600~1,000cc의 물에 넣고 1/3의 양이 되도록 달여 여러 차례에 나누어 복용한다. 다른 결석증에도 권장할 만한다.

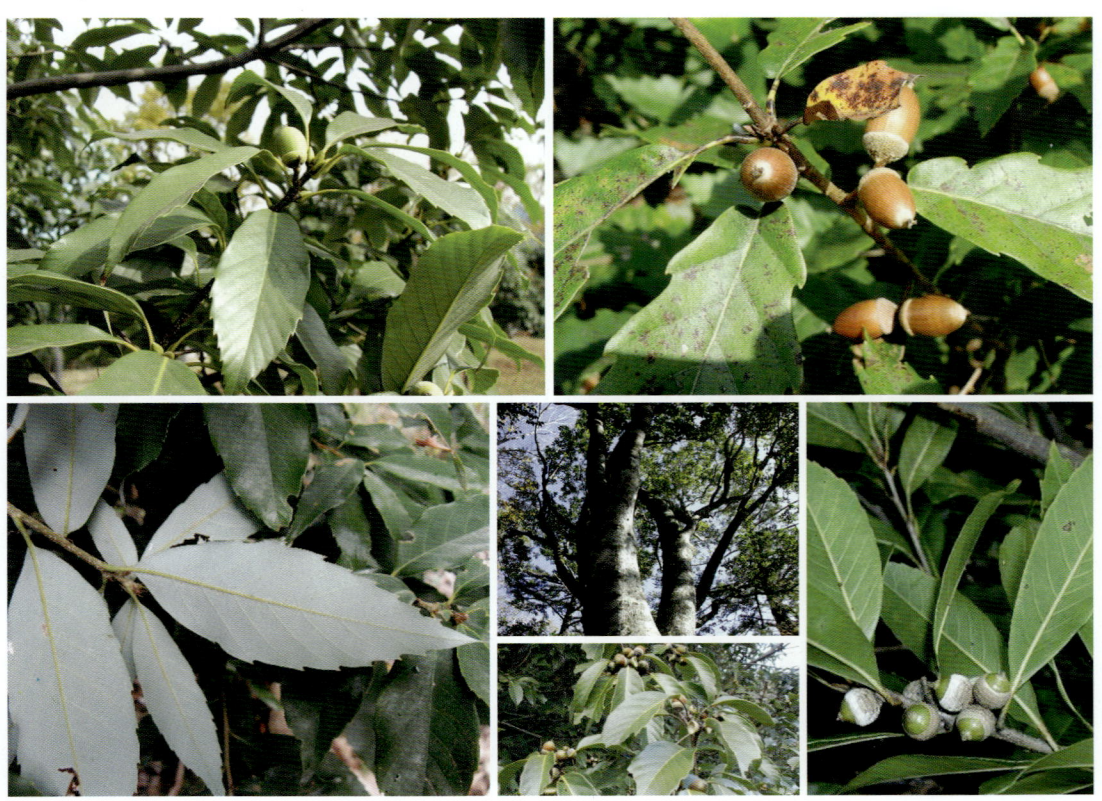

매자기

학명 Scirpus fluviatilis (TORR.) A.GRAY   분류 속씨식물문 〉 외떡잎식물강 〉 사초과

연못가에서 자라는 다년초로서 굵은 지하경이 뻗으며 지름이 3~4cm의 괴경이 달린다.
꽃은 7~10월에 피며 산방화서는 화경 끝에 달린다. 수과는 길이가 3~3.5mm로서 면이 오목
하며 암갈색이고 끝이 부리처럼 뾰족하다.

• 약효와 사용방법

통경通經 − 건조한 덩이줄기를 하루에 5~10g, 물 400cc에 넣고 1/2 양이 될 때까지 달여, 3
회에 나누어 식전에 복용한다.

최유催乳 − 젖이 부족한 기미가 있을 때, 건조한 덩이줄기 20~50g을, 물 500cc에 넣고 반량
이 되도록 달여 식지 않은 즙을 타월에 적셔 이것으로 유방을 닦는다.

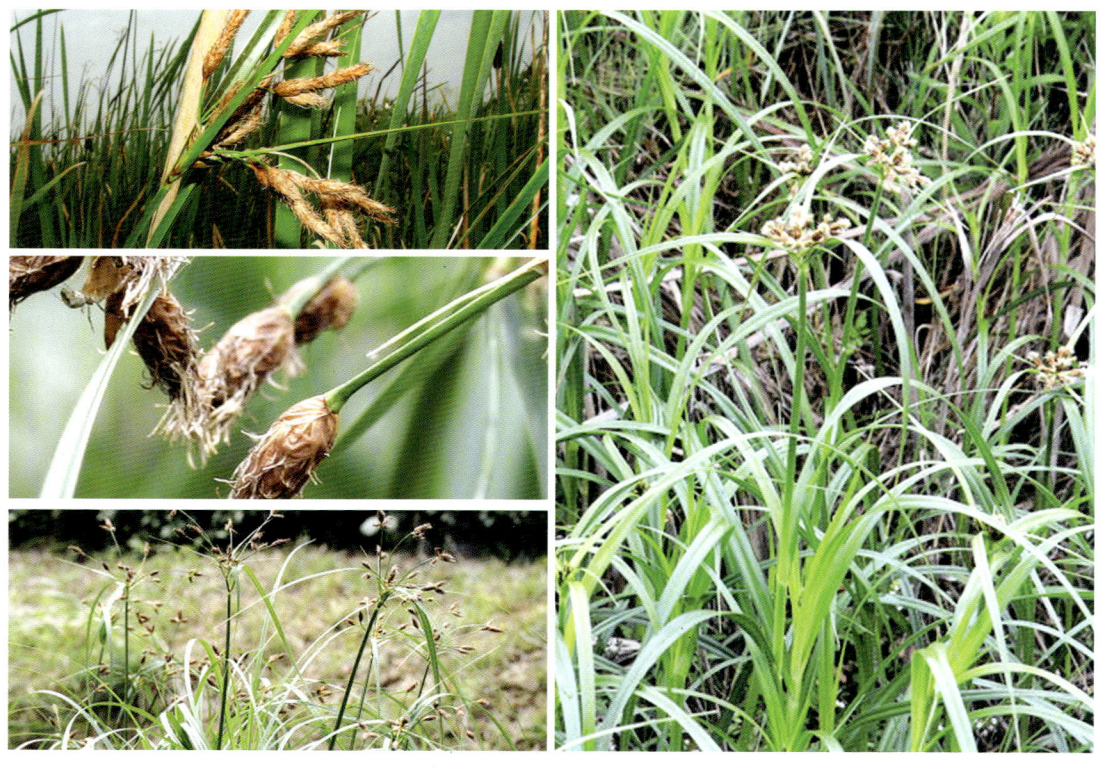

계뇨등

학명 Paederia scandens 분류 속씨식물문 〉 쌍떡잎식물강 〉 꼭두서니과

꼭두서니과의 다년생 덩굴풀. 해가 잘 비추는 산지의 기슭 등에서 다른 식물들과 달리 눈에 잘 띄지 않는 곳에서 번식한다. 꽃은 통상筒狀으로 가장자리 바깥쪽으로 말려 겉부분은 회백색, 안쪽은 홍자색으로 털이 많이 나 있고 합판화合瓣花이다.

잎은 끝이 뾰족한 긴 난형이고 대생한다. 열매에서 지방산과 알데히드, 알부틴이 검출되었다. 줄기와 잎에서 나는 즙액은 닭똥 같은 악취가 나고 뿌리는 약재로 사용한다.

• 약효와 사용방법

동상 – 생과일을 씻어서, 물기를 빼고 될 수 있는 한 잘게 으깨어 열매 1개당 시판하는 핸드크림 5개 정도의 비율로 잘 개어, 환부에 바른다. 가제를 덧대어 가볍게 붕대로 감아 놓는데 아침저녁으로 2회 정도 갈아 준다.

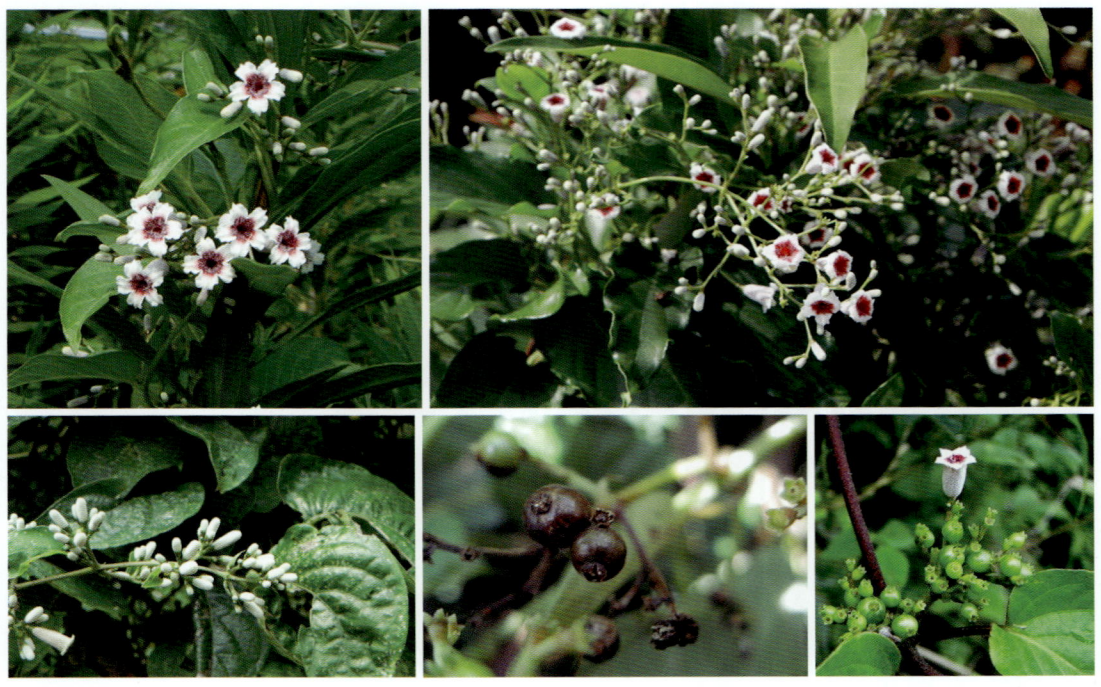

계수나무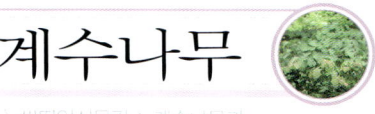

학명 Cercidiphyllum Japonicum S. et Z   분류 속씨식물문 〉 쌍떡잎식물강 〉 계수나무과

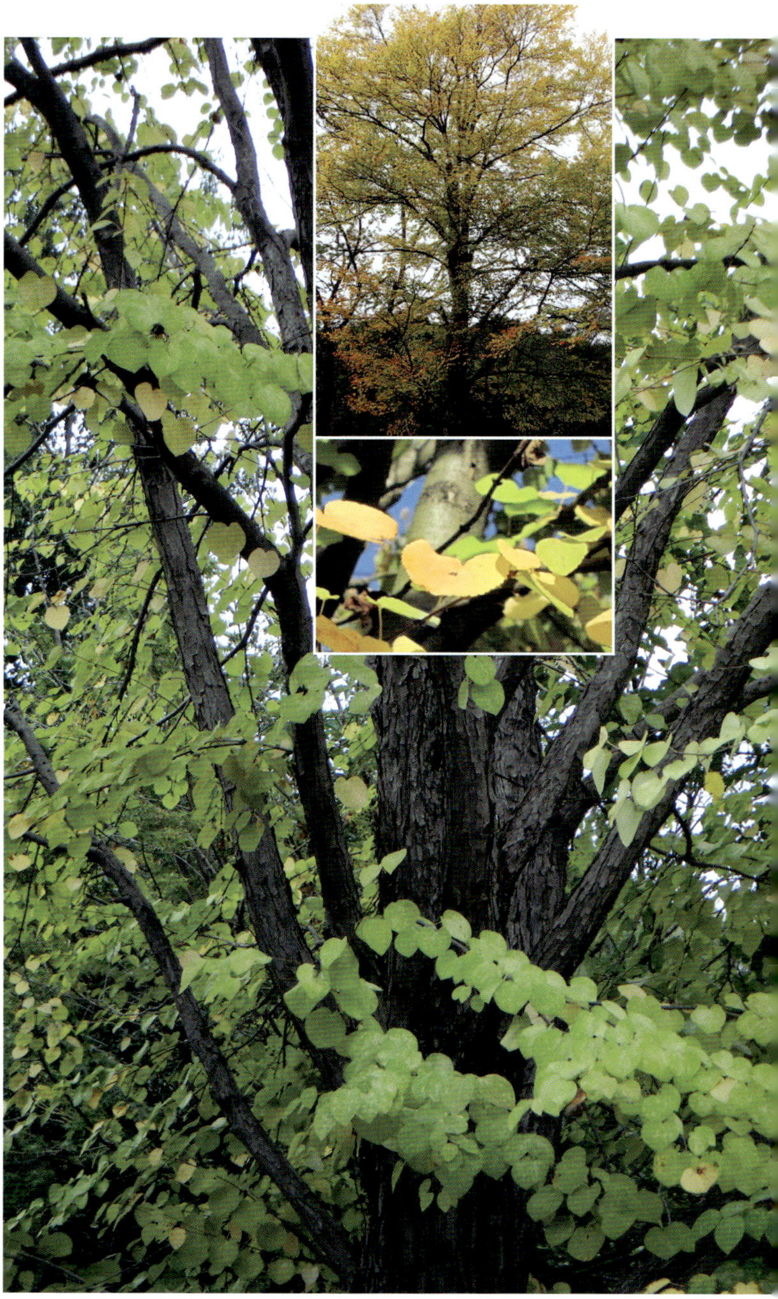

일본이 원산지인 낙엽교목으로서 원산지에서는 높이가 7m, 지름은 1.3m에 달하고 곧추자라지만 굵은 가지가 많이 갈라지며 짧은 가지가 있다. 꽃은 이가화로서 5월경에 피고 잎보다 먼저 각 엽액에 1개씩 달리며 화피가 없고 소포가 있다.

열매는 3~5개씩 달리며, 종자는 편평하며 한 쪽에 날개가 있다. 가을철의 단풍이 아름답고 개화기에 향기가 있어 관상용으로 심는다.

• 약효와 사용방법

건위 · 정장整腸 − 건조한 뿌리의 껍질육계의 분말을 하루에 0.3~1g, 2회에 나눠서 식전에 물로 복용한다.

감기 초기의 발한 · 해열 · 신경통 − 계지탕桂枝湯 : 육계 또는 계지, 작약, 생강 각 4g, 감초 2g이 하루 양을 물 400cc에 넣고 달여, 식지 않도록 해서 하루 3회 복용한다. 육계는 대부분 한방 처방에 배합하여 사용하는 것으로서 위의 것은 그 사용법의 한 예이다.

개비름

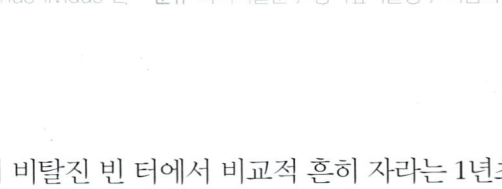

학명 Amaranthus lividus L.　　분류 속씨식물문 〉 쌍떡잎식물강 〉 비름과

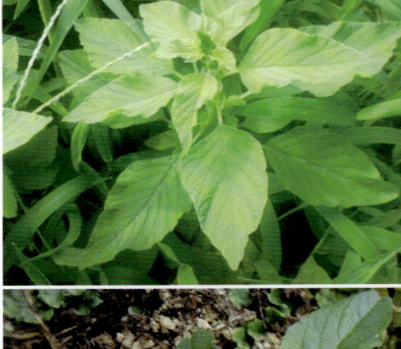

유럽의 식물이며 비탈진 빈 터에서 비교적 흔히 자라는 1년초이다. 잎은 호생하고 엽병이 길며 녹색이지만 흔히 갈자색이 돌고 가장자리가 밋밋하다. 꽃은 양성으로서 6~7월에 핀다.
어린 순을 나물로 하며 민간에서는 비름과 더불어 질병에 사용하지만 기계적인 효과를 기대하는 것 같다.

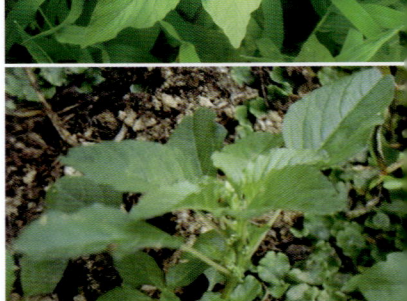

• 약효와 사용방법

이뇨 – 건조한 것을 하루 양 5~10g으로 해서 물 600cc에 넣고 반량이 되도록 달여 복용한다.

갈대

학명 Phragmites communis TRIN　　분류 속씨식물문 〉 외떡잎식물강 〉 벼과

습지 또는 냇가에서 자라는 다년초로서 높이가 1~3m이고 근경은 길게 뻗으면서 마디에 수염뿌리가 내리며 원줄기는 속이 비고 마디에 털이 있는 것도 있다. 잎은 끝이 길게 뾰족해지고 처진다. 꽃은 9월에 피고 원추화서는 끝이 밑으로 처지며 자주색에서 자갈색으로 변한다. 어린 순을 식용으로 하고 성숙한 원줄기는 자리를 만드는 데 쓰이며 근경은 진토제로 사용한다.

• 약효와 사용방법

부증의 이뇨 · 구토를 멎게 할 때 – 잘 건조한 뿌리줄기를 1회에 5~10g, 물 200cc에 넣고 달여서 복용한다.

쉽사리

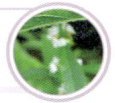

학명 Lycopus lucidus Turcz.   분류 속씨식물문〉쌍떡잎식물강〉꿀풀과

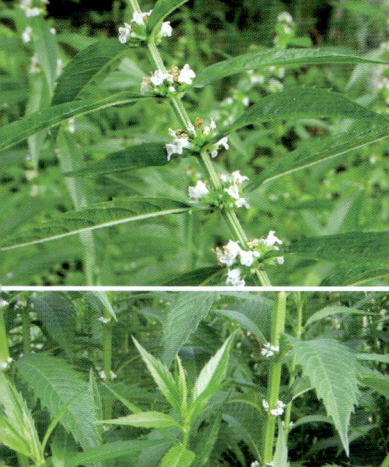

습지 근처에서 군생하는 다년초로서 높이가 1m에 달하고 원줄기는 네모가 지며 녹색이지만 마디는 검은 빛이 돈다.
잎은 대생하고 넓으며 옆으로 퍼지고 밑으로 좁아져서 날개가 있는 엽병처럼 되며 가장자리에 톱니가 있다. 꽃은 7~8월에 피며 백색이다. 연한 부분을 나물로 하고 성숙한 것은 약용으로 한다.

● **약효와 사용방법**

피의 순환을 좋게, 월경불순 - 하루 양 10~15g을 물 400cc에 넣고 1/3 양이 될 때까지 달여 3회에 나누어 복용한다.

쥐꼬리망초

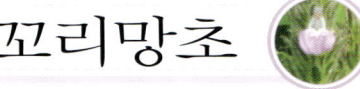

학명 Justicia procumbens L.   분류 속씨식물문〉쌍떡잎식물강〉쥐꼬리망초과

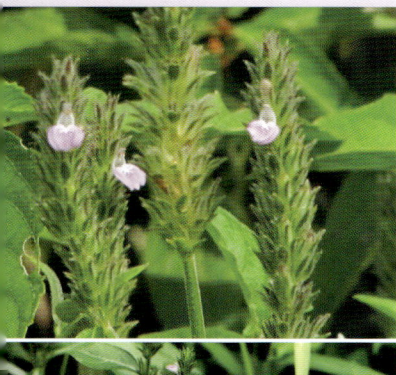

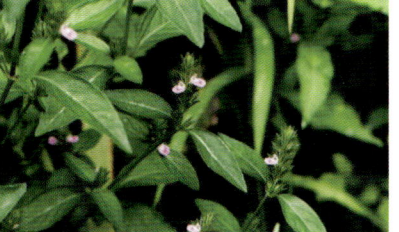

남부지방의 산록山麓 이하에서 자라는 1년초. 꽃은 7~9월에 피고 연한 자홍색이며 화서는 원줄기 끝과 가지 끝에 달린다. 전초를 류머티즘에 사용한다.

● **약효와 사용방법**

요통 - 약탕藥湯으로 해서 전신 목욕한다. 건조한 전초를 가볍게 쥔 두 줌 정도의 양을 천 보자기에 넣고 큰 냄비에 삶아, 목욕 직전, 보자기째로 욕조에 넣는다.
해열 · 감기 · 기침 · 목의 통증 - 1회 5~15g을 물 300cc에 넣고 반량이 될 때까지 달여 복용한다.

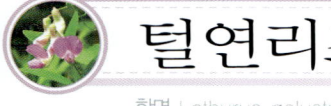

털연리초

학명 Lathyrus palustris L. var. pilosus Ledeb.　분류 속씨식물문 〉 쌍떡잎식물강 〉 콩과

원산 이북의 습지에서 자라는 덩굴성 다년초로서 길이가 40~80cm이고 양쪽에 날개가 있으나 없는 것도 있으며 어릴 때는 털이 있다. 잎은 호생하고 엽병이 짧으며 1~3쌍의 소엽으로 구성된 1회 우상복엽이고 정소엽이 덩굴손으로 되어 갈라진다.

소엽은 길이가 3~5cm, 나비는 8~15mm로서 표면에 털이 없고 뒷면은 맥이 돌출하며 털이 있다. 탁엽은 2개로 갈라진다. 화서는 엽액에서 나오고 화편과 더불어 길이가 6~9cm로서 끝부분에 2~4개의 꽃이 옆을 향해 달리며 꽃은 5~6월에 피고 홍자색이다.

꼬투리는 길이가 4~5cm, 나비는 7~8mm로서 털이 있다.

• 약효와 사용방법

이뇨 · 신장병 – 하루 양 약 10g을 물 600cc에 넣고 1/2이나 1/3 양까지 달여 복용한다.

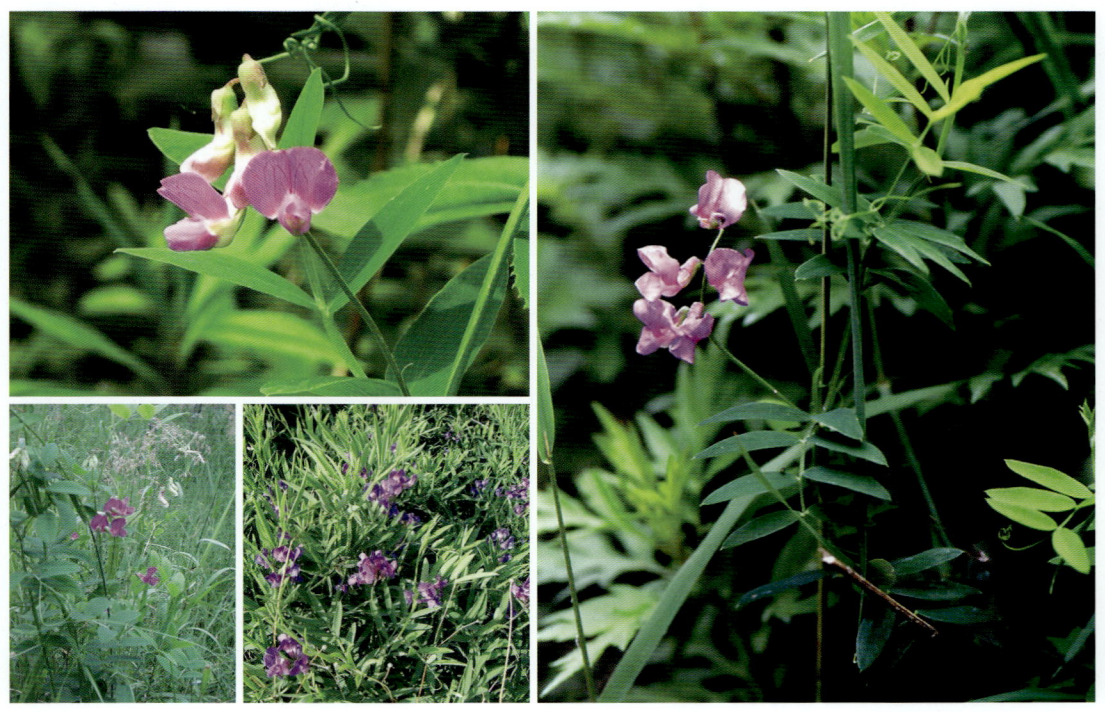

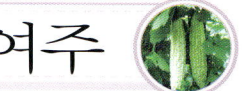

여주

학명 Momordica charantia L.　분류 속씨식물문 〉 쌍떡잎식물강 〉 박과

열대아시아가 원산지. 곰에서는 길가에 들풀처럼 자생한다.

박과의 1년생 덩굴풀로서 줄기는 가늘고 길며, 꽃은 자웅동주, 여름부터 노란꽃을 피우고, 우상돌기羽狀突起가 많은 열매를 맺는다. 과즙 안에 아미노산의 시톨린, 종자에는 배당체配糖體의 모몰주사이드 A, B 외에 비신이라는 물질이 함유되어 있다.

● **약효와 사용방법**

해열 · 해독 · 충혈에 따른 안질眼疾 · 하리이질 − 1회에 6~10g을 물 300cc에 넣고 1/3 양까지 달여 복용한다.

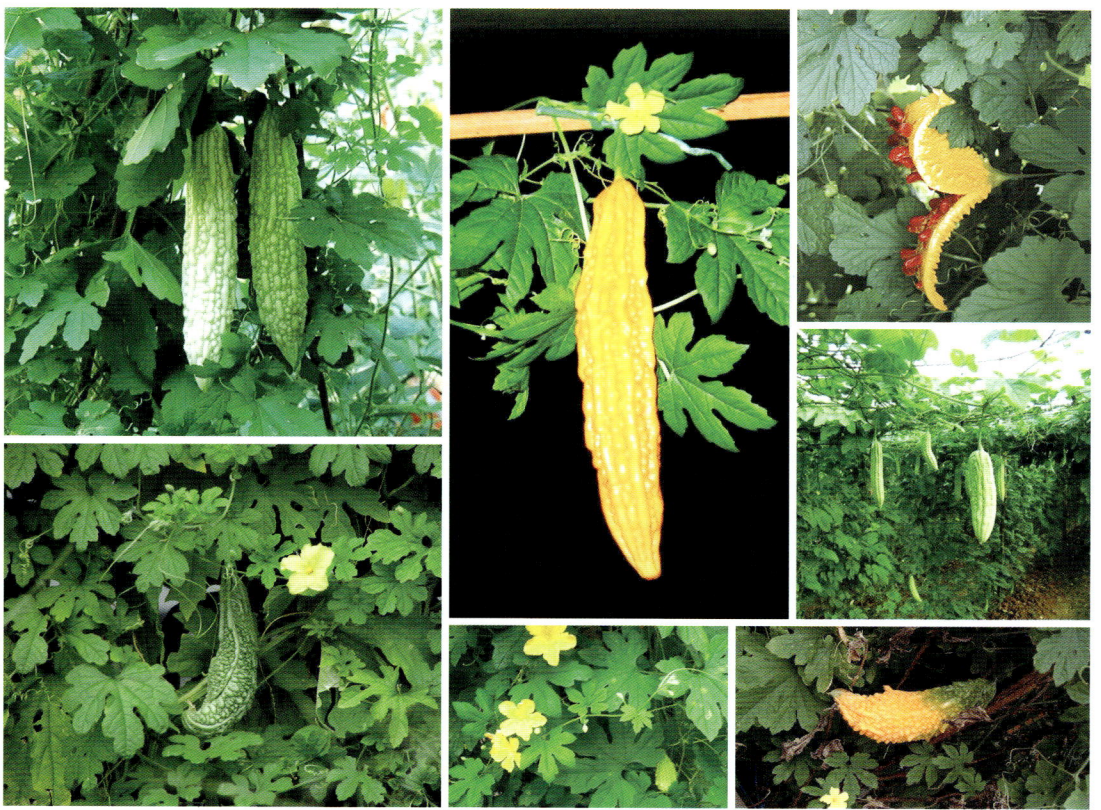

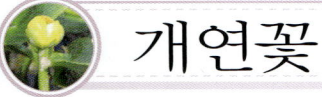

개연꽃

학명 Nuphar japonicum   분류 속씨식물문 〉 쌍떡잎식물강 〉 수련과

중부 이남의 얕은 물속에서 자라는 다년초로서 근경은 굵고 옆으로 뻗으며 굵은 해면海綿 같고 군데군데에 잎이 달렸던 자리가 있다. 잎은 근경 끝 부분에서 나오며 수중엽은 길고 좁으며 가장자리가 파상이고 물 위의 잎은 밑부분이 실 같으며 가장자리가 밋밋하고 표면은 털이 없으나 뒷면은 어릴 때 털이 약간 있다. 긴 화경花梗이 8~9월에 물 위로 나와 황색꽃이 1개씩 달린다. 열매는 물속에서는 초록색이고 익으면 물컹물컹해져서 종자가 나온다.
줄기와 잎을 강장 및 지혈제로 사용하거나 부인증에 사용한다.

• 약효와 사용방법

월경 불순 등으로 기분이 좋지 않을 때 – 하루 양으로서 천골川骨 : 생약명 5~12g을 400cc의 물에 넣고 반량이 될 때까지 달여, 3회에 나누어 공복 시에 복용한다.
타박 – 천궁川芎, 천골川骨, 복속樸漱, 계지桂枝 각 3g, 감초甘草1.5g, 정자丁子, 대황大黃 각 1g을 400cc의 물에 넣고 달여 1일 3회 식전에 복용한다. 타박에 따른 부기와 통증에 좋다. 복속은 상수리나무의 껍질이다.

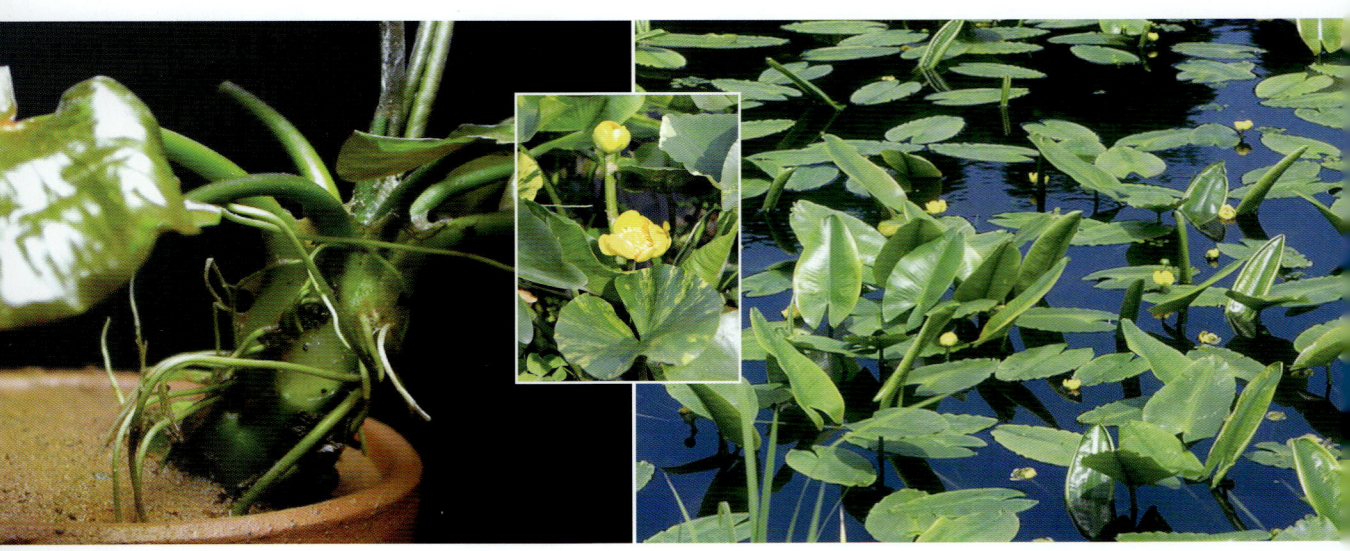

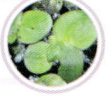
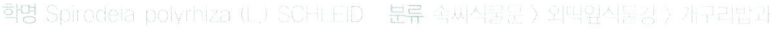

논이나 연못의 물 위에 떠서 사는 다년초로서 가을철에 모체에 생긴 둥근 동아는 물 속에 가라앉았다가 다음해에 다시 물 위에 떠올라 번식을 시작한다.

식물체는 잎처럼 생긴 길이가 5~8mm, 나비는 4~6mm로서 뒷면은 자줏빛이 돌고 5~11개의 장상맥이 있다. 뿌리는 길이가 3~5cm로서 뒷면 중앙에서 5~11개가 나오며 1개의 유관속維管束이 있고 끝에 근관이 있다. 뿌리가 나오는 옆에서 새로운 박이 생겨 번식한다. 꽃은 백색이며 7~8월에 피는 것이 간혹 있고 엽상체의 뒷면에서 생긴다. 2개의 수꽃과 1개의 암꽃이 1개의 포 안에서 생기며 수꽃은 1개의 수술로 되고 암꽃은 1개의 암술로 되며 화피가 없다. 전초를 강장 · 발한 · 이뇨 및 해독제로 사용한다.

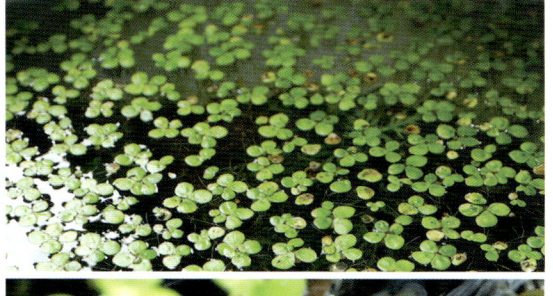

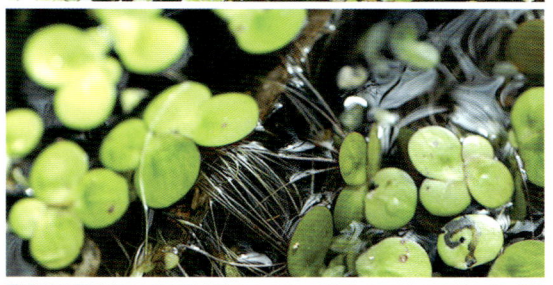

• 약효와 사용방법

이뇨 – 부기가 있고 오줌이 잘 나오지 않을 때에, 개구리밥 · 별꽃을 건조한 것을 같은 분량으로 달여 복용한다. 두 약초를 같이 1회 양 4~8g을 물 300cc에 넣고 반량이 될 때까지 달여 복용한다.

발한 · 해열 – 1회 양으로서 개구리밥을 건조한 것 4~8g을 물 300cc에 넣고 1/2 양이 될 때까지 달여 복용한다.

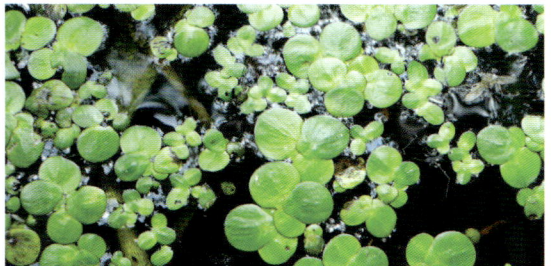

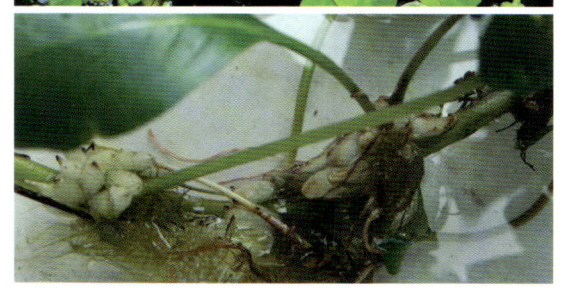

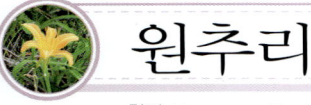

원추리

학명 Hemerocallis fulva (L.) L.   분류 속씨식물문 〉 쌍떡잎식물강 〉 백합과

관상용으로 심는 다년초로서 뿌리가 굵어지는 괴근이 있다. 잎은 길이가 60~80cm, 나비는 1.2~2.5cm로서 밑에서 2줄로 대생하고 끝이 둥글게 뒤로 젖혀지며 흰빛이 도는 녹색이다. 화경은 높이가 1m로서 끝에서 짧은 가지가 갈라지고 6~8개의 꽃이 총상으로 달리며 포는 길이가 2~8cm로서 윗부분의 것은 가장자리가 막질이다.

소화편은 길이가 1~2cm로서 밑부분이 화축에 붙어 있으며 꽃은 등황색橙黃色이고 길이는 10~13cm이며 통부는 길이가 1~2cm이다. 내화피는 나비가 3~3.5cm로서 가장자리가 막질 이다. 수술은 6개이고 통부 위 끝에 달리며 꽃잎보다 짧고 꽃밥은 선형으로서 황색이다. 봄철 에 어린 순을 나물로 하며 뿌리를 이뇨, 지혈 및 소염제로 사용한다.

• 약효와 사용방법

이뇨 – 하루 양으로서 5~8g을 물 400~600cc에 넣고 1/2 양이 되도록 달여 복용한다.

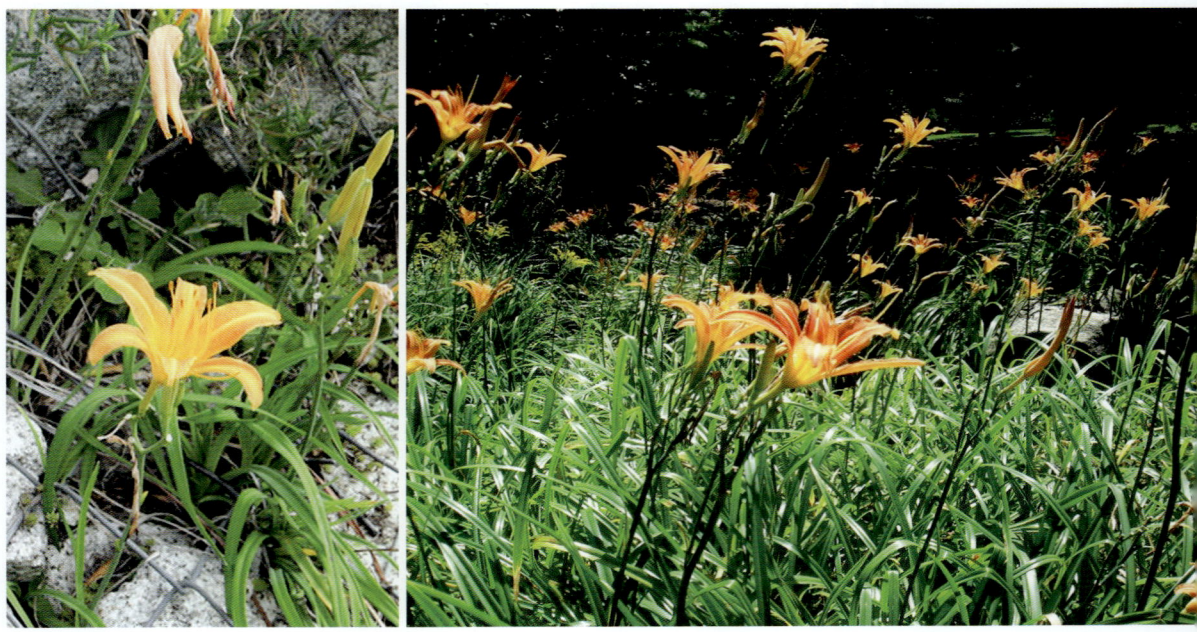

뚱딴지

학명 Helianthus tuberosus L., Cynara scolymus   분류 속씨식물문 > 쌍떡잎식물강 > 국화과

북아메리카 원산의 다년초로서 높이가 1.5~3m이고 지하경 끝이 굵어져서 괴경이 발달하며
잎과 더불어 털이 있다. 꽃은 9~10월에 피며 황색이고 윗부분에서 많은 가지가 갈라져서 끝
에 두상화頭狀花가 달린다. 처음에는 괴경을 식용으로 하기 위해 심었으나 지금은 민가 근처
에서 야생상태로 자라며 때로는 사료작물로 심기도 한다. 일명 '돼지감자' 라고도 한다.

● 약효와 사용방법

과당제조 – 당뇨병 · 약물 중독 · 알콜 중독 등에 수분과 열원熱源 보급을 목적으로 전문의가
과당 주사제로서 사용한다.

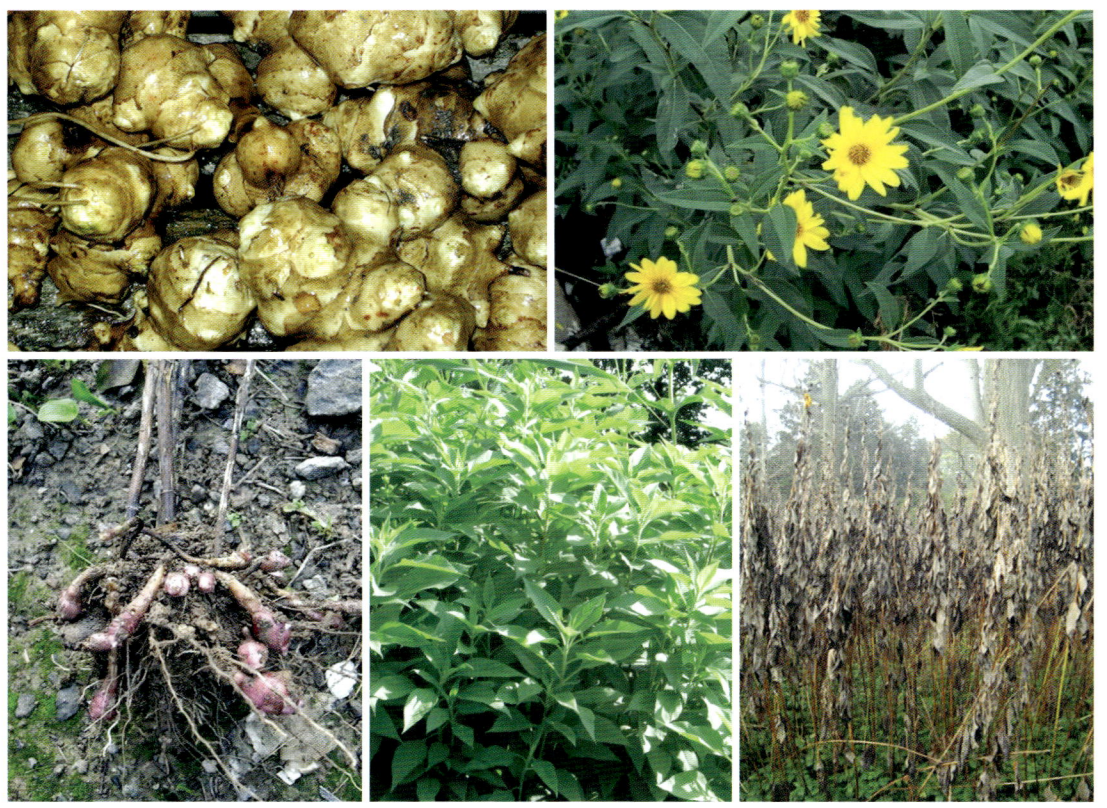

259

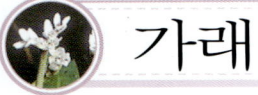

가래

학명 Pondweed Family   분류 속씨식물문 〉쌍떡잎식물강 〉가래과

논밭에서 흔히 자라는 다년초로서 근경이 옆으로 뻗으면서 번식한다. 물 위에 나온 잎은 길이가 5~10cm, 나비는 1.5~4cm이고 엽병은 길이가 6~10cm이지만 물의 깊이에 따라 길거나 짧다. 엽액에서 길이가 7cm 정도의 화편이 나와 많은 꽃이 수상으로 달린다. 민간에서는 육류에 체했을 때 전초를 삶아서 마신다.

● 약효와 사용방법

어패류로 인한 식중독·숙취 − 건조한 것 5~10g을 1회 양으로서 물 400cc에 넣고 반량이 될 때까지 달여 복용한다.

화상 − 생전초를 갈아 으깨어 간장을 소량 넣고 점액 상태로 만든 것을 환부에 바른다.

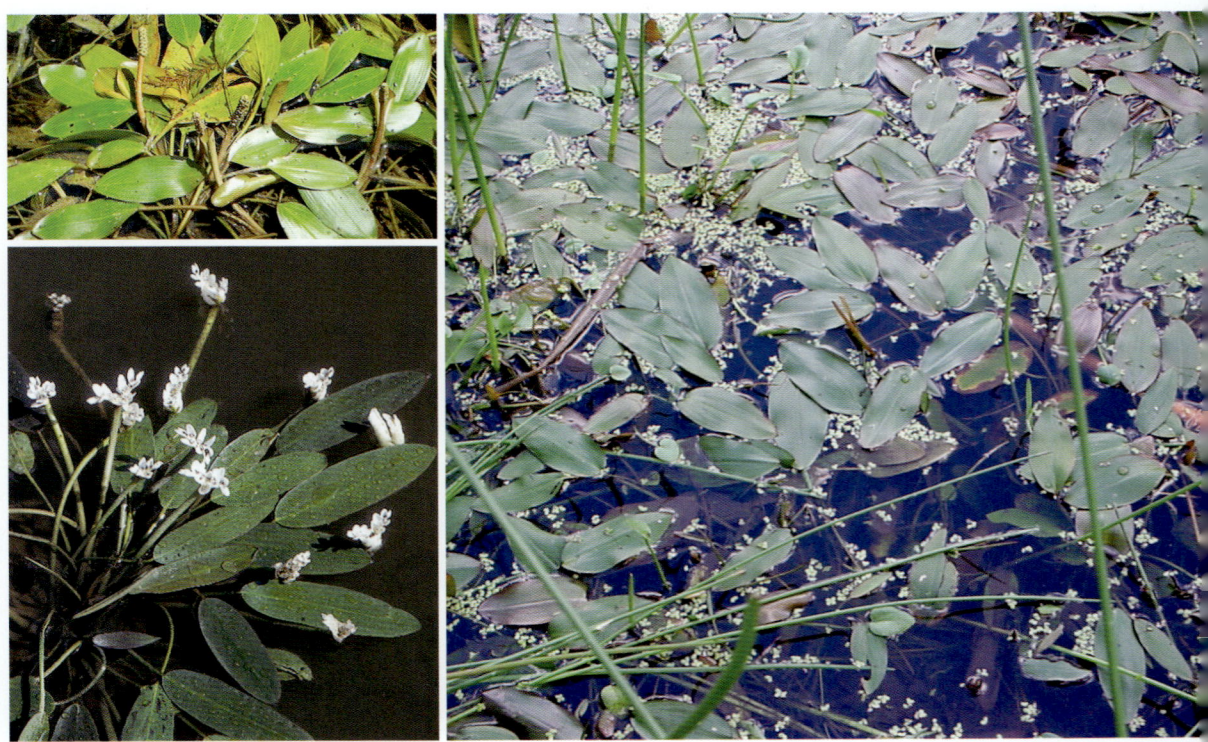

중대가리풀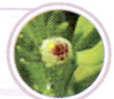

학명 Centipeda minima (L.) A. Br. et Ascherg.
분류 속씨식물문 〉 쌍떡잎식물강 〉 국화과

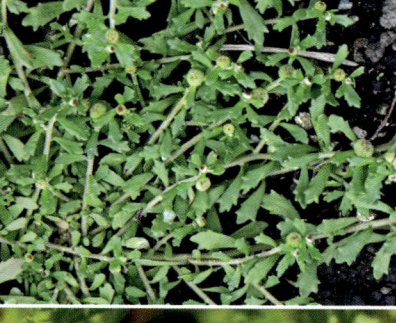

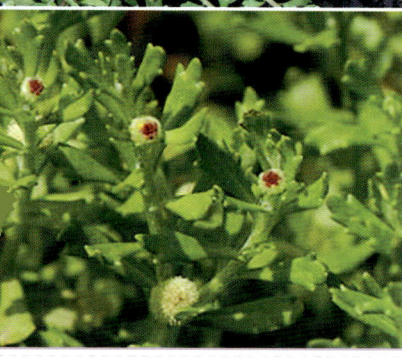

밭 근처에서 흔히 자라는 1년초로서 높이가 10cm에 달하고 옆으로 뻗으면서 뿌리가 내리며 가지가 갈라진다.

꽃은 7~8월에 피며 엽액에 두화가 1개씩 달린다. 전초를 눈에 백태白苔가 끼었을 때 사용한다.

• 약효와 사용방법

타박 · 치질 – 건조한 전초 약 10~20g을 물 약 600cc에 넣고 1/2 양이 되도록 달여 그 달인 즙으로 환부를 씻는다.

노간주나무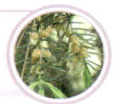

학명 Juniperus rigida S. et Z.   분류 겉씨식물문 〉 구과식물강 〉 소나무과

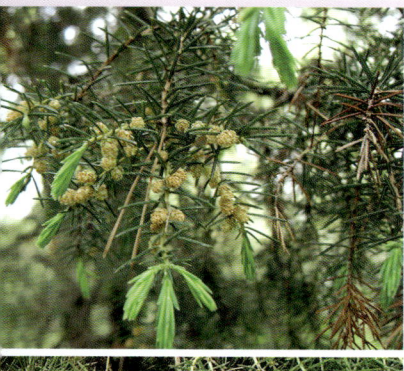

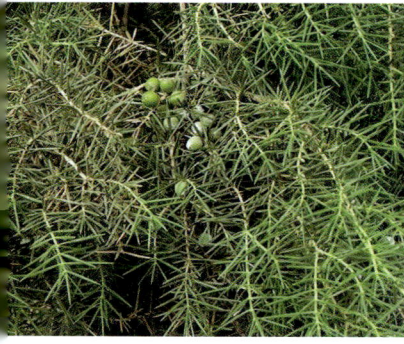

석회암 지대에서 잘 자라는 상록교목으로서 보통 높이가 8m, 지름은 20cm에 달하고 수관이 빗자루처럼 되어 수피가 세로로 얇게 갈라지고 2년지는 암갈색이다. 잎은 3개씩 윤생하며 표면에 좁은 백색홈이 있다.

꽃은 5월에 피며 열매는 다음해 10월에 익는다. 해변노간주는 바닷가에서 자라고, 열매가 잎보다 짧은 두송과 열매가 잎보다 긴 곱향나무는 북부지방의 고산지대에서 자란다.

• 약효와 사용방법

이뇨 · 발한 – 1회 2~4g을 물 200cc에 넣고 1/2 양이 될 때까지 달여 복용한다.

참나리

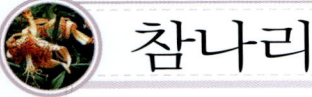

학명 Lilium lancifolium Thunb. 분류 속씨식물문 〉 외떡잎식물강 〉 백합과

산야에서 자라는 다년초로서 높이가 1~2m이며 흑자색이 돌고 흑자색 점이 있으며 어릴 때는 백색털로 덮인다. 인경은 지름이 5~8cm로서 둥글고 원줄기 밑에서 뿌리가 나온다. 잎은 호생하며 다닥다닥 달리고 길이는 5~18cm, 나비는 5~15mm로서 짙은 갈색의 주아珠芽가 엽액에 달린다. 꽃은 7~8월에 피고 가지 끝과 원줄기 끝에 4~20개가 밑을 향해 달린다. 화피열편은 길이가 7~10cm로서 짙은 황적색 바탕에 흑자색 점이 산포하고 뒤로 말린다. 밀구蜜溝에 짧은 털이 있으며 6개의 수술과 암술이 꽃 밖으로 길게 나오고 암술대는 길며 꽃밥은 짙은 적갈색이다. 인경을 영양 및 강장제로 사용하고 민간에서는 진해제로 사용한다.

• 약효와 사용방법

기침 · 해열 – 1회 양 4~10g을 물 300cc에 넣고 반량이 될 때까지 달여 복용한다.

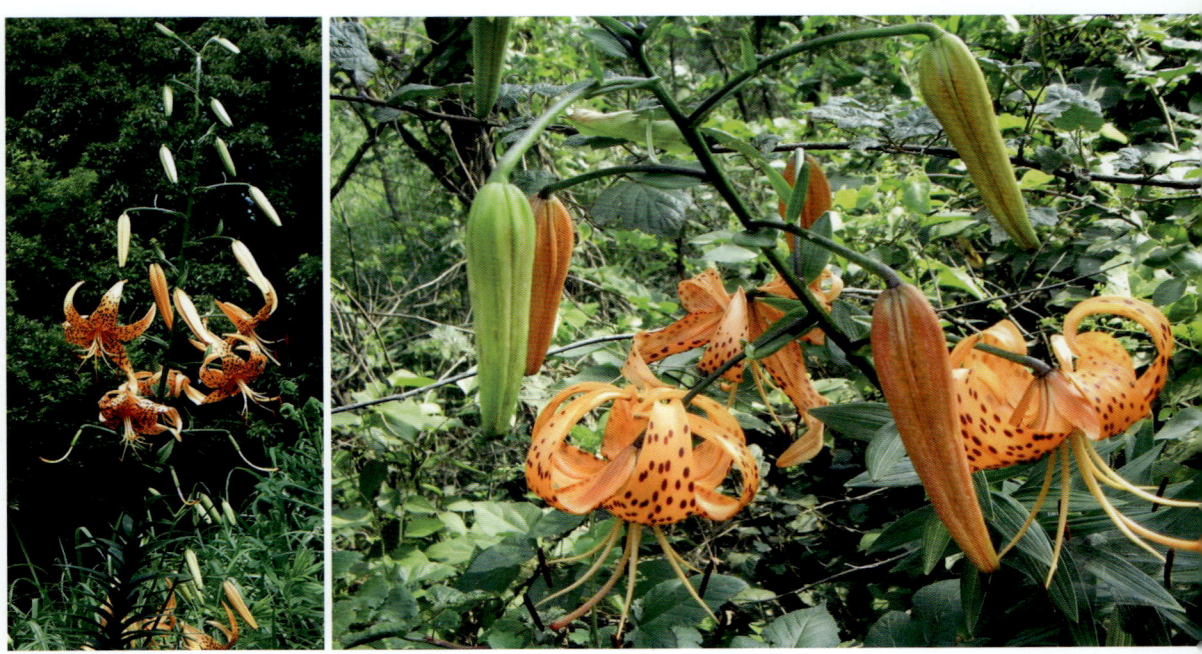

천궁이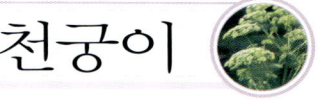

학명 Cnidium officinale Makino　분류 속씨식물문 〉 쌍떡잎식물강 〉 산형과

중국이 원산지인 다년초로서 흔히 재배하고 있으며 높이가 30~60cm이고 곧추자라며 가지가 갈라진다. 꽃은 8월에 피며 가지 끝과 원줄기 끝에서 큰 산형화서가 발달하고 꽃잎은 5개이다. 어린 순을 나물로 하고 뿌리를 진정·진통 및 강장제로 사용한다.

● 약효와 사용방법

산후 출혈 · 치출혈痔出血 · 빈혈 — 궁귀교애탕芎歸膠艾湯을 마신다. 이것은 천궁, 감초, 애엽 각 3g, 당귀, 작약 각 4g, 지황 6g을 물 300cc에 넣고 달여 찌꺼기를 빼내고 아교阿膠 3g을 넣어서 가열한다. 아교가 녹으면, 하루 3회, 따뜻할 때 복용한다.

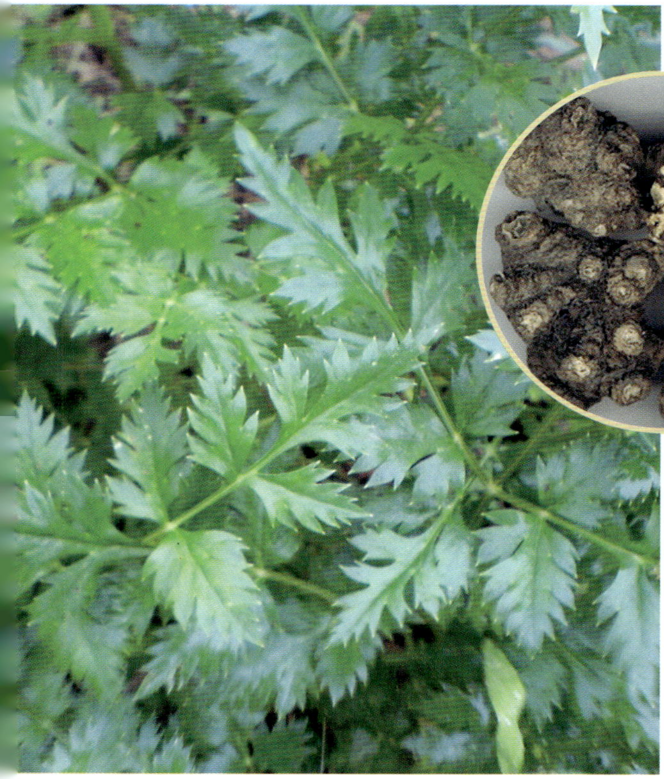

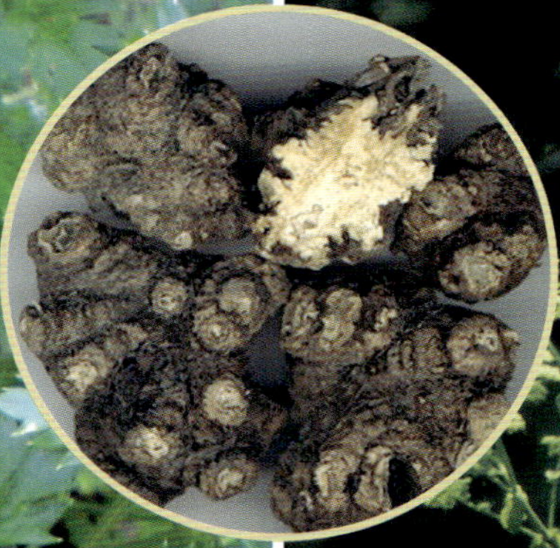

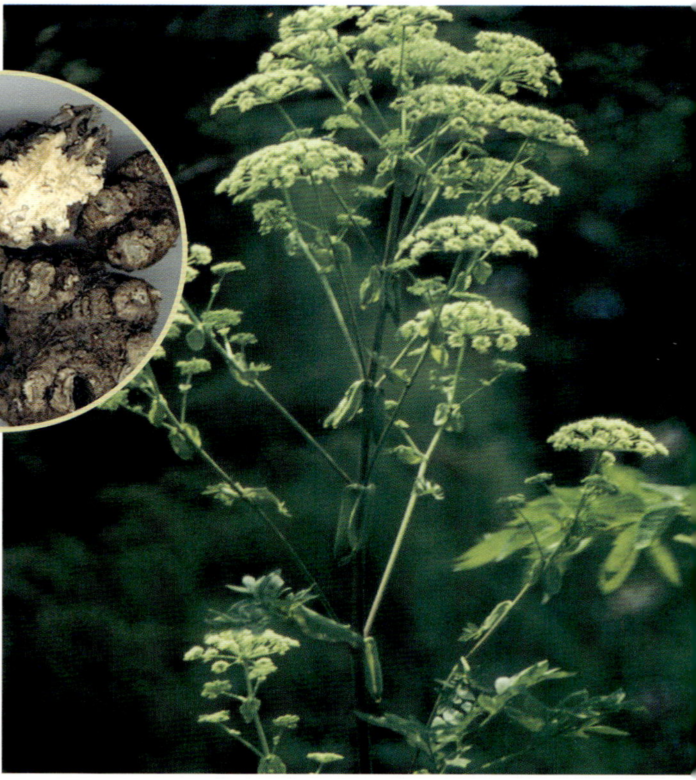

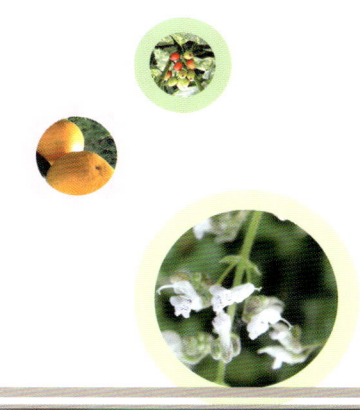

기능성 식품과 아름다움

쓴풀

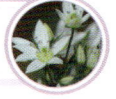

학명 Swertia japonica　분류 속씨식물문 〉 쌍떡잎식물강 〉 용담과

1년 내지 2년초로서 원줄기는 약간 네모가 지고 자줏빛이 돌며 자주쓴풀과 비슷하지만 전체에 털이 없고 선체腺體 주위의 털이 밋밋한 것이 다르다. 잎은 대생하며 엽병이 없고 길이는 1.5~3.5cm, 나비는 1~3mm로서 가장자리가 약간 뒤로 말린다. 꽃은 9~10월에 피고 자주색으로서 화편이 없으며 5수이고 원줄기 끝에 모여 달려 전체가 원추형으로 된다. 꽃받침잎은 꽃잎 길이의 1/2~2/3이며 꽃잎은 자주색 맥이 있으며 길이가 12~17mm로서 기부에 털로 덮여 있는 2개의 선체가 있다. 삭과는 화관보다 약간 길고 종자는 둥글고 밋밋하다. 줄기와 잎을 자주쓴풀처럼 약용으로 한다.

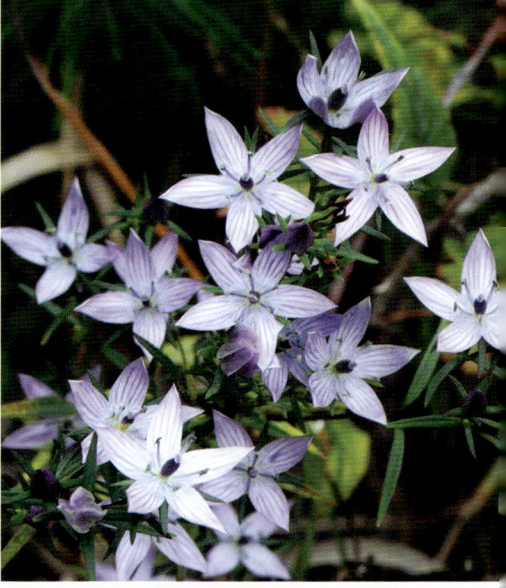

• 약효와 사용방법

건위 · 위 · 장의 통증 – 분말 1회 양 0.03~0.05g을, 식욕이 없을 때는 식전 30분 정도에 그 외에는 식후 바로, 오블렛먹기 어려운 가루약 등을 싸는 얇은 막에 싸지 말고 그대로 복용한다. 달여서 복용할 때에는 하루 양 0.3~1.5g을 먹는다. 위, 장이 아플 때에도 같은 방법으로 복용한다.

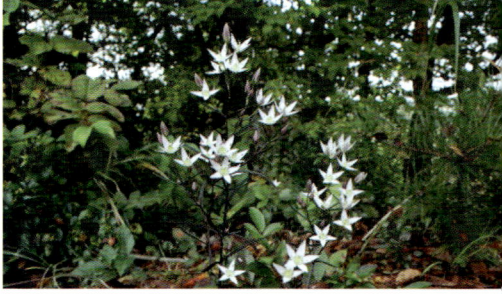

원형 탈모증 – 분말이나 잘게 썬 당약當藥 15g을 소주 200cc에 담가 마개를 단단히 막아 햇빛이 안 들고 차가운 곳에 1~3개월 정도 두었다가, 하루 1회 손바닥에 담아 벗겨진 부분에 채워 넣듯이 해서 마사지한다. 느긋하게 계속한다. 빨리 머리가 나게 하려고 만들어 놓은 200cc를 전부 타월에 적셔 머리에 얹어서 이상하게 됐다는 이야기도 있으니 주의하기 바란다.

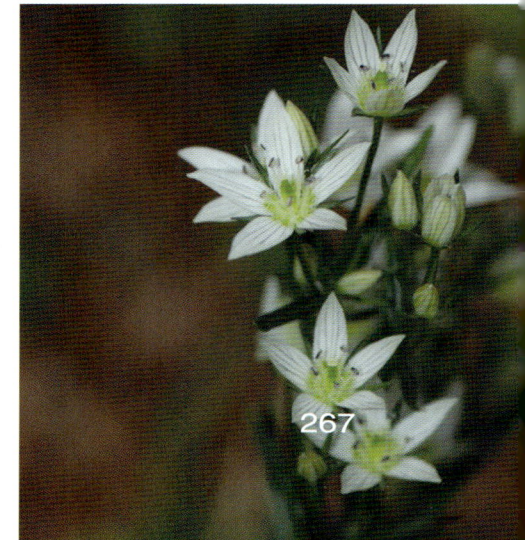

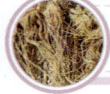

칡

학명 Pueraria thunbergiana BENTH,   분류 속씨식물문 〉 쌍떡잎식물강 〉 콩과

각지의 산야에서 흔히 자라는 만경식물로서 길게 자라지만 끝부분이 겨울 동안에 말라 죽으며 줄피에 갈색 또는 백색의 퍼진 털과 반곡모가 많다. 잎은 3출엽이고 소엽은 길이와 지름이 각각 10~15cm로서 털이 있고 가장자리가 밋밋하거나 얕게 3개로 갈라진다. 엽병은 길이가 10~20cm로서 털이 있으며 탁엽은 중앙 부근에 붙어 있으며 길이는 15~20mm로서 떨어진다. 총상화서는 곧추서고 짧은 털이 있으며 길이는 10~25cm로서 짧은 화편이 있는 많은 꽃이 달리고 꽃은 8월에 피며 길이는 18~25mm로서 홍자색이다.

포는 선형이고 긴 털이 있으며 길이가 8~10mm, 나비는 1/4~1/3mm로서 곧 떨어지고 소포는 좁은 난형 또는 넓은 피침형이며 예두銳頭이고 꽃받침은 중열되며 밑의 열편이 통부보다 1.5~2배 길다. 꼬투리는 넓은 선형이고 편평하며 길이는 4~9cm, 너비는 8~10mm로서 길고 굳은 퍼진 털이 있으며 열매는 9~10월에 익는다. 뿌리가 자라면 녹말을 저장하므로 갈분을 만들고 줄기는 새끼 대용으로 하며 껍질로는 갈포葛布를 만든다.

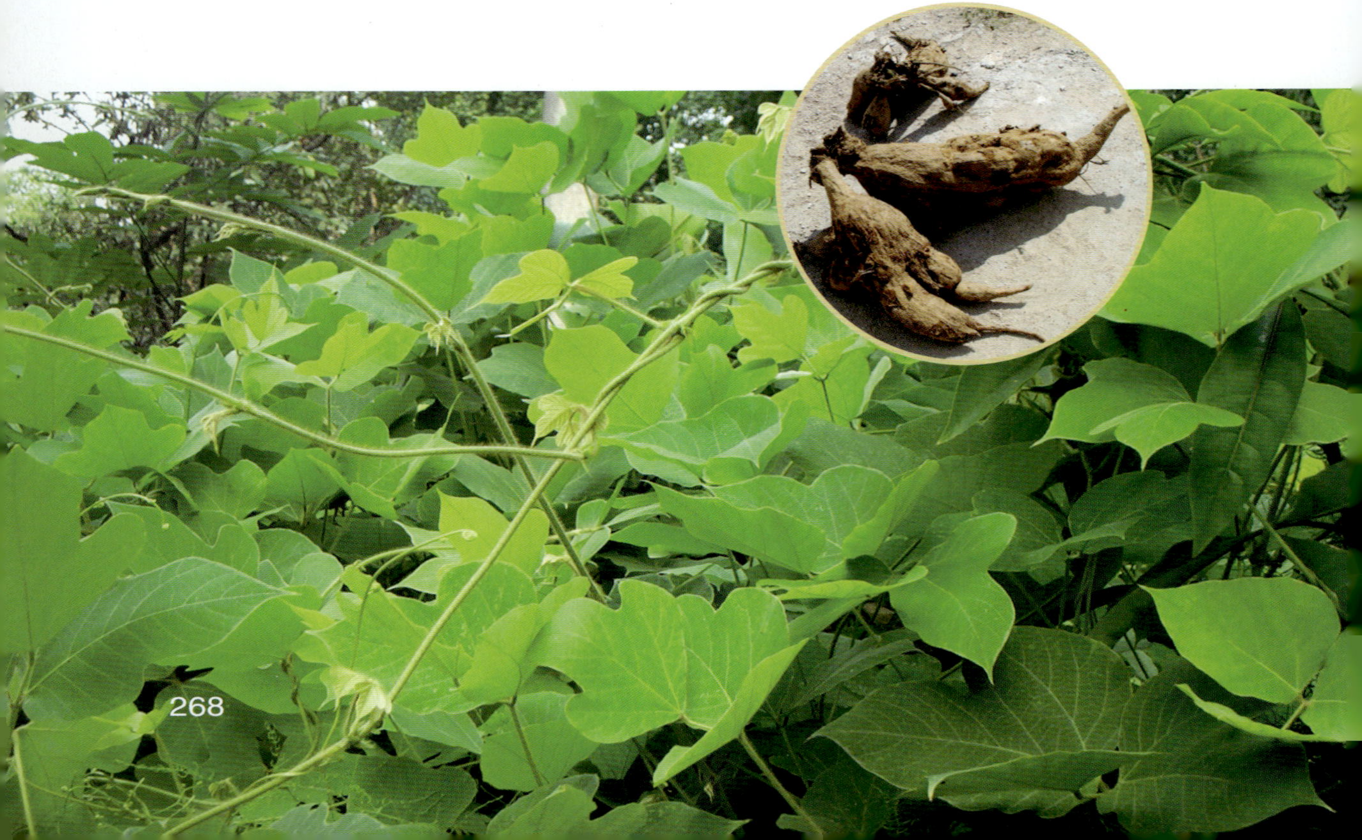

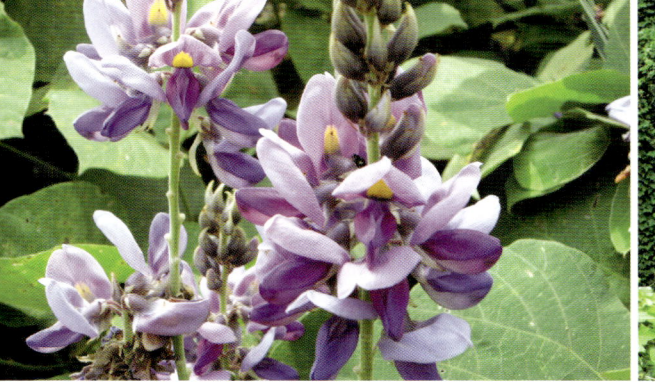
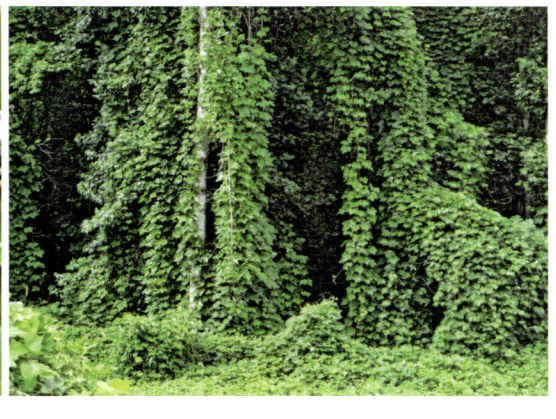

• 약효와 사용방법

건강 음료 – 물로 씻은 생뿌리를 약 100g, 잘게 썰어서 믹서에 넣어 물을 더 넣고 잘게 부순 다음 위의 맑은 즙을 따로 다른 용기에 옮겨 이것을 1주일 분으로 해서, 아침저녁 2회, 식전에 마신다. 먹다 남긴 것은 냉장고에 넣어 보존한다.

숙취 – 건조한 칡의 꽃葛花 3~5g을 300cc의 물로 달이다가 끓어 넘치면 불을 끄고 식으면 마신다.

감기 초기 – 칡탕으로 해서 펄펄 끓은 것을 마신다.

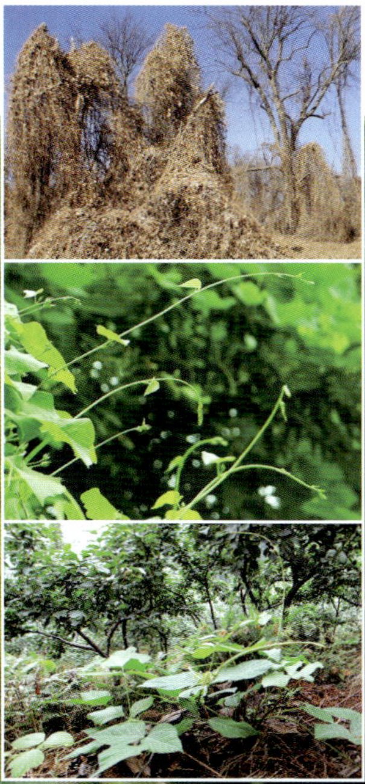

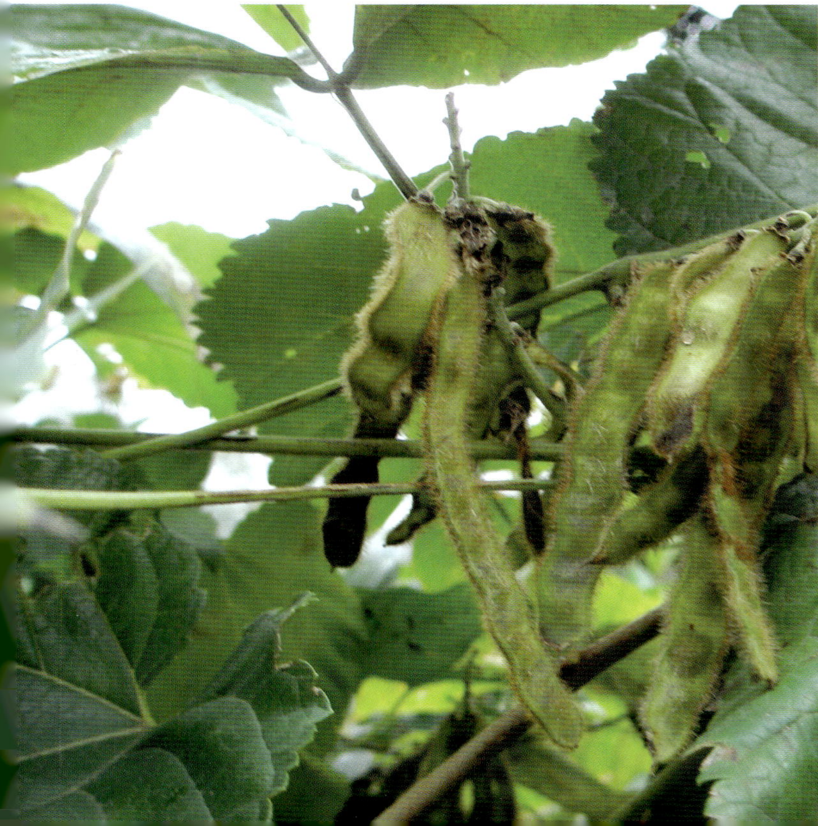

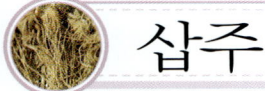

삽주

학명 Atractylodes ovata (Thunb.) DC.   분류 속씨식물문 〉 쌍떡잎식물강 〉 국화과

높이가 30~100cm에 달하는 다년초로서 뿌리가 굵으며 마디가 있다. 근생엽과 밑부분의 잎은 꽃이 필 때 없어지고 경생엽은 길이가 8~11cm로서 표면에 윤기가 있고 뒷면에 흰빛이 돌며 가장자리에 짧은 비늘 같은 가시가 있고 3~5개로 갈라지며, 엽병은 길이가 3~8cm이다. 윗부분의 잎은 갈라지지 않고 엽병이 거의 없다. 꽃은 이가화로서 7~10월에 피며 지름은 15~20mm로서 원줄기 끝에 달리고 포엽은 꽃과 길이가 같으며 2줄로 달리고 2회 우상으로 갈라진다. 총포는 종형이며 길이가 17mm, 나비는 12~14mm이고 포편은 7~8줄로 배열되며 외편은 타원형, 내편은 선형으로서 끝이 자주색이다.

양성소화의 화관은 길이는 10~12mm이고 암꽃의 화관은 길이가 9~11mm로서 모두 백색이다. 수과는 길며 털이 있고 관모는 길이가 8~9mm로서 갈색이 돈다. 이와 비슷하지만 엽병이 없는 것을 용원삽주라고 한다. 뿌리를 방향성 건위, 발한 및 이뇨제로 사용하고 어린 순을 나물로 한다.

• 약효와 사용방법

건위, 정장整腸 – 건조한 뿌리줄기 10g을 하루 양으로 해서 물 200cc로 반량이 되도록 달여 3회에 나누어 식전에 복용한다. 위 속에 물이 찬 것 같은 느낌이 들 때에 좋다.

신경질로 현기증과 동계動悸, 숨이 찰 때, 머리가 아플 때 – 복령 6g, 계지 4g, 감초 2g을 하루 양으로 섞어 영계출감탕을 400cc의 물에서 반량이 될 때까지 달여 공복 시에 복용한다.

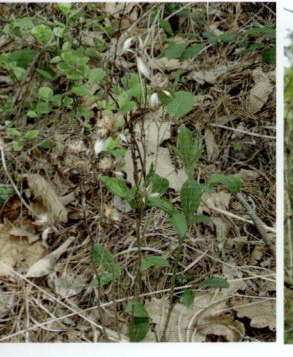
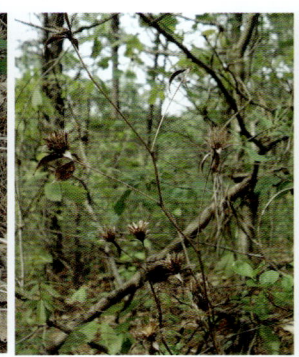
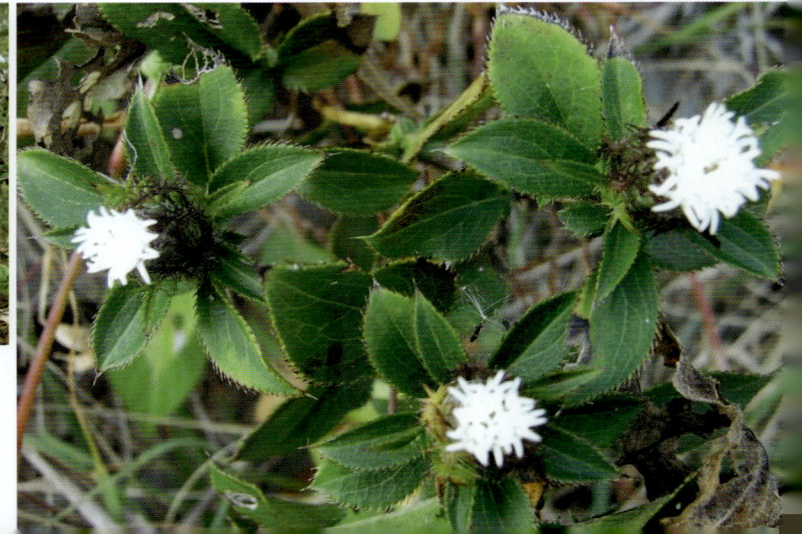

여랑화

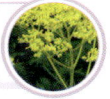

학명 Patrinia scabiosaefolia Fisch 분류 속씨식물문 > 쌍떡잎식물강 > 마타리과

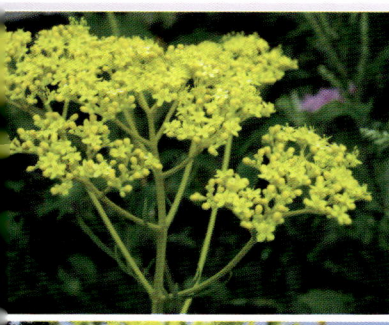

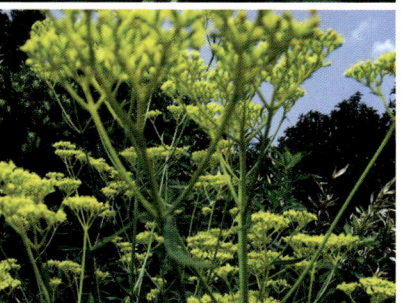

마타리과의 다년초로서 높이는 1m 가량 된다. 깃털 모양의 깊이 갈라진 겹잎이 마주 난다. 7~8월에 종 모양의 노란꽃이 산방 꽃차례로 핀다.

산과 들에 절로 나는데 어린잎은 나물로 먹는다. 오레아놀산을 함유하고 있는 것 외에 약초로서의 별다른 특징은 없다.

땅두릅

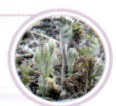

학명 Echinopanax elatum Seem 분류 속씨식물문 > 쌍떡잎식물강 > 두릅나무과

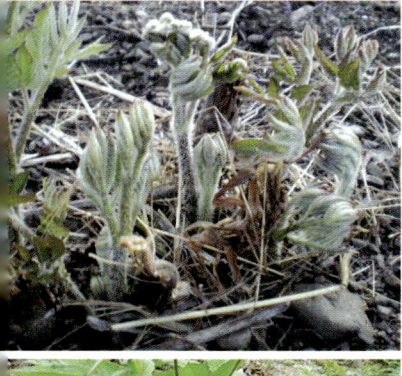

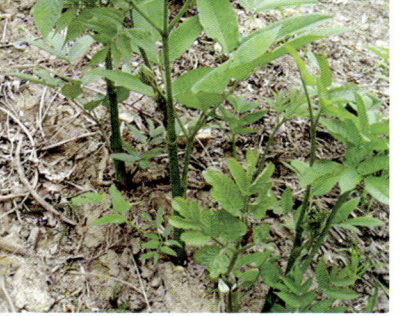

땅두릅은 야생이 대부분인데, 일반적으로 채소 가게의 앞에 나온 것은 섭씨 25도 정도의 온실에서 연화 재배한 것이다.

신선한 것의 껍질을 제거하고, 적당한 크기로 잘라서 소량의 소금을 첨가한 물로 떫은 맛을 우려낸 다음에 식초물과 소금을 쳐서 날로 먹는 것이 최고다.

• 약효와 사용방법

두통 · 현기증 · 치통 – 잘 건조한 뿌리줄기를 하루 15g, 물 400cc로 반량이 되도록 달여 하루 3회에 나누어 복용한다. 식전 · 식후 · 아무 때나 마셔도 좋다.

천문동

학명 Asparagus cochinchinensis MERR.   분류 속씨식물문 〉 외떡잎식물강 〉 백합과

바닷가 근처에서 자라는 다년초로서 근경은 짧고 많은 뿌리가 사방으로 퍼지며 원줄기는 길이가 1~2m로서 덩굴성이고 가지가 가늘며 평활하다.

잎처럼 생긴 가지는 1~3개씩 총생하고 선형이며 끝이 뾰족하고 길이는 1~1.2cm, 너비는 1~1.2mm로서 활처럼 굽으며 윤기가 있다. 꽃은 5~6월에 피고 엽액에 1~3개씩 달리며 길이는 3mm 정도로서 연한 황색이고 소화편은 길이가 2~5mm로서 중앙부에 관절이 있으며 꽃잎과 길이가 거의 같다. 꽃잎은 6개이고 옆으로 퍼지며 6개의 수술은 꽃잎보다 짧다. 암술대는 3개로 갈라지며 열매는 백색이고 지름은 6mm 정도로서 흑색 종자가 1개 들어 있다.

● 약효와 사용방법

강장 – 말린 뿌리를 입 넓은 병에 넣어 벌꿀을 잠길 듯 말 듯하게 될 때까지 붓는다. 최하 1~2개월 정도 방치한 후, 하루 2~3개 먹는다.

몸이 부을 때의 이뇨 – 천문동을 하루에 10~15g을 잘게 썰어서 물 200cc로 달여 하루 3회에 나누어 복용한다.

기침 – 먼저 천문동을 벌꿀에 담근 것 2~3개를 잘게 썰어 물 200cc에 넣고 달여 마신다.

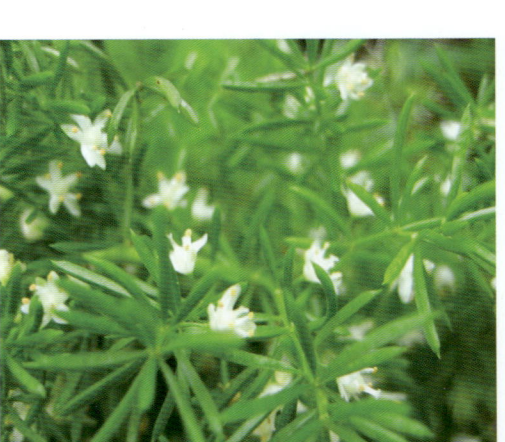

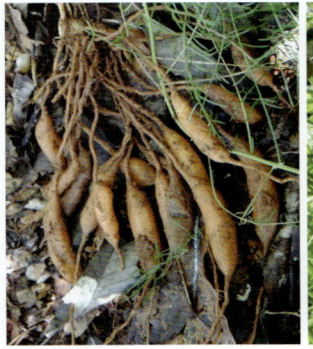
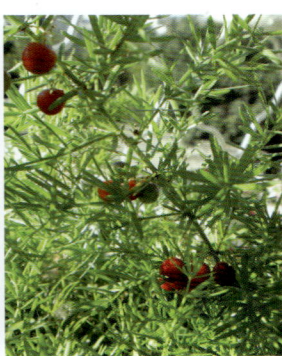
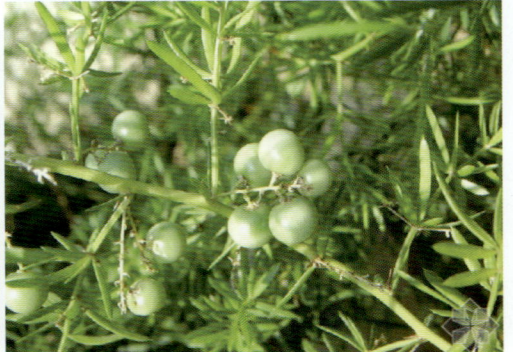

털머위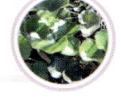

학명 Farfugium japonicum (L.) Kitam 분류 속씨식물문 〉 외떡잎식물강 〉 국화과

전남·경남 및 울릉도의 바닷가, 숲 속에서 자라는 상록다년초로서 긴 엽병이 있는 잎이 뿌리에서 총생한다. 잎은 길이가 4~15cm, 너비는 6~30cm로서 두껍고 윤기가 있으며 가장자리에 톱니가 있거나 밋밋하다.

꽃은 9~10월에 피고 화편은 길이가 30~75cm로서 곧추자라며 포가 있고 두화는 가지 끝에 1개씩 달려서 전체가 산방상으로 되며 지름은 4~6cm이고 황색이다. 포편은 길이가 12~15mm로서 1줄로 배열되며 연한 녹색이고 설상화는 길이 3~4cm, 너비는 6mm이다. 수과는 길이가 5~6.5mm이며 관모는 길이가 8~11mm로서 흑갈색이다.

엽병을 식용으로 하고 민간에서 잎을 생선 중독 또는 부스럼에 사용한다.

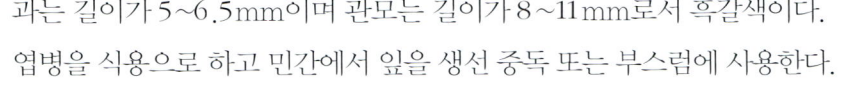

• 약효와 사용방법

타박·종기·부스럼 등과 찰과상 – 잎을 깨끗한 프라이팬에 놓고 불에 올려 말랑말랑하게 되면 잘게 찢어 환부에 붙인다. 파란 액체가 나올 정도로 손으로 꽉 눌러 주면 좋다.

건위·식중독·하리이질 – 건조한 뿌리줄기 10~20g을 400cc의 물로 약 1/3 양까지 달여서 마신다.

생선 식중독 – 건조한 뿌리줄기 10~20g을 400cc의 물로 달여 복용한다. 또 파란 액체를 마셔도 효과적이다.

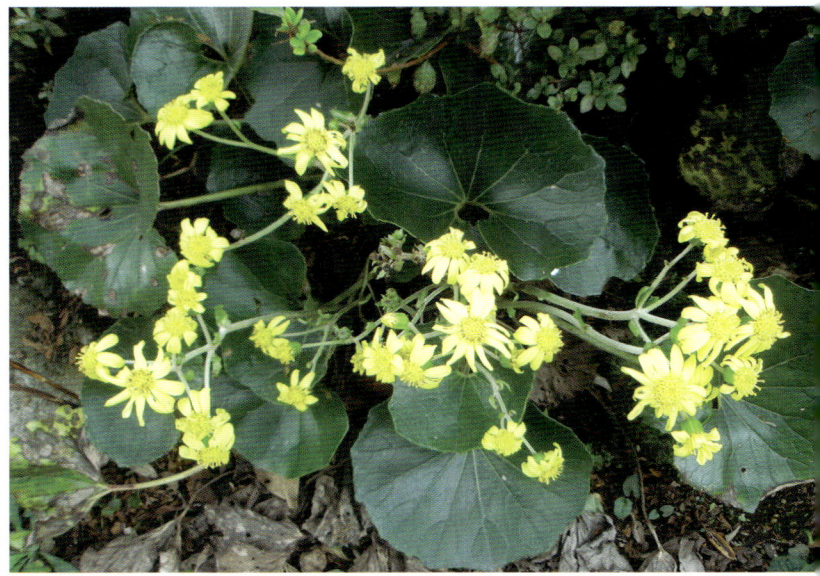

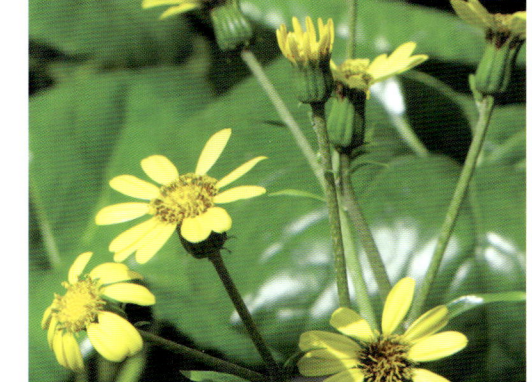

273

오이풀

학명 Sanguisorba officinalis L. 분류 속씨식물문 〉 쌍떡잎식물강 〉 장미과

산야에서 흔히 자라는 다년초로서 높이가 30~150cm이고 근경이 옆으로 갈라져서 자라며 방추형으로 굵어지고 원줄기는 곧추자라며 윗부분에서 갈라지고 전체에 털이 없다. 잎은 엽병이 길며 소엽은 5~11개이며 길이는 2.5~5cm, 너비는 1~3.5cm로서 삼각형의 톱니가 있으며 소엽병은 길이가 6~30mm이고 밑부분에 흔히 소엽편이 있다.

근생엽은 호생하며 엽병이 짧고 작다. 꽃은 7~9월에 피며 검은 혈적색이고 수상화서는 긴 대가 있으며 길이는 1~2.5cm, 지름은 6~8mm로서 곧추서고 포는 넓은 타원형이며 소포는 피침형이고 가장자리에 털이 있다. 꽃받침잎은 4개이며 넓은 타원형이고 수술도 4개로서 꽃받침보다 짧으며 꽃밥은 흑갈색이다. 심피는 1개이고 수과는 사각형으로서 꽃받침으로 싸여 있다. 뿌리를 지혈제로서 각혈 및 월경과다에 사용한다.

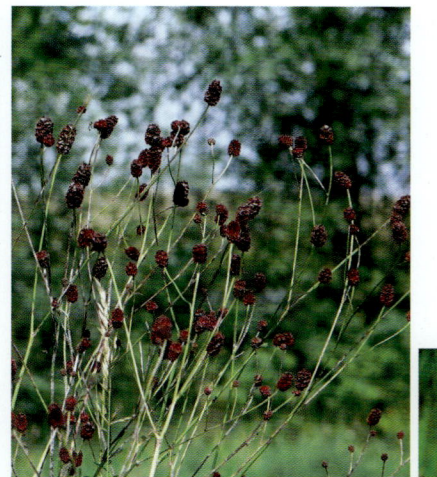

• 약효와 사용방법

하리이질를 멈추게 한다 – 건조한 뿌리줄기를 1회 양 1.5g~3g, 200cc의 물로 반량이 되도록 달여 복용한다.

지혈 – 외상에 따른 출혈에, 위와 같은 양으로 달인 즙으로 씻는다.

화상 – 위와 같은 방법으로 복용한다.

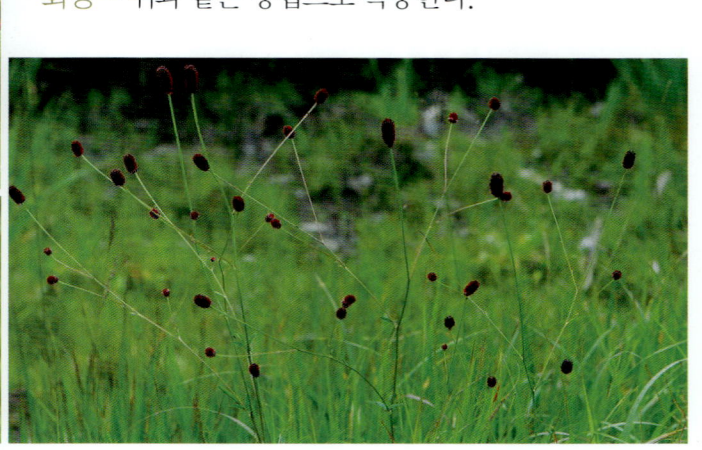

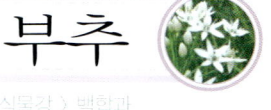
흔히 재배하는 다년초로서 인경은 밑부분에 짧은 근경이 달리고 겉은 비늘 같은 잎이 마른 섬유로 덮인다. 길이가 30~40cm의 편평한 화경이 나와 끝에 큰 산형화서가 달린다.
총포는 막질이며 꽃은 백색이고 지름은 6~7mm로서 화경이 길며 화피가 수평으로 퍼진다.
화피열편은 끝이 뾰족하며 6개이다. 수술도 6개이지만 화피보다 약간 짧고 꽃밥은 황색이다.
삭과는 3개로 포배개열胞背開裂되어 6개의 흑색 종자가 나온다. 전초에서 특이한 냄새가 난다. 인경을 건위, 정장整腸 및 화상 치료에 사용하고 연한 잎은 식용으로 한다.

• 약효와 사용방법

강장 · 강정 · 하리이질 – 잎을 된장국에 띄우거나 된장 무침을 하거나 부추죽, 잡탕죽을 해서 먹으면 좋다.
요통 · 오줌이 자주 마려울 때 – 건조한 종자를 1회 양으로서 30~40개를 낱알 정도로 잘게 부수어, 물로 복용한다.

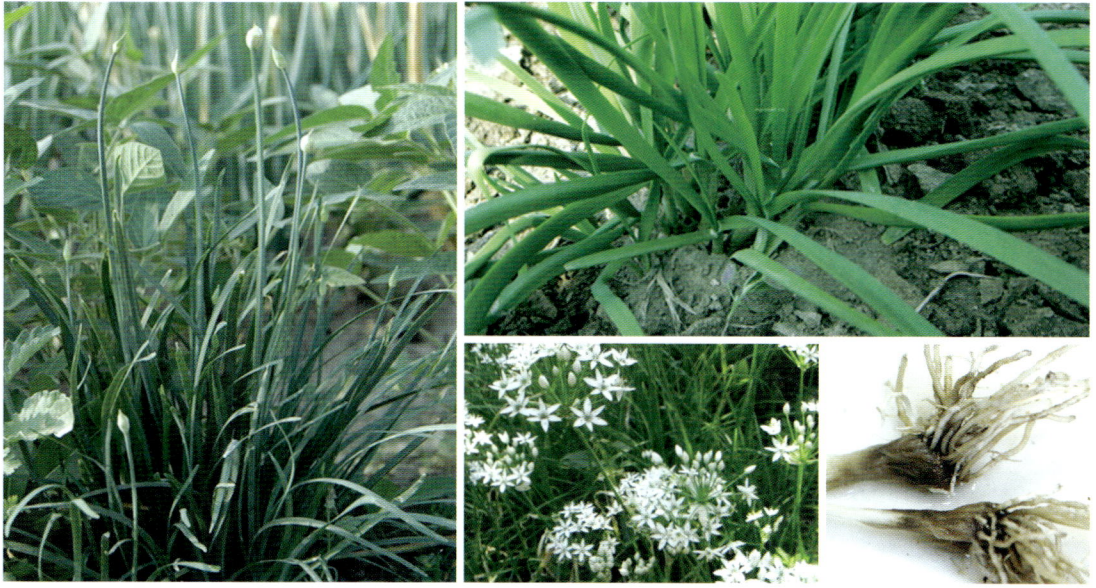

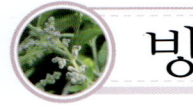

방아풀

학명 Isodon japonicus (Burm.) Hara　분류 속씨식물문 〉 쌍떡잎식물강 〉 꿀풀과

산야에서 자라는 다년초로서 높이가 50~100cm이고 네모진 능선에 밑을 향한 짧은 털이 있다. 잎은 대생하며 넓은 난형이고 끝이 뾰족하며 엽병의 윗부분으로 흘러 좁은 날개로 되고 길이가 6~15cm, 나비는 3.5~7cm로서 표면은 녹색이며 뒷면은 연한 색이고 맥 위에 잔털이 있으며 가장자리에 톱니가 있다. 꽃은 8~9월에 피고, 꽃받침은 길이가 3~4mm이고 열편은 삼각형이고 화관은 순형脣形이고 길이는 5~7mm로서 연한 자주색이며 분과는 편평한 타원형이고 윗부분에 점 같은 선이 있다. 어린 순을 나물로 하며 성숙한 것은 약용으로 한다.

● 약효와 사용방법

건위 – 위의 상태가 나쁠 때라든가, 가벼운 통증이 있을 때, 식욕이 없을 때 등의 경우에 하루 양으로서 전초 10g을 달여 마시든가, 분말을 1회 2g, 오믈렛약 등이 써서 먹기 어려울 때 싸는 얇은 막 등에 싸지 말고 생으로 복용한다.

부종 때의 이뇨약 – 건조시킨 덩굴과 뿌리 5~10g을 1일량으로 200cc의 물에서 반량으로 달여 3회에 나누어서 복용한다. 또 가을에 채취해서 건조시킨 열매 1회 양 3~6g을 물 200cc로 달여 복용, 생과실이면 1회 5개의 짠 즙을 그대로 마셔도 좋다.

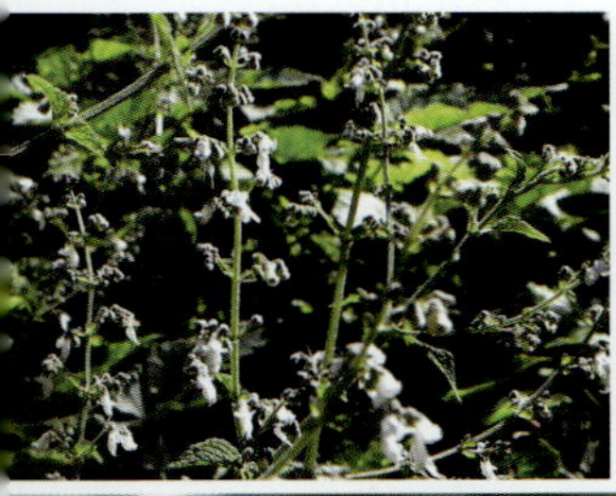

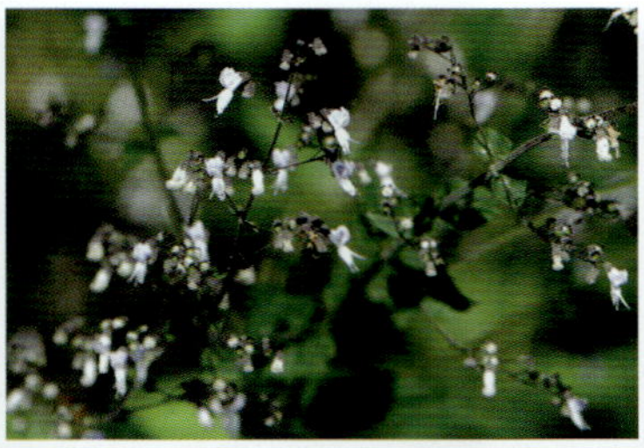

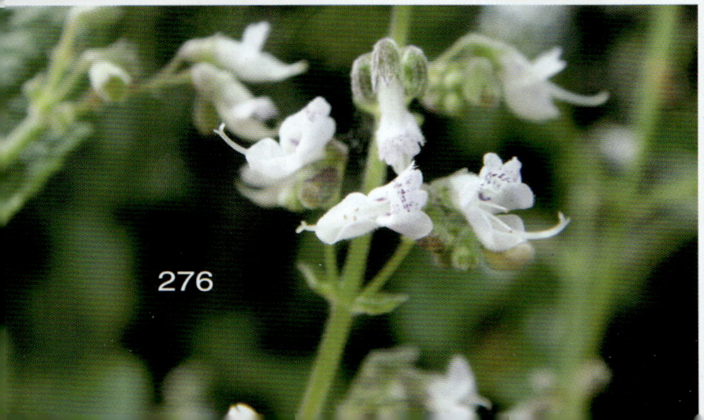

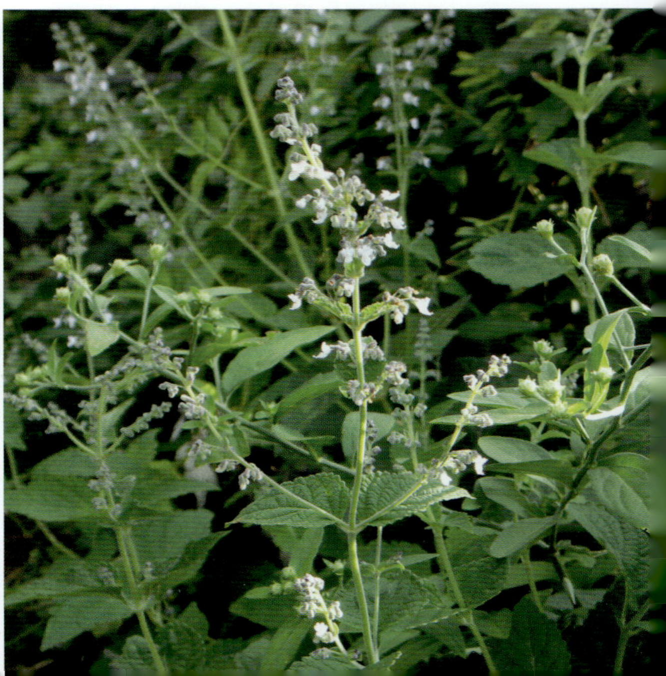

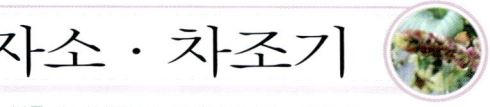

학명 Perilla frutescens var. 분류 속씨식물문 〉 쌍떡잎식물강 〉 꿀풀과

중국 남부지방이 원산으로서 오래 전에 중국으로부터 들어온 1년초의 재배식물이다. 잎은 6~9월에 채취해서 반날 정도 햇빛에 말린 다음 통풍이 좋은 곳에서 음지에 말린다.

종자는 10월쯤, 열매에 구멍을 내고 종자를 빼내어 음지에 말린다. 특히 틸리멘딘 잎보다 안트시안 색소의 시아니단, 안트시안 배당체 패리라닌이 유출된다.

향기 성분은 차조기유로서 페리라 알데히드 55%를 함유하고 있기 때문에 방부작용이 강하다. 또 페리라 알데히드로부터는 감미료의 차조기당이 생겨서 시판되지만 열과 침이 잘 분해되는 단점이 있어서 시장에서 사라졌다.

● 약효와 사용방법

감기 – 잎도 종자도 같은 방법으로 복용하면 좋다. 하루 양 6~10g을 물 200cc로 반이 되도록 달여서 2~3회에 나누어 복용한다.

생선 식중독 – 종자 1회 양 3~6g을 물로 복용하든가, 잘게 부순 건조한 잎을 찻숟갈 하나에 뜨거운 물을 부어 마신다.

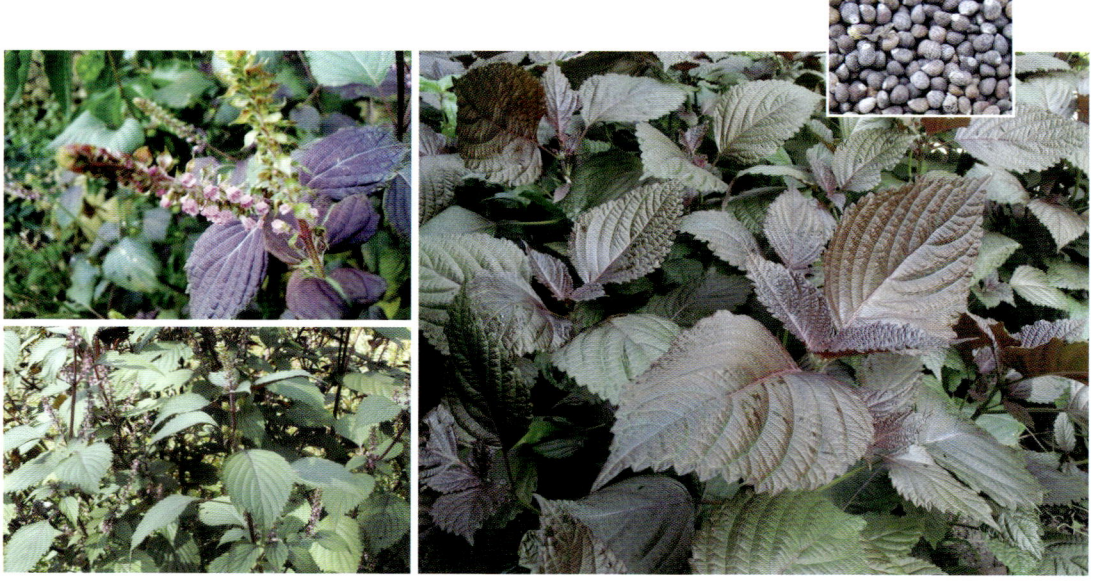

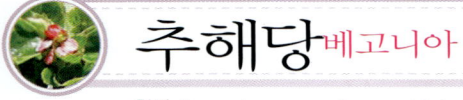

추해당 베고니아

학명 Begonia semperflorens Link et Otto.
분류 속씨식물문 〉쌍떡잎식물강 〉베고니아과

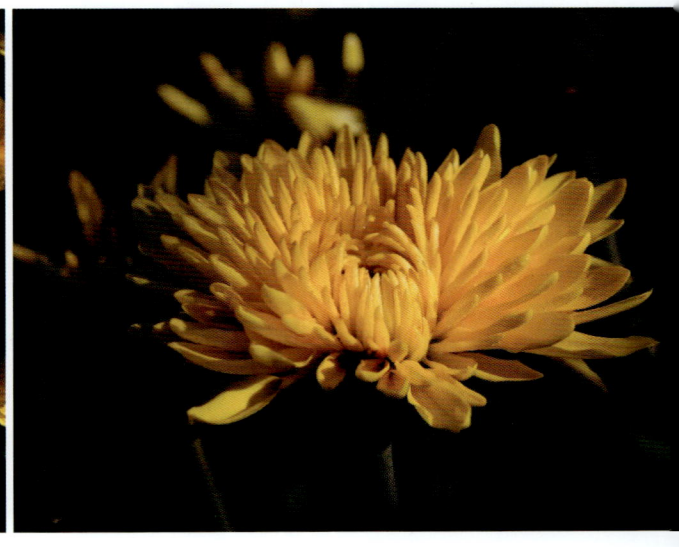

- **약효와 사용방법**

피부병 · 백선으로 인한 가려움증 – 줄기잎을
자연 그대로 으깨어, 직접 환부에 바른다.

식용국화

학명 Chrysanthemum morifolium RAMAT **분류** 속씨식물문 〉쌍떡잎식물강 〉국화과

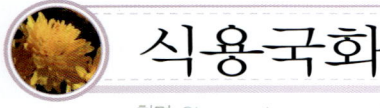

- **약효와 사용방법**

기침 – 건조한 국화 5~10g을 물 200cc에 달여, 부글부글 끓어오르면, 2~3회에 나누어 공복
시에 복용한다. 설탕을 소량 넣어 마셔도 좋다.

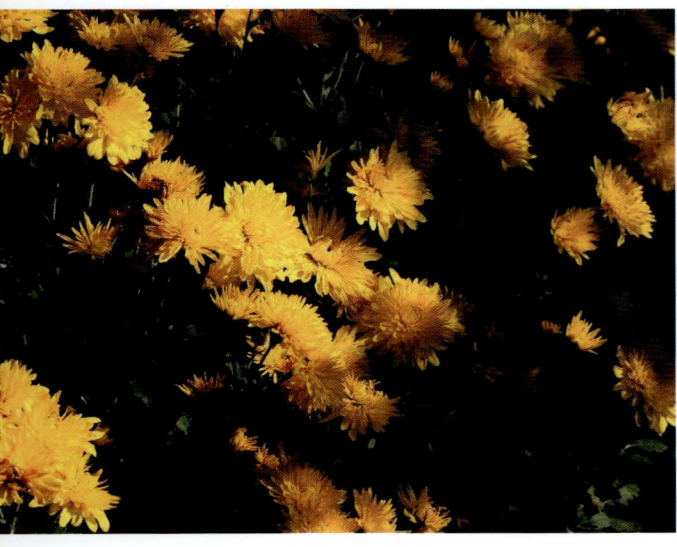

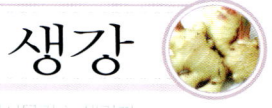

학명 Zingiber officinale ROSC.   분류 속씨식물문 〉 외떡잎식물강 〉 생강과

열대 아시아가 원산이지만 남부지방 각처에서 심고 있는 다년초로서 근경은 굵고 옆으로 자라며 육질이고 연한 황색으로서 맵고 향기가 있다. 각 마디에서 엽소로 형성된 가짜 줄기가 곧추자라 높이가 30~50cm에 달하며 윗부분에 잎이 2줄로 배열된다. 잎은 양 끝이 좁으며 밑부분이 긴 엽초로 된다.

우리나라에서는 꽃이 피지 않으나 원산지에서는 8월경에 엽초로 싸인 길이가 20cm 정도의 화경이 자라서 그 끝에 화수가 달리며 꽃이 핀다.

꽃은 포엽 사이에서 나오고 꽃받침은 짧은 통 같으며 화관의 현부舷部가 3개로 갈라지고 열편은 끝이 뾰족하며 감황색이다. 헛수술이 변한 순판脣瓣은 밑부분 양쪽에 작은 열편이 있으며 자주색 바탕에 연한 황색 반점이 있다. 수술은 1개이고 꽃밥은 황색이며 자방은 하위이고 암술대는 실같이 가늘고 연한 자주색이고 암술머리는 방사형이다. 근경을 향미제로 사용하거나 약용으로 한다. 생강이란 한자명에서 온 이름이다.

• 약효와 사용방법

기침 – 진피陳皮 5g, 묵은 생강을 자른 것 5g, 설탕 소량을 물 200cc로 달여 하루 3회에 나누어 복용한다.

입덧의 구토를 멎게 할 때 – 반하, 묵은 생강 각 6g, 복령 5g을 물 200cc로 달여, 하루 3회에 나누어 식전이나 식후에 복용한다.

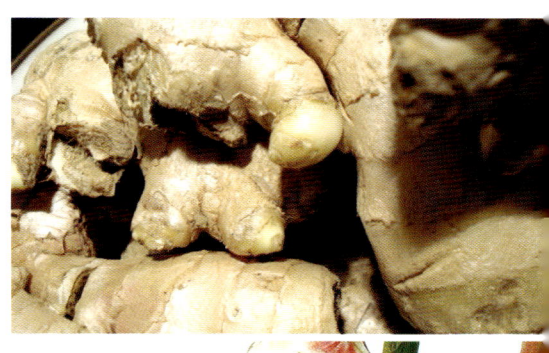

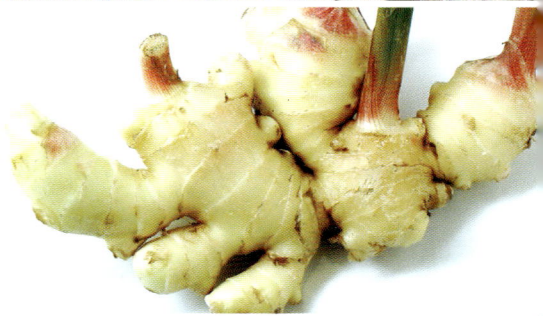

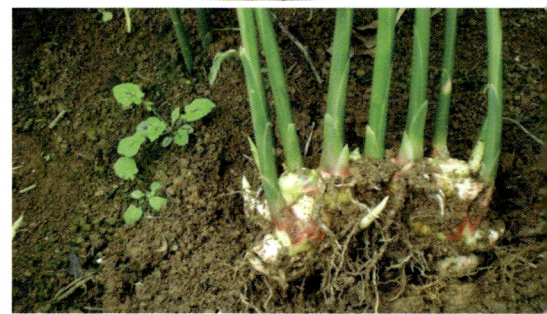

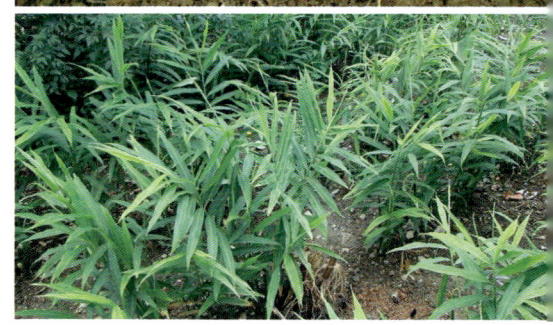

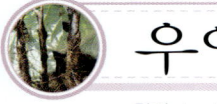

우엉

학명 Arctium lappa L. 분류 속씨식물문 〉 쌍떡잎식물강 〉 국화과

재배하고 있는 2년초로서 높이가 1.5m에 달하며 뿌리는 길이가 30~60cm 정도 곧추들어가고 원산지가 뚜렷하지 않으나 중국에서는 예부터 심어 왔다고 한다. 근생엽은 총생하며 엽병이 길고 표면은 겉은 녹색이며 뒷면은 백색털이 밀생하여 흰빛이 돌고 가장자리에 치아상의 톱니가 있다. 꽃은 7월에 피며 두화는 원줄기와 가지 끝에 산방상으로 달리고 포는 침형이고 끝이 갈고리 모양이다. 꽃은 통상화뿐이며 검은 자줏빛이 돌고 관모는 갈색이다.

뿌리를 식용으로 하며 유럽에서는 민간에서 이뇨 및 발한제로 사용하고 종자는 이뇨제로서 부기가 있을 때 사용하며 인후통 및 독충에 쏘였을 때 해독제로도 사용한다.

● **약효와 사용방법**

종기 · 목의 통증 · 부종 – 종자를 분말로 해서 하루 양 8g을 3회에 나누어 복용한다. 한방에서는 종자를 악실惡實:우엉의 생약명로 불리며 종기의 약으로 쓰고 있다. 달인 즙을 술잔으로 1잔 마시면, 종기의 하나의 입, 2잔으로 2개의 입이 열려서 치료된다고 하기도 하고 산기疝氣, 중풍의 묘약이라고도 불리어진다.

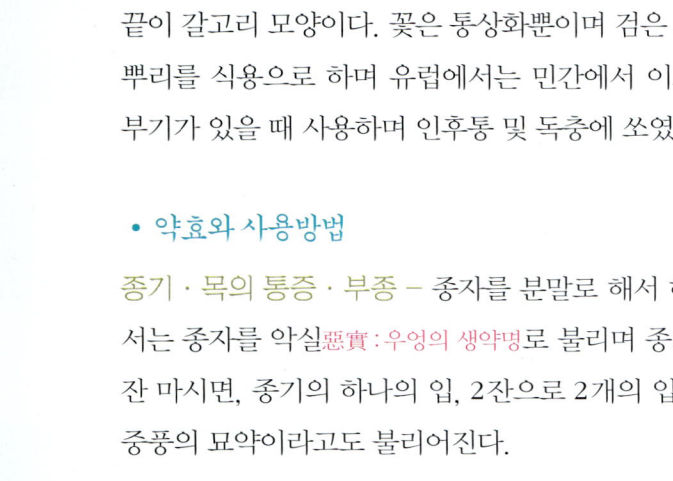

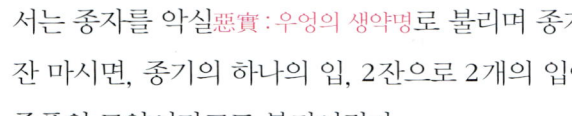

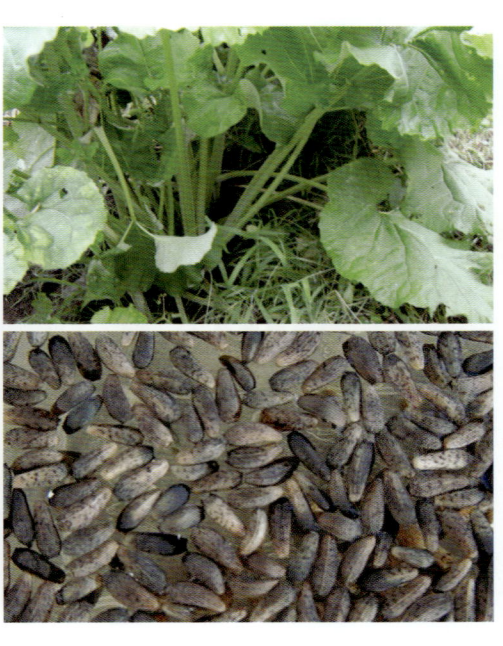

석산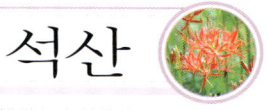

학명 | Lycoris radiata (L'Her.) Herb.   분류 속씨식물문 > 외떡잎식물강 > 수선화과

절에서 흔히 심고 때로는 민간에서도 심는 다년초로서 일본에서 들어왔다. 인경은 넓은 타원형이고 지름이 2.5~3.5cm로서 외피가 흑색이다. 9~10월에 잎이 없어진 인경에서 화경이 나와 길이가 30~50cm 정도 자라며 큰 꽃이 산형으로 달린다. 총포는 길이가 2~3cm로서 막질이며 소화편은 길이가 6~15mm이다.

꽃은 적색이고 통부는 길이가 6~8mm이며 화피열편은 6개로서 도피침형이고 뒤로 말리며 길이가 4cm, 나비는 5~6mm로서 가장자리에 주름이 진다. 수술은 6개이고 길이는 7~8cm로서 꽃밖으로 훨씬 나오며 열매를 맺지 못하고 꽃이 스러진 다음 곁은 녹색 잎이 나온다.

잎은 길이가 30~40cm, 나비는 6~8mm로서 다음해 봄에 사라진다.

• 약효와 사용방법

어깨 결림 – 질그릇의 강판으로 비늘줄기 1개를 갈아서, 집게손가락만큼의 분량을 취침 전, 양발의 장심(掌心)에 발라, 가볍게 붕대를 감아 준다. 독초이므로 절대 먹지 않도록 한다.

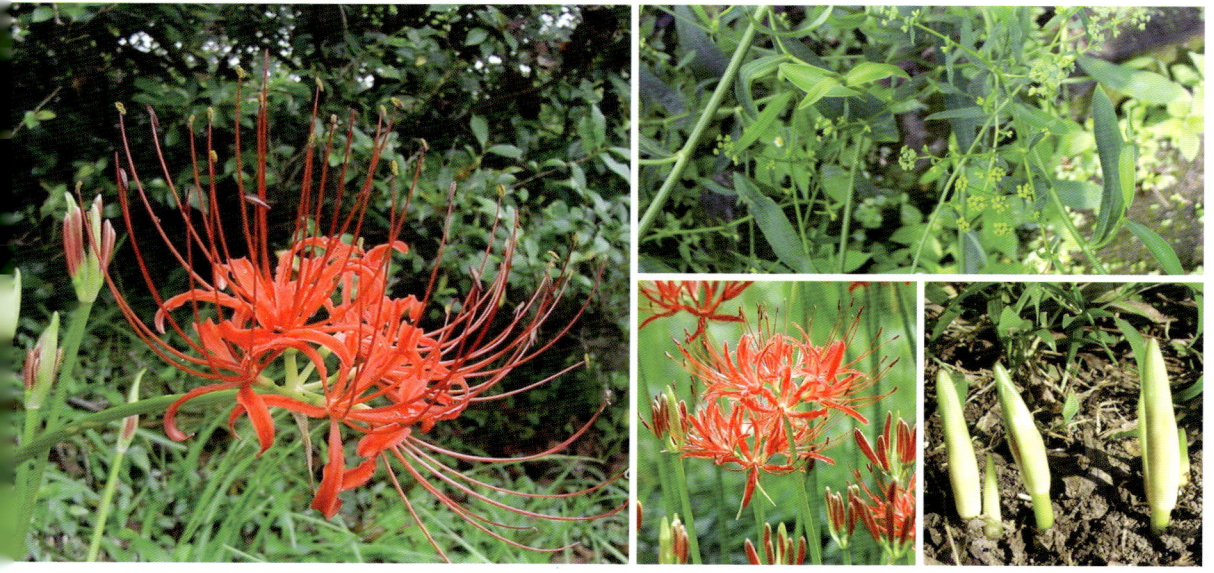

시호

학명 Bupleurum falcatum L. 분류 속씨식물문 〉 쌍떡잎식물강 〉 미나리과

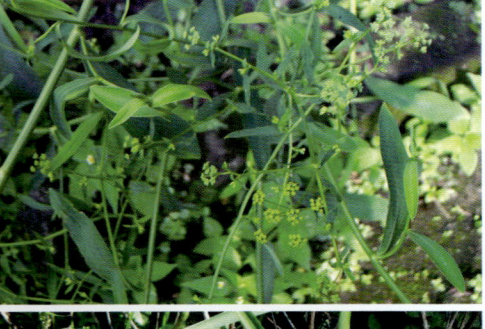

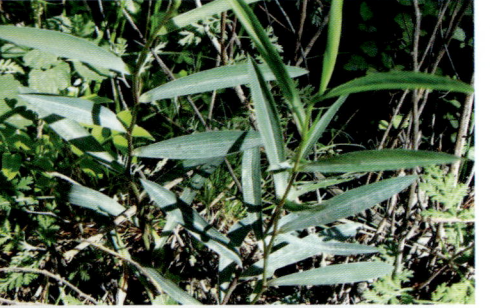

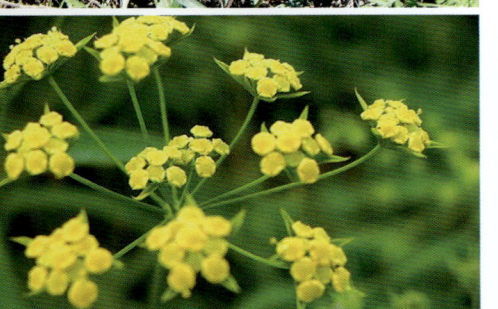

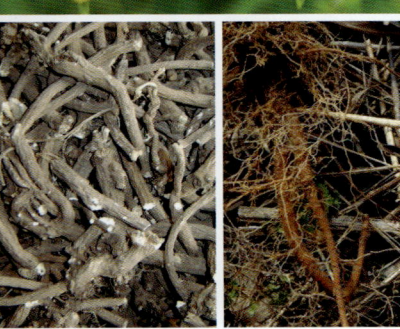
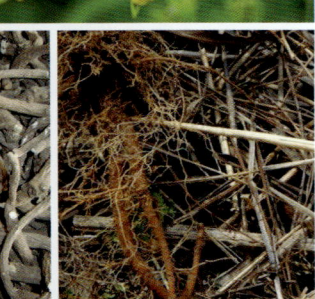

산야에서 자라는 다년초로서 높이가 40~70cm이고 근경은 굵으며 극히 짧고 뿌리가 약간 굵어지며 원줄기는 털이 없고 윗부분에서 가지가 약간 갈라진다. 근생엽은 밑부분이 좁아져서 엽병처럼 되며 길이는 10~30cm이고 경생엽은 길이가 4~10cm, 너비는 5~15mm로서 평행한 맥이 있고 녹색이며 밑부분이 좁아져서 엽병처럼 원줄기에 달리고 끝이 뾰족하며 가장자리가 밋밋하고 털이 없다. 꽃은 8~9월에 피며 황색이고 원줄기 끝과 가지 끝의 복산형화서에 달리며 소산편은 2~7개이고 총포편은 길이가 10~15mm로서 선형 피침형이며 소산화서에 5~10개의 꽃이 달린다. 꽃잎은 5개로서 안쪽으로 굽으며 수술도 5개이고 자방은 하위이며 열매는 타원형이고 길이는 35mm로서 9~10월에 익는다. 뿌리는 말라리아의 치료제 및 기타 생약으로 사용하며 사포닌, 지방유 등이 들어 있다. 잎이 길고 선형이며 점첨두漸尖頭인 것을 참시호라고 한다.

● 약효와 사용방법

식욕부진 · 위염 · 감기 · 중이염 등 – 소채호탕채호 7g, 반하 5g, 생강 4g, 황금, 대조 각 3g 인삼, 감초 각 2g을 하루 양으로 해서, 물 480cc에 넣고 반 정도의 양이 될 때 바짝 달여 일단 앙금찌꺼기을 걸러내고, 다시 120cc까지 바짝 달여 3회에 나누어 복용한다.

고혈압 · 간장비대증 · 담석증 · 심장성 천식 등 – 대채호탕채호 6g, 반하, 생강 각 4g, 황금, 작약, 대조 각 3g, 대황 1g을 하루 양으로 해서 위와 같은 요령으로 달여 하루 3회 복용한다.

등골나물

학명 Eupatorium japonicum Thunb　분류 속씨식물문 〉 쌍떡잎식물강 〉 국화과

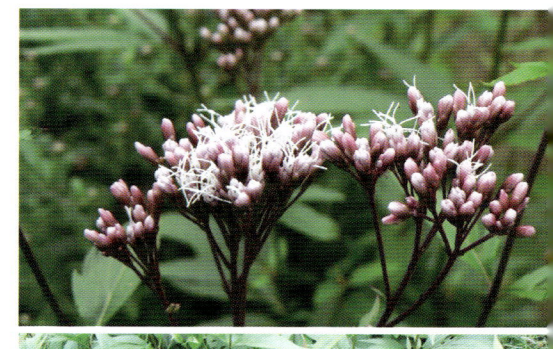

높이가 2m에 달하는 다년초로서 가지에 꼬부라진 털이 있고 원줄기에 자줏빛이 도는 점이 있다. 밑부분의 잎은 작으며 꽃이 필 때쯤 되면 없어지고 중앙부의 큰 잎은 대생하며 엽병이 짧고 끝이 뾰족하다. 열매는 타원형이며 편평하고 길이는 5mm이며 근肋 사이에 1~4개, 합생면에 4~6개의 유관이 있다.

꽃은 7~10월에 피며 원줄기 끝의 산방화서에 달리고 총포는 길이가 5~6mm이고 소화는 5개씩이며 포린苞鱗은 2줄로 배열되고 바깥 것이 훨씬 짧으며 끝이 둥글다. 수과는 길이가 3mm 정도로서 원통형이고 선과 털이 있으며 화관은 길이가 4mm 정도로서 백색이다.

잎이 3개로 갈라지고 정열편은 크며 긴 타원형이지만 측열편이 작고 피침형인 것을 향등골나물이라고 한다. 어린 순을 나물로 한다.

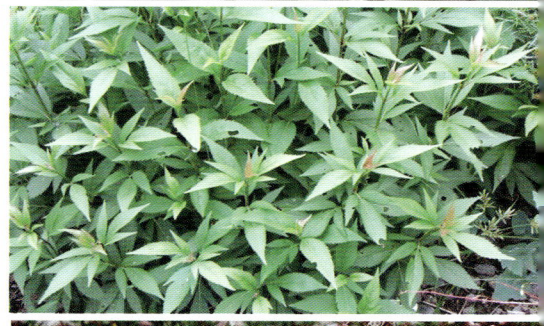

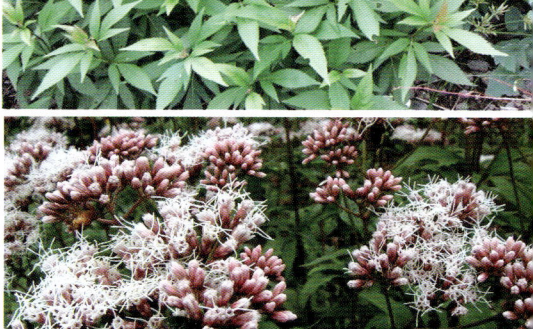

● 약효와 사용방법

피부의 가려움증 – 건조시킨 전초 300~500g을 잘게 부수어 삼베보자기에 넣어 냄비에 삶아 끓어 오르면 보자기째로 욕조에 넣고 목욕한다. 가려운 부분을 문지르면 효과적이다.

당뇨병의 예방과 치료 – 건조시킨 등골나무·연전초·비파잎·나무껍질 각 5g을 섞어 하루 양으로서 해서 물 400cc에 넣고 반 정도의 양이 되도록 달여, 하루 3회에 나누어 복용한다.

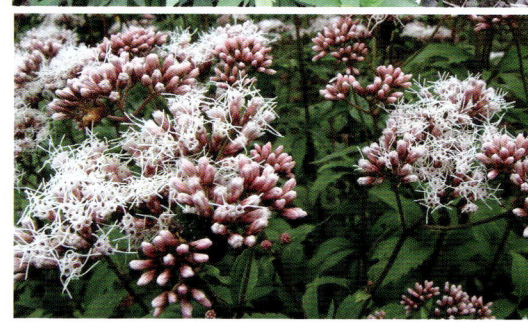

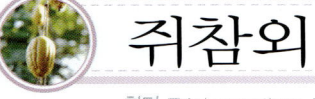

쥐참외

학명 Trichosanthes kirilowii Maxim　분류 속씨식물문 〉 쌍떡잎식물강 〉 박과

우리나라·중국·일본 등에 분포되어 있다. 꽃은 한여름 밤에 피기 때문에 사람들 눈에 잘 띄지 않는다. 암수 다른 꽃으로서 암꽃은 잎이 달린 뿌리에서 나와 백색 5개 잎의 꽃을 피운다. 꽃잎의 가장자리는 섬세한 실처럼 갈라져 있다. 가을이 되면 타원형의 빨간 열매를 맺는데 이것이 큰 수목을 감싸고 있기 때문에 사람 눈에 잘 띈다. 열매가 완전히 익는 초겨울이 되면 지나가던 사람들이 다 따먹고 만다. 쥐참외의 종자는 변형된 모습으로 갈색이고, 길이는 8mm, 너비는 6.5mm 정도인데 중앙에 이것을 감싸는 듯한 띠가 돌기해 있다.

● 약효와 사용방법

동상 – 과즙, 과육을 환부에 바른다.
황달·이뇨 – 건조시킨 뿌리 6~10g을 하루 양으로 해서 물 200cc에 넣고 달여, 하루 3회, 식전에 복용한다.
최유催乳 – 모유가 잘 나오게 하기 위해서는 건조한 종자王瓜子를 한 번에 1~3g, 물 200cc에 넣고 반 정도의 양이 되도록 달여 식후 30분에 복용한다.

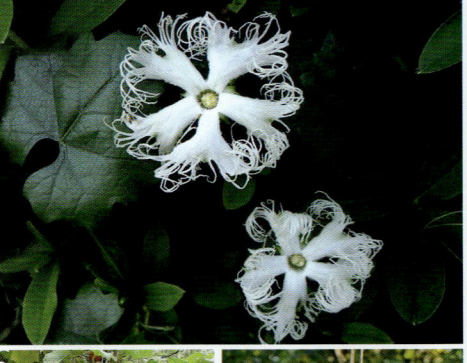

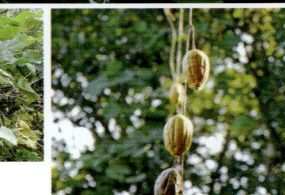

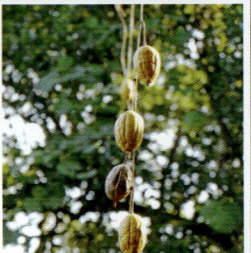

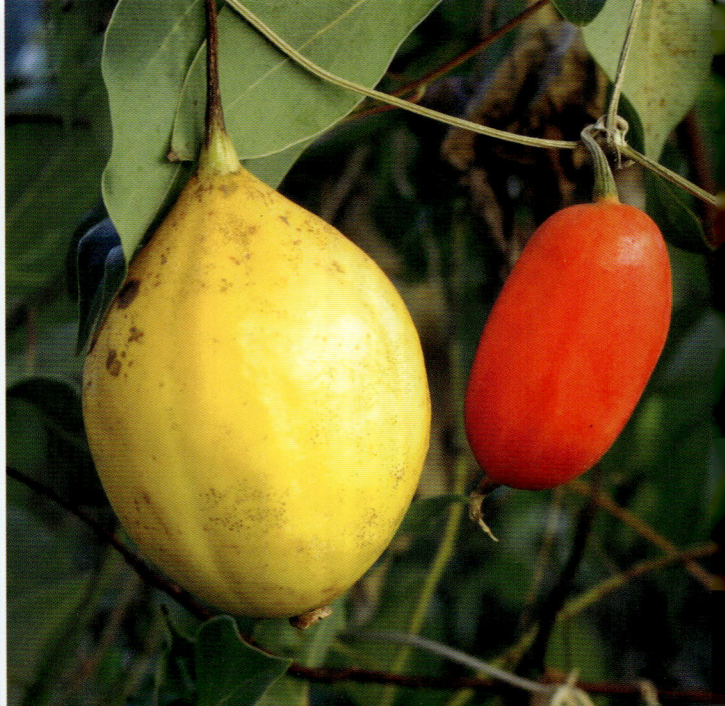

노랑하늘타리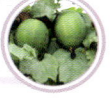

학명 Trichosanthes kirilowii Maxim. var. 분류 속씨식물문 〉 쌍떡잎식물강 〉 박과

흑산도 및 남쪽 섬에서 자라는 다년생 덩굴식물로 잎과 대생하는 덩굴손이 자라서 다른 물체에 잘 기어올라가고 고구마 같은 큰 뿌리가 있다.

잎은 호생하며 엽병이 길고 3~5개로 얕게 갈라지지만 밑부분의 잎은 깊게 갈라지며 길이와 너비가 각각 6~10cm로서 원줄기와 더불어 백색털이 있다. 꽃은 이가화로 7~8월에 피고 수꽃은 길이가 10~20cm의 화서에 총상으로 달리며 암꽃은 1개씩 달린다. 꽃받침통은 길이가 3cm 정도이고 화관은 5개로 갈라지며 각 열편이 실처럼 쪼개진다. 열매는 길이가 10cm로 황색으로 익으며 과병은 길이가 2~4.5cm이고 종자는 길이가 11~14mm 연한 흑갈색이다.

• 약효와 사용방법

해열 · 기침 – 건조시킨 뿌리 10~15g을 400cc의 물에 달여, 1일 3회에 나누어 복용한다.

이뇨 · 최유모유를 잘 나오게 하는 것 – 건조한 종자 5~8g을 달여 복용한다.

땀띠 – 가을부터 초겨울에 걸쳐서 뿌리를 채취해 물로 씻은 다음 잘게 부수어 물을 넣고 믹서로 휘저어 섞어 섬유질을 빼내이것을 수회 반복 하얗게 침전한 전분을 천에 걸러 햇빛에 말리면 분말이 생기는데 이것을 바르면 좋다.

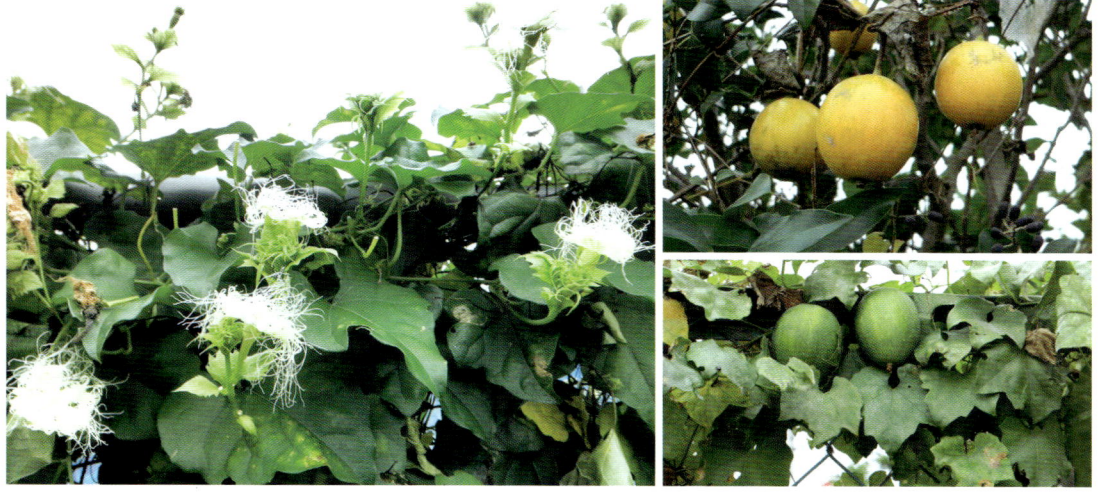

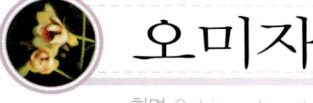

오미자

학명 Schizandra chinensis BAALL. 분류 속씨식물문 〉쌍떡잎식물강 〉오미자과

각지의 산골짜기, 특히 전석지에서 군총을 이루어 자라는 낙엽만경이다.
잎은 호생하며 길이가 7~10cm, 나비는 3~5cm로서 뒷면 맥 위를 제외하고는 털이 없고 가장자리에 작은 톱니가 있으며 엽병은 길이가 1.5~3cm이다. 꽃은 이가화로서 6~7월에 피고 지름은15mm로서 약간 붉은 빛이 도는 황백색이며 화피열편은 6~9개이고 길이는 5~10mm로서 난상 긴 타원형이고 수술은 5개이며 암술은 많다. 꽃이 핀 다음 화탁은 길이가 3~5cm로 자라서 열매가 수상으로 달린다. 열매는 8~9월에 홍색으로 익으며 길이가 6~12mm로서 1~2개의 종자가 들어 있다. 신맛이 강한 열매를 약용으로 한다.

● 약효와 사용방법

자양 · 강장 · 피로회복 - 오미자주를 마신다. 오미자 300g, 정제 설탕 300g을 소주 18ℓ에 담가 2개월 후에 거른다. 하루 30cc를 한도로 취침 전에 마신다.

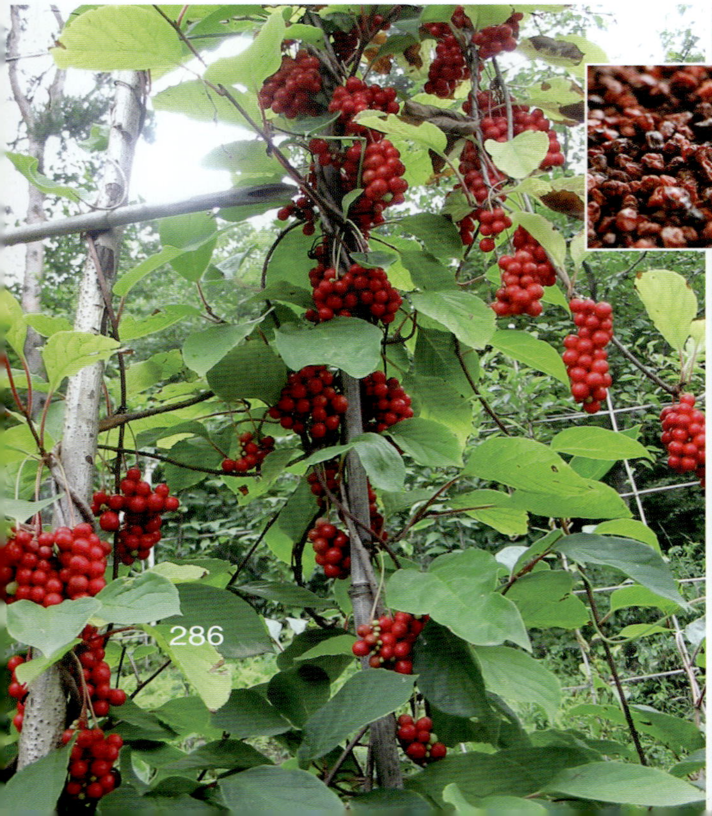

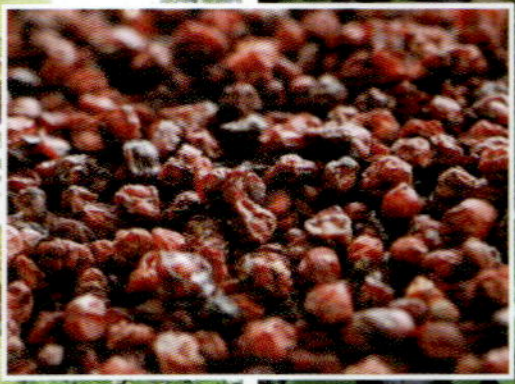

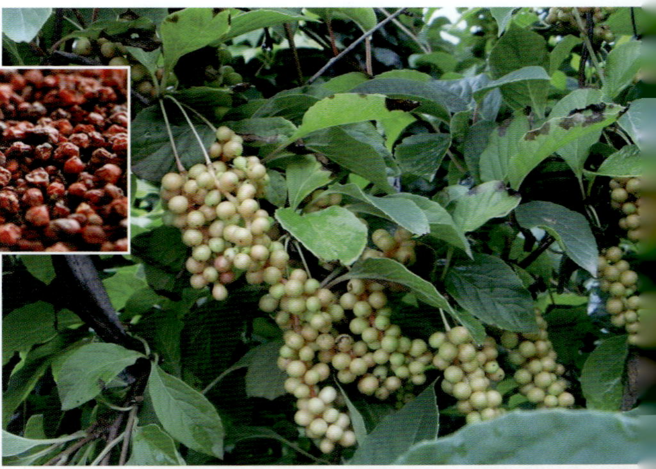

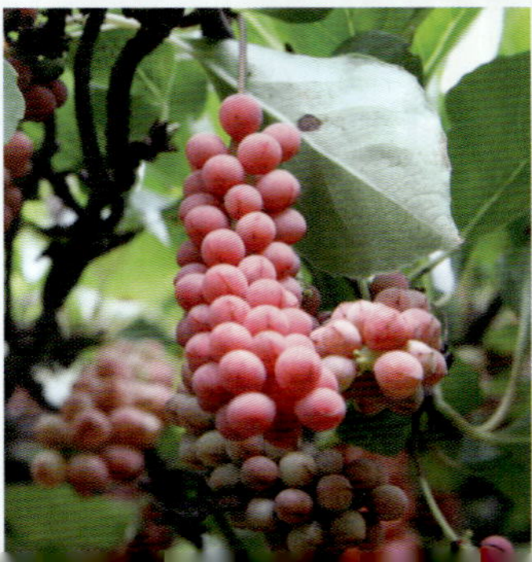

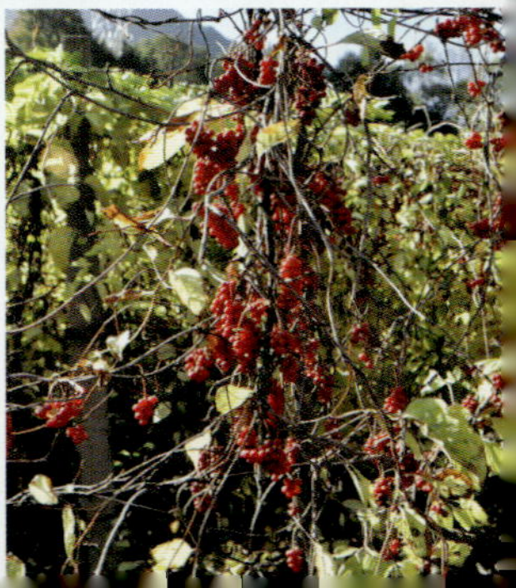

286

월귤나무

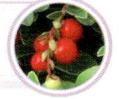

학명 Vaccinium vitis-idaea L. 분류 속씨식물문 〉 쌍떡잎식물강 〉 진달래과

금강산 이북에서 자라는 상록소수목으로서 높이가 2~30cm이며 산하경과 잔털이 있다. 잎은 호생하고 혁질이며 길이는 1~3cm, 너비는 5~13mm로서 양면에 털이 없으며 표면은 짙은 녹색이고 윤기가 있으며 뒷면은 연한 녹색으로서 흑색점이 산재하고 가장자리가 밋밋하다. 꽃은 5~6월에 피며 가지 윗부분의 엽액에서 나오는 총상화서에 2~3개씩 달리고 포와 소포가 있다. 화관은 종형이며 밑으로 처지고 길이는 6~7mm로서 끝이 4개로 갈라지며 연한 홍색이고 수술은 10개이며 수술대에 털이 있다.

열매는 둥글고 지름은 8~10mm로서 8~9월에 적색으로 익으며 신맛이 강하다.

● 약효와 사용방법

이뇨 · 요도 방부 – 요도가 아프거나 얼얼한 경우에 건조시킨 잎 10~15g을 하루 양으로 해서 물 300cc에 넣고 반 정도의 양이 되도록 달여 복용한다.

피로회복 – 월귤나무주를 마신다. 열매 500g, 정제 설탕 200g, 45도의 소주 1.8ℓ를 꽉 채워 넣어, 3개월 이상 지나서 마신다. 취침 직전, 1회 30cc내에서 마신다.

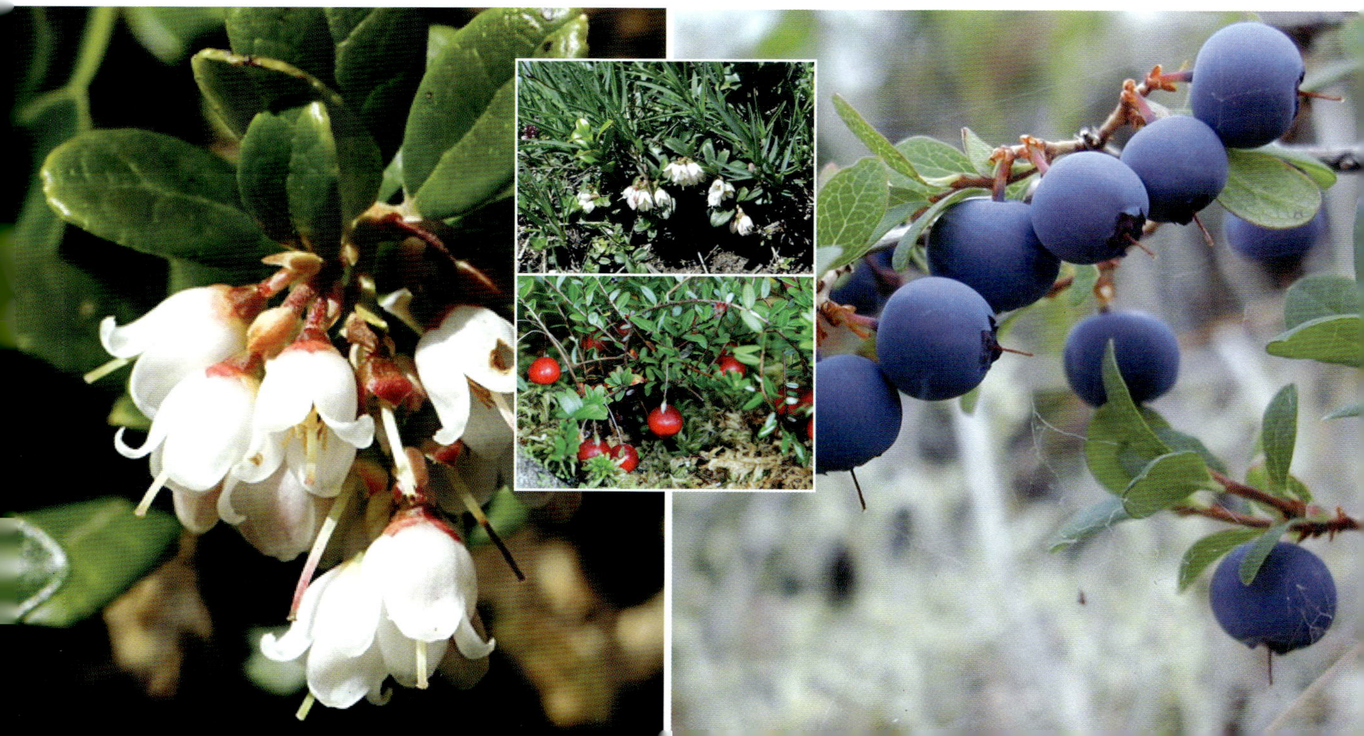

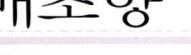

배초향

학명 Agastache rugosa (Fisch. & Mey.)   분류 속씨식물문 〉 쌍떡잎식물강 〉 꿀풀과

● **약효와 사용방법**

두통 · 감기 · 건위 − 건조시킨 전초 5~15g을 하루 양으로 달여, 3회에 나누어 복용한다.

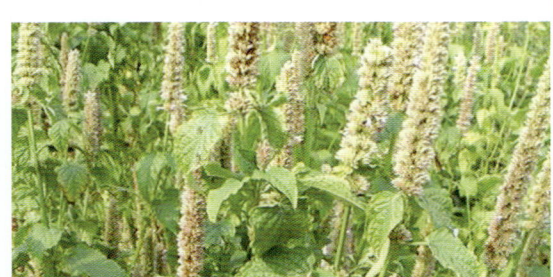

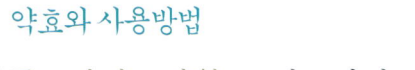

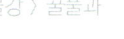

바위떡풀

학명 Saxifraga fortunei var. pilosissima Nakai   분류 속씨식물문 〉 쌍떡잎식물강 〉 범의귀과

● **약효와 사용방법**

부었을 때의 이뇨 − 잘 건조시킨 전초 5~10g을 하루 양으로 해서 물 400cc에 넣고 반 정도의 양이 되도록 달여, 하루 3회, 공복 시에 복용한다.

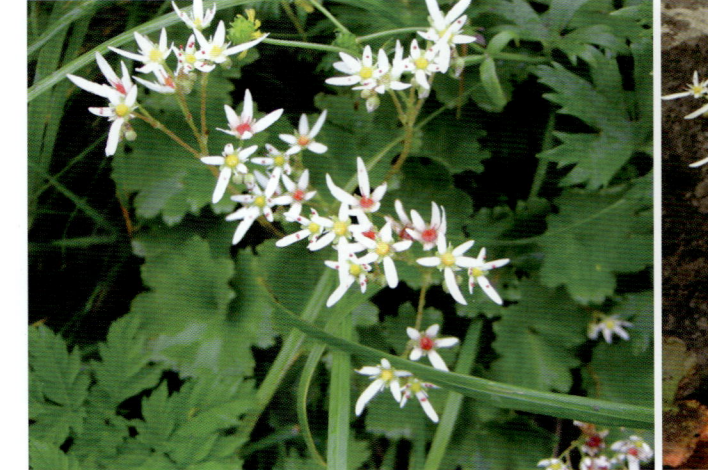

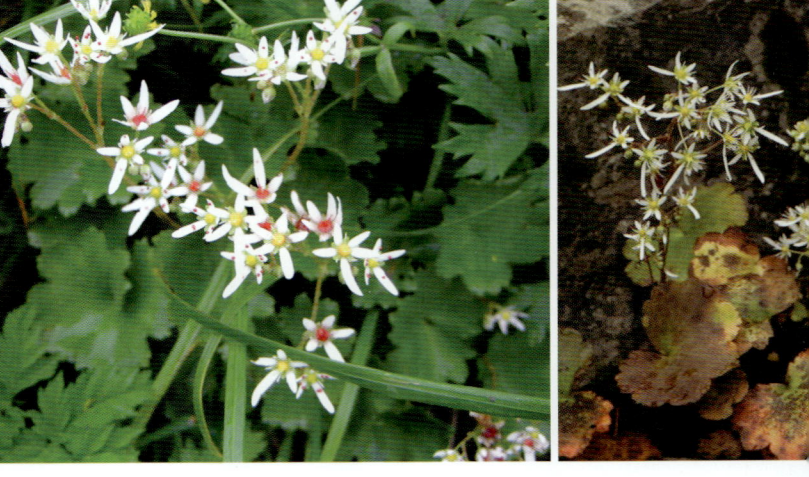

쐐기풀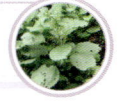

학명 Urtica thunbergiana Siebold & Zucc.   분류 속씨식물문 〉 쌍떡잎식물강 〉 쐐기풀과

산골짜기 또는 숲 가장자리에서 자라는 다년초로서 한 군데에서 여러 대가 나와 곧추자라며 높이가 40~80cm이고 잎과 더불어 자모刺毛가 있으며 원줄기는 녹색이고 세로로 능선이 있다. 잎은 대생하며 넓은 난형 또는 난상 원형이고 녹색이며 표면에 황색털이 드문드문 있으며 뒷면은 특히 맥 위에 짧은 별이 있다. 엽병은 길이가 3~10cm로서 위를 향한 짧은 백색털이 있고 탁엽托葉은 반 이상 합쳐지며 연한 녹색으로서 넓은 난형이고 마디와 엽병 사이에서 대생한다. 꽃은 일가화로서 7~8월에 피며 화서는 원줄기 윗부분의 엽액에서 나오고 웅화서는 밑부분에, 자화서는 윗부분에 달리는 것이 보통이지만 웅화서 밑부분에 암꽃이 달리는 것도 있다. 꽃부분은 4 삭이며 암꽃 안쪽의 2개가 꽃이 핀 다음 커져서 열매를 둘러싼다.

수과는 난형이고 편평하며 녹색이다. 한방에서 긴 담배풀의 대용으로 사용한다.

● 약효와 사용방법

류머티즘 · 소아의 경련 – 건조시킨 뿌리 1회 3~6g을 물 300cc에 넣고 1/3의 양이 되도록 달여서 복용한다.

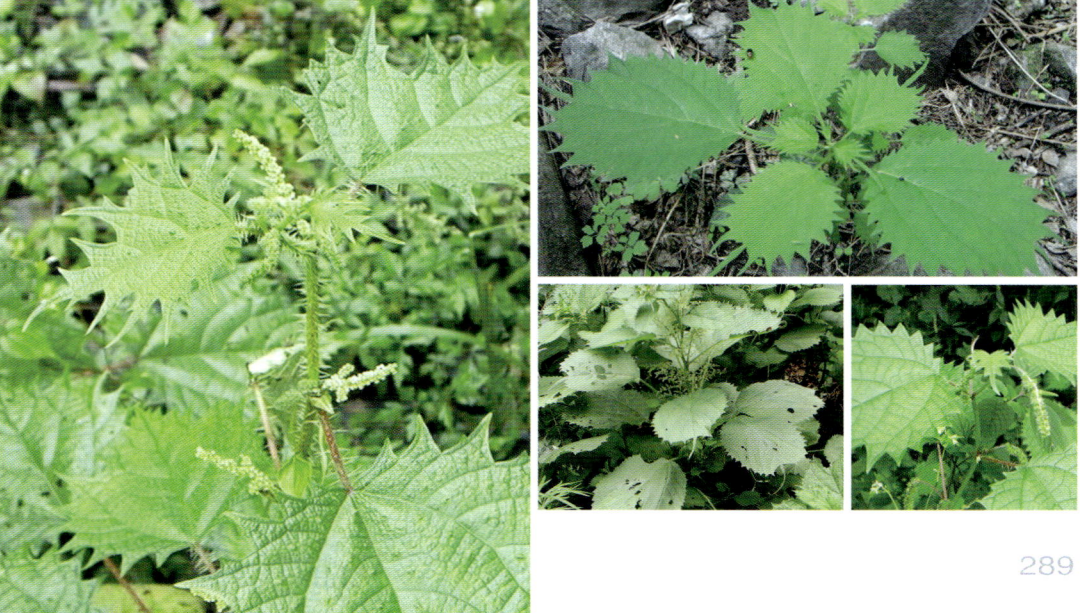

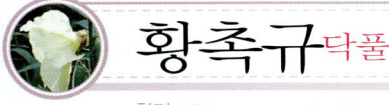

황촉규닥풀

학명 Hibiscus manihot L.   **분류** 속씨식물문 〉 쌍떡잎식물강 〉 아욱과

중국산의 1년초로서 높이가 1~1.5m이고 털이 있으며 원줄기가 곧추자라고 가지가 없다. 잎은 호생하며 엽병이 길고 엽신은 5~9개로 깊게 갈라지며 열편은 윗부분에 톱니가 약간 있다. 꽃은 8~9월에 피며 연한 황색이고 중심부는 흑자색이며 원줄기 끝에 총상으로 달리고 밑부분의 것은 엽상포이지만 위로 올라갈수록 포가 작아진다. 꽃 밑에 있는 소포는 4~5개로서 넓은 피침형이며, 꽃받침과 더불어 나중에 떨어지고 꽃잎은 5개이며 많은 세로맥이 있으며 밑부분이 흑자색이고 수술은 단체이며 암술대는 5개로 갈라지고 흑자색이다.
삭과는 5개의 둔한 능선과 더불어 굳센 털이 있고 종자는 원숭이의 머리와 같은 모양이다. 뿌리에 점액이 많기 때문에 제지용 호료糊料로 사용하기 위해 재배한다.

• 약효와 사용방법

기침·목이 아플 때 – 1회에 잘게 부순 건조시킨 뿌리 5g을 밥공기에 담아 끓는 물을 부어 소량의 설탕을 넣어 마신다.

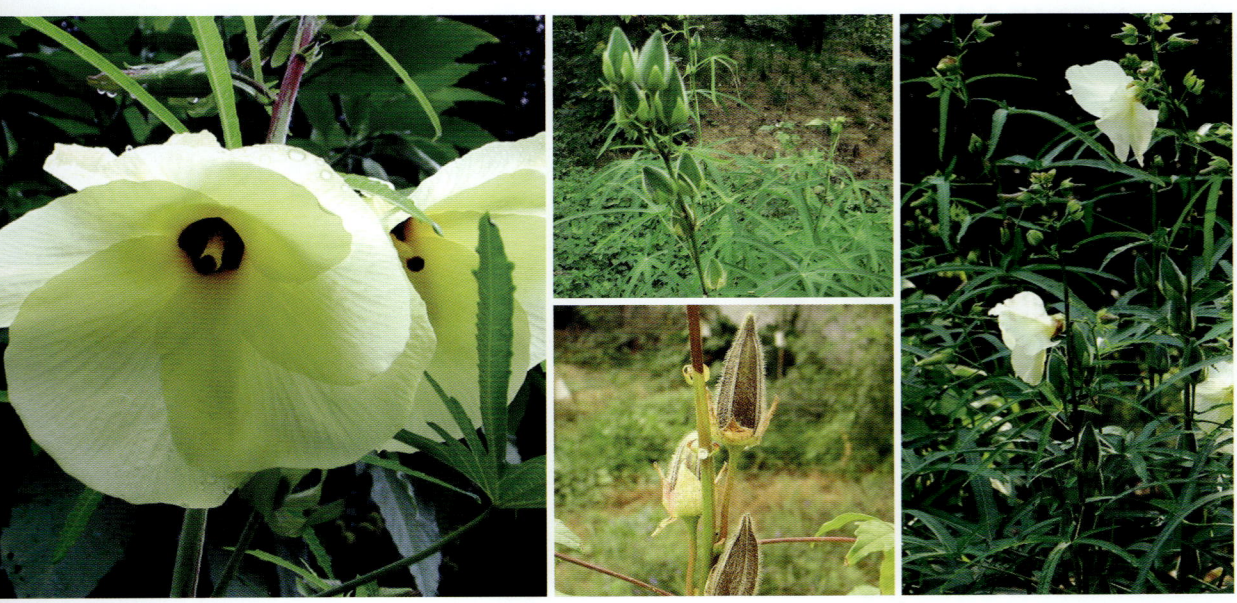

잡싸리

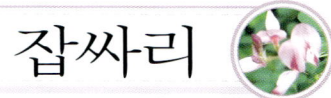

학명 Lespedeza xschindleri T.B.Lee　분류 속씨식물문 〉 쌍떡잎식물강 〉 콩과

싸리와 풀싸리의 잡종이라고 생각되는 낙엽아수목으로서 높이가 1~2m이고 잎은 3출엽이고 총상화서는 액생 또는 정생하고 가지 끝에 원추화서를 형성하기도 한다.

꼬투리는 털이 있으며 길이는 7~8mm, 너비는 4~5mm로서 긴 타원형이고 종자는 콩팥 비슷하며 길이가 3mm로서 갈색이다.

● 약효와 사용방법

부인의 현기증 · 역상피가 거꾸로 올라가는 것 – 건조한 뿌리를 2~5g, 1회 양으로 해서 물 300cc에 넣고 1/2의 양이 되도록 달여, 1회에 복용한다.

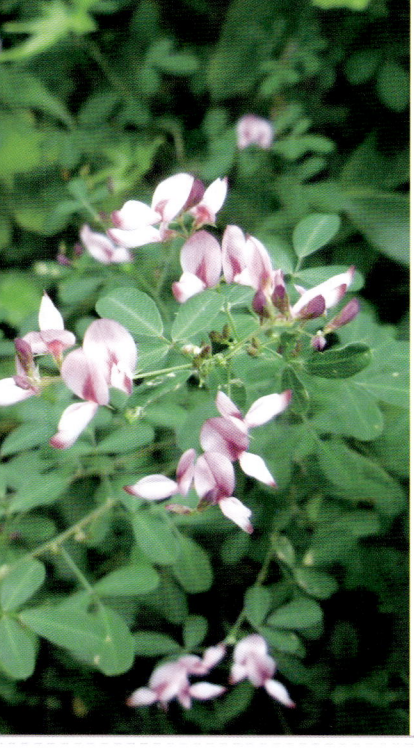

담배풀

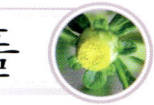

학명 Carpesium abrotanoides L.　분류 속씨식물문 〉 쌍떡잎식물강 〉 국화과

우리나라 · 일본 · 중국에 분포하여 호생한다. 보는 방향에 따라서는 담뱃잎과 비슷하다. 가을에 열매를 포함한 전초를 채취해서 줄기 · 잎을 적당한 길이로 잘라 음지에서 말린다.

열매 속에 칼페시아락론, 종자 속에 세릴 알코올이 함유되어 있고, 리놀산 · 올레인산 등의 지방산도 함유되어 있다.

● 약효와 사용방법

뜸에 의한 화상 – 전초의 분말에 소량의 참기름을 넣고 되직하게 개어 연고상태로 환부에 바른다.

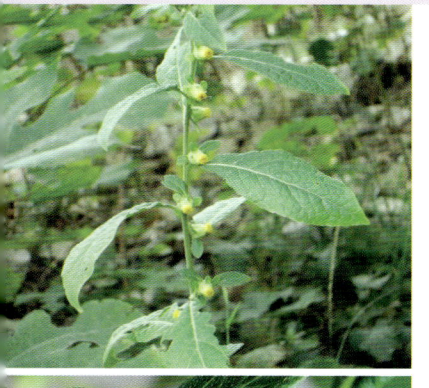

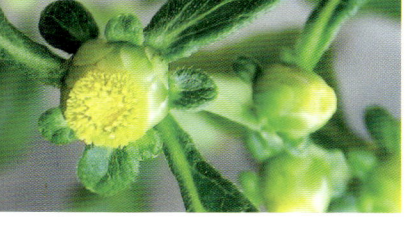

향유

학명 Elsholtzia ciliata (Thunb.) Hylander   분류 속씨식물문 〉 쌍떡잎식물강 〉 꿀풀과

산야에서 비교적 흔히 자라는 1년초로서 높이가 30~60cm이고 원줄기는 사각형이며 털이 있고 곧추자라며 강한 향기가 있다. 잎은 대생하고 끝이 뾰족하고 길이는 3~10cm, 너비는 1~5cm로서 양면에 털이 있으며 가장자리에 톱니가 있고 엽병으로 흐르며 엽병은 길이가 0.5~2mm이다. 꽃은 8~9월에 피고 길이는 5~10cm, 지름은 7mm로서 홍자색이며 화수는 원줄기 끝과 가지 끝에 달리고 꽃이 한쪽으로 치우쳐서 빽빽하게 달리며 포는 둥근 부채 같고 꽃받침보다 길거나 같으며 때로는 자줏빛이 돈다.

꽃받침은 5개로 갈라지고 열편은 끝이 뾰족하며 털이 있고 화관은 길이가 5mm로서 4개로 갈라지며 털이 있다. 분과는 좁은 도란상으로 편평해지고 길이는 1mm 정도로서 물에 젖으면 점성이 있다. 해열 및 지혈제로 사용한다. 백색꽃이 피는 것을 흰 향유라고 한다.

• 약효와 사용방법

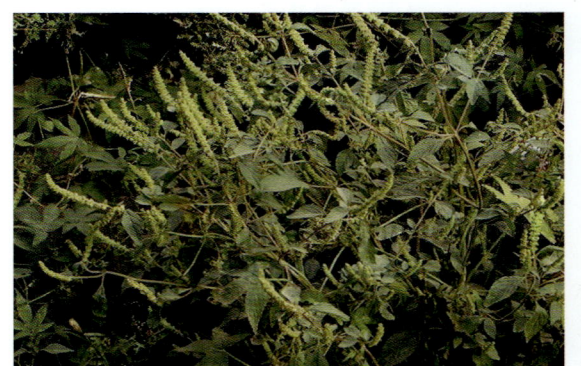

감기의 발한 · 해열 – 깨끗한 기름에는 혈행을 원활하게 하고 발한을 촉진하는 작용이 있어서, 발한, 해열에 잘 건조시킨 전초를 하루 양 5~10g을 달여, 하루 3회에 나누어 복용한다.

이뇨 – 건조한 전초 5~15g을 하루 양으로서 달여 복용한다.

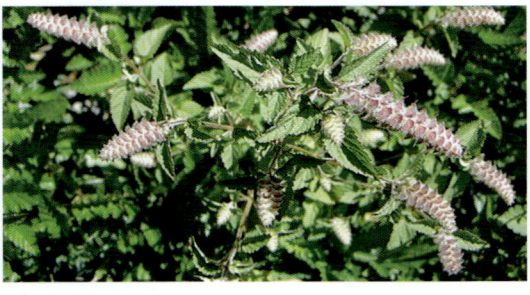

팔손이나무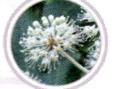

학명 Fatsia japonica DECNE. et PLANCH. 분류 속씨식물문 〉 쌍떡잎식물강 〉 두릅나무과

남해도와 거제도에서 자라는 상록수목으로서 관상자원이며 어릴 때는 잎 뒷면과 화서에 차갈색 면모가 있으나 잎의 것은 곧 없어지고 소지는 굵으며 털이 없다.

잎은 호생하고 7~9개로 갈라져서 장상掌狀으로 되며 기부는 지름이 20~40cm로서 다소 심장형이고 열편은 첨두이고 양면에 털이 없으며 표면은 짙은 녹색이고 윤기가 있으며 뒷면은 황록색이고 가장자리에 톱니가 있으며 엽병은 둥글고 길이가 30cm 이상으로서 털이 없다.

산형화서는 가지끝에 모여서 원추화서로 되며 길이는 20~40cm, 지름은 5~8cm이고 꽃은 지름이 5mm 정도로서 소화편과 더불어 백색이며 5수이고 화판은 도드라지며 열매가 달렸을 때는 지름이 3mm에 달하고 꽃받침열편이 뚜렷하지 않다. 암술대는 5개로서 길이는 1.5mm 정도이며 열매는 거의 둥글고 지름은 5mm 정도로서 다음해에 흑색으로 익는다.

• 약효와 사용방법

류머티즘 – 건조한 잎 300~500g을 삼베보자기에 넣어 냄비에 넣고 끓어 오르면 입욕 직전에 욕조에 보자기째로 넣어 습기 있는 욕조에 들어간다.

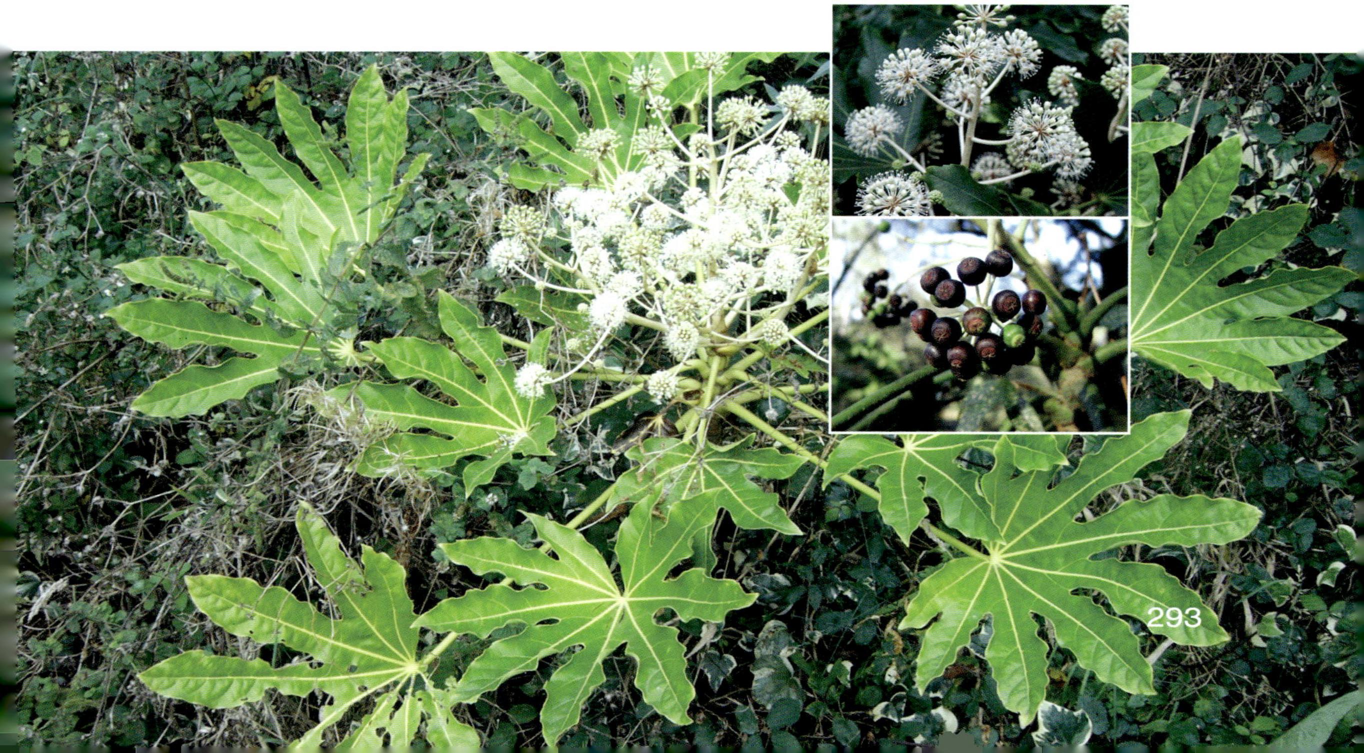

293

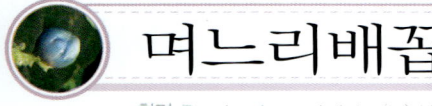

며느리배꼽

학명 Persicaria perfoliata (L.) H.Gross **분류** 속씨식물문 〉 쌍떡잎식물강 〉 마디풀과

빈 터에서 흔히 자라는 1년생 덩굴식물로서 길이가 2m 정도 뻗으며 엽병과 더불어 밑으로 향한 가시가 있어 다른 물체에 잘 붙는다. 잎은 호생하고 긴 엽병이 잎 밑에서 약간 올라붙어 있어 배꼽이라는 이름이 생겼으며 삼각형이고 끝이 뾰족하며 밑부분이 절저截底 또는 얕은 심장저心臟底이고 가장자리가 파상이며 표면은 녹색이고 뒷면은 흰빛이 돌며 맥 위에 밑을 향한 잔 가시가 있다. 탁엽은 잎 같고 나팔 끝처럼 퍼진다.

꽃은 7~9월에 피며 가지 끝의 수상화서에 달리고 화서는 길이가 1~2cm로서 밑부분을 접시 같이 생긴 엽상포가 받치고 있다. 꽃받침은 연한 녹색이 돌며 길이는 3~4mm로서 5개로 갈라지고 꽃잎은 없으며 수술은 8개로서 꽃받침보다 짧다. 자방은 둥글고 3개의 암술대가 있다. 수과는 난상구형이며 약간 세모지고 흑색이며 꽃받침으로 싸여 있어 장과처럼 보인다. 신맛이 있는 어린 잎을 생식하고 성숙한 잎은 약용으로 한다.

• 약효와 사용방법

하리이질 · 이뇨 · 해열 · 종기 등의 해독 – 하루 양 12~20g을 물 400cc에 넣고 1/3의 양이 되도록 달여 3회에 나누어 복용한다. 종기 · 부스럼에는 달인 즙으로 환부를 씻어도 좋다.

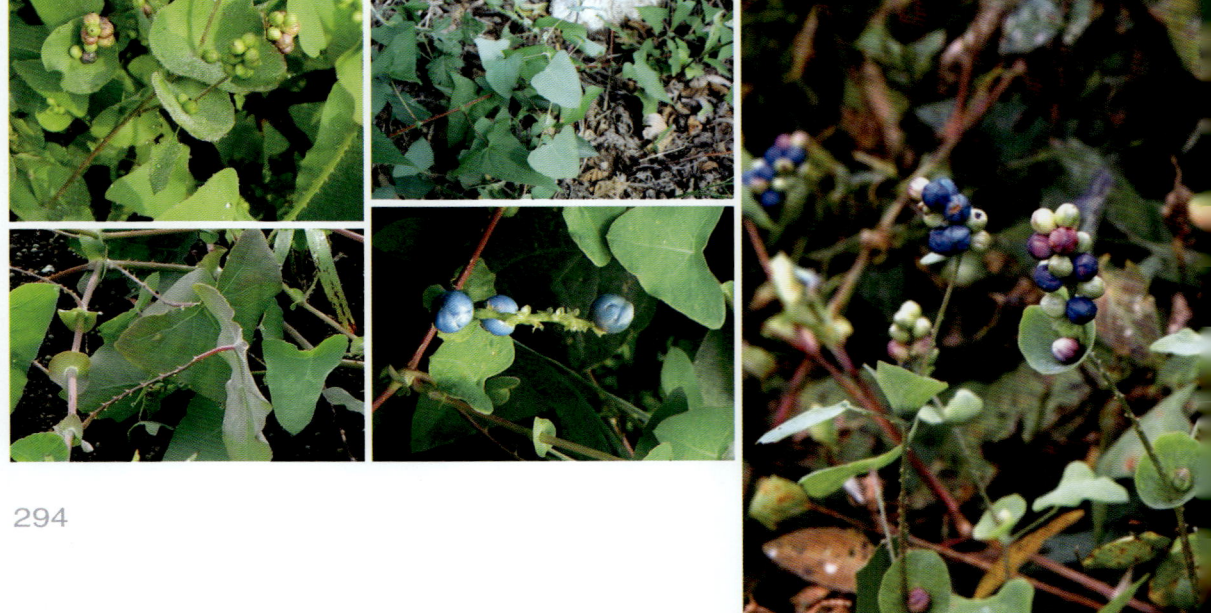

294

수선화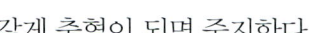

학명 Narcissus spp. 분류 속씨식물문 〉 외떡잎식물강 〉 수선화과

지중해 연안이 원산지이고 관상용으로 재배하는 다년초로서 인경은 넓은 난형이며 껍질이 흑색이다. 잎은 늦가을에 자라기 시작하고 선형이며 길이는 20~40cm, 나비는 8~15mm로서 끝이 둔하고 녹백색이다. 꽃은 12~3월에 피며 통부는 길이는 18~20mm, 화경은 높이가 20~40cm이고 포는 막질이며 길이는 5~6.5cm이고 꽃봉오리를 감싸며 화경 끝에 5~6개의 꽃이 옆을 향해 달린다.

소화경은 길이가 4~8cm이고 화피열편은 6개로서 둥글지만 끝이 뾰족하며 길이는 14~15mm이고 백색이며 부화관은 높이가 4mm로서 황색이다. 수술은 6개가 부화관 밑에 붙어 있고 수술대는 길이가 1mm이며 꽃밥은 길이가 3mm로서 자형으로 붙어 있다. 암술대는 부화관과 길이가 비슷하고 종자를 맺지 못하며 인경으로 번식한다.

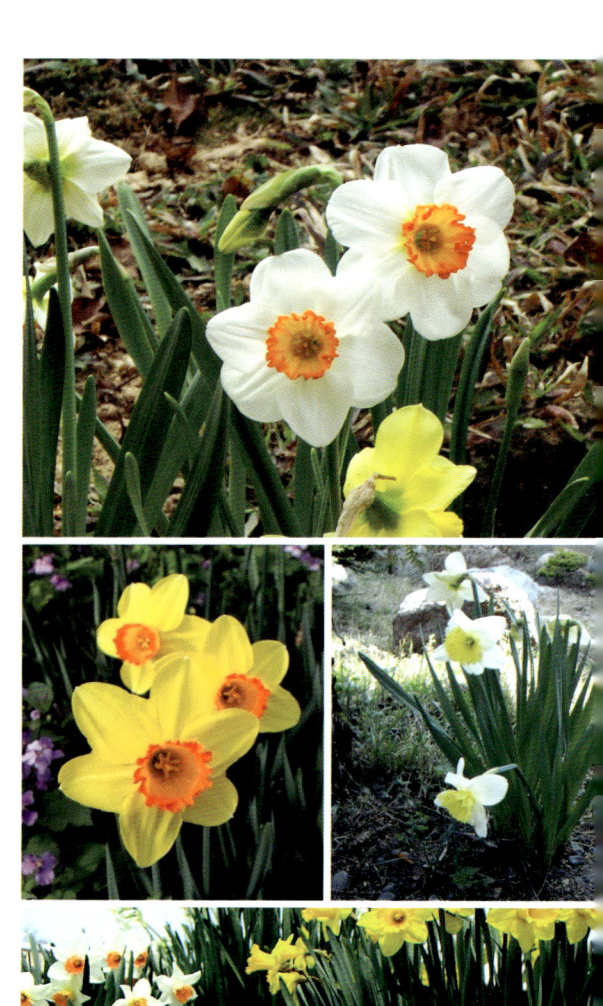

• 약효와 사용방법

종기 – 생비늘 줄기를 금속제 이외의 강판으로 갈아, 약수건으로 짜낸 즙에 소맥분을 조금씩 넣어가면서 크림처럼 개어서, 환부에 직접 발라 위부터 가제로 누른다.

어깨 결린 데 – 위와 같은 것을 환부에 바른다. 이것이 다 마르면 다른 것으로 다시 바르지만, 환부가 발갛게 충혈이 되면 중지한다.

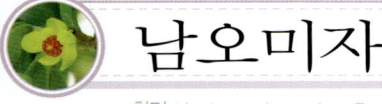

남오미자

학명 Kadsura japonica Dunal　분류 속씨식물문 > 쌍떡잎식물강 > 목련과

남쪽 섬에서 자라는 상록만경으로서 높이가 3m에 달하는 것이 있다.

잎은 혁질이고 호생하며 점첨두예저漸尖頭銳底이며 작은 치아상齒牙狀의 톱니가 드문드문 있고 표면에 윤기가 있다. 꽃은 단성 또는 양성으로서 4~8월에 피고 연한 황백색이며 꽃잎은 6~8개이며 암술과 수술이 많다. 화탁은 적색 장과가 밀착하여 둥글게 되고 지름은 2~3cm로서 적색이며 열매는 9월에 익는다. 껍질은 물에 삶아서 머리 감는 데 이용한다.

• 약효와 사용방법

진해 · 강장 – 건조시켜 놓은 열매 1~2개약 5g를 물 200cc로 달인다. 열매가 질척질척 걸쭉하게 되면 불을 끄고 삼베로 걸러내고, 적당량의 설탕을 넣어 재차 불에 올려 설탕이 녹으면 불에서 내려 식기 전에 복용한다. 이것은 하루의 분량이므로 2~3회에 나누어 식후 30분에 복용한다.

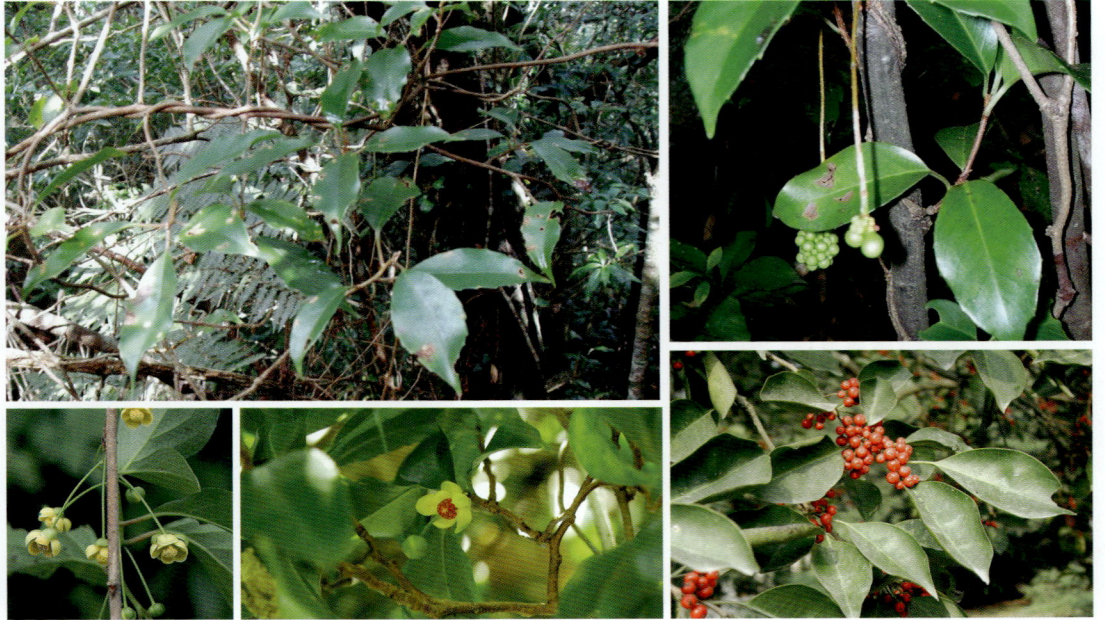

바디나물_{전호}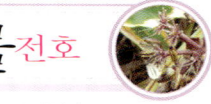

학명 Angelica decursiva (Miq.) Franch.   분류 속씨식물문 > 쌍떡잎식물강 > 미나리과

습지 근처에서 자라는 다년초로서 높이가 80~150cm이고 근경이 짧고 뿌리가 굵다. 근생엽과 밑부분의 잎은 엽병이 길며 길이는 10~30cm로서 엽병 윗부분과 마디에 퍼진 털이 있다. 소엽은 3~5개이지만 다시 3~5개로 깊게 또는 전부 갈라져서 엽신이 흘러 날개 모양으로 되고 난형 또는 피침형이며 길이는 5~10cm, 너비는 2~4cm로서 결각상의 톱니와 예리한 톱니가 있고 엽병 밑부분이 엽초로 되어 원줄기를 둘러싼다. 윗부분의 잎은 작지만 엽병은 이에 비해 작지 않으며 도란형의 엽초로 되고 흔히 자줏빛이 돈다. 8~9월에 긴 화편 끝에서 복산형화서가 발달한다.

• 약효와 사용방법

발한 · 해열 · 진해 · 거담 – 감기 걸렸을 때의 약으로, 초기에 복용하면 좋다. 건조시킨 뿌리를 하루 양 10~15g으로 해서 잘게 잘라서 물 300cc에 넣고 반 정도의 양이 될 때까지 달인다. 하루 3회에 나누어 복용한다.

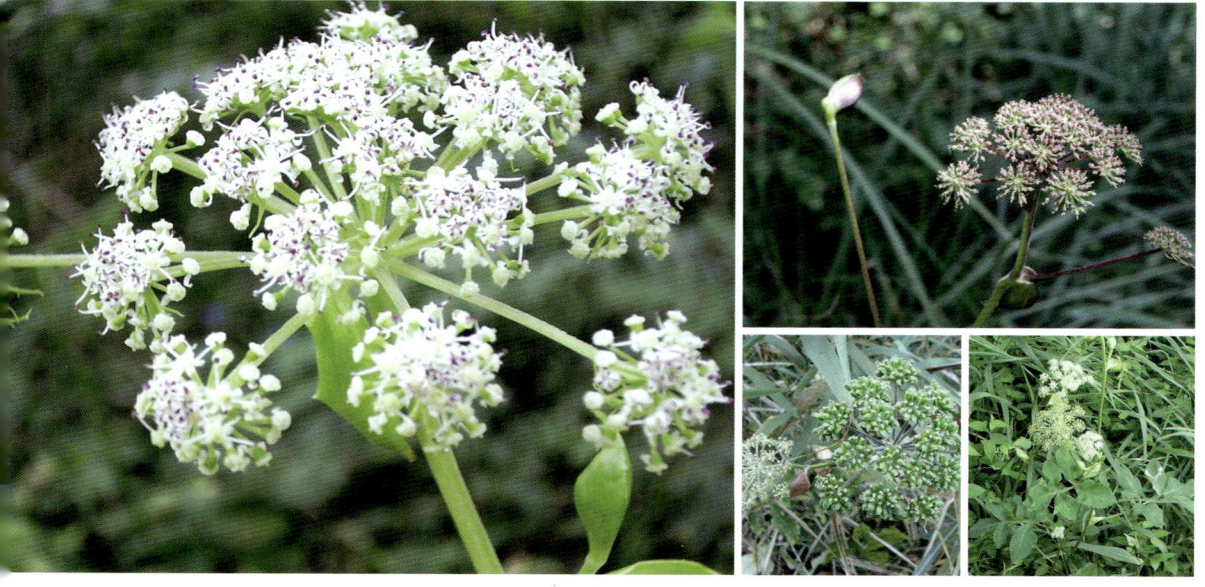

고추

학명 Capsicum annuum L.   분류 속씨식물문 〉 쌍떡잎식물강 〉 가지과

남아메리카가 원산지라고 하며 열대에서 온대까지 널리 재배하고 있는 1년초이지만 열대지방에서는 다년초로서 높이가 6 0m에 달하고 전체에 털이 약간 있다.

잎은 호생하며 엽병이 길고 양끝이 좁고 가장자리가 밋밋하다. 꽃은 여름철에 피며 백색이고 엽액에 1개씩 밑을 향해 달리며 꽃받침은 녹색이고 끝이 얕게 5개로 갈라지며 화관은 얕은 접시 모양이고 지름은 12~18mm로서 5개로 갈라진다.

수술은 5개가 중앙에 모여 달리며 꽃밥은 황색이고 열매는 수분이 적은 장과로서 길이가 5cm이지만 품종에 따라서 보다 큰 것도 있으며 적색으로 익는다. 열매를 신미제로 널리 사용하고 있으나 맵지 않은 것도 있고 관상용으로 발달된 것도 있다.

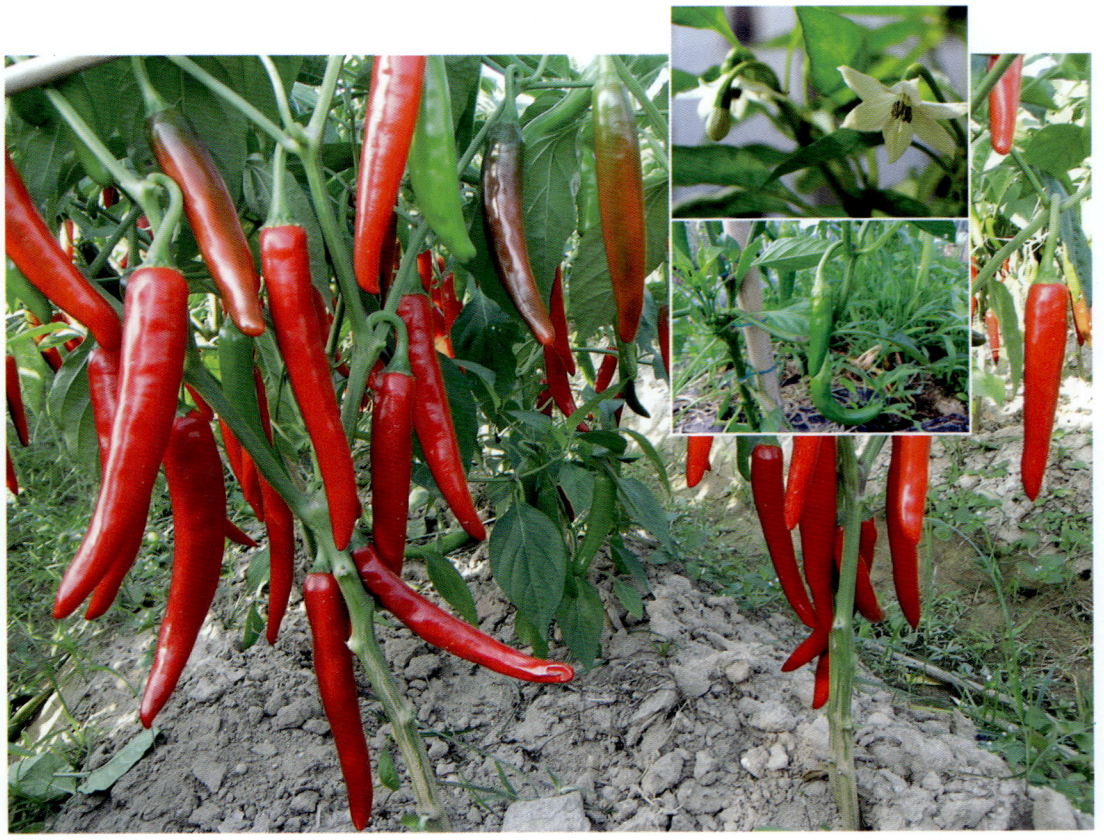

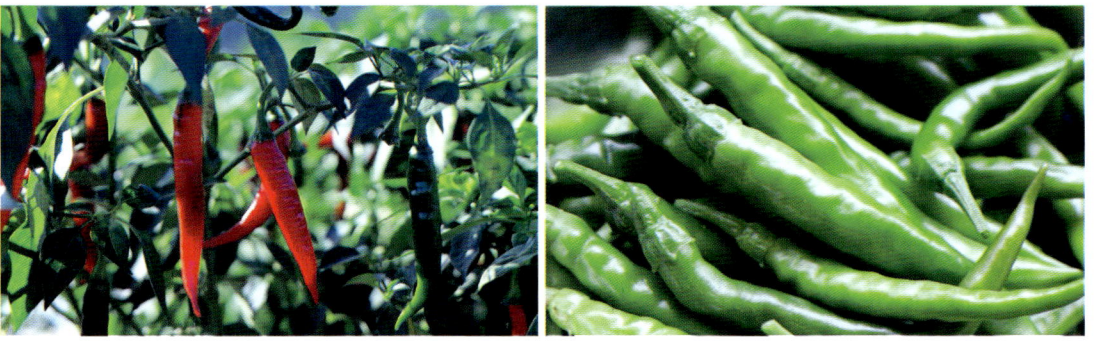

● 약효와 사용방법

신경통 – 고추를 잘게 썰어, 그 전체 양의 4배 정도의 양에 45도 소주에 넣어 20~30일 정도 어둡고 찬 곳에 두었다가, 수건으로 걸러 고추정기를 만들어 아픈 부분에 바른다.

건위 – 위의 고추정기 한 컵에 몇 방울 떨어뜨려서 식전에 복용한다.

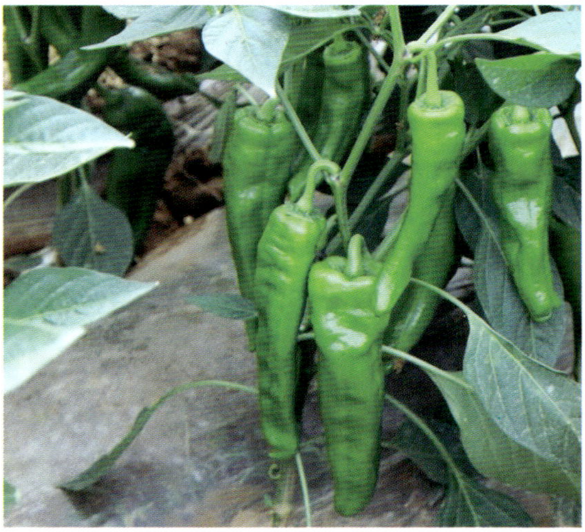

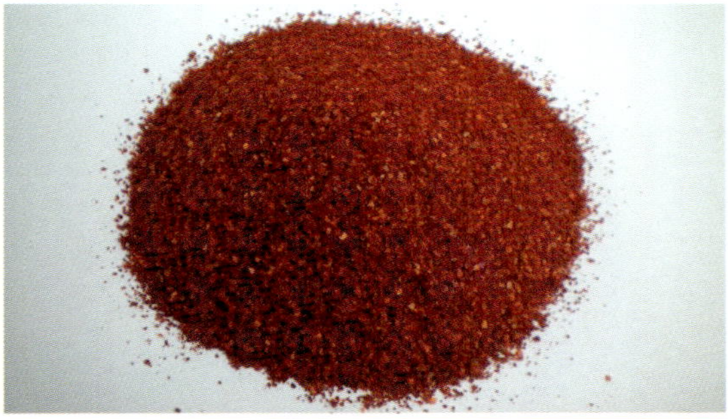

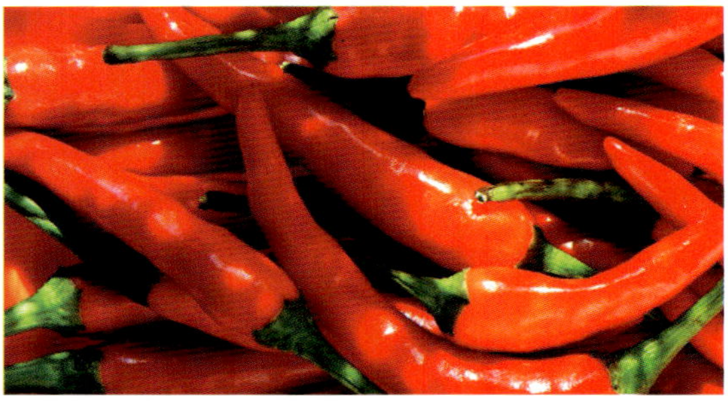

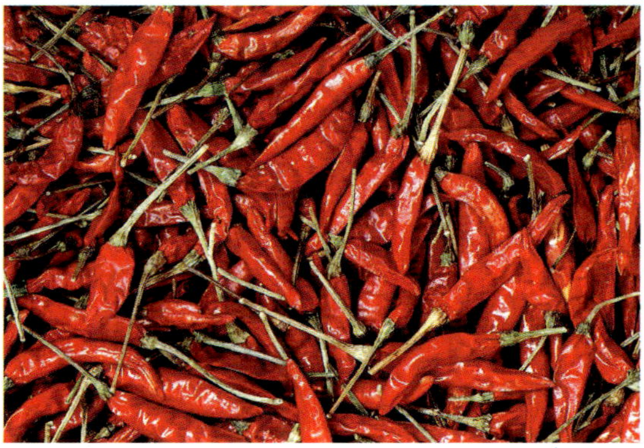

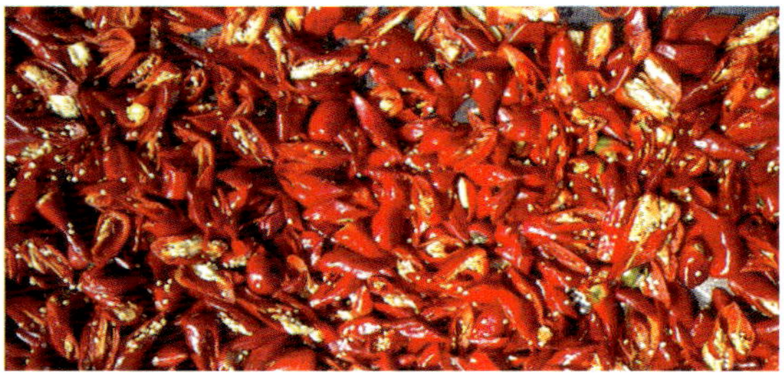

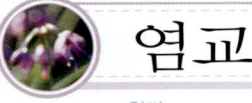

염교

학명 Allium chinese G. Von   분류 속씨식물문 〉 외떡잎식물강 〉 백합과

백합과에 딸린 다년생 풀이다. 중국이 원산지이며 지하 인경에 가늘고 긴 잎이 총생한다. 가을에 잎 사이에서 길이 3cm 가량의 꽃줄기가 나와 자줏빛 꽃을 피우고 산형화서이다. 인경은 식용으로 한다.

● **약효와 사용방법**

식욕촉진 – 생염교를 된장 등에 넣어 소량 먹는다.

복통 – 염교를 잘게 썰어서 건조한 것 5~10g을 물 300cc에 넣고 1/3의 양이 되도록 달여서 마신다.

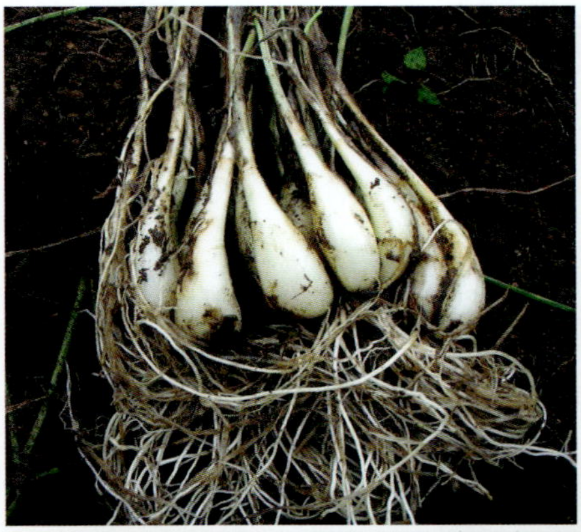

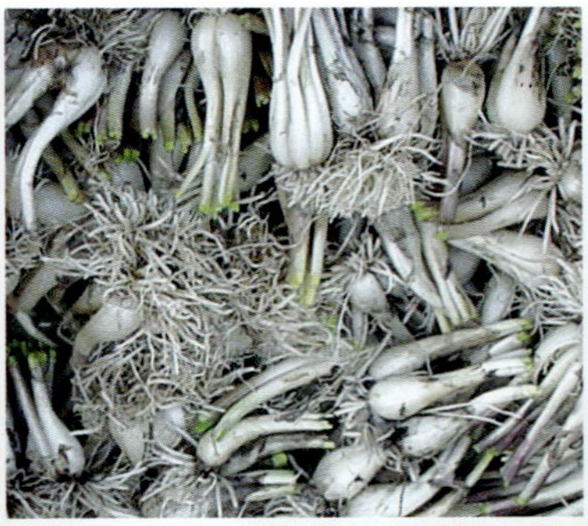

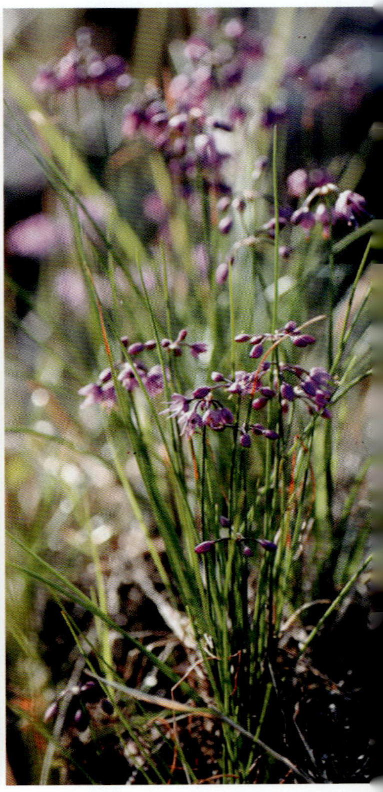

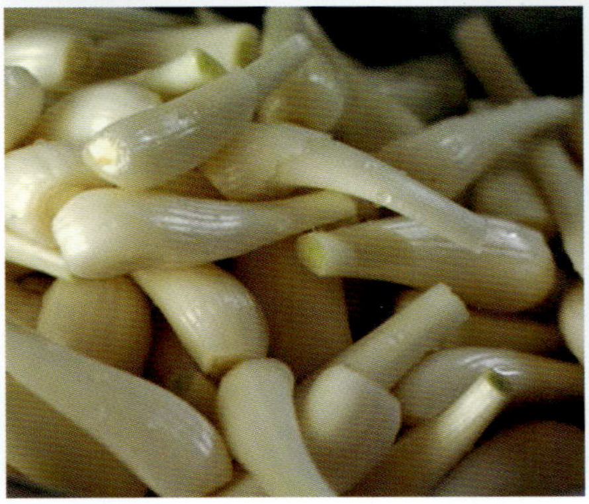

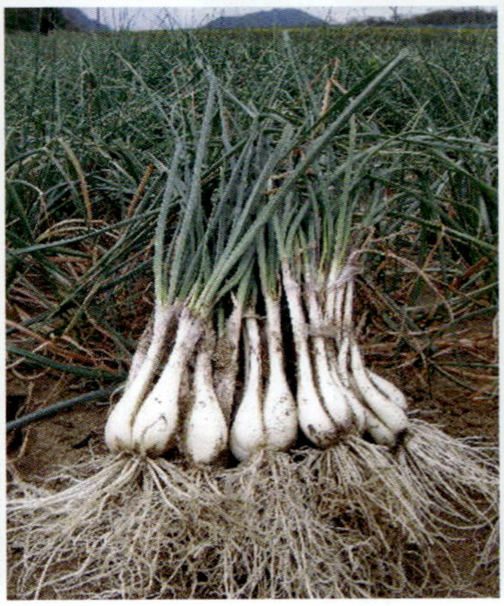

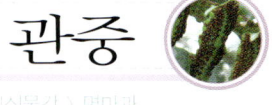
그늘에서 자라는 다년초로서 굵고 곧은 뿌리줄기에서 잎이 윤생한다. 잎은 길이가 1m 내외, 너비는 25cm에 달하며 엽병은 엽신보다 훨씬 짧고 중축中軸과 더불어 인편이 밀생한다. 인편은 윤기가 있으며 황갈색 또는 흑갈색이고 밑부분의 것은 길이가 2cm 정도로서 가장자리 돌기가 있으나 위로 올라갈수록 점차 좁아지며 작아진다. 엽신은 도피침형으로서 2회 우상으로 깊게 갈라지고 우편羽片은 대가 없으며 너비는 1.5~2.5cm로서 거의 우상으로 전열되고 밑으로 갈수록 작아지며 간격이 넓어지고 곱슬털 같은 인편이 있다. 열편은 긴 타원형이며 원형 또는 둔두로서 가장자리에 둔한 톱니가 있고 엽맥은 표면에서 들어가며 측맥은 보통 2개로 갈라진다. 포막은 둥근 심장형이며 가장자리가 밋밋하다. 어린잎을 식용한다.

• 약효와 사용방법

촌충 · 십이지장충 구제 – 에테르 농축액을 복용한다. 구충작용은 강하지만 이 농축액에 따른 중독 증상은 시력 장애 · 혈뇨 · 경련 · 허탈 · 하리이질 등이 생기므로 반드시 의사의 지도로 사용한다.

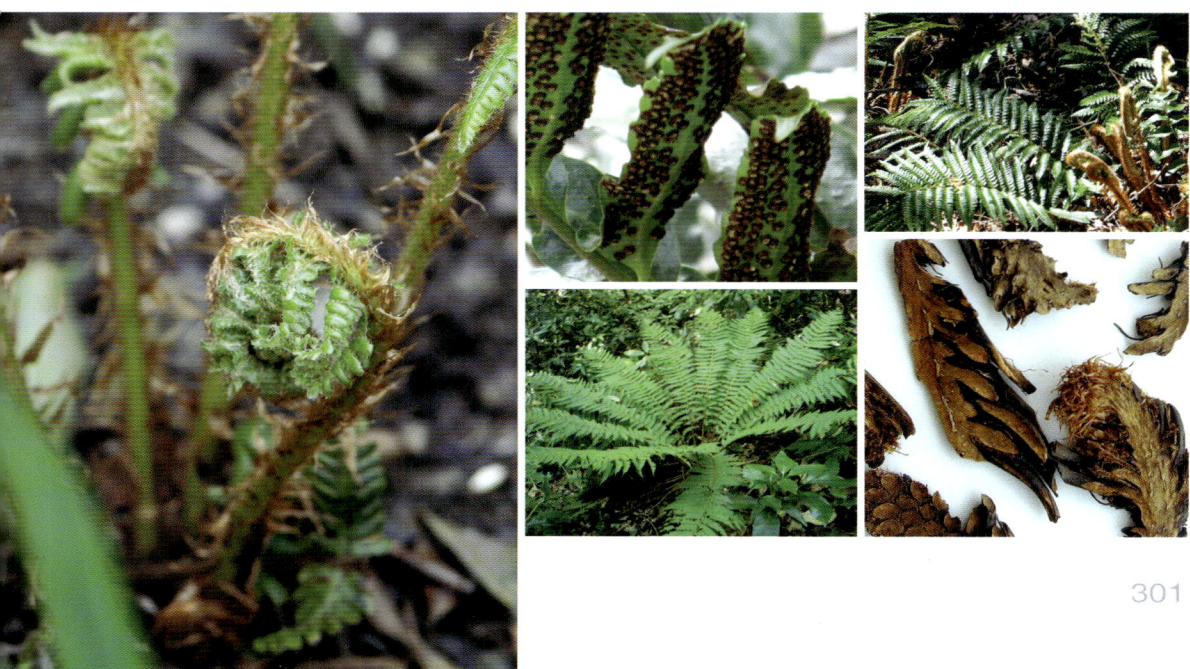

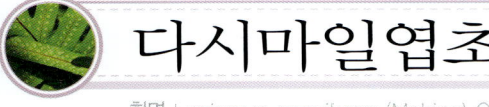

다시마일엽초

학명 Lepisorus annuifrons (Makino) Ching 분류 양치식물문 〉 쌍떡잎식물강 〉 고란초과

제주도 계곡의 바위 겉이나 노목의 원줄기 겉에 붙어서 자라는 다년초로서 근경이 옆으로 뻗으며 잎이 약간 접근하여 나온다. 근경은 지름이 2~3mm로서 인편이 밀생하고 인편은 난상 삼각형으로서 윗부분이 꼬리처럼 급히 좁아지며 흑갈색이지만 가장자리가 좁고 연한 흑갈색이며 길이 1.5~2mm이다.

엽병은 길이가 1~2cm로서 밑부분에 인편이 있다. 엽신은 길이가 10~25cm, 너비는 1~3cm로서 피침형이고 밑에서부터 1/4 정도가 가장 넓으며 끝이 점점 좁아져서 뾰족해지고 밑부분은 예저鋭底 또는 원저圓底이며 가장자리가 밋밋하거나 다소 파상으로 되고 중축은 가늘며 맥이 뚜렷하다. 포자양군胞子囊群은 뒷면 윗부분에 2줄로 달리고 둥글며 포막은 없다.

• 약효와 사용방법

부종 – 이뇨약으로서의 작용이 있으므로 잘 건조한 전초 2~4g을 1회 양으로서 해서 달여 복용한다.

종기·부스럼 – 건조한 전초를 잘게 썰어서 병에 넣어, 잠길 듯 말 듯할 정도로 참기름을 넣어 1~2개월 지나면 그것을 환부에 바른다.

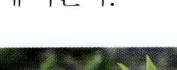

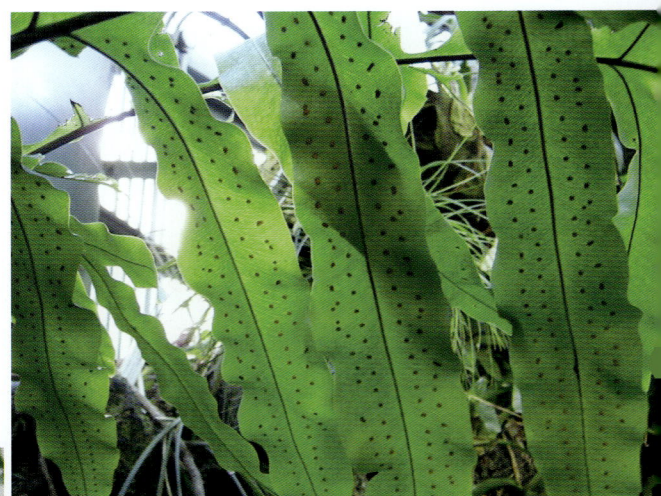

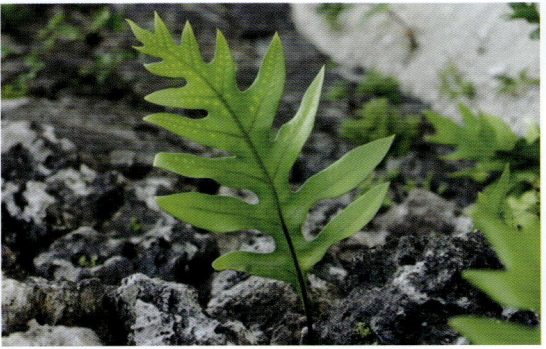

산초나무

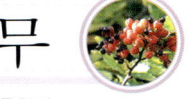

학명 Zanthoxylum schinifolium S. et Z.　분류 속씨식물문 〉 쌍떡잎식물강 〉 운향과

산야에서 흔히 자라는 낙엽수목으로서 높이가 3m에 달하고 소지에 가시가 있다. 소엽은 13~21개이고 끝이 좁아지고 밑부분이 예저이며 길이는 1.5~5cm로서 가장자리에 피상의 잔톱니가 있고 엽축에 잔 가시가 있다. 꽃은 9월에 피며 지름은 3mm로서 연한 녹색이고 향기가 없으며 정생하는 길이가 5~10cm의 산방화서에 달리고 소화편에 마디가 있다.

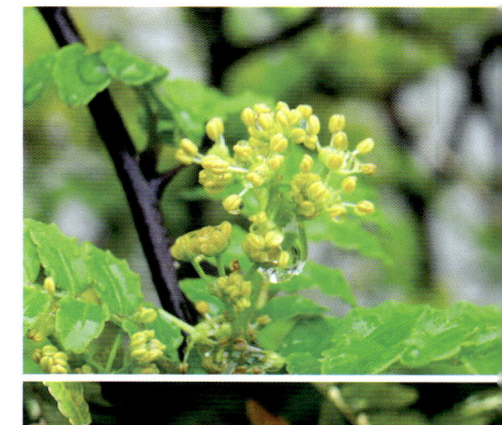

꽃받침잎은 난상 원형이며 꽃잎은 길이가 2mm로서 피침형이고 안으로 꼬부라지며 수술은 꽃잎과 길이가 같고 곧추서기 때문에 밖으로 나오며 암술은 끝이 3개로 갈라진다.

열매는 녹갈색이고 길이는 4mm로서 흑색 종자가 들어 있다. 가시가 없는 것을 민산초, 가시의 길이가 2mm 이내이고 잎이 난형 또는 난상타원형인 것을 전주산초, 잎이 좁고 길이가 1cm 미만인 것을 좀산초라고 한다. 종자로 기름을 짜고 열매를 먹기도 한다.

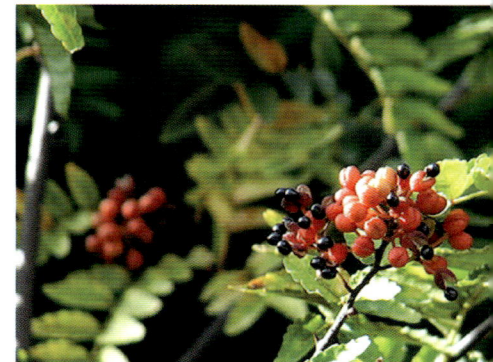

• 약효와 사용방법

기침 – 열매의 1회 양 5g을 물 200cc에 넣고 1/2의 양이 되도록 달여 식기 전에 복용한다. 소량의 설탕을 넣어도 좋다.

타박상 – 건조한 잎을 될 수 있는 한 분말로 해서, 여기에 계란의 흰자위를 섞어 개어서 거기에 소량의 소맥분을 넣어서 크림 같은 형태로 하여 환부에 될 수 있는 한 두껍게 바른다. 위에 목면포 등을 덧대어 가볍게 눌러 준다. 환부 염증의 열이 빠져나가면, 약은 딱딱해지므로 새것으로 다시 바른다. 딱딱하게 된 약을 무리하게 떼어 내면 아프므로 미지근한 물로 닦듯이 하면 좋다.

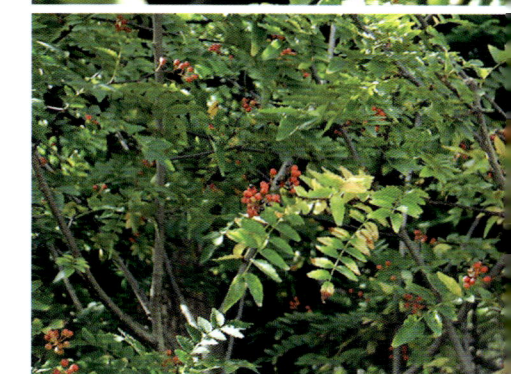

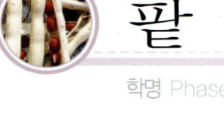

팥

학명 Phaseolus angularis W. F. WIGHT 분류 속씨식물문 〉 쌍떡잎식물강 〉 콩과

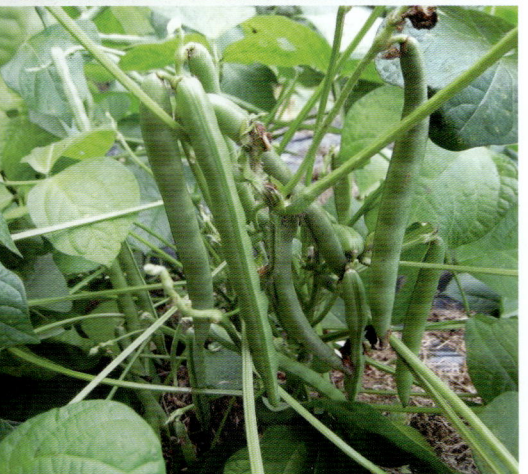

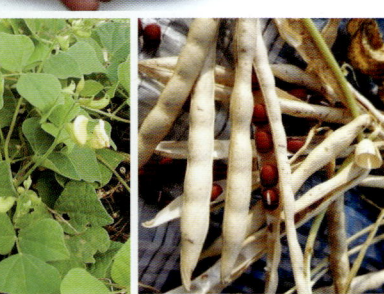

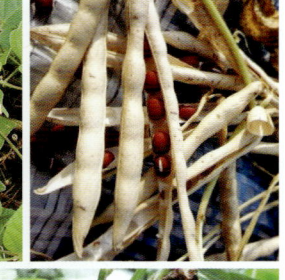

중국에서 들어온 재배작물로서 높이가 30~50cm이고 곧추서거나 덩굴성이며 옆으로 퍼져 긴 털이 있다. 잎은 호생하고 긴 엽병 끝에 3개의 소엽이 달린다. 측소엽은 엽병이 길며 심장형이고 정소엽은 넓은 난형이며 때로는 말게 3개로 갈라지고 길이가 6~10cm, 너비는 5~5cm로서 가장자리가 밋밋하며 끝이 뾰족하고 밑부분이 둥글다.

탁엽은 중앙부에 달리며 소탁엽小托葉은 밑으로 붙는다. 꽃은 8월에 피며 길이와 지름이 각각 1cm 정도로서 황색이다. 꽃받침은 끝이 얕게 갈라지며 자방은 꾸불꾸불하며 끝에 털이 있고 용골판은 꾸불꾸불하지만 꼬이지 않았다. 꼬투리는 원주형이고 털이 거의 없으며 길이는 6~10cm로서 6~10개의 종자가 들어 있고 종자는 품종에 따라 색이 여러 가지이다. phaseolin이 들어 있는 종자를 이뇨제로 사용하거나 각기脚氣에 사용한다.

● 약효와 사용방법

각기 · 최유 – 소금이나 설탕을 전혀 넣지 않고, 물만으로 끓인 팥죽은 각기에 좋다고 옛날부터 전해지고 있다. 또 모유를 잘 나오게 한다고 한다.

변비 · 숙취 – 위처럼 물로 끓인 팥죽을 먹으면 좋다.

소염 · 이뇨 – 적소두赤小豆 : 팥의 생약명 20~30g을 물 400cc에 넣고 달여서 반량이 되면 하루 3회, 공복 시에 복용한다. 부었을 때 의사에게 보이기 전에 민간 요법으로서 권장할 만하다.

배풍등

학명 Solanum lyratum Thunb.   분류 속씨식물문 〉 쌍떡잎식물강 〉 가지과

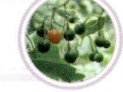

줄기의 기부만 월동하는 다년초로서 길이가 3m에 달하고 끝이 덩굴 같으며 줄기와 잎에 선상의 털이 있다. 잎은 호생하고 난형 또는 긴 타원형이며 첨두 심장저이고 길이는 3~8cm, 나비는 2~4cm로서 보통 기부에서 1~2쌍의 열편이 갈라진다.

화서는 잎과 대생하며 가지가 갈라져서 백색꽃이 피고 화경은 길이가 1~4cm이며 꽃받침에 둔한 톱니가 있고 화관은 수레바퀴 모양이며 5개로 깊게 갈라지고 열편은 피침형으로서 뒤로 젖혀진다. 꽃밥은 길이가 3mm 정도로서 구멍으로 터지며 열매는 둥글고 지름은 8mm로서 적색으로 익는다. 줄기에 털이 없고 잎에 연모가 있으며 전혀 갈라지지 않은 것을 왕배풍등이라고 하며 제주도에서 자란다.

● 약효와 사용방법

대상포진帶狀疱疹 – 열매째 전초를 식초에 담갔던 것을 꺼내어 환부에 직접 대면 좋다. 내복은 하지 않는다.

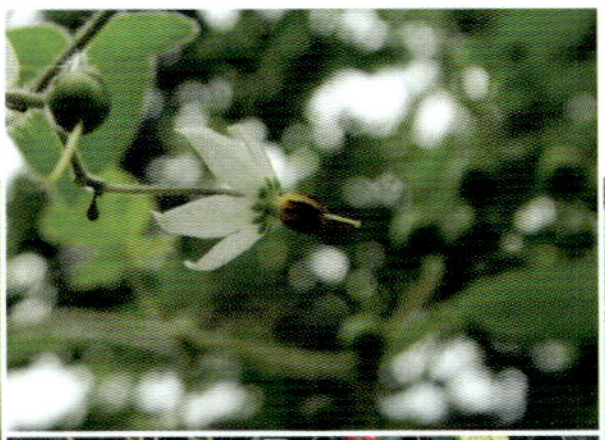

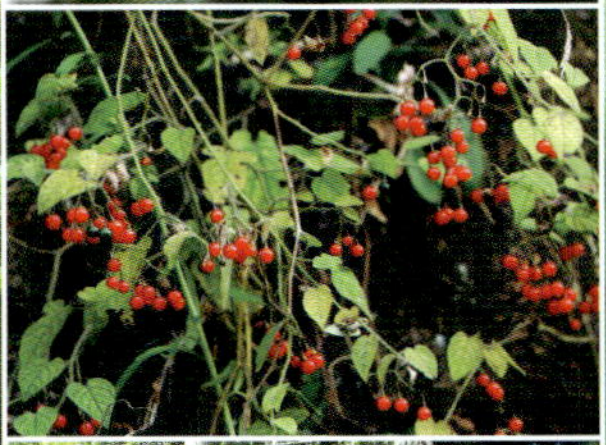

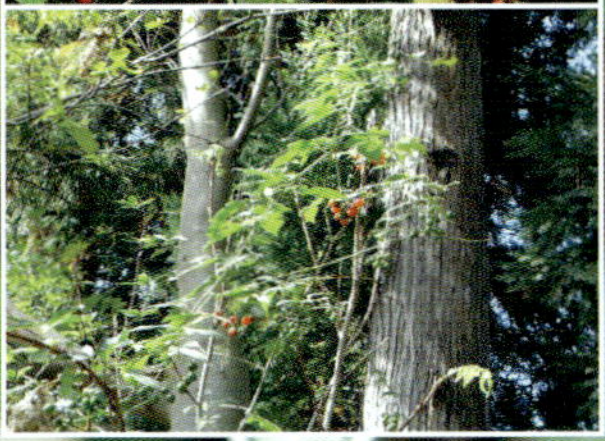

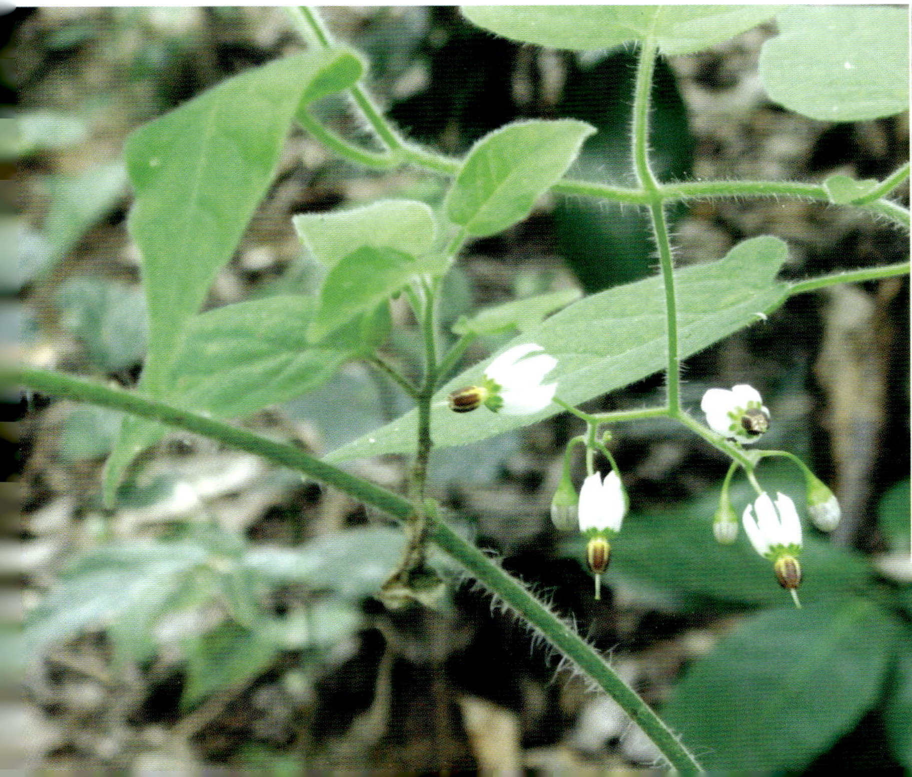

석위

학명 Pyrrosia lingua(THUNB,) FARWELL　분류 양치식물문 〉 고사리강 〉 고란초과

바위 또는 노목 겉에 붙어서 자라는 상록다년초로서 뿌리줄기는 옆으로 길게 뻗으며 지름은 3mm이고 적색 또는 자갈색 인편으로 덮인다. 인편은 선상線狀 피침형으로서 길이가 4mm 정도이며 밑부분은 흑갈색이지만 끝과 가장자리로 갈수록 연해져서 회갈색이 되고 가장자리에 털같은 돌기가 있다.

엽병은 길이가 10～26cm로서 딱딱하며 홈이 파지고 성상모가 있으나 밑부분이 근경에서 나와 인편으로 덮인 짧은 가지와 연결되며 인편은 길이가 7～8mm이다. 엽신은 넓은 피침형 또는 난상 피침형으로서 양 끝이 좁고 두꺼우며 표면은 짙은 녹색으로서 털이 없으나 뒷면은 갈색이 도는 성상모가 밀생하고 중근이 뚜렷하게 도드라진다. 포자양군胞子襄群은 뒷면 전체에 산재한다. 잎과 뿌리를 마질약麻疾藥 및 이뇨제로 사용한다.

• 약효와 사용방법

이뇨 – 하루 6～12g을 정량으로 하여 물 400cc에 넣고 1/3의 양이 될 때까지 달여 3회에 나누어 복용한다.

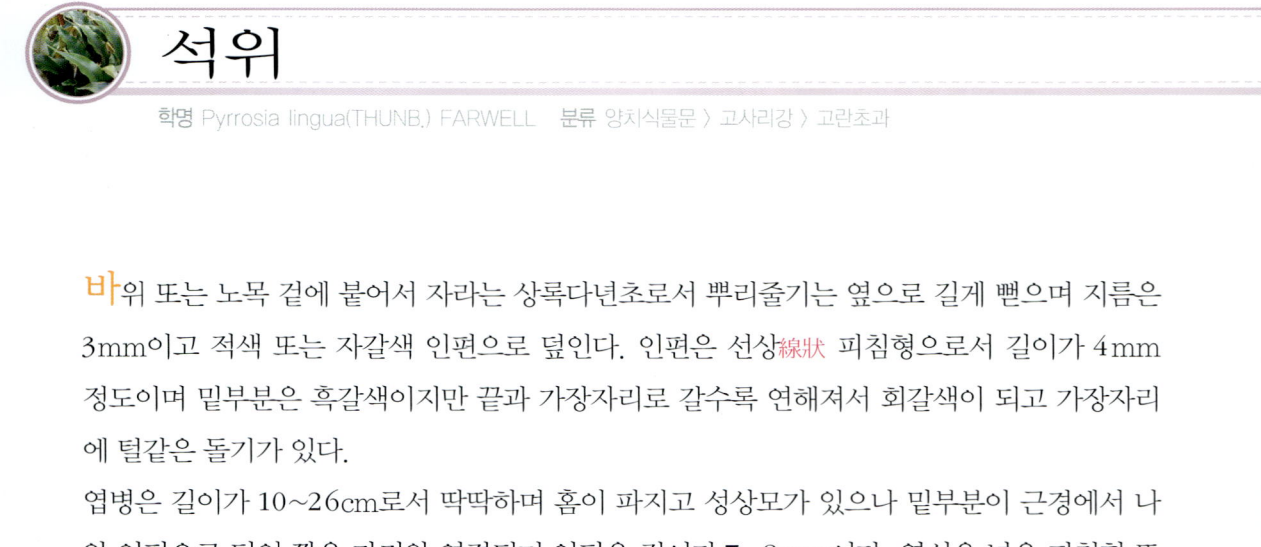

개산초

학명 Zanthoxylum planispinum S. et Z   분류 속씨식물문 〉 쌍떡잎식물강 〉 초롱꽃과

전남 및 경상도에서 자라는 상록관목으로서 높이가 4 m에 달하고 작은 가지에 털이 없으며 탁엽이 변한 편평한 가시가 있다.

잎은 호생하고 난형 또는 난상피침형이고 가장자리에 투명한 선점과 더불어 잔 톱니가 있다. 화서는 총상總狀 또는 복총상화서이고 연한 황색의 소화가 달리고 꽃은 이가화로서 6월에 핀다. 열매는 9월에 익으며 종자는 흑색이다.

• 약효와 사용방법

건위 · 복통 − 5~10g을 1회 양으로 해서, 물 300cc에 넣고 1/3의 양이 되도록 달여 복용한다.

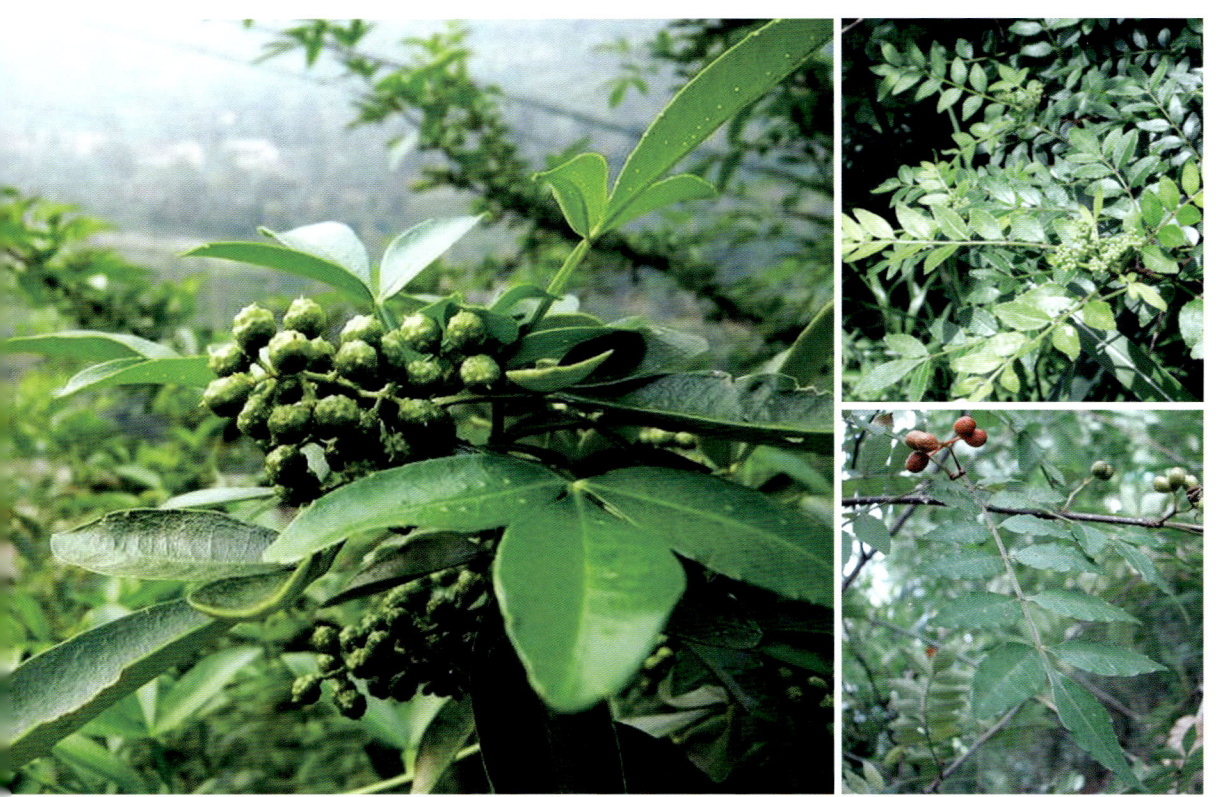

속새

학명 Equisetum hyemale L. 　분류 양치식물문 〉 속새식물강 〉 속새과

제주도와 강원도 이북의 숲 속 습지에서 자라는 상록다년초로서 높이가 30~60cm이다.
지하경은 옆으로 뻗으며 지면 가까운 곳에서 여러 개로 갈라져 나오기 때문에 여러 줄기가 총
생하는 것같이 보이고 짙은 녹색이다.
퇴화된 비늘 같은 잎은 서로 붙어 마디 부분을 완전히 둘러싸서 엽초葉草로 되며 끝이 톱니 모
양이고 각 능선과 교대로 달린다. 원줄기의 능선에는 규산염이 축적되어 딱딱하다.

• 약효와 사용방법

장출혈 · 치출혈痔出血의 지혈 – 하루 양 15~20g을 물 400cc에 넣고 1/2의 양이 되도록 달
여 복용한다.
감기의 해열 – 1회 양 2~6g을 물 300cc로 1/2의 양이 되도록 달여 복용한다.

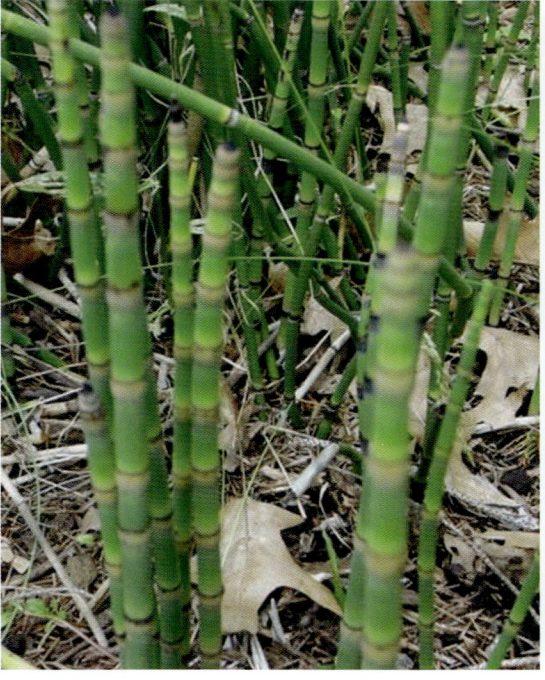
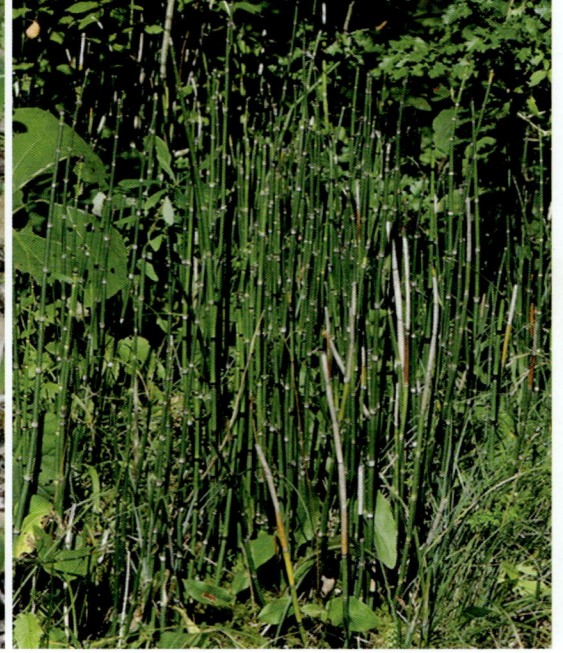

산들깨

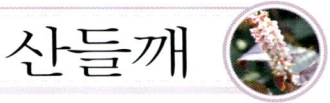

학명 Mosla japonica (Benth.) Maxim. 분류 속씨식물문 〉 쌍떡잎식물강 〉 꿀풀과

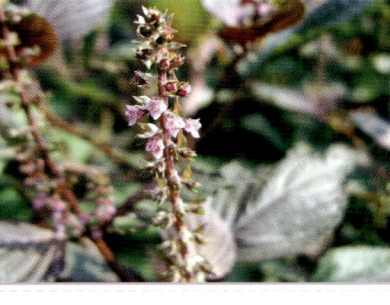

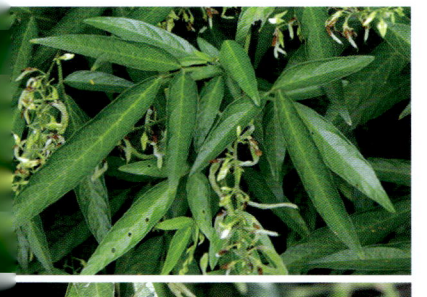

전라도·경상도 및 경기도에서 자라는 1년초로서 포가 뚜렷하게 큰 것이 비슷한 종류와 다르고 높이가 10~40cm이며 홍자색이 돈다. 꽃은 7~8월에 피고 연한 홍자색이며 가지 끝과 원줄기 끝에 총상이 달리고 포는 난형이며 길이는 3~6mm로서 열매가 익을 때의 꽃받침보다 짧지만 밑부분의 몇 개는 보다 긴 것도 있다.

• 약효와 사용방법

근육피로 – 시중에 판매되고 있는 산들깨를 구해서 아픈 곳에 바른다.

된장풀

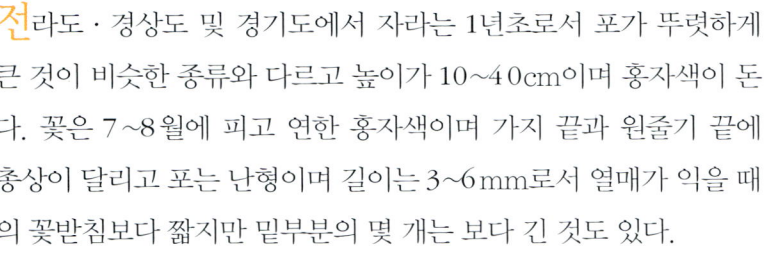

학명 Desmodium caudatum (Thunb.) DC. 분류 속씨식물문 〉 쌍떡잎식물강 〉 콩과

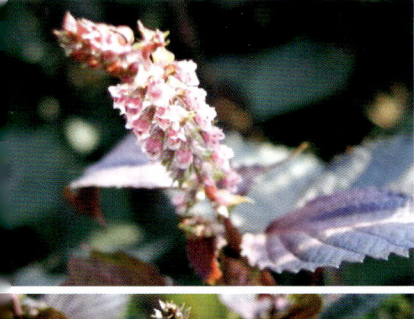

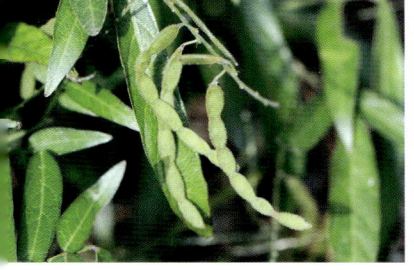

제주도에서 자라는 낙엽소관목으로서 높이가 1.5m에 달하고 전체에 털이 다소 있다. 꽃은 6월에 피고 길이가 7mm로서 누런 빛이 도는 백색이며 꽃받침은 털이 있고 윗부분이 5개로 갈라지며 열편은 피침형 또는 능형이다. 경생엽莖生葉을 된장에 넣으면 구더기가 생기지 않기 때문에 된장풀이라고 한다.

• 약효와 사용방법

산후産後의 복통 – 건조한 잎을 하루 양으로 해서 5~10g을 물 600cc에 넣고 1/2 양이 되도록 달여 3회에 나누어 복용한다.

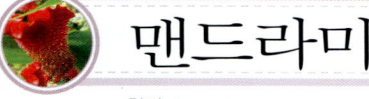

맨드라미

학명 Celosia cristata L. 분류 속씨식물문 〉 쌍떡잎식물강 〉 비름과

관상용으로 심고 있는 1년초로서 높이가 90cm에 달하며 곧추자라고 털이 없으며 흔히 붉은 빛이 돈다. 잎은 호생하고 엽병이 길며 끝이 뾰족하고 길이는 5~10cm, 나비는 1~3cm로서 밑부분이 예저이다.

꽃은 7~8월에 피고 화경이 편평한 맨드라미처럼 되어 대가 없는 잔꽃이 밀생하며 홍색·황색 및 백색이고 꽃받침이 5개로 갈라지며 열편은 길이가 5mm 정도로서 넓은 피침형이다. 수술은 5개로서 꽃받침보다 길고 수술대 밑이 서로 붙어 있으며 암술은 1개이고 긴 암술대가 있다. 열매는 난형으로서 꽃받침으로 싸여 있으며 끝에 암술대가 남아 있고 옆으로 갈라져서 뚜껑처럼 열리며 3~5개의 흑색 종자가 그 속에서 나온다. 꽃을 지사제로 사용한다.

• 약효와 사용방법

하리이질를 멎게 할 때 – 건조한 꽃을 분말로 해서 1회 양 4~8g을 그대로 공복 시에 물로 복용한다.

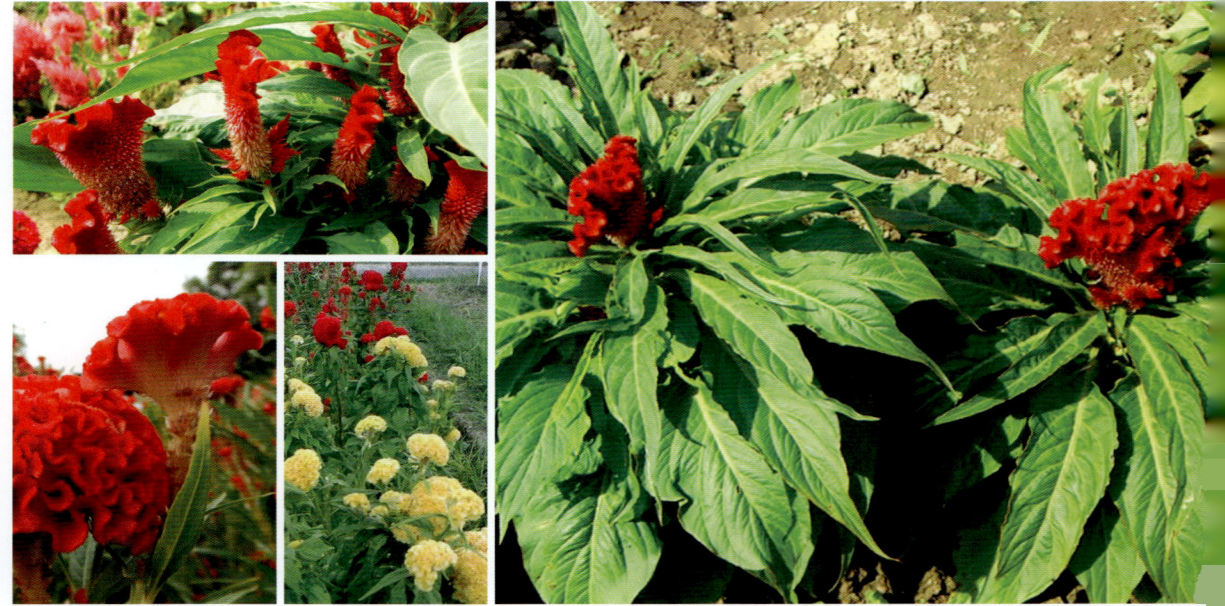

풀고사리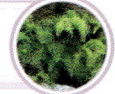

학명 Gleichenia japonica Spreng.　분류 양치식물문 〉 고사리강 〉 풀고사리과

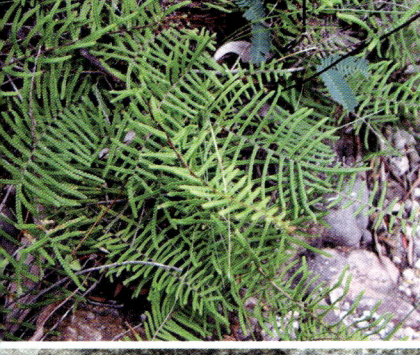

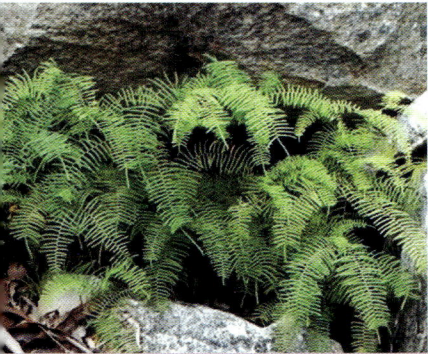

상록초목으로서 엽병은 원추형이고 열편은 긴 타원형이며 포자는 4개씩 모여서 1줄로 배열되고 포막_{苞膜}이 없으며 환대_{環帶}가 옆으로 발달한다.

엽병 끝에 달린 눈에서 가지가 뻗고 끝에 1쌍의 우편과 눈이 있으며 높이가 2m에 달하는 것이 있다.

• 약효와 사용방법

이뇨 – 1회 4~8g을, 물 400cc에 넣고 1/2 양으로 달여 복용한다.

광나무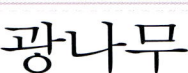

학명 Ligustrum lucidum Aiton　분류 속씨식물문 〉 쌍떡잎식물강 〉 물푸레나무과

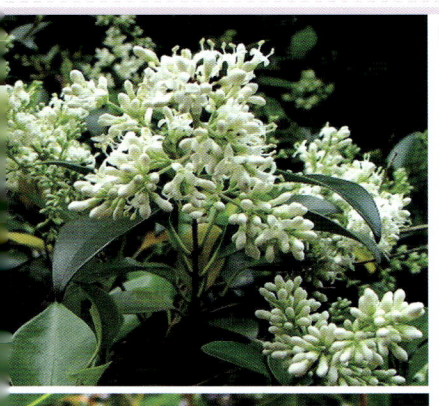

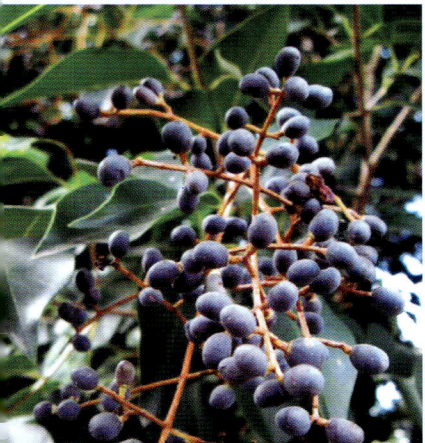

전남 및 경남 이남에서 자라는 상록수목으로서 높이가 3~5m이며 가지는 회색이고 피목이 뚜렷하다.

꽃은 7~8월에 피고 화관은 길이가 5~6mm이며 통부는 열편보다 약간 길거나 같고 뒤로 젖혀진다. 열매는 10월에 자흑색으로 익으며 겨울에도 남아 있다.

• 약효와 사용방법

강장 · 강정强精 – 여정자女貞子 : 생약명주를 마시면 좋다. 45도의 소주 1.8ℓ에 여정자 200g, 정제 설탕 200g을 담가서 6개월 후에 걸러서 복용한다. 하루 3회, 1회 20cc씩 마신다.

밤나무

학명 Castanea crenata S.et Z.　분류 속씨식물문 〉 쌍떡잎식물강 〉 참나무과

평남과 함남 이남에서 자라며 높이가 15m, 지름은 1m로서 수피가 세로로 갈라지고 소지는 자줏빛이 도는 적갈색으로서 단모單毛 또는 성모가 있으나 없어진다.

잎은 호생하며 피상의 톱니가 있다. 꽃은 일가화로서 백색이며 새 가지 밑부분의 엽액에서 곧추자라는 꼬리 화서에 많이 달린다. 열매는 9~10월에 익고 각두殼斗의 포침은 길이가 3cm로서 털이 거의 없거나 잔털이 있다. 견과堅果는 3개 또는 1개씩 들어 있으며 윗부분에 백색털이 있으며 차갈색으로 익는다. 과주가 짧고 내피가 잘 벗겨지지 않는다.

• 약효와 사용방법

옻이 올랐을 때 – 잘 건조한 잎을 한 줌 정도의 양을 물 500cc에 넣고 달여 식으면 환부에 바른다. 건조한 잎이 없을 때는 나무껍질이나 밤의 가시 돋힌 껍질도 좋다. 밤껍질은 2개 정도 또 나무껍질은 밤껍질 양의 1~2배 정도의 양이 좋다.

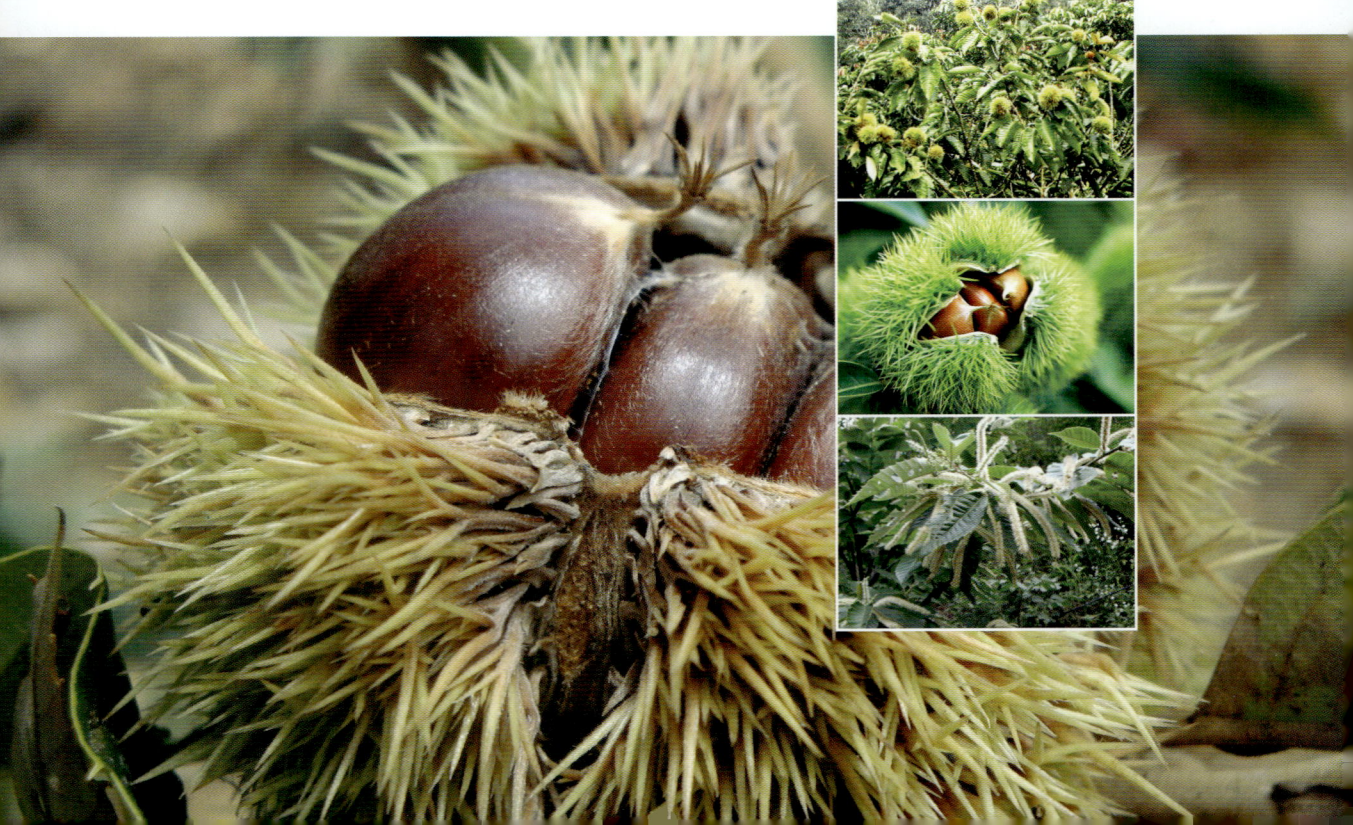

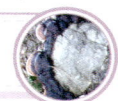
북반구 온대지방에 넓게 분포한다. 매실·상수리나무·졸참나무 등의 활엽수가 마른 것 또는 살아 있는 나무의 줄기와 뿌리에 난다. 산傘은 신장형腎臟形으로 적갈색에서 자갈색까지 다양하고 윤기가 있다. 산의 표면은 황백색으로 무수히 많은 작은 구멍이 있고 이 구멍의 내벽에 다수의 단자포자單子胞子가 생긴다. 포자는 갈색의 난형으로 너무 작아서 육안으로는 보이지 않는다. 성분은 당질 톨루하로이스를 함유한다.

이것은 균류 공통 성분으로서 알려져 있고 비환성의 이당류이다. 스테로이드의 에르고스테롤도 함유한 균류 공통 성분으로 자외선에 따라 비타민 D2로 변화한다.

• 약효와 사용방법

간장 질환·갱년기 장애 – 하루 양 2.5~5g을 물 600cc에 넣고 1/2의 양이 되도록 달여 복용한다. 혈압 강하·항혈전증抗血栓症·항위궤양·항알레르기 등의 병증에도 좋다는 보고가 있다.

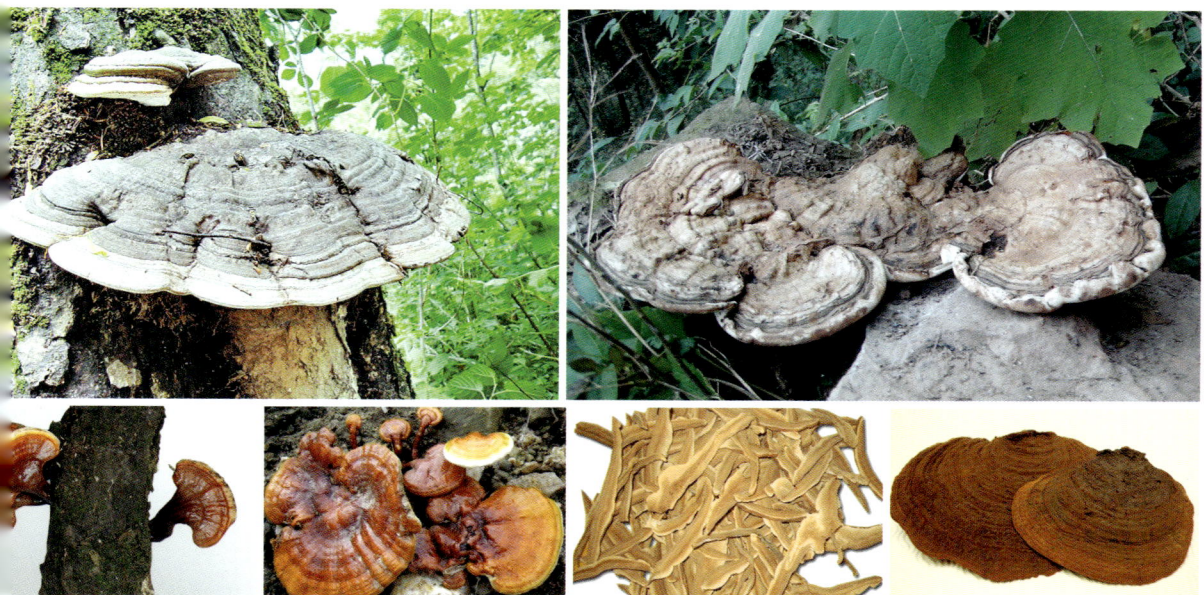

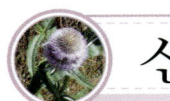

산토끼꽃

학명 Dipsacus japonicus Miquel   **분류** 속씨식물문 〉 쌍떡잎식물강 〉 산토끼꽃과

경북 및 강원도에서 자라는 2년초로서 높이가 1m 이상에 달하고 윗부분에 능선이 있으며 밑부분에 굵은 자모刺毛가 산생散生한다. 잎은 대생하고 밑부분의 것은 우상으로 갈라지며 엽병이 길고 날개가 있으며 열편은 긴 타원형 또는 사각상 난형이고 가장자리에 뾰족한 톱니가 있다. 꽃은 8월에 피며 홍자색이고 긴 화경 끝의 두상화서頭狀花序에 달린다.

수과는 길이가 6mm 정도로서 상반부에 털이 약간 있으며 8개의 능선이 있다.

● 약효와 사용방법

요통 · 종기의 통증 – 하루 양으로 5~10g을 물 600cc에 넣고 1/2 양까지 달여 복용한다.

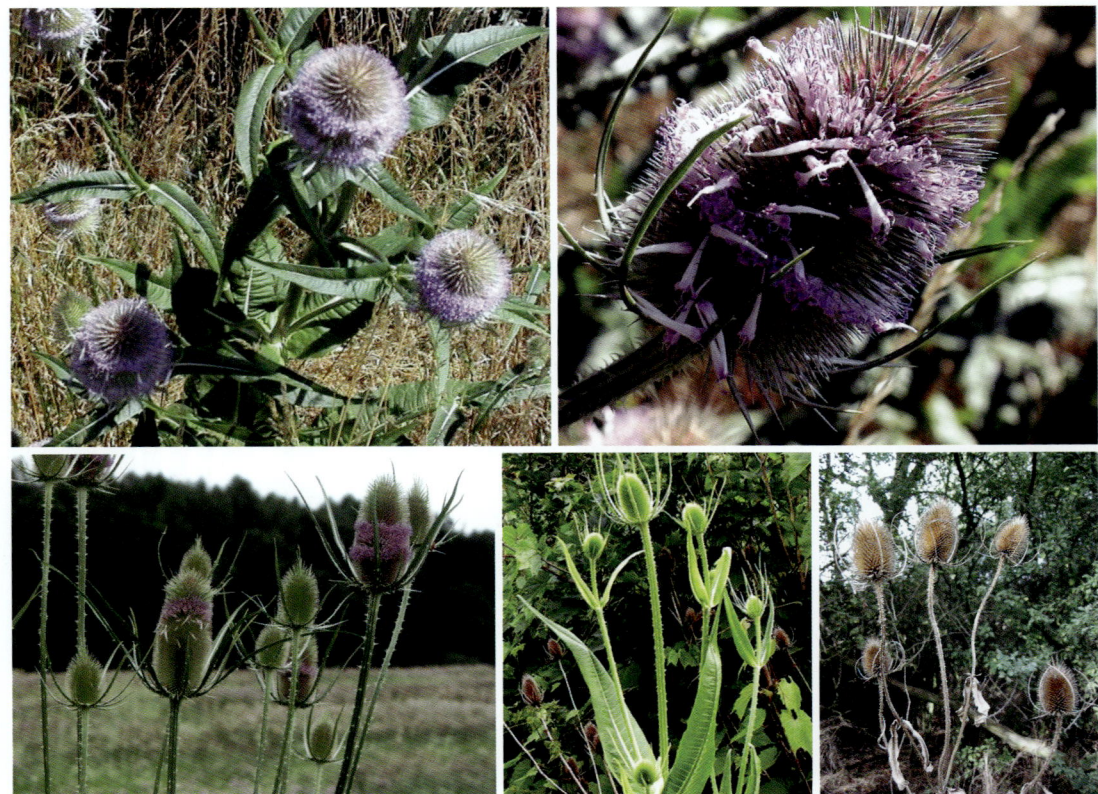

표고버섯

학명 Lentinus edodes (Berk.) Sing   분류 담자균문 〉 균심아강 〉 느타리과

우리나라 · 중국 · 일본을 비롯해 동남 아시아에 분포한다. 최근에는 인공 재배의 기술이 발달되어 농가에서 재배되고 있다. 천연으로는 졸참나무 · 뽕나무 · 모밀잣밤나무 · 떡갈나무 등의 마른 가지에 봄과 가을 2회 발생한다. 표면은 적갈색에서 암갈색 등이며 표면의 주름은 촘촘하며 흰색이다. 성분은 에르고스테롤 건조품에는 약 0.3% 외에 향기 성분은 함유화합물의 렌티오닌으로서 맛의 본체는 5′−과닐산나트륨이고 비타민 B2는 말린 표고버섯 100g 중 1.7 mg이 들어 있다. 맛과 향기 모두 말린 표고버섯이 생것보다 높다.

• 약효와 사용방법

숙취 − 표고버섯을 달여 마시면 술기가 빠지고, 어류의 독을 풀어 주며 규칙적으로 먹으면 위장이 좋아진다.

영양적으로 효과가 있는 식물성 건강 식품 − 단백질 · 지방 · 당질 · 섬유 · 회분 · 칼슘과 철 · 비타민 B2 등 영양적으로 흠잡을 데가 없는 성분이 많아서 맛과 향도 좋다. 날것에도 건조한 것에도 기본적으로는 같은 성분이 함유되어 있기 때문에 건강식품으로 먹는 것은 보다 좋은 체질을 만드는 데 아주 좋다.

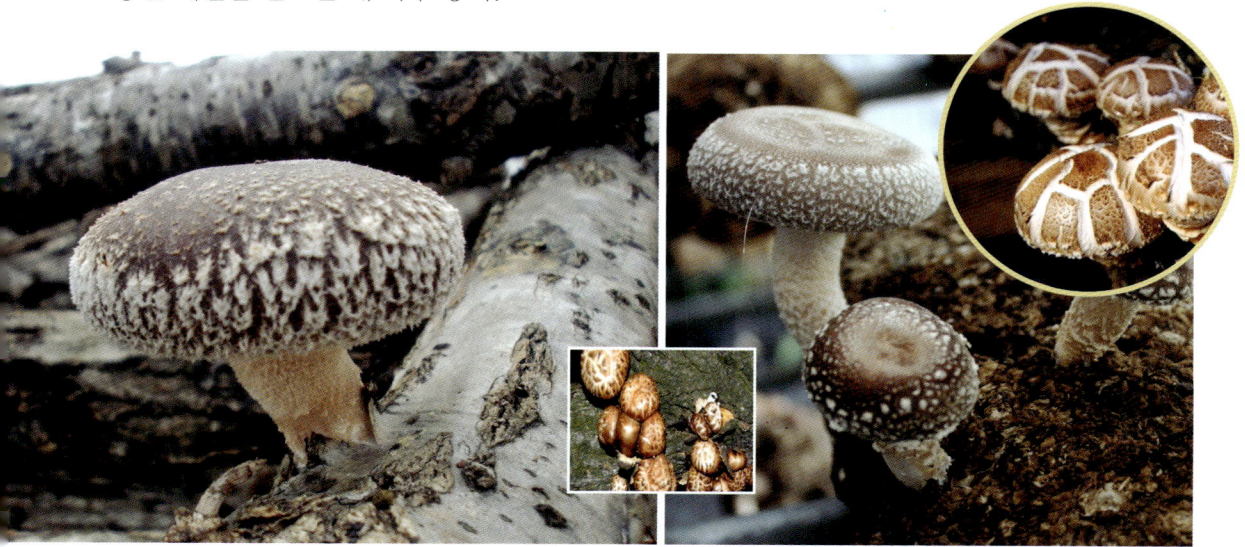

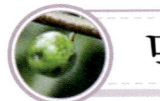

먹구슬나무

학명 Melia azedarach var japonica   분류 속씨식물문 〉 쌍떡잎식물강 〉 먹구슬나무과

건조시킨 껍질은 촌충구제에 이용된다. 열매는 가을에 노랗게 익은 것을 채취해서 과육 부분을 생것 그대로 이용한다. 점질에는 탄닌과 쓴맛의 말고신, 아스카롤 등을 포함해서 구연산과 사과산도 함유하고 있다. 열매는 지방유·탄닌·쓴맛의 말고신·포도당 등을 함유한다.

● **약효와 사용방법**

살갗 튼 데·동상 – 노랗게 익은 생열매의 과육 부분만 으깨, 환부에 바른다.

촌충구제 – 건조시킨 껍질 6~10g을 달여 하루 2회, 아침저녁으로 공복에 복용한다.

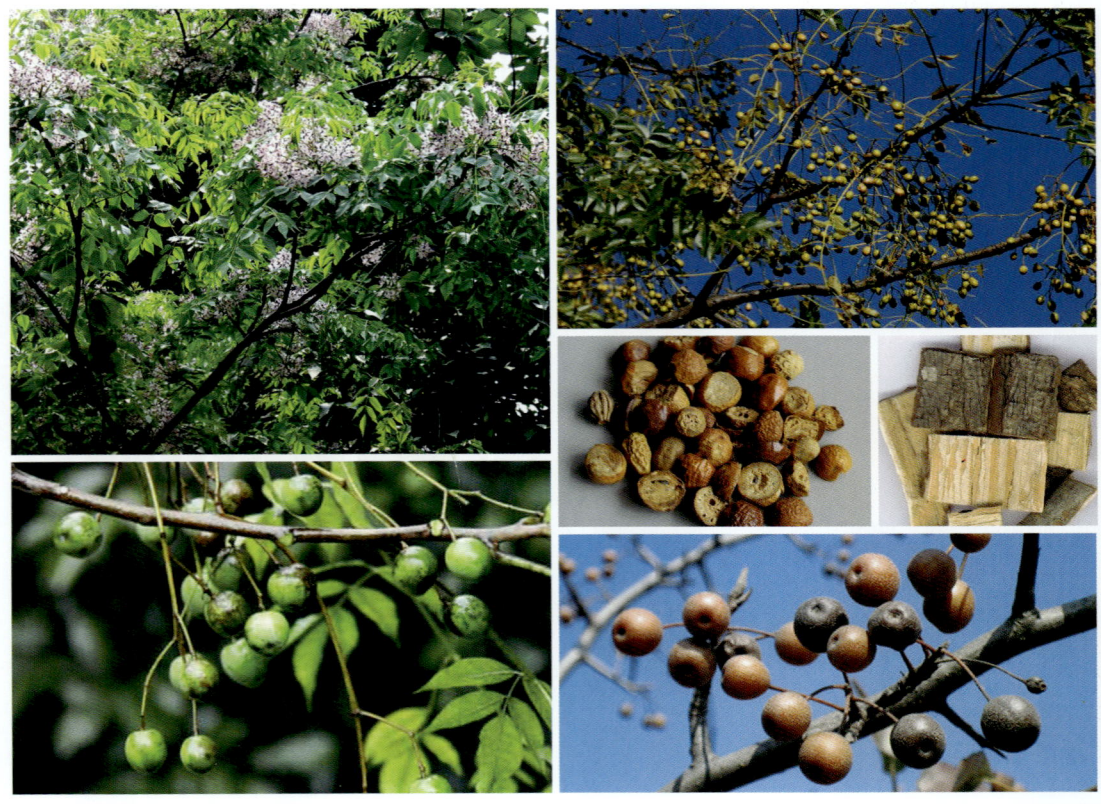

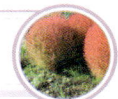
예부터 재배되어 온 것으로 보이고 옛 기록에 따르면 '방광의 열을 다스리고, 소변을 잘 보게 하며, 몸을 보補하고 정기를 얻게 하며, 오랫동안 복용하면 눈과 귀가 밝아지고, 몸을 가볍게 하고, 노老를 피하게 한다' 라고 쓰어 있다.

9월경에 작은 열매를 맺는데 30분 정도 삶아 자루에 옮겨 깨끗한 냇물에 담갔다가 비비면 과피가 벗겨져 흘러간다. 이때 남은 종자를 강판에 갈아 간장맛으로 먹으면 그 맛이 실로 좋다. 강장 효과가 있는 사포닌을 함유하고 있지만 확실한 조사는 되어 있지 않다.

● 약효와 사용방법

강장 · 이뇨 — 1회에 5~10g을 물 300cc에 넣고 1/2 양까지 달여 복용한다.

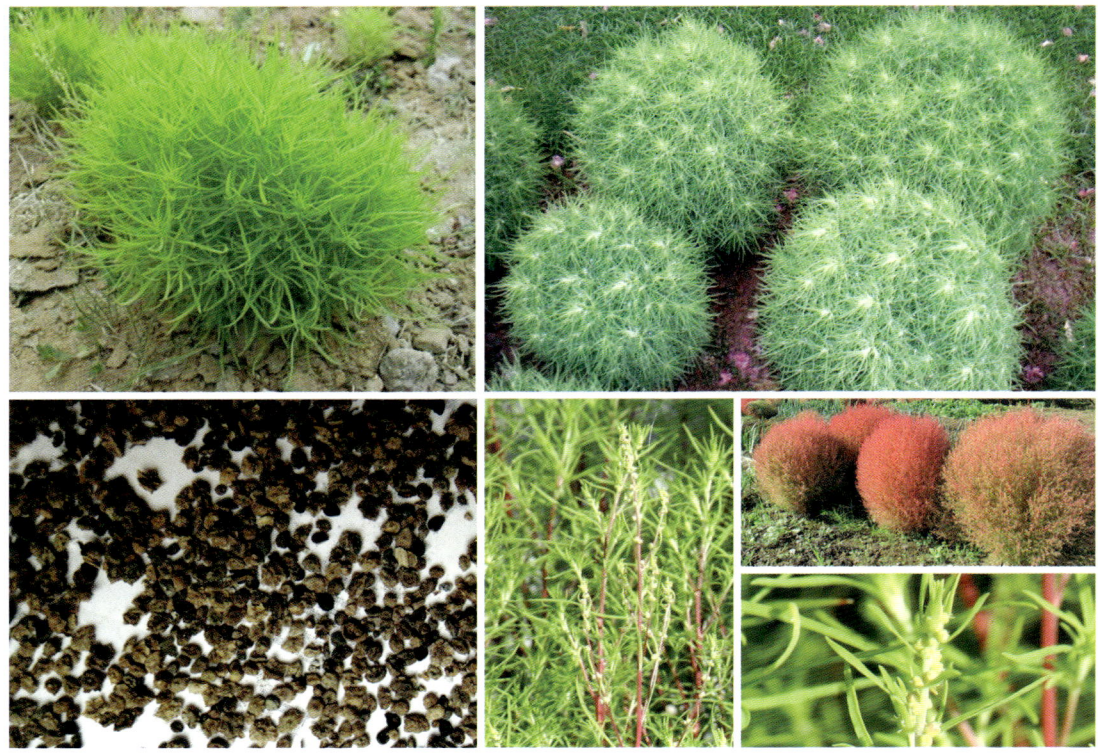

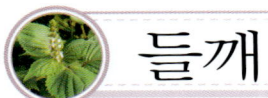 들깨

학명 Perilla frutescens var. japonica HARA   분류 속씨식물문 〉쌍떡잎식물강 〉꿀풀과

동북 아시아가 원산지로 1년초로서 흔히 재배하고 있으며 높이가 60~90cm이고 사각이 지며 곧추자라고 긴 털이 있다. 잎은 대생하며 난상 원형이고 끝이 뾰족하며 가장자리에 둔한 톱니가 있으며 녹색이지만 때로는 뒷면에 자줏빛이 돈다.
꽃은 6~9월에 피고 백색이며 가지 끝과 원줄기 끝의 총상화서에 달린다. 잎은 식용으로 하고 종자는 기름을 짜서 약용 또는 식용으로 하며 옻의 해독에 사용하기도 한다.

● 약효와 사용방법

완선 · 백선 – 생잎의 즙을 직접 환부에 바르면 좋다.

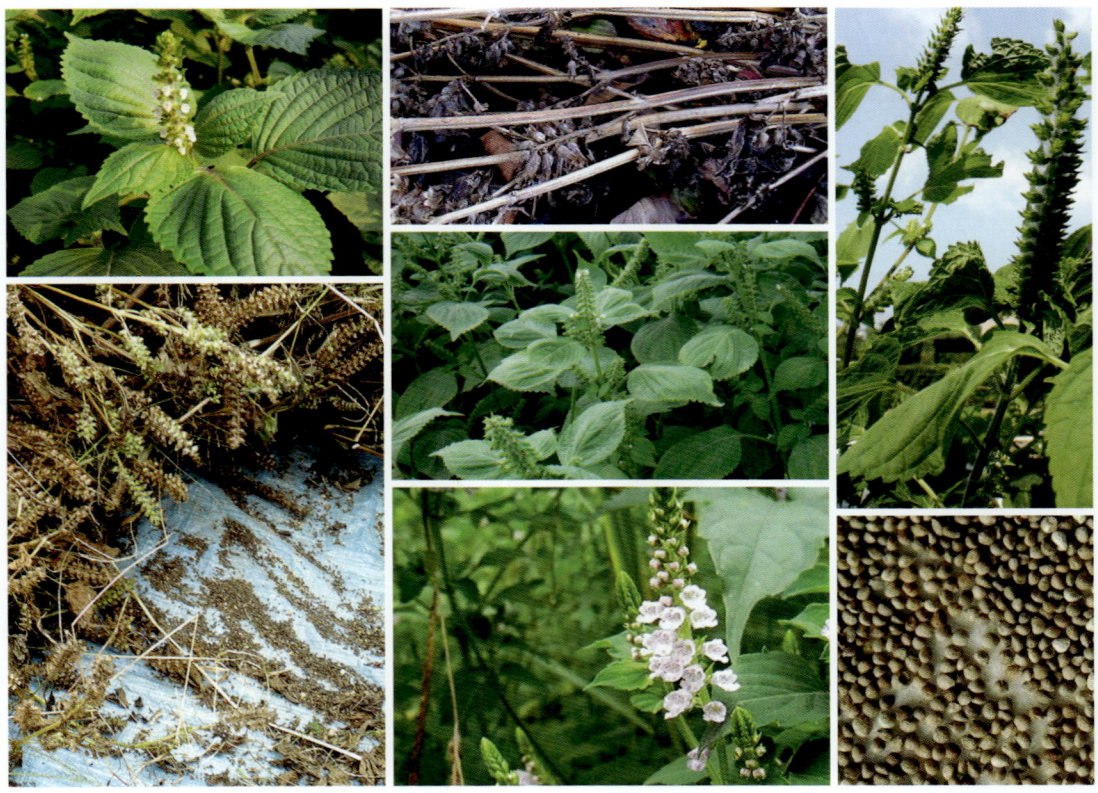

들깨풀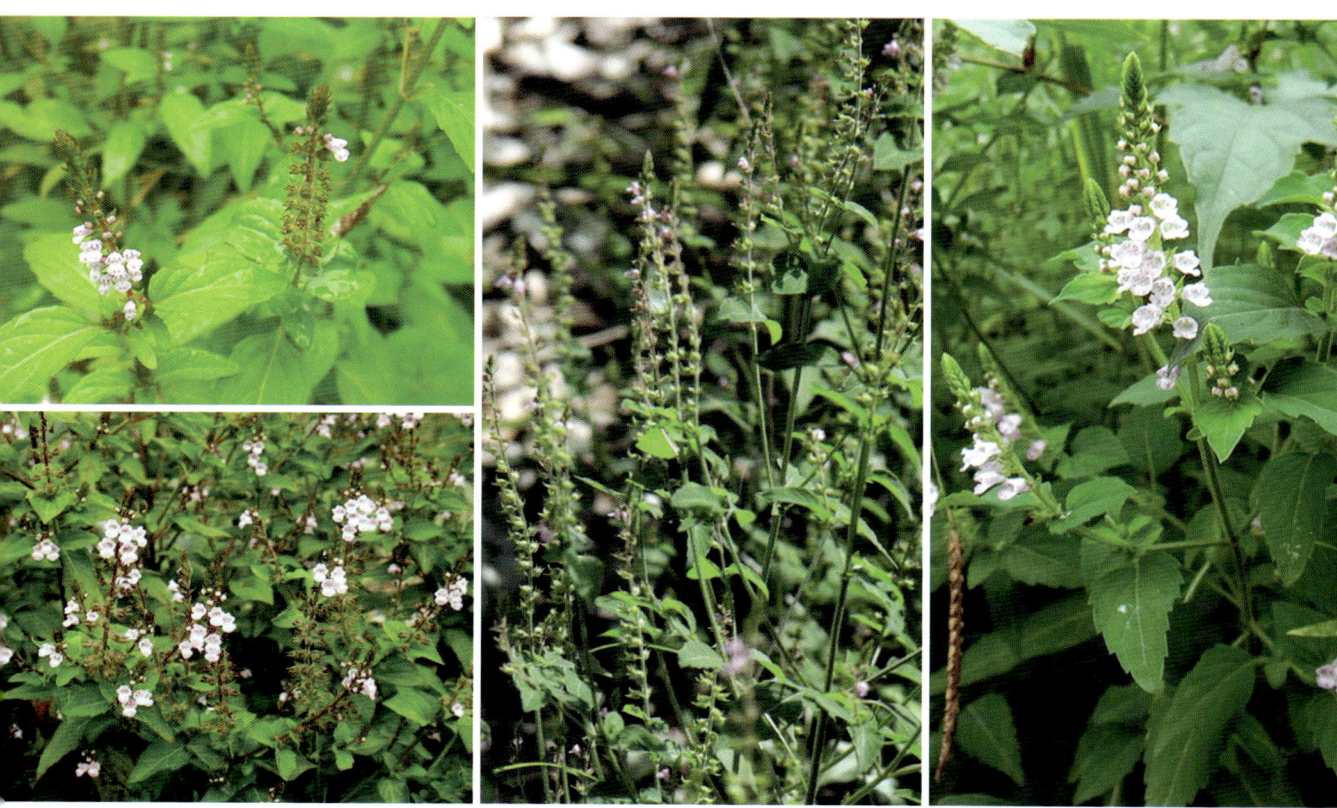

학명 Mosla punctulata (GMEL.) NAKAI   분류 속씨식물문 〉 쌍떡잎식물강 〉 꿀풀과

들에서 흔히 자라는 1년초로서 높이가 20~60cm이고 줄기가 둔한 사각형이며 흔히 자줏빛이 돈다. 잎은 대생하고 긴 타원형이며 둔두鈍頭이고 표면에 잔털이 있고 뒷면 맥 위에 짧은 털이 있으며 가장자리에 낮은 톱니가 있다. 꽃은 8~9월에 피며 연한 자주색이고 가지 끝에 수상으로 달린다. 분과分果는 4개가 꽃받침으로 싸여 있으며 도란형이고 그물 같은 무늬가 있다. 민간에서 전초를 삶거나 찧어 습종濕腫에 사용한다.

● 약효와 사용방법

요통 –약탕 재료로서 욕조에 건조시킨 것 20~50g을 삼베보자기에 넣고 목욕한다.

319

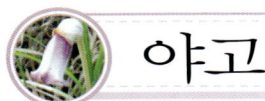

야고

학명 Aeginetia indica L. 분류 속씨식물문 〉 쌍떡잎식물강 〉 열당과

한라산 남쪽 도로변 억새 틈에서 자라는 1년생 기생성 식물로서 줄기가 짧기 때문에 거의 지상으로 나타나지 않고 몇 개의 적갈색 인편이 호생한다. 꽃은 9월경에 피며 소화경은 길이가 10~20cm로서 털이 없고 끝에 1개의 꽃이 옆을 향해 달린다.

꽃받침은 선형船形이며 한쪽이 갈라지고 길이가 2~3cm로서 뒷면 위쪽에 다소 능선이 있으며 화관은 통부가 길고 길이는 3~3.5cm로서 가장자리가 5개로 얕게 갈라져서 다소 순형으로 되며 다소 육질이다. 수술은 4개로서 통부에 붙어 있고 그중 2개가 길며 삭과는 난상 구형이고 길이는 1~1.5cm로서 1실이며 작은 종자가 많이 들어 있다.

• 약효와 사용방법

강장 · 목이 부어서 아플 때 – 15~20g을 400cc의 물에 넣고 1/3의 양이 될 때까지 달여 하루 2~3회에 나누어서 복용한다.

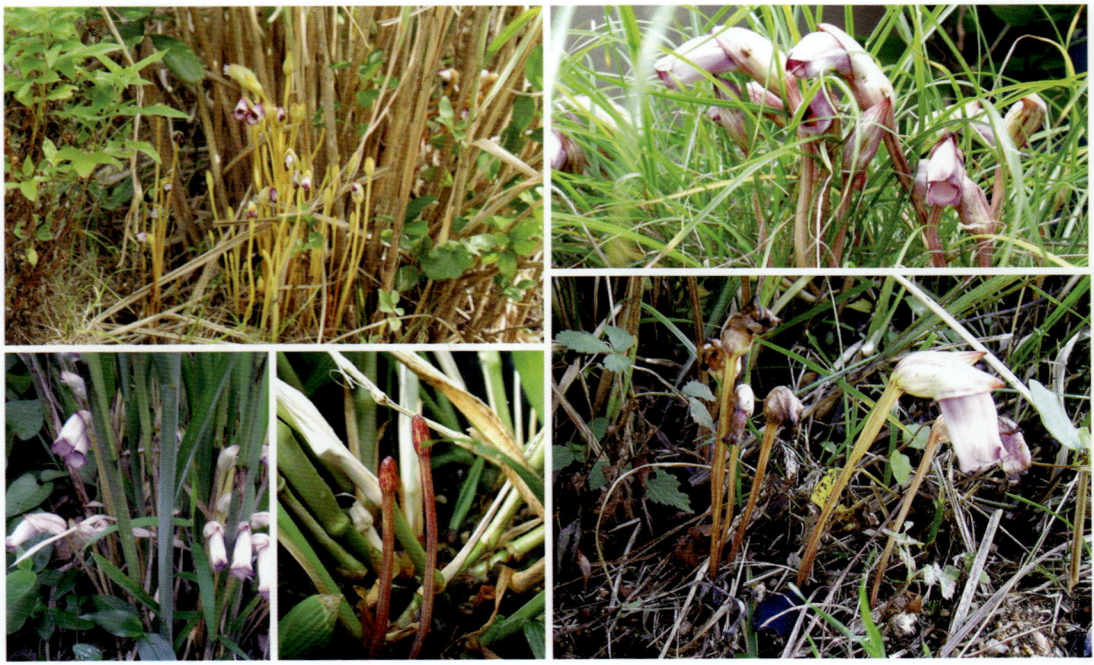

옥수수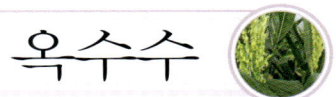

학명 Zea mays L. 분류 속씨식물문 > 외떡잎식물강 > 벼과

열대 아메리카가 원산지이며 주요한 작물의 하나인 1년초로서 높이가 1~3m이고 곧추자란다. 잎은 호생하며 길이가 1m 정도에 달하고 표면에 털이 있으며 윗부분이 뒤로 젖혀져서 처지고 밑부분이 엽소로 되어 원줄기를 감싸며 털이 없다. 꽃은 7~8월에 피고 수꽃은 원줄기 끝에 달리며 큰 원추형의 화서를 형성한다. 자화수는 윗부분의 엽액에 달리고 많은 꽃이 화축에 정렬하며 암술대는 적갈색이고 화서를 둘러싸고 있는 포영 밖으로 나와 밑으로 처진다. 영과는 밑부분이 짧게 뾰족해지며 지름은 6mm 정도로서 보통 황색이지만 자줏빛이 도는 것 및 그 밖의 여러 가지가 있다. 마른 암술대를 이뇨제로 사용한다.

• 약효와 사용방법

이뇨제로서 급성 신염 · 임신 시의 부기 – 하루 양으로서 남만모南蠻毛 : 옥수수의 생약명 8~10g을 달여서 내복한다.

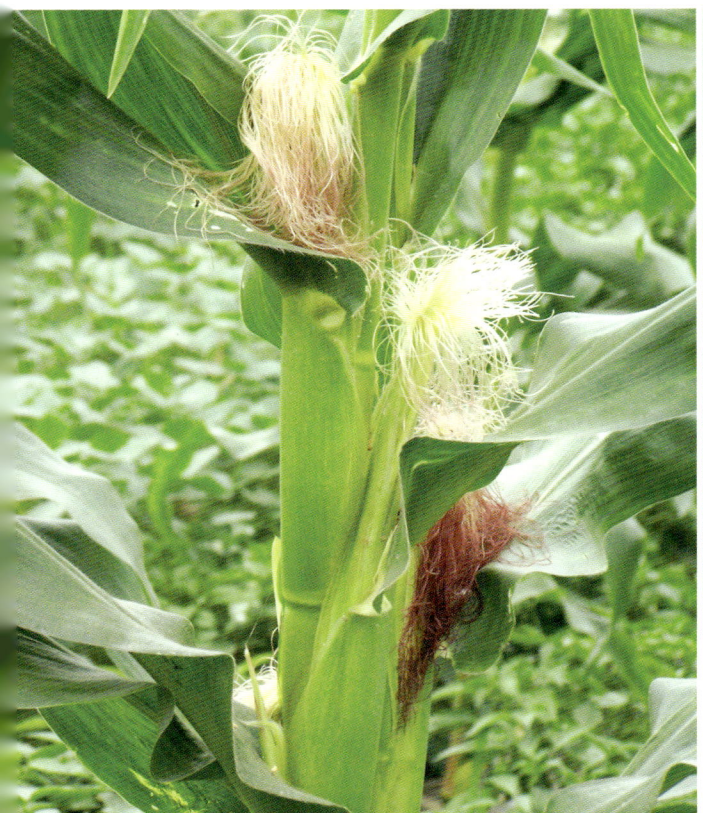

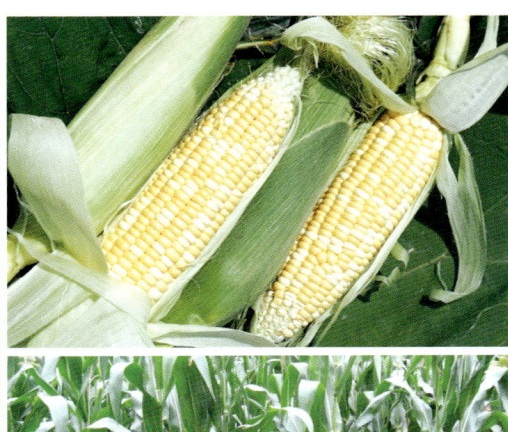

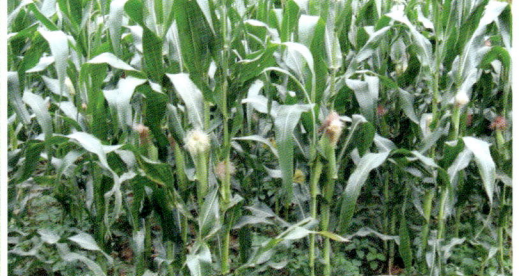

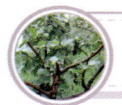

무화과나무

학명 Ficus carica L. 분류 속씨식물문 〉 쌍떡잎식물강 〉 뽕나무과

아시아 서부에서 지중해에 걸쳐 자생하며 전남 및 경남에서 심고 있는 낙엽수목으로서 높이가 2~4m이고 가지는 굵으며 갈색 또는 녹갈색이다. 잎은 호생하고 길이는 10~20cm로서 3~5개로 깊게 갈라지고 열편은 예두銳頭이며 톱니가 있고 표면은 거칠며 뒷면에 잔털이 있고 5맥이 있으며 엽병은 길이가 2~5cm이다.

경생엽에 상처를 내면 백색 유액이 나오고 봄부터 여름에 걸쳐 엽액에서 주머니 같은 화서가 발달하며 그 속에 많은 소화小花가 들어 있다. 암꽃은 화피열편이 3개이고 자방과 암술대는 각각 1개이다. 열매는 길이가 5~8cm로서 8~10월에 흑자색 또는 황록색으로 익고 식용으로 하거나 잼을 만드는 데 사용하며 민간에서 약으로도 사용한다.

• 약효와 사용방법

혈압 강하 – 잘 건조한 잎 20g을 물 400cc에 넣고 반 정도의 양이 될 때까지 달여 하루 3회, 공복 시에 복용한다.

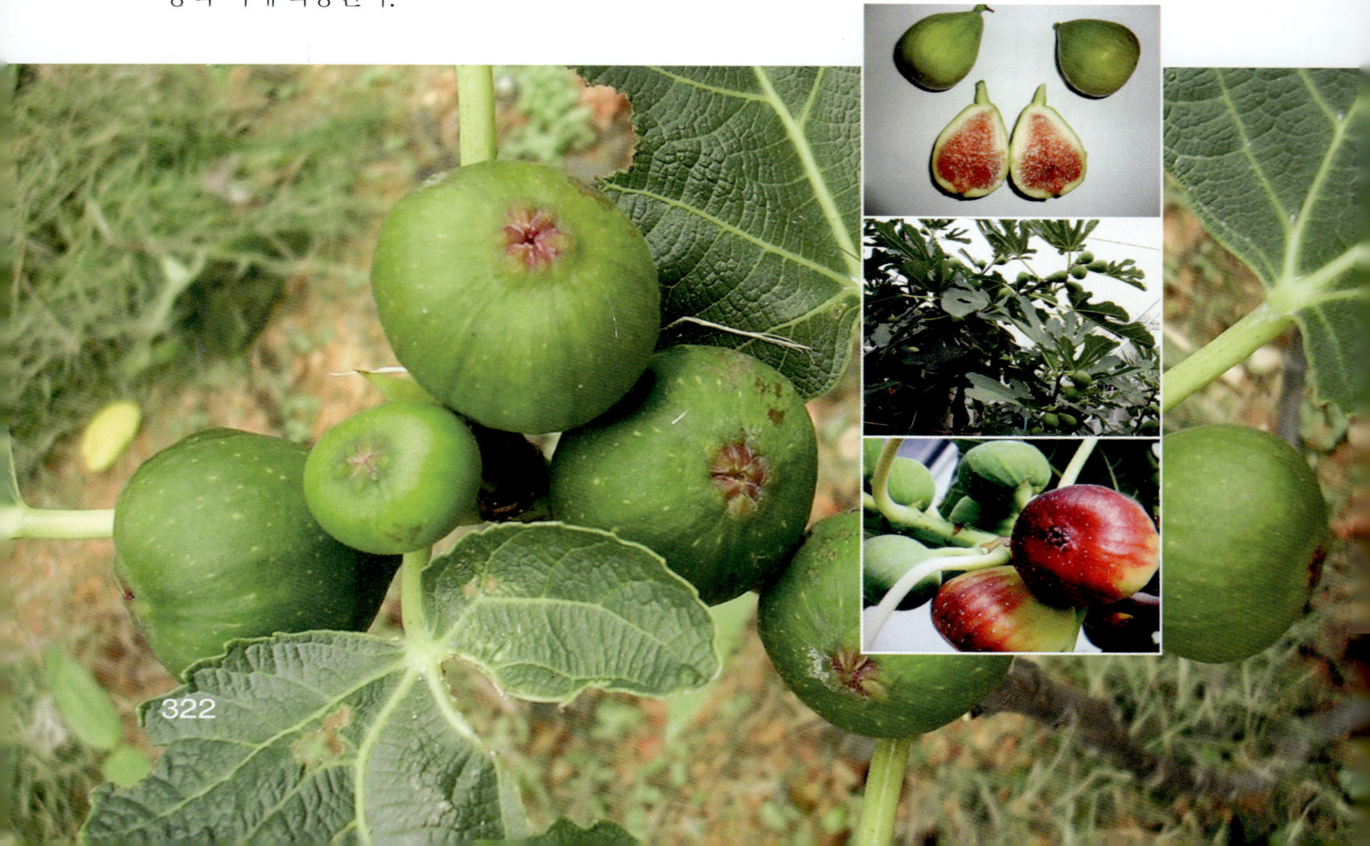

322

남천

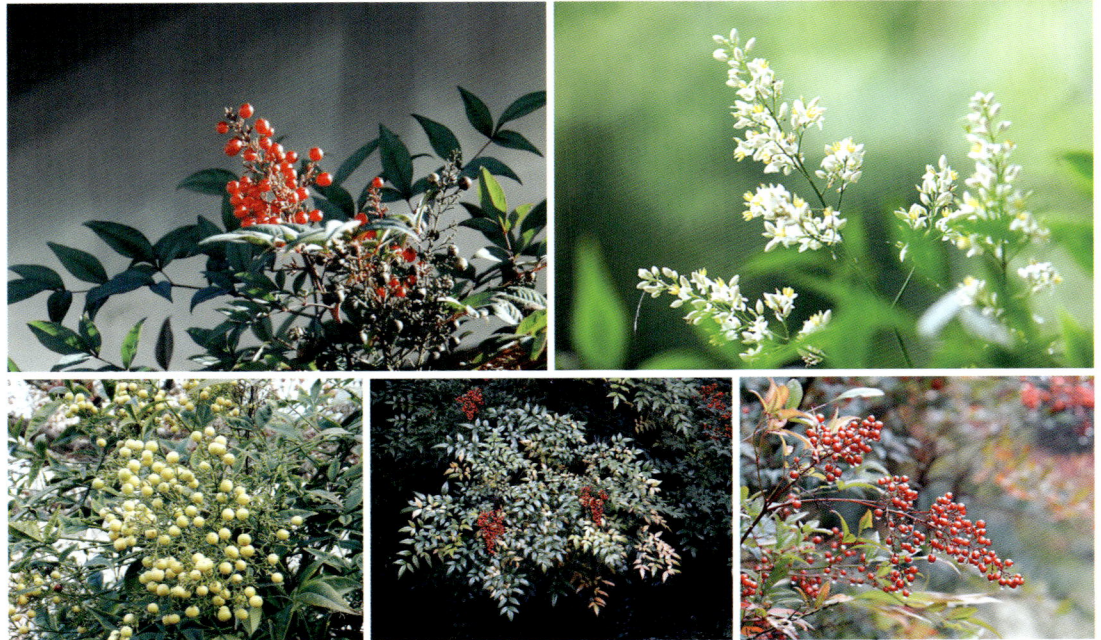

학명 Nandina domestica THUNB 분류 속씨식물문 〉 쌍떡잎식물강 〉 매자나무과

남부지방에서 관상용으로 재배하고 있는 상록관목으로서 높이가 3m에 달하고 잎은 혁질이며 3회 우상 복엽으로서 엽축에 마디가 있고 길이가 30~50cm이다. 꽃은 양성으로서 6~7월에 피고 가지 끝에서 나오는 원추화서에 달리며 꽃받침잎은 3수이고 화관은 백색이며 지름이 6mm이고 밀선蜜腺은 3~6개 수술은 6개이며 꽃밥은 황색이고 세로로 터진다. 자방은 1개이며 암술대는 짧고 암술머리는 장상掌狀이며 열매는 둥글고 10월에 적색으로 익는다. 열매와 줄기를 약용으로 한다.

● 약효와 사용방법

기침 – 건조한 열매를 하루에 5~10g을 달여 복용한다.

어린아이의 백일해 – 양을 줄여서 하루 3~5g으로 꿀과 물엿을 소량 넣으면 좋다. 남천의 열매는 약효가 강하기 때문에 양을 초과하지 않도록 주의한다.

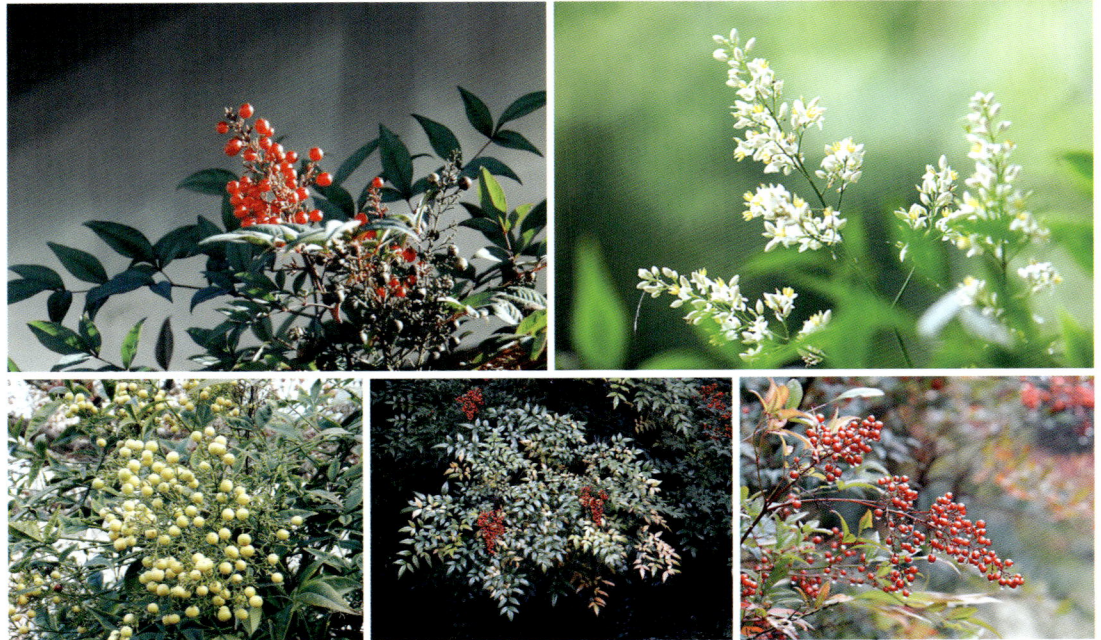

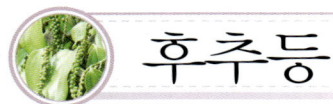

후추등

학명 Piper nigrum 분류 속씨식물문 〉 쌍떡잎식물강 〉 후추과

남쪽 섬에서 자라는 상록만경식물로서 길이가 4m이고 큰 것은 지름이 3cm이며 줄기는 종선이 있고 가지가 많으며 마디가 환절環節로 되고 환절에서 뿌리가 내린다.

뻗어가는 가지의 잎은 넓은 난형 또는 심장형이며 과피의 잎은 넓은 난형, 또는 넓은 피침형이고 길이는 3~10cm로서 점첨두원저이며 표면은 짙은 녹색이고 뒷면은 연한 녹색으로서 2쌍의 맥이 있으며 엽병은 길이가 5~15mm이다.

꽃은 이가화로서 6~7월에 피고 웅화수는 잎과 대생하며 길이는 2~10cm로서 방패 모양의 포가 있고 화피는 없다. 수술은 2~3개이며 꽃밥은 연한 황색이고 열매는 지름이 4~5mm로서 둥글며 가을에서 겨울 동안에 걸쳐 적색으로 익고 길이가 1~2cm의 과수가 달린다.

• 약효와 사용방법

요통 – 건조한 것을 약 100g, 목면으로 된 천에 넣어 욕조에 넣고 목욕하면 좋다.

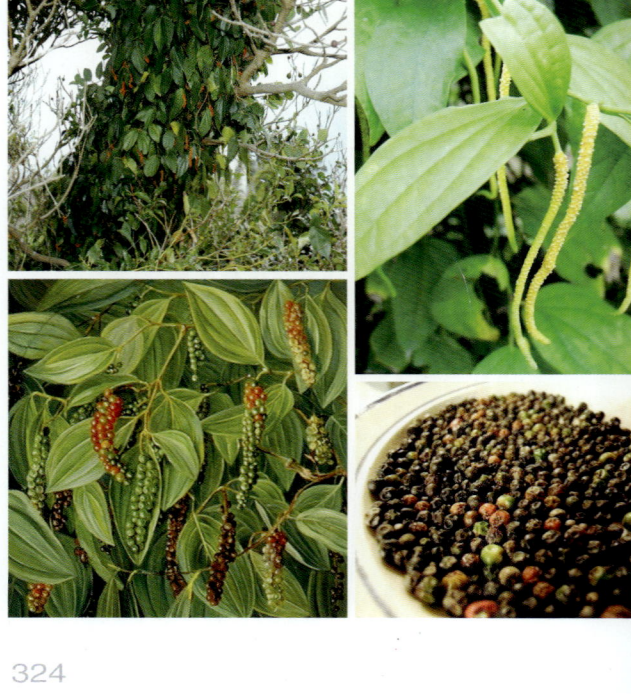

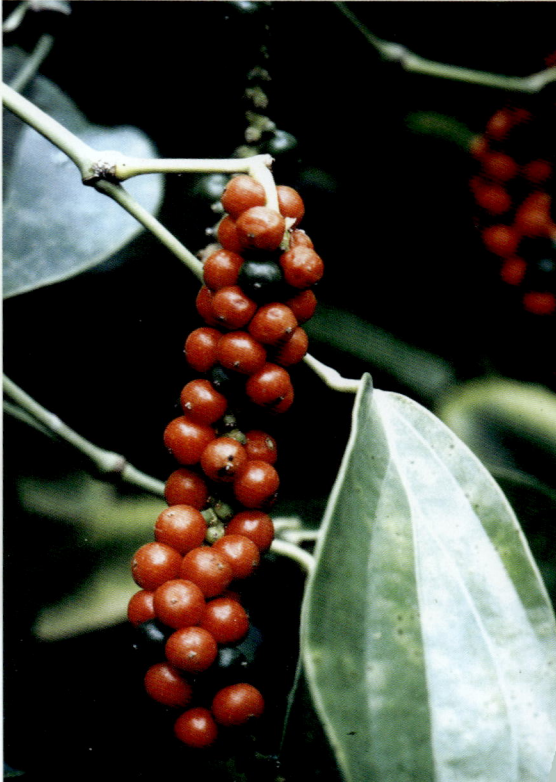

여뀌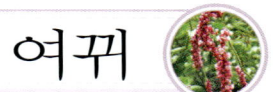

학명 Persicaria hydropiper (L.) SPACH 분류 속씨식물문 〉 쌍떡잎식물강 〉 마디풀과

습지 또는 시냇가에서 자라는 1년초로서 높이가 40~80cm이고 털이 없으며 가지가 많이 갈라진다. 잎은 엽병이 없고 호생互生하며 피침형이고 양 끝이 좁으며 가장자리가 밋밋하고 녹색이며 씹으면 맵다. 꽃은 6~9월에 피고 수상화서穗狀花序는 밑으로 처지며 소포小苞는 가장자리에 짧은 털이 있다. 화피花被는 연한 녹색이고 끝이 약간 적색이다.
수과瘦果는 흑색이며 편난형扁卵形이고 꽃받침으로 싸여 있다.

● 약효와 사용방법

독충에 물렸을 때 – 생잎을 소량의 소금으로 비벼서 환부에 문지르듯 바른다.
더위 먹었을 때 – 건조시킨 줄기 잎을 한 줌 정도, 물로 씻어서 적당한 온도가 되면 양발을 담근다. 내복內服은 하지 않는다.

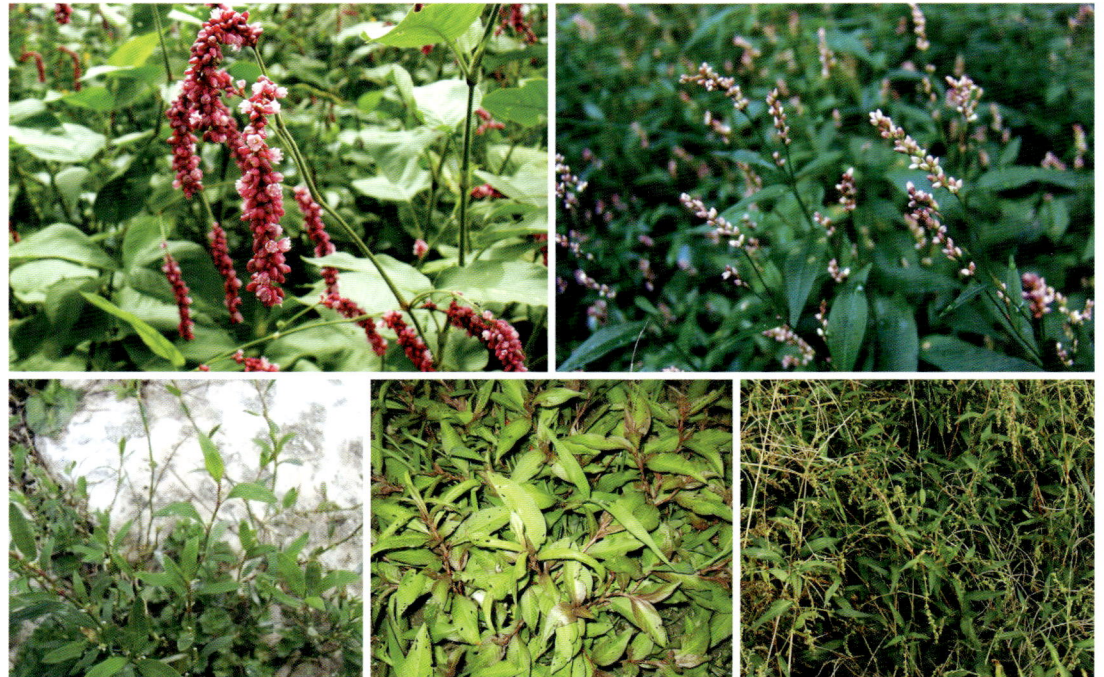

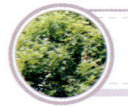

개오동나무

학명 Catalpa ovata G.DON　분류 속씨식물문 〉 쌍떡잎식물강 〉 능소화과

낙엽교목으로서 가지가 퍼지고 소지에 털이 없거나 간혹 잔털이 있다. 잎은 대생 또는 3윤생하며 넓은 난형이고 길이가 10~25cm로서 급한 점첨두이며 대개 3~5개로 갈라지고 각 열편은 넓으며 점첨두이고 끝이 길게 뾰족해지며 표면은 자줏빛이 도는 녹색이고 털이 없으며 뒷면은 연한 녹색으로서 맥 위에 잔털이 있거나 털이 없고 엽병은 길이가 6~14cm로서 자줏빛이 돈다. 꽃은 6월에 피며 지름은 25mm로서 황백색이고 양순兩脣이 있으며 양면 양쪽에 황색선과 자주색 점이 있다.

수술은 완전한 것이 2개, 꽃밥이 없는 것이 3개이고 기부에 자주색 반점이 있다. 삭과는 길이가 20~36mm, 지름은 5~8mm로서 10월에 익으면 종자는 양쪽에 털이 있고 길이가 3~4cm, 나비는 3mm 정도로서 갈색이다. 가지와 열매는 신장질환에 특효가 있다고 한다.

● **약효와 사용방법**

이뇨제로서 수종水腫과 부종 – 건조시킨 열매 10g을 하루 양으로서 달여 3회에 나누어 복용한다. 개오동은 이뇨제로서 그 효능이 뛰어나고 게다가 부작용이 전혀 없기 때문에 사용하면 좋다. 병원에서 제조하는 약 안에도 함유되어 있다.

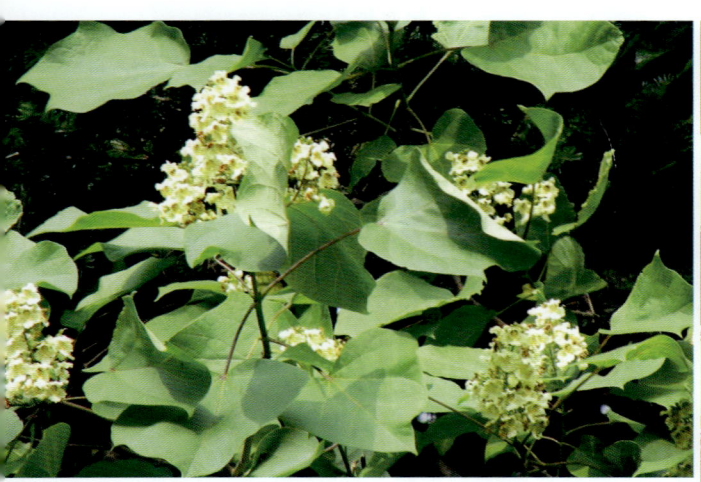

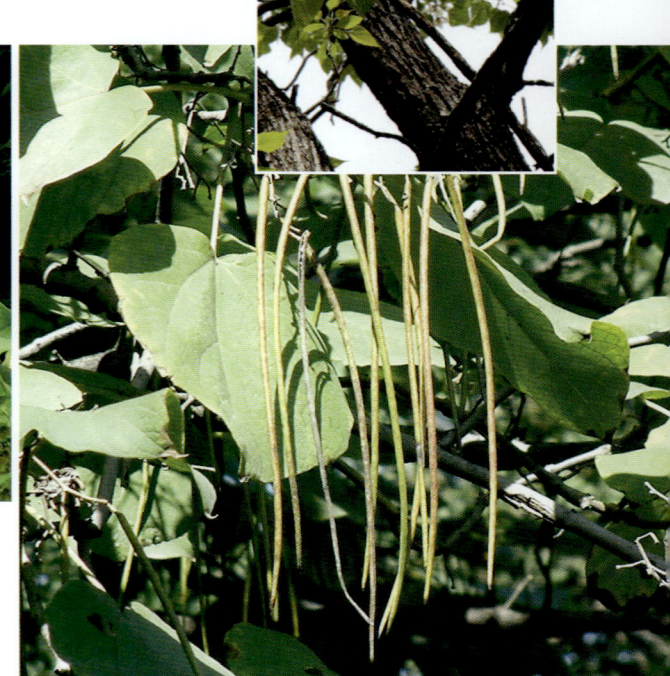

학명 Citrus unshiu Marcvich   분류 속씨식물문 〉쌍떡잎식물강 〉운향과

제주도에서 재배하고 있는 일본산의 상록소교목으로서 높이가 5m에 달하고 가지에 가시가 없다. 잎은 호생하며 길이가 5~7 cm로서 가장자리가 밋밋하거나 피상의 잔 톱니가 있고 엽병의 날개가 좁거나 없다. 꽃은 6월에 피며 백색이고 향기가 있으며 꽃받침잎과 꽃잎은 각각 5개이고 20개 정도의 수술과 1개의 암술이 있다.

열매는 지름이 3~4 cm로서 10월에 등황색 또는 황적색으로 익고 과피는 과육과 잘 떨어지며 중심부가 비어 있고 외피가 평활하며 윤기가 있다. 열매를 식용으로 한다. 이와 비슷하지만 잎이 타원형이고 넓은 예저 또는 원저이며 열매가 원형 또는 난형이고 중심부가 충실한 것을 당귤나무라고 하며 제주도에서 재배하고 있다.

• 약효와 사용방법

기침을 멎게 · 감기 – 진피陳皮 5g, 설탕 소량에 뜨거운 물을 부어 뜨거울 때에 마신다.

건위 – 진피 5g, 갈은 생강 · 설탕 소량에 뜨거운 물을 부어 뜨거울 때에 복용한다.

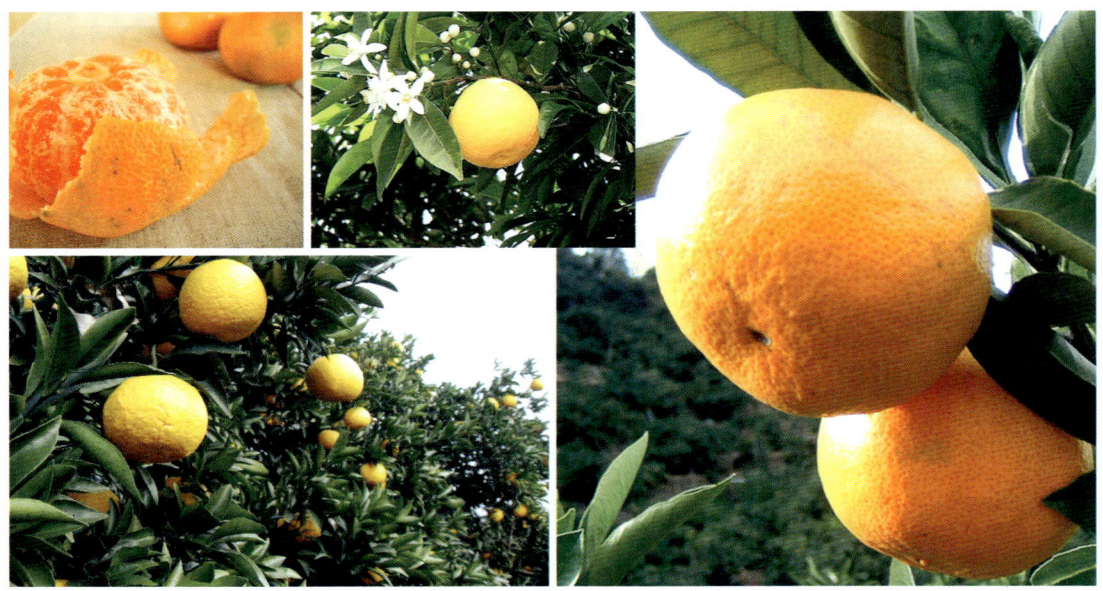

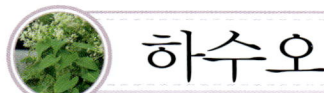

하수오

학명 Pleuropterus multiflorus TURCZ. **분류** 속씨식물문 〉쌍떡잎식물강 〉마디풀과

중국에서 들어온 덩굴성 약용식물로서 오랫동안 재배된 바 있고 들로 퍼져나간 것도 있으며 전체에 털이 없고 뿌리는 땅 속으로 뻗으면서 때때로 둥근 괴근을 형성한다. 잎은 호생하며 엽병이 있고 끝이 뾰족하고 밑부분이 심장저이며 가장자리가 밋밋하고 탁엽은 짧은 원통형이다. 꽃은 8~9월에 피며 백색이고 가지 끝의 원추화서에 달린다. 열매는 길이가 2.5mm 정도로서 세모진 난형이다. 둥근 괴근을 강정·강장 및 완화제緩和劑로 사용한다.

• 약효와 사용방법

변비·정장整腸 − 잘 건조한 덩이줄기를 5~7g, 1회 양으로 해서 물로 씻어 복용한다. 또 한방 처방으로는 당귀음자에 배합되어 쓰인다.

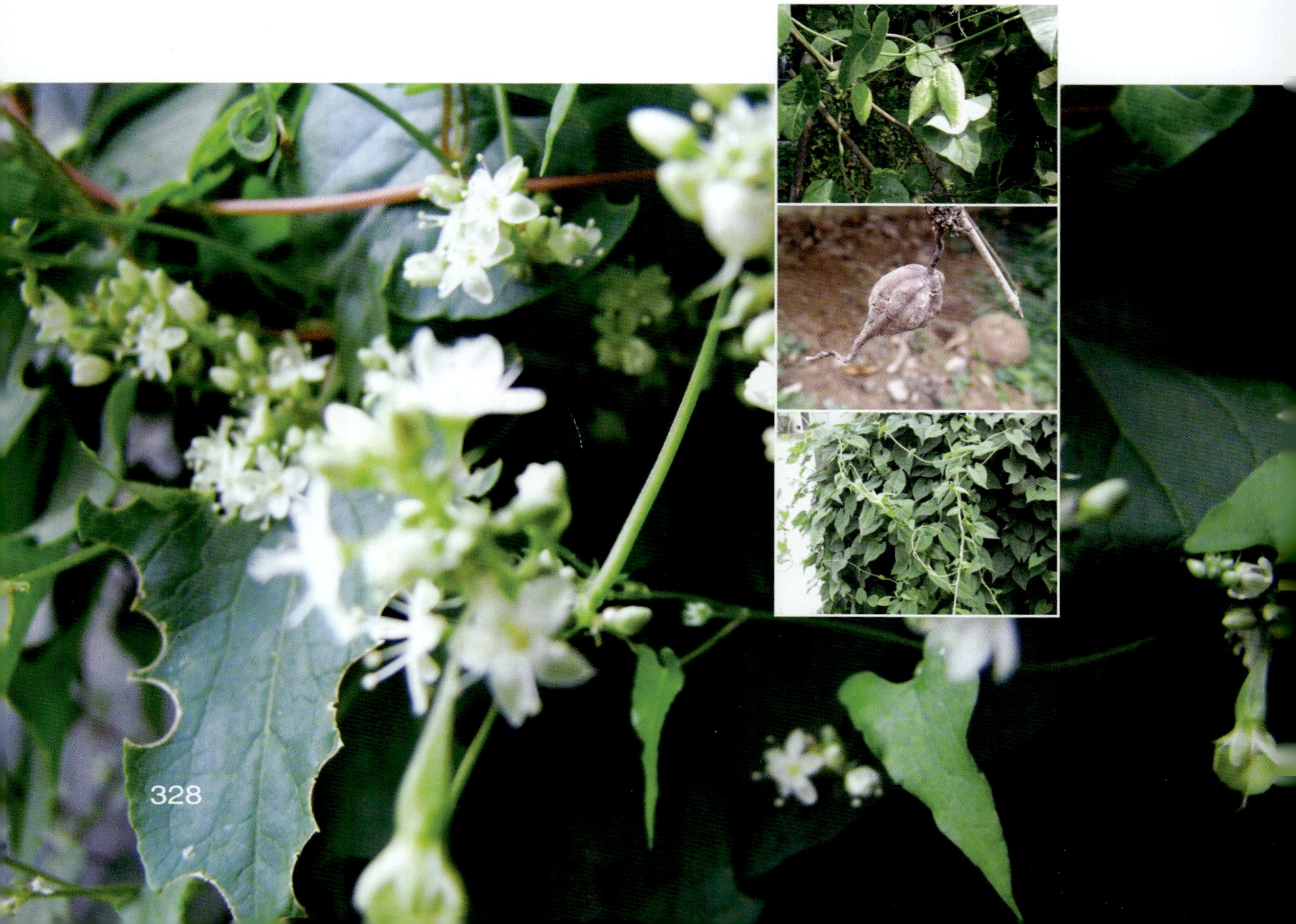

328

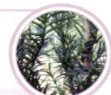
주목은 산에서 자라는 상록 교목으로서 높이가 17m, 지름이 1m에 달하고 정원수로 심으며 가지가 퍼지고 큰 가지와 줄기가 적갈색이다. 잎은 나선상螺旋狀으로 달리지만 옆으로 뻗은 가지에서는 우상羽狀으로 보이며 선형이고 끝이 뾰족하고 잎이 2~3년만에 떨어진다.

꽃은 일가화로서 4월에 피며 수꽃은 6개의 인편으로 싸이고 8~10개의 수술과 8개의 꽃밥이 있으며 암꽃은 10개의 인편으로 싸이고 8~9월에 익으며 컵 같은 작색 종의種衣 안에 종자가 들어 있다.

● 약효와 사용방법

이뇨·통경通經 – 잎을 건조한 것 3~6g을 1회 양으로 해서 물 300cc에 반 정도 양이 되도록 달여 복용한다.

당뇨병 – 잎을 건조한 것을 하루 양 5~20g으로 해서 물 400cc로 1/2의 양이 되도록 달여 2회에 나누어 복용한다.

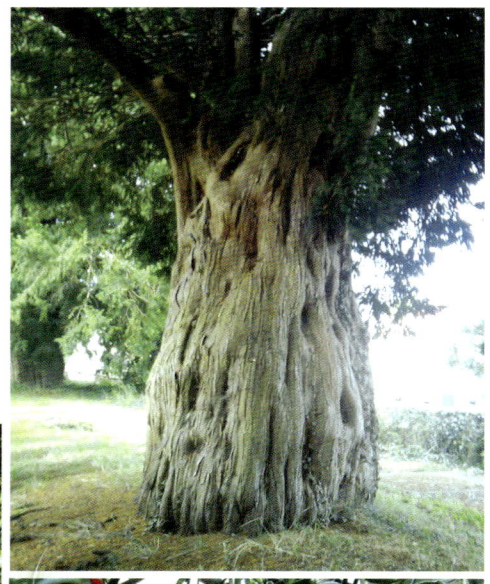

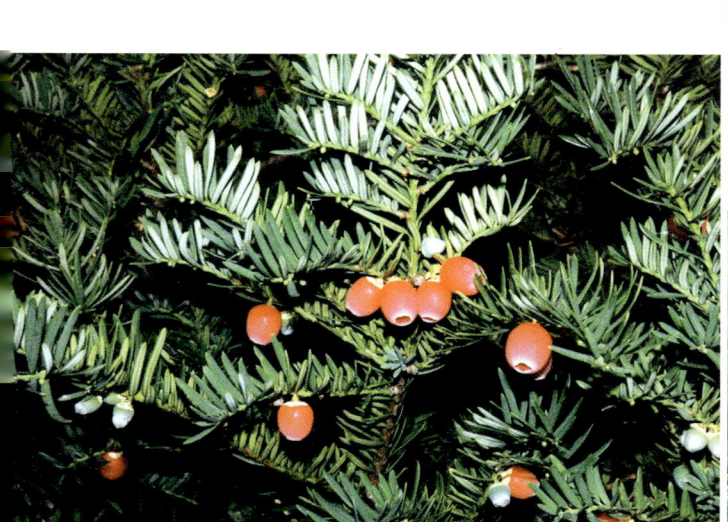

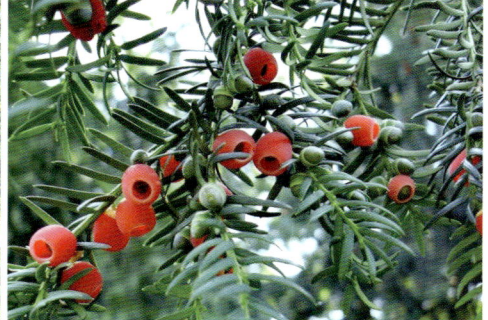

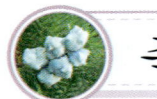

측백나무

학명 Thuja orientalis L. 분류 겉씨식물문 〉 구과식물강 〉 측백나무과

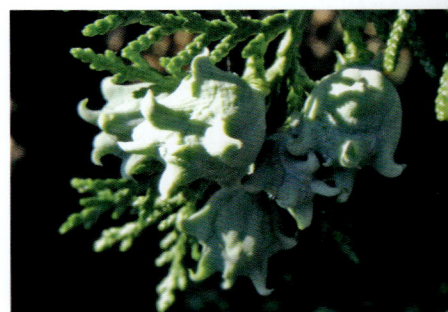

높이가 25m, 지름이 1m에 달하는 상록교목이지만 흔히 추목상이다. 수관은 불규칙하게 퍼지고 수피는 암갈색이며 세로로 갈라지고 큰 가지는 적갈색이며 소지는 녹색이고 수직 방향으로 발달한다. 잎은 비늘 모양이며 뾰족하고 중앙부의 것은 도란형, 옆의 것은 난형 또는 넓은 피침형으로서 백색점이 약간 있다. 수꽃은 전년 가지 끝에 1개 달리며 길이가 2~2.5mm로서 10개의 인편으로 구성되고 각각 2~4개의 꽃밥이 있으며 화편이 짧다.

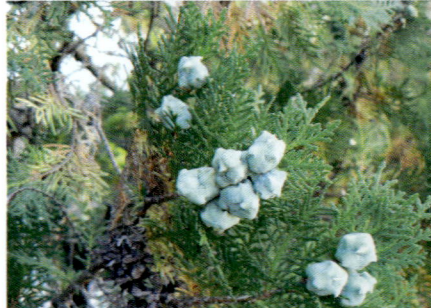

암꽃은 구형이고 지름은 2mm로서 연한 자갈색이며 8개의 실편으로 구성되고 각 꽃에 6개의 배주胚珠가 있다. 구과毬果는 난형이며 길이는 15~20mm로서 8개의 실편이 교호交互로 대생하고 첫째 1쌍에는 종자가 없으며 둘째 것이 가장 크고 종자가 들어 있으며 포상鋪狀의 돌기가 있다. 종자는 한 실편에 2~3개, 한 열매에 2~6개 들어 있고 첨두로서 길이는 5mm이고 흑갈색이다. 꽃은 4월에 피며 열매는 9월에 익는다. 밑에서 많은 가지가 나와 빗자루처럼 자라는 것을 천지백이라고 한다.

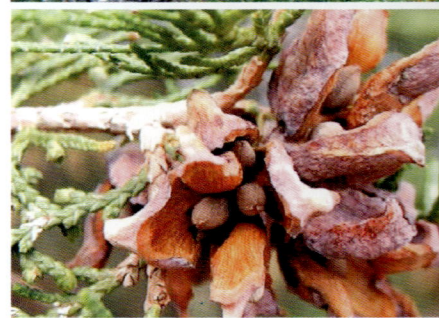

● 약효와 사용방법

강장 – 백자인柏子仁 : 생약명을 가볍게 볶아 으깨어, 하루 양 5~12g을 3회에 나누어 그대로 물로 복용한다. 또 술과 함께 마셔도 좋다.

장출혈 · 하리이질 – 건조한 잎을 1회 5g으로 해서 달여 복용한다.

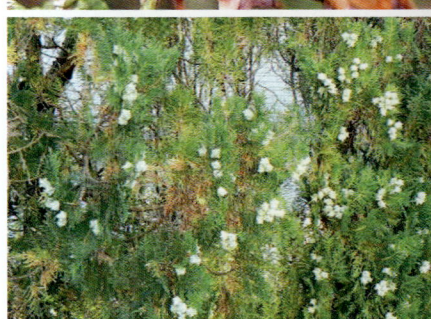

가막살나무

학명 Viburnum dilatatum Thunb.   분류 속씨식물문 › 쌍떡잎식물강 › 인동과

황해도 및 강원도 이남에서 자라는 낙엽관목으로서 높이가 3m에 달하고 어린 가지에 성모星毛와 선점이 있다. 잎은 넓은 난형이고 톱니가 드문드문 있다. 꽃은 5월에 피며 열편은 둥글며 화관에 성모가 있고 수술이 화관보다 길다. 열매는 넓은 난형이며 9월에 적색으로 익는다.

● **약효와 사용방법**

피로회복건강 약주 – 입이 넓은 병에 약 1/3 양의 열매를 넣어 정제 설탕을 기호에 맞게 넣어 35도의 소주를 병에 가득 부어, 2~3개월간 차고 어두운 곳에 둔다. 열매는 그대로 두고 1회 20~40cc를 하루에 한 번 마신다. 이뇨작용이 있기 때문에 소변을 잘 볼 수 있다.

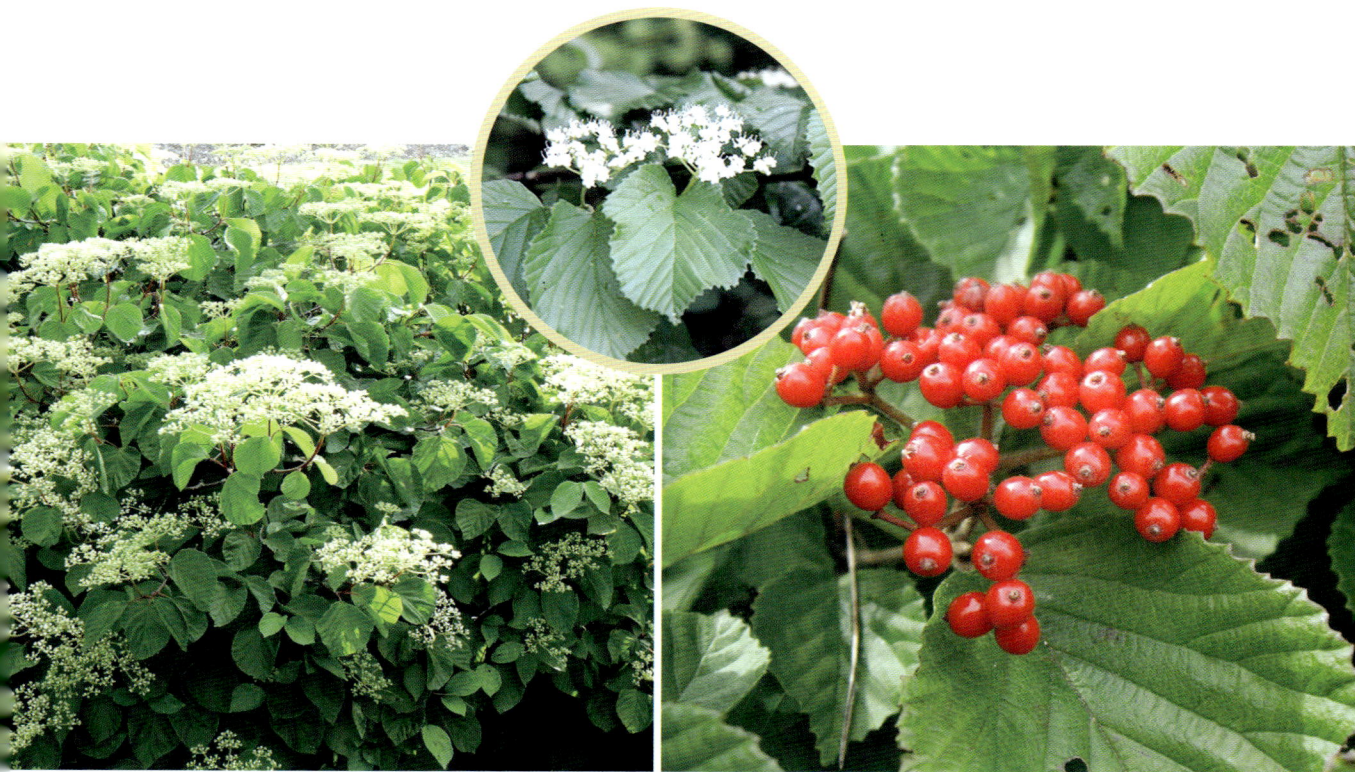

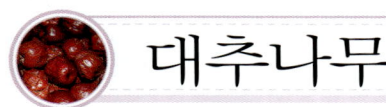# 대추나무

학명 Zizyphus jujuba MILL　분류 속씨식물문 〉 쌍떡잎식물강 〉 갈매나무과

낙엽수목으로서 가지 끝과 잎 뒷면에 털이 약간 있고 소지는 한 군데에서 여러 개가 나오며 일부가 떨어진다. 잎은 호생하고 윤기가 있고 가장자리에 둔한 톱니가 있다.

꽃은 양성으로서 5~6월에 피며 연한 녹색이고 액생하는 취산화서에 2~3개씩 달리며 짧은 화편이 있다. 핵과核果는 9~10월에 적갈색 또는 암갈색으로 익는다. 열매는 먹을 수 있으나 과육이 적다.

• 약효와 사용방법

자양 · 강장 – 대조주가 좋다. 45도의 소주 1.8ℓ에 대조 300g, 정제 설탕 150g을 담그는데 대조는 잘게 잘라서 병에 넣어 소주와 정제 설탕을 넣고 2개월 이상 차고 어두운 곳에 두었다 가 천으로 거른다. 하루 30cc를 한도로 취침 직전에 복용하면 좋다.

위경련 · 자궁경련 등의 진통 – 감맥대조탕대조 6g, 감초 5g, 소맥 20g을 물 240cc로 반량이 되 도록 달여 하루 3회 복용한다. 이것 외에 불면에도 좋고 소아의 밤에 잘 우는 병에도 소량을 마시게 하면 잘 듣는다.

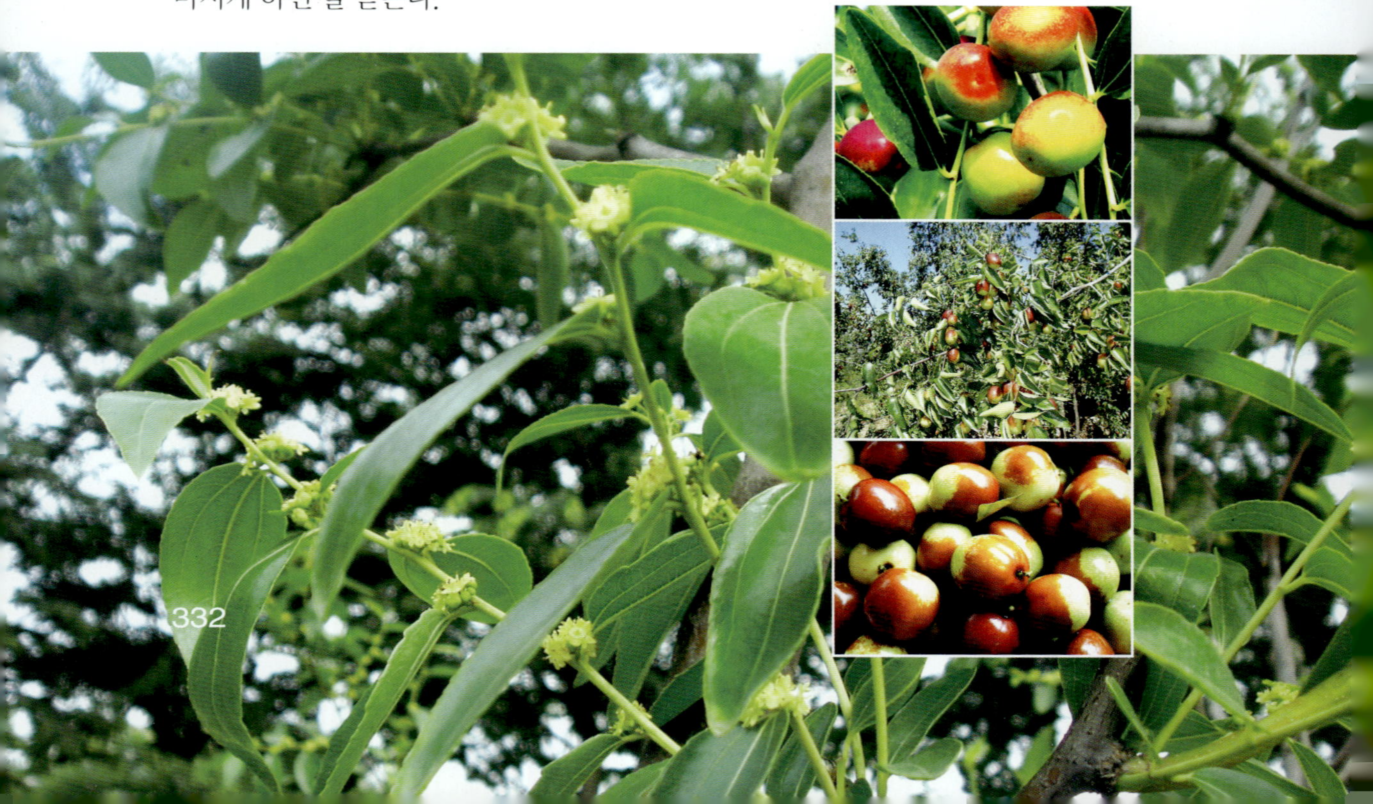

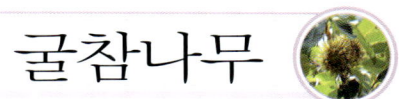
중부 이남, 특히 경상도 및 강원도에서 많이 자라는 낙엽교목으로서 높이는 25m, 지름은 1m에 이르고 수피는 코르크가 두껍게 발달하여 깊이 갈라지며 소지에 약간 털이 있다.

잎은 호생하고 긴 타원상 피침형이며 가장자리에 예리한 톱니가 있다. 상수리나무와 비슷하지만 잎 뒷면에 성모가 밀생하고 회백색이므로 구별할 수 있다. 꽃은 일가화로서 5월에 잎과 더불어 피며 웅화서는 새 가지 밑에서 처지고 자화서는 위에서 곧추서며 보통 1개씩 달린다.

견과堅果는 구형이고 뒤로 젖혀진 많은 긴 포린苞鱗으로 싸이며 다음해 10월에 익고 식용 및 약용으로 하거나 음료로 이용한다.

• 약효와 사용방법

전분용 – 열매에 전분이 많기 때문에 원료로 쓰인다.

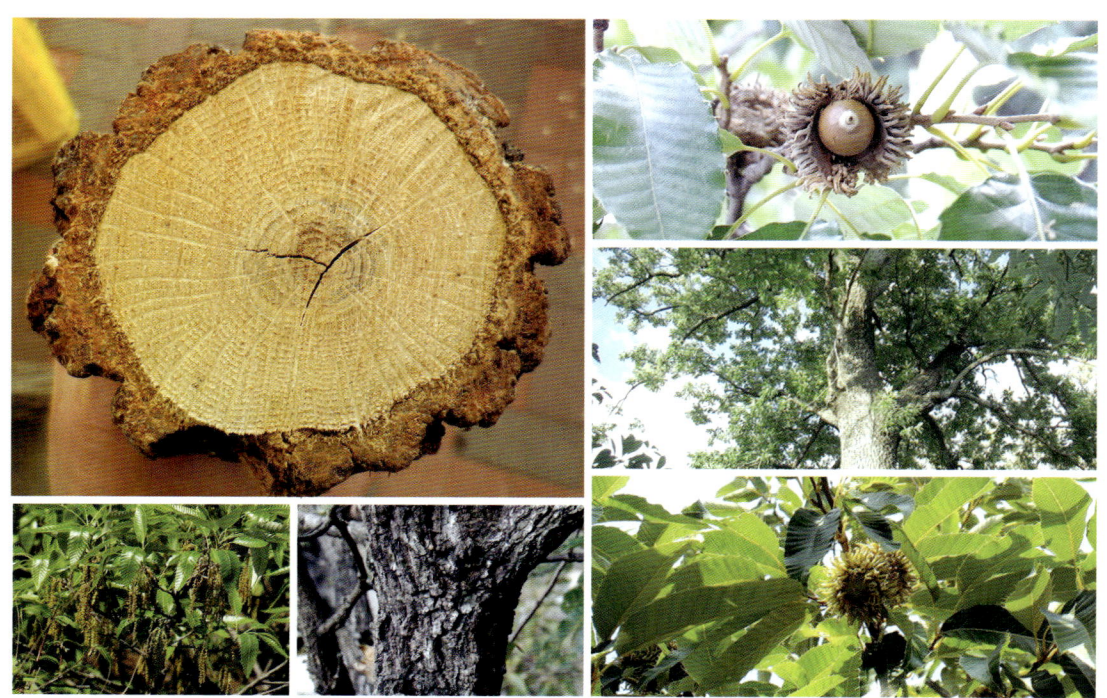

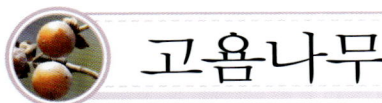

고욤나무

학명 Diospyros lotus L.　분류 속씨식물문 〉 쌍떡잎식물강 〉 감나무과

경기도 이남에서 심고 있으나 야생에도 흔히 있으며 낙엽교목으로서 높이가 10m에 달한다. 잎은 긴 타원형이고 표면은 녹색이며 어릴 때는 털이 있으나 성숙함에 따라 엽액 이외의 것은 없어지고 뒷면은 회록색으로 된다. 꽃은 이가화로서 6월에 피고 연한 녹색이며 열매는 10월에 황색에서 흑색으로 익는다. 열매의 외형에 따라 여러 가지 품종으로 나뉜다.

● 약효와 사용방법

혈압 강하 – 술잔 1잔에 무 간 것을 섞어 공복 시에 하루 3회 복용한다.

식용 – 초겨울쯤 검은 빛이 도는 잘 익은 열매를 먹는다.

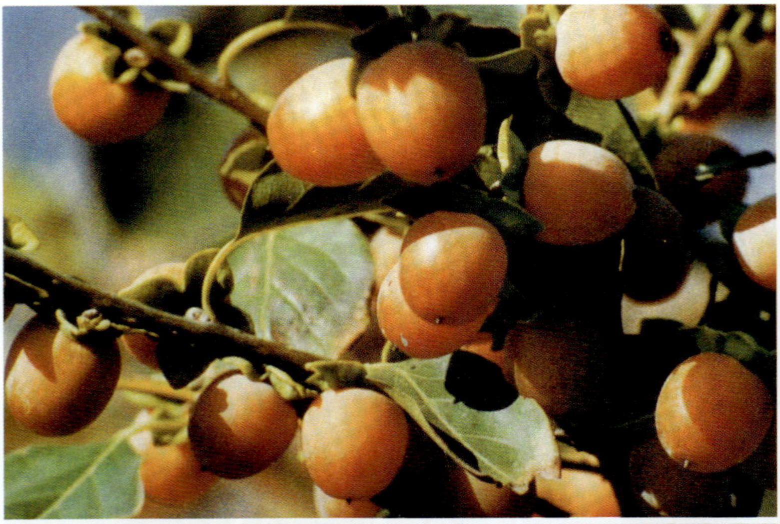

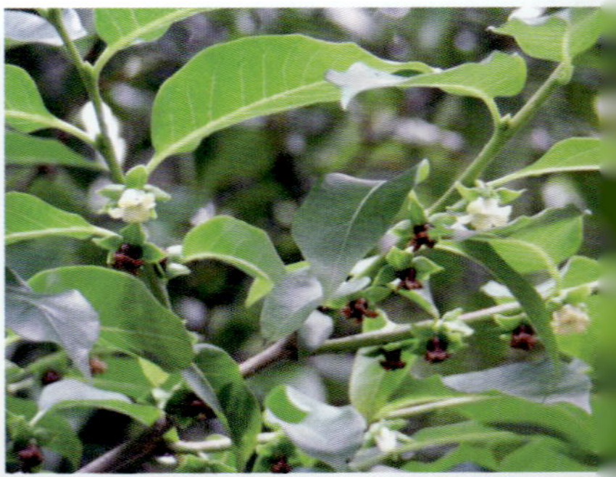

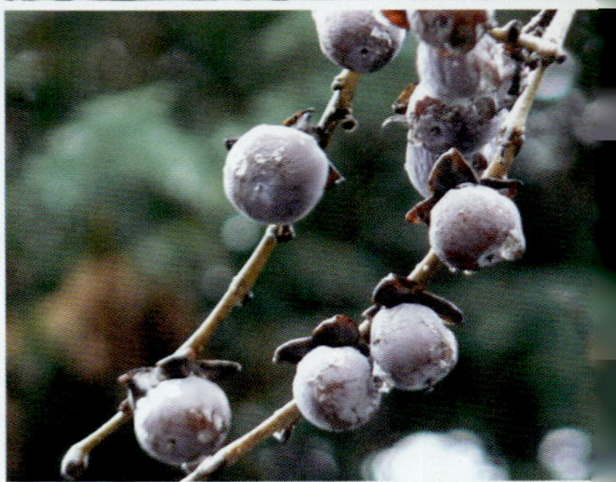

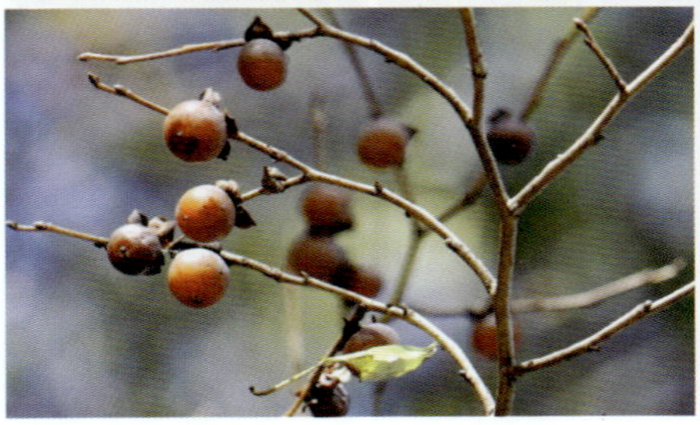

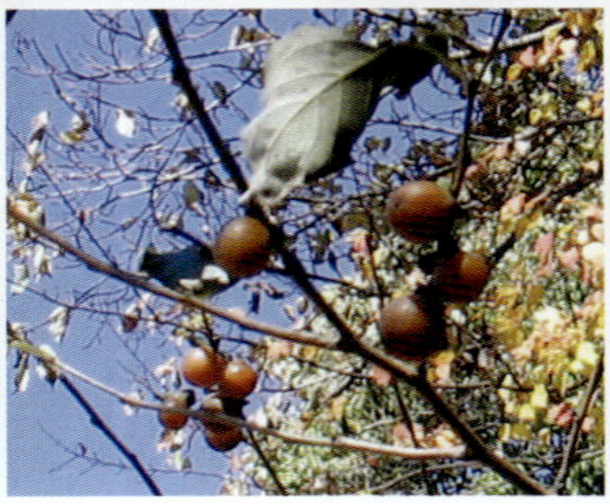

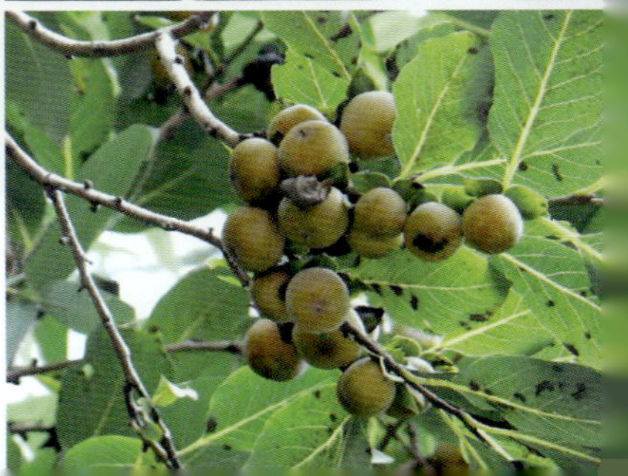

보리수나무

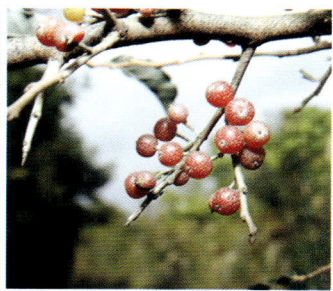

학명 Elaeagnus umbellata THUNB.   분류 속씨식물문 〉 쌍떡잎식물강 〉 보리수나무과

평남 이남에서 자라는 낙엽관목으로서 높이가 3~4m이고 흔히 가시가 있으며 어린 가지는 은백색 또는 갈색이다. 잎은 호생하고 긴 타원형이다. 꽃은 5~6월에 피며 백색에서 연한 황색으로 변하고 향기가 있으며 새 가지의 엽액에 1~7개가 산형으로 달린다.

열매는 둥글고 인모로 덮여 있으며 10월에 적색으로 익고 먹을 수 있다. 잎 표면과 암술대의 털이 떨어지고 표면에 인모가 없는 것을 민보리수, 잎이 도피침형倒披針形이고 어릴 때 잎 표면에 성상星狀의 압모壓毛가 있는 것을 왕보리수, 열매는 길이가 7~8mm, 지름이 5mm인 것을 긴보리수라고 한다.

● 약효와 사용방법

피로회복 – 물기를 뺀 열매를 1ℓ 용량의 입이 넓은 병에 반까지 넣고 정제 설탕 150g, 얇고 둥글게 자른 레몬 1개를 넣고, 35도의 소주를 병에 가득 붓는다. 이것을 차고 어두운 곳에 두고 2~3개월 후에 마신다. 1회 양은 20~40cc 내에서 마신다.

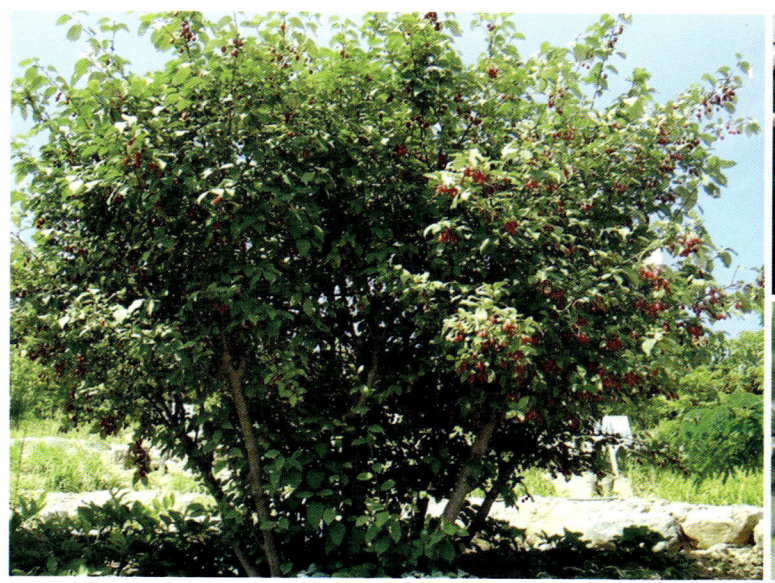

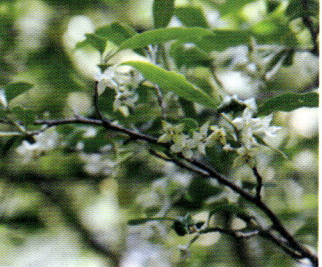

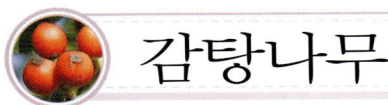

감탕나무

학명 Ilex integra THUNB. 분류 속씨식물문 〉 쌍떡잎식물강 〉 감탕나무과

해안의 따뜻한 곳에서 자생하는 상록고목, 자웅이주, 정원수로서 재배된다. 잎은 두껍고 긴 타원형으로 길이는 5~8cm, 가장자리는 둔하고 기부基部는 쐐기형으로 전체가 녹색이다. 표면은 짙은 녹색, 뒷면은 연한 녹색이다. 어린 나무에서 나오는 새잎은 잎 윗부분의 가장자리에 거치가 있다. 4~5월에 엽액에서 황록색의 소화小花를 낸다. 암꽃은 퇴화한 소형의 수꽃술 4개와 암꽃술 1개가 있다. 열매는 약 1cm 정도의 구형으로 10~11월에 빨갛게 익는다.

• 약효와 사용방법

고혈압 – 하루 양 5~10g을 물 600cc에 넣고 1/2 양이 될 때까지 달여 하루 몇 번에 걸쳐 복용한다.

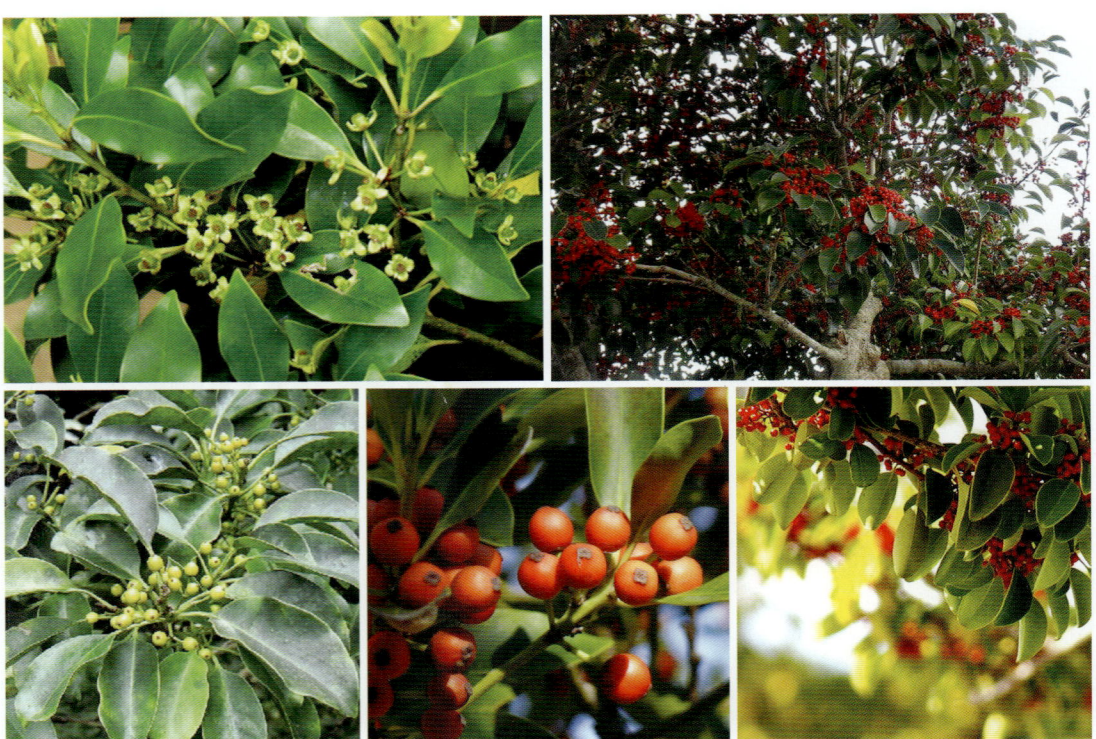

왕가래나무

학명 Juglans mandshurica Maxim, var. sieboldiana   분류 속씨식물문 〉 쌍떡잎식물강 〉 가래나무과

중부 이북에서 자라는 낙엽교목으로서 높이가 20m에 달하며 수피는 세로로 갈라진다. 가지는 굵고 성글게 나오며 소지에 선모腺毛가 있다. 꽃은 일가화로서 화축에 털이 있고, 자화수에 4~10개의 꽃이 달린다. 열매는 첨두이다. 외과피는 선모가 밀생하고 핵과는 난상원형이며, 내과피는 흑갈색이며 8개의 능각 사이는 요철凹凸이 매우 심하다.

꽃은 4월에 피고 열매는 9월에 익으며 식용으로 하고 목재는 용재, 껍질은 섬유로 사용한다.

• 약효와 사용방법

강장 – 호두 열매를 먹는다. 딱딱한 껍질 속의 자엽子葉 부분을 먹지만 지방을 약 50% 함유하고 있기 때문에 영양가가 높다. 이 지방은 리놀산·리놀렌산·올레인산이 많기 때문에 혈액 중에 콜레스테롤을 없애 주는 역할을 한다.

피부병 – 가려움이 있는 기생성 피부염에는 덜 익은 열매 껍질을 금속이 아닌 강판에 갈아 으깨어 즙을 환부에 문지르듯 바른다.

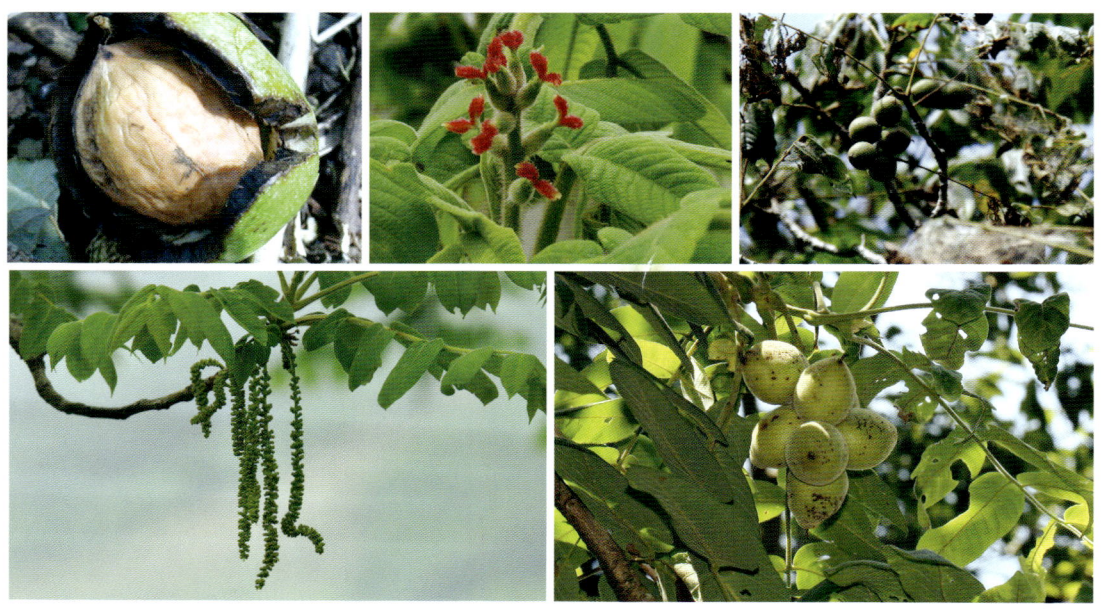

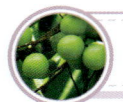

무환자나무

학명 Sapindus mukorossi GAERTNER. 분류 속씨식물문〉쌍떡잎식물강〉무환자나무과

제주도 · 전라도 및 경상도의 절에서 심고 있는 낙엽교목으로서 높이가 20m에 달하고 가지는 녹갈색이다. 잎은 호생하고 긴 타원상 피침형이다.

원추화서는 가지 끝에 달리며 길이는 꽃은 단성으로서 5월에 피며 적갈색이다. 열매는 둥글고 기부의 한쪽에 발달하지 않은 심피心皮가 반상盤狀으로 달리며 10월에 익고 털이 없으며 황갈색이 돌고 흑색 종자가 1개 들어 있다.

• 약효와 사용방법

세제 – 열매 껍질을 부수어 물과 함께 천에 넣어 비비면 거품이 생기는데 이것으로 더러움이 빠진다.

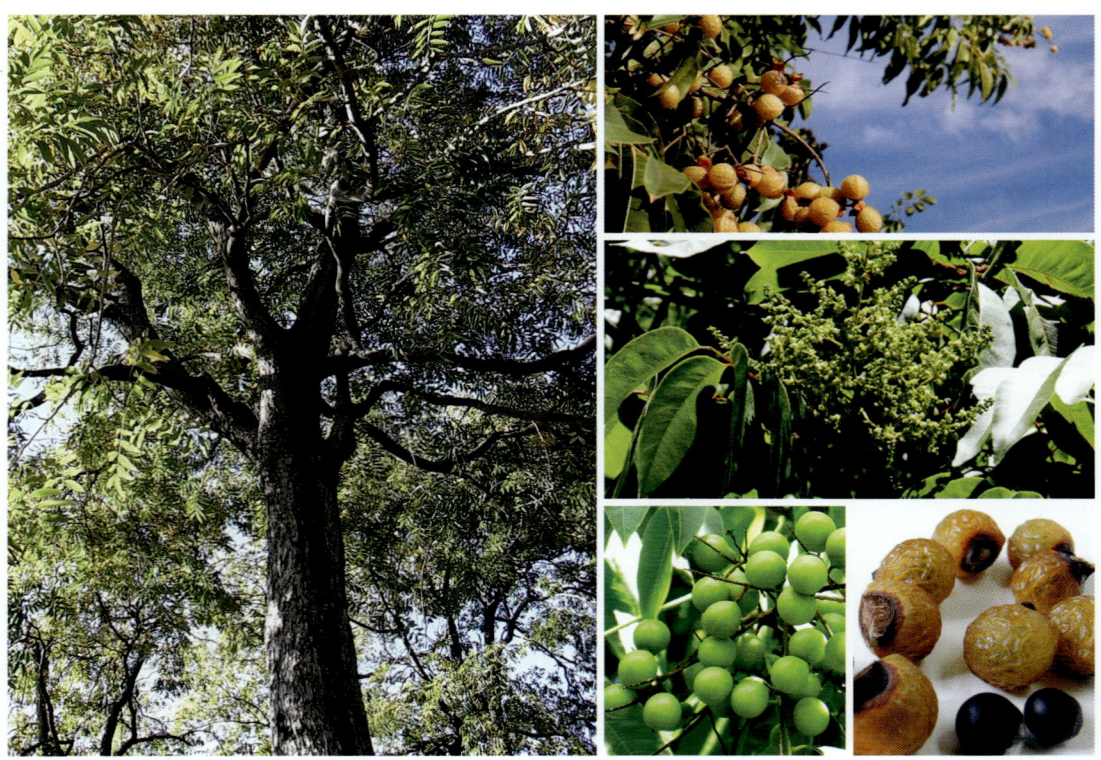

차나무

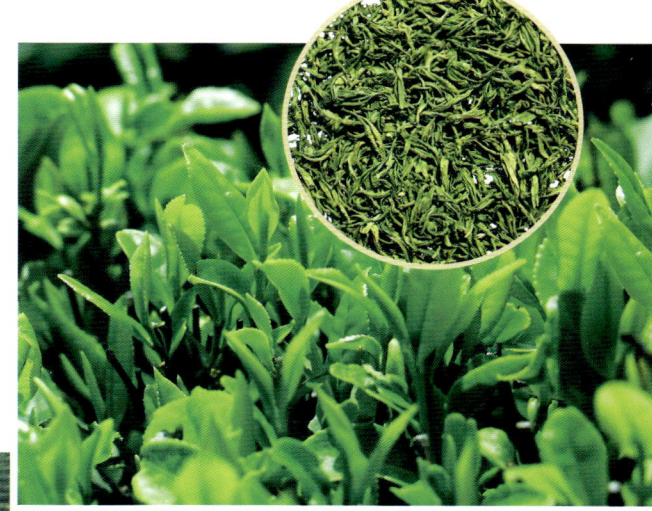

학명 Thea sinensis L.   분류 속씨식물문 > 쌍떡잎식물강 > 차나무과

전라도 및 경상도에서 심고 있는 상록관목으로서 가지가 많이 갈라지고 일년 가지는 갈색이며 잔털이 있고 이년 가지는 회갈색이며 털이 없다. 잎은 호생하고 긴 타원형이다. 꽃은 10~11월에 피고 백색이며 향기가 있고 1~3개가 액생하거나 또는 가지 끝에 달리며 화경은 길이가 15mm로서 밑으로 꼬부라지고 위 끝이 비대해진다.

많은 수술은 밑부분이 합쳐져서 통같이 되며 수술대는 길이가 5~10mm로서 백색이고 꽃밥은 황색이다. 열매는 편구형扁球形이며 다음해 가을에 차갈색으로 익으며 목질화되어 포배개열胞背開裂되고 종자는 둥글며 외피가 굳다. 어린잎을 차로 이용한다.

• 약효와 사용방법

감기 · 두통 – 녹차 15g, 진피균의 껍질 20g, 산숙 3~5개 이상을 물 400cc에 넣고 1/2 양이 되도록 달여 뜨거울 때 한 번에 마신다.

하리이질 – 녹차의 분말, 건조한 생강 분말을 똑같은 양으로 혼합해서 1회 양 3~6g을 끓인 물로 복용한다.

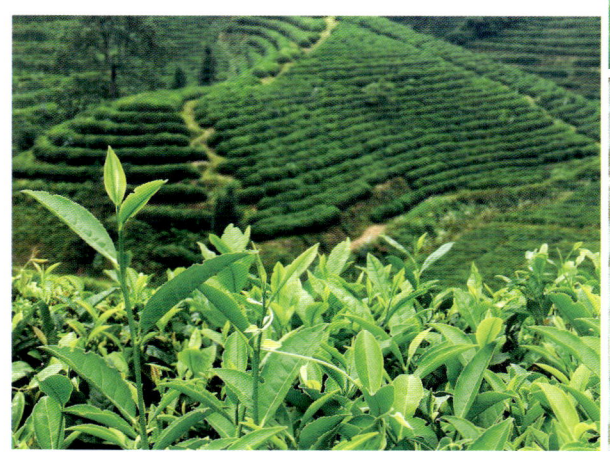

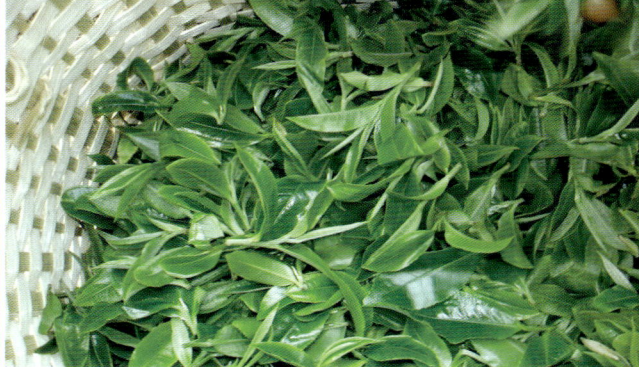

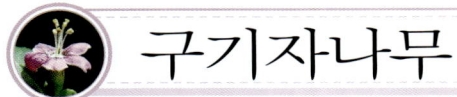

구기자나무

학명 Lycium chinense Miller　**분류** 속씨식물문 〉 쌍떡잎식물강 〉 가지과

부락 근처의 둑이나 냇가에서 자라는 낙엽수목으로서 원줄기는 비스듬하게 자라면서 끝이 밑으로 처지지만, 다른 물체에 기대어 자란 것은 높이가 4m에 달하고 가지에 가시가 흔히 있으나 없는 것도 있으며 작은 가지는 황암색이고 털이 없다. 잎은 호생하지만 여러 개가 총생한다. 꽃은 6~9월에 피며 화관은 자줏빛이 돈다. 열매는 8~10월에 익는다. 열매를 구기자, 껍질을 지골피라고 하여 약용으로 하며 어린 순은 나물로 하거나 차를 만든다.

● 약효와 사용방법

피로회복 – 구기자주가 좋다. 구기자 열매 200g에 정제 설탕 200g을 첨가해 소주 1.8ℓ에 약 2개월간 담가 두었다가 매일 와인잔에 1잔 정도 마시면 좋다.

소염・이뇨 – 구기자 뿌리의 껍질지골피을 원료로 하는 한방약 청심연자음淸心蓮子飮：지골피, 황기 각 2g, 감초 1.5g, 인삼, 차전자, 연육, 맥문동, 복령 각 4g을 달여 복용한다.

고혈압 – 건조한 구기자 잎 5~10g을 달여서 복용한다.

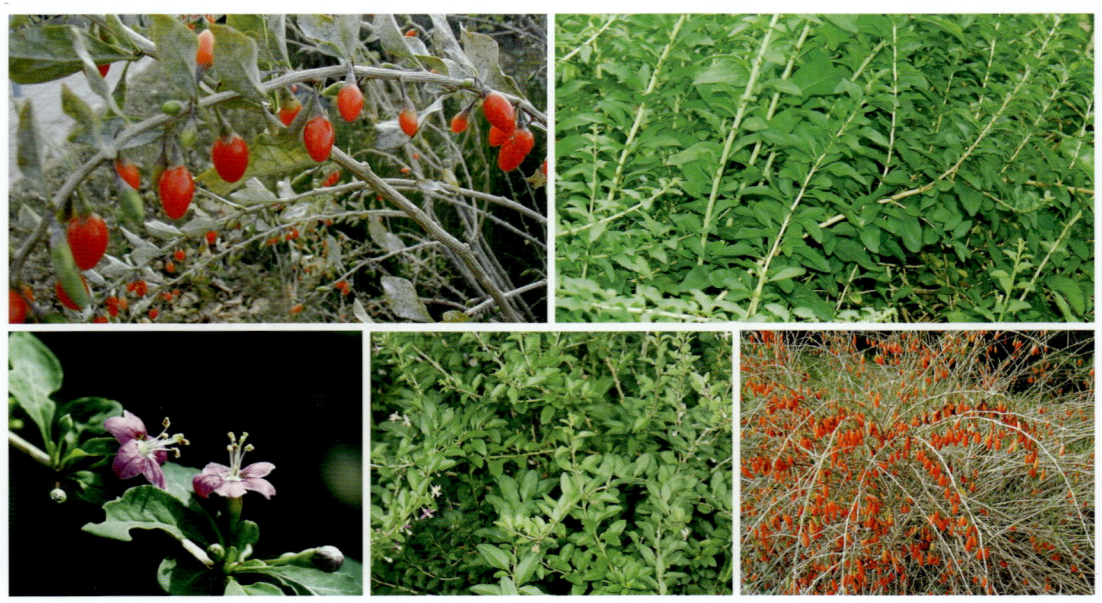

좀꿩의다리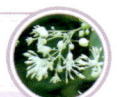

학명 Thalictrum minus var. hypoleucum (S. et Z.) MIQ.   분류 속씨식물문 〉 쌍떡잎식물강 〉 미나리아재비

산야에서 흔히 자라는 다년초로서 높이가 40~120cm이고 털이 없으며 원줄기에 보통 능선이 있다. 잎은 호생하고 2~3회 3출엽으로서 우상으로 갈라지며 엽병은 짧거나 없고 탁엽에 톱니가 있으며 밑부분에 소탁엽小托葉이 있다. 소엽은 길이가 1~3cm, 나비는 8~20mm로서 끝이 2~3개로 갈라지며 뒷면은 분백색이 돈다.

7~8월에 황록색 꽃이 큰 원추화서에 달리며 꽃받침잎은 3~4개로서 꽃잎 같고 빨리 떨어지며 3맥이 있고 긴 타원형이며 꽃잎이 없고 수술은 많으며 수술대 끝에 길이 2mm의 꽃밥이 달리고 암술은 2~6개이다. 수과는 도란형이며 길이가 3mm로서 8개의 능선이 있다. 어린 순은 묵나물로 한다. 소과편의 길이가 10~35mm인 것을 긴 꼭지좀꿩의 다리라고 한다.

• 약효와 사용방법

건위健胃 – 복통·하리이질의 기미가 있을 때, 과식으로 위장의 상태가 나쁠 때, 건조한 전초를 분말로 해서 1회 0.5g을 물로 복용한다.

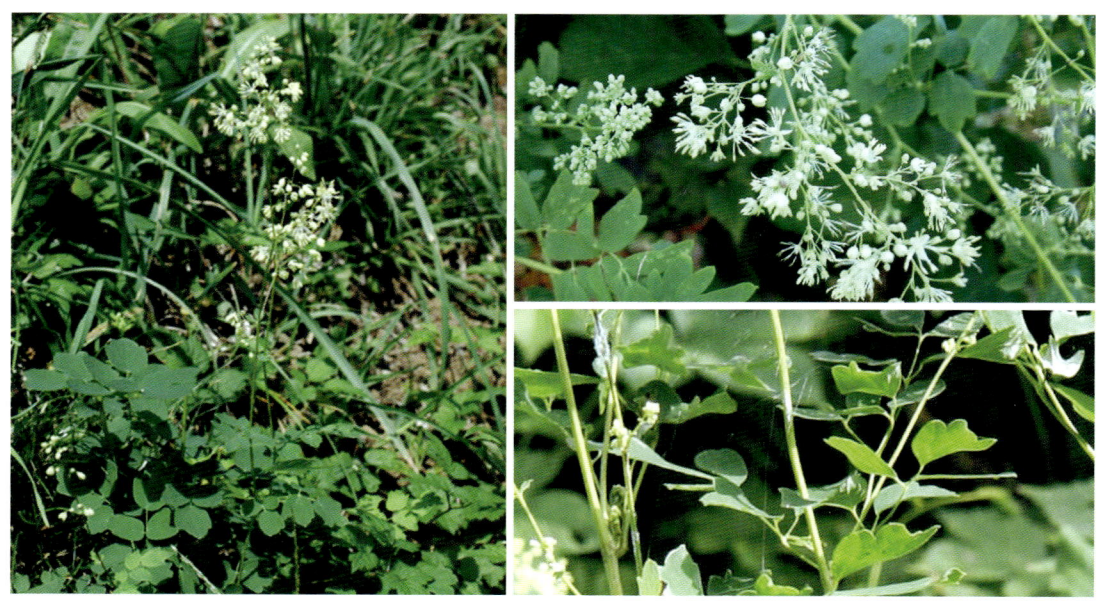

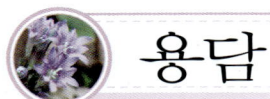

용담

학명 Gentiana scabra var. buergeri (MIQ.) MAX. 분류 속씨식물문 〉 쌍떡잎식물강 〉 용담과

산지에서 자라는 다년초로서 높이가 20~60cm이고 4개의 가는 줄이 있으며 근경이 짧고 굵은 수염뿌리가 있다. 잎은 대생하며 엽병이 없고 피침형이며 표면은 녹색이고 뒷면은 연한 녹색이며 가장자리는 밋밋하지만 피상으로 된다. 꽃은 8~10월에 피고 자주색이며 윗부분의 엽액과 끝에 달리며 포는 좁은 피침형이다. 삭과는 시든 화관과 꽃받침이 달려 있으며 대가 있고 종자는 넓은 피침형으로서 양 끝에 날개가 있다. 뿌리를 건위제로 사용한다.

● **약효와 사용방법**

건위 – 뿌리를 분말로 해서 오믈렛먹기 어려운 약을 싸서 먹는 얇은 막 등에 싸지 말고 식후 바로 0.5g 정도를 복용한다.

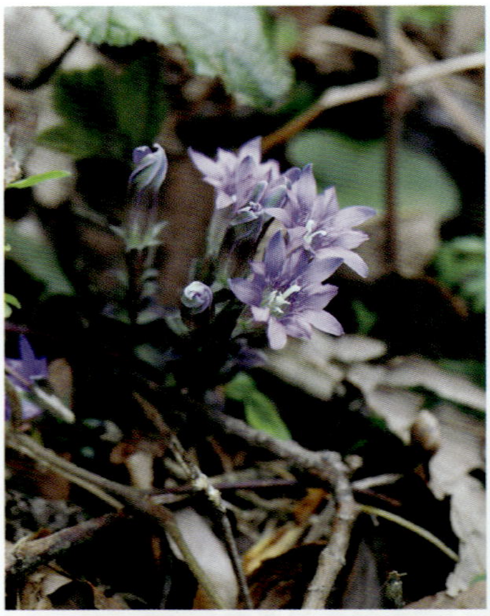

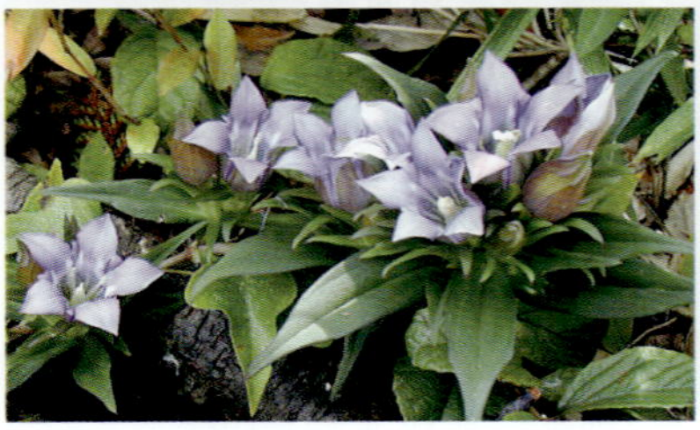

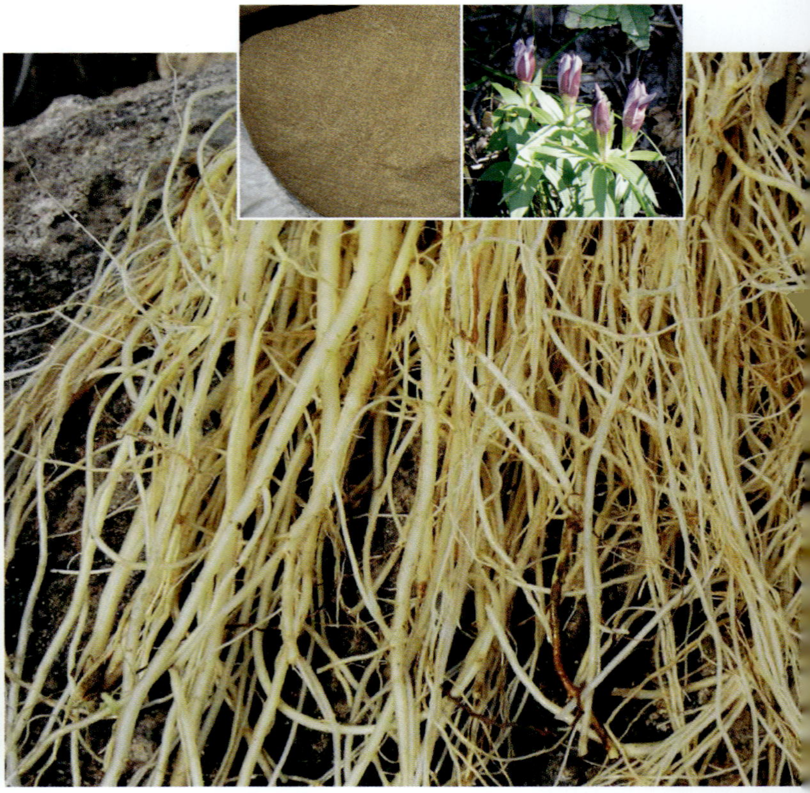

참마

학명 Dioscorea japonica Thunb. 분류 속씨식물문 〉 외떡잎식물강 〉 마과

산지에서 자라는 다년성 덩굴식물로 육질의 뿌리가 있다. 잎은 대생하지만 간혹 호생하는 것
도 있으며 엽병이 길고 끝이 뾰족하고 녹색이며 털이 없고 엽액에서 주아珠芽가 발달한다.
꽃은 이가화로서 6~7월에 피며 엽액에서 나오는 1~3개의 수상화서에 달린다.
삭과는 3개의 날개가 있고 종자도 막질의 날개가 있다. 뿌리를 식용으로 하거나 강장 및 지사
제로 사용한다.

● 약효와 사용방법

자양 · 강장 – 산약주를 마신다. 건조한 뿌리山藥 200g을 잘게 으깨어 정제 설탕 150g과 함
께 소주 1.8ℓ에 담가, 2~3개월 후 여과한다. 하루 1회 300cc를 취침 전에 마시면 좋다.

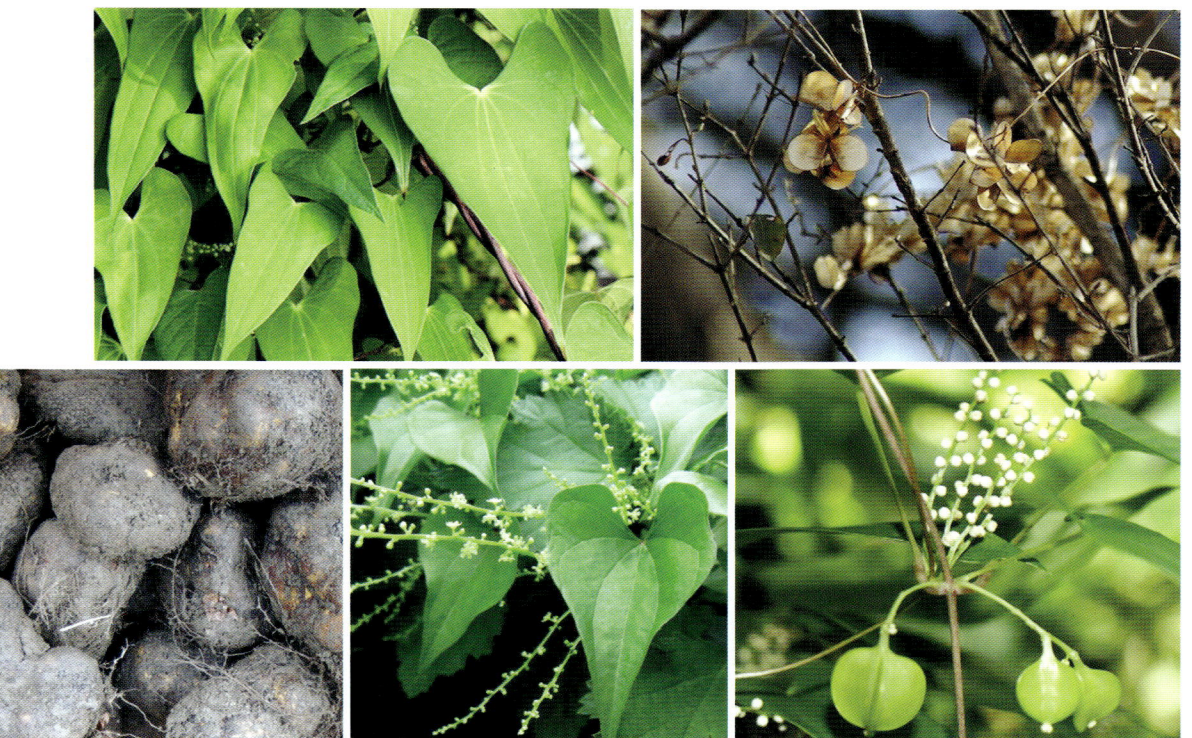

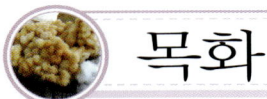

목화

학명 Gossypium indicum LAM. 분류 속씨식물문 〉 쌍떡잎식물강 〉 아욱과

섬유작물로 재배하고 있는 1년초로서 동아시아가 원산지로 보고 있으며 원줄기는 높이가 60cm에 달하고 곧추서며 가지가 다소 갈라진다. 잎은 호생하며 엽병이 길고 3~5개로 갈라지며 열편 끝이 뾰족하고 탁엽은 삼각상 피침형으로서 엽병 및 소화경小花梗과 더불어 털이 있다. 꽃은 8~9월에 피며 액생하는 소화경 끝에 1개씩 달리고 꽃 밑에 엽상의 소포가 3개 있으며 삼각상 난형으로서 자줏빛이 돌고 날카로운 톱니가 있다. 꽃받침잎은 술잔 같으며 녹색 잔 점이 있고 작으며 꽃잎은 5개가 복와상覆瓦狀으로 나열되고 연한 황색 바탕에 밑부분이 흑적색이며 수술은 많고 단체單體이다. 삭과는 포로 싸여 있으며 난상원형이고 익으면 3개로 갈라진다. 종자는 덮고 있는 털을 떼어 솜으로 사용하며 종자로 기름을 짠다.

• 약효와 사용방법

최유催乳 – 모유를 잘 나오게 한다. 종자 5g을 물 600cc에 넣고 반량이 되도록 달여 복용한다.

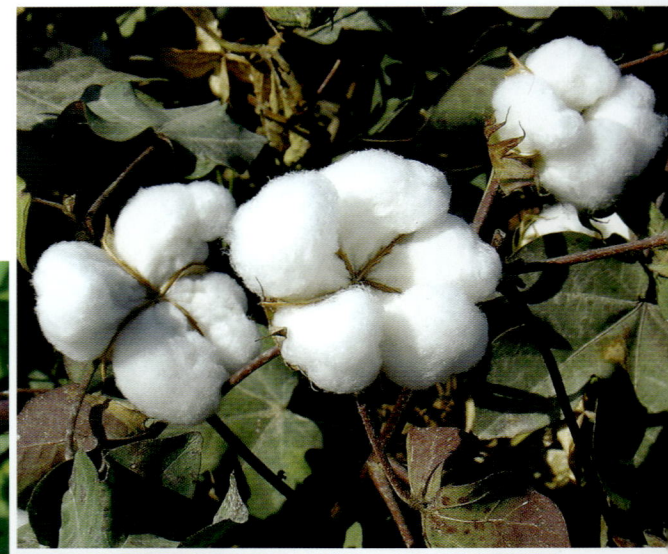

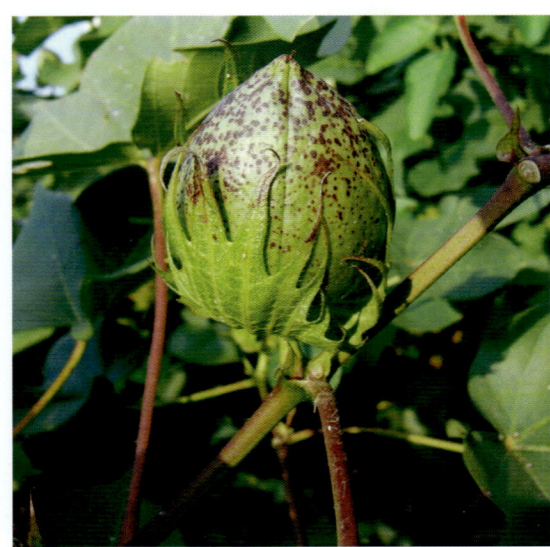

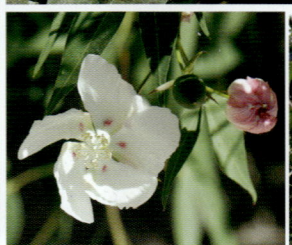

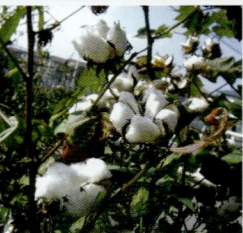

알쫘리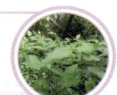

학명 Tubocapsicum anomalum (F, et S) Makino　분류 속씨식물문 > 외떡잎식물강 > 가지과

중부 이남의 나무 그늘에서 자라는 다년초로서 높이가 60~90cm이고 다소 우상으로 갈라지며 털이 거의 없다. 잎은 호생하고 긴 타원형 또는 타원형이며 양 끝이 좁고 밑부분이 갑자기 좁아져서 짧은 엽병의 날개로 되며 가장자리가 밋밋하거나 희미한 파상의 톱니가 있다. 꽃은 7~8월에 피고 연한 황색이며 엽액에 1~5개씩 달리고 소화경은 열매가 익을 때쯤 되면 윗부분이 굵어지며 밑으로 굽는다. 꽃받침잎은 위의 가장자리가 수평적이며 털이 없고 낮으며 화관은 지름이 8mm 정도로서 5개로 말게 갈라지고 열편은 피침상 삼각형이며 끝이 뾰족하고 젖혀진다. 열매는 둥글며 지름은 7~10mm로서 나출裸出되고 적색으로 익는다.

● 약효와 사용방법

종기 · 부스럼 등 – 식초에 담갔던 것을 짜내어 환부에 댄다. 떨어지지 않도록 막는다.

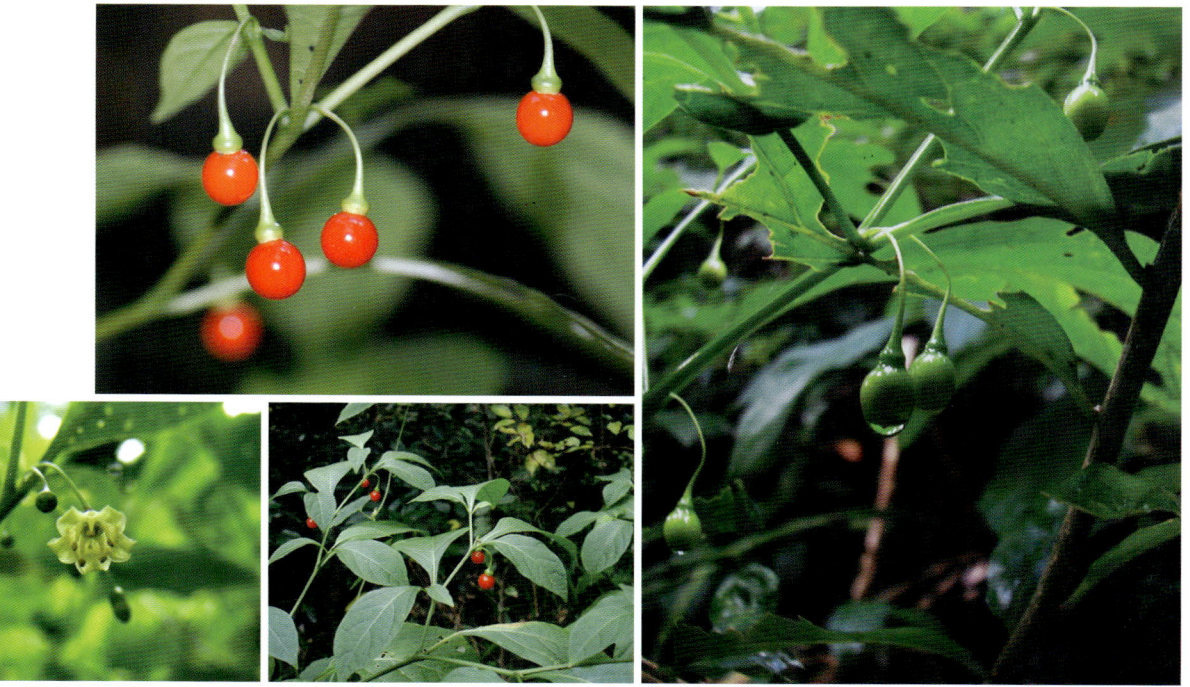

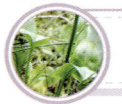

질경이택사

학명 Alisma orientale (Sam.) Juz.   분류 속씨식물문 〉 외떡잎식물강 〉 택사과

연못가와 습지에서 자라는 다년초로서 근경은 짧으며 수염뿌리가 돋는다. 잎은 모두 뿌리에서 나오고 길이는 30cm 내외의 엽병이 있다. 화경은 길이가 60~90cm이고 잎 사이에서 나오며 가지가 윤생하고, 7~8월에 백색꽃이 핀다.

가지 밑에는 포가 있고 꽃받침잎과 꽃잎은 각각 3개이고 꽃잎은 백색이고 적자색이 돌며 밑부분이 황색이다. 괴근을 이뇨제로 사용하거나 수종水腫 및 마질痲疾에 사용한다.

● 약효와 사용방법

황사탕沉瀉湯 – 황사 7.5g, 창출 5g을 서로 섞은 것을 하루 양으로 해서 달여 복용한다. 두통, 현기증이 날 때, 소변을 잘못 볼 때, 위하수증胃下垂症, 위 무력증에 복용한다.

오령산五笭散 – 황사 5g, 저령, 복령, 창출 각 4.5g, 계지 3g을 섞은 것을 하루 양으로 해서 달여 복용한다. 갈증이 날 때, 소변을 잘못 볼 때, 숙취, 차멀미, 장 염증, 위 무력증에 좋다.

그 외에 복령황사탕 · 팔미환 · 당귀작 · 약산 · 저령탕 등에도 이용한다.

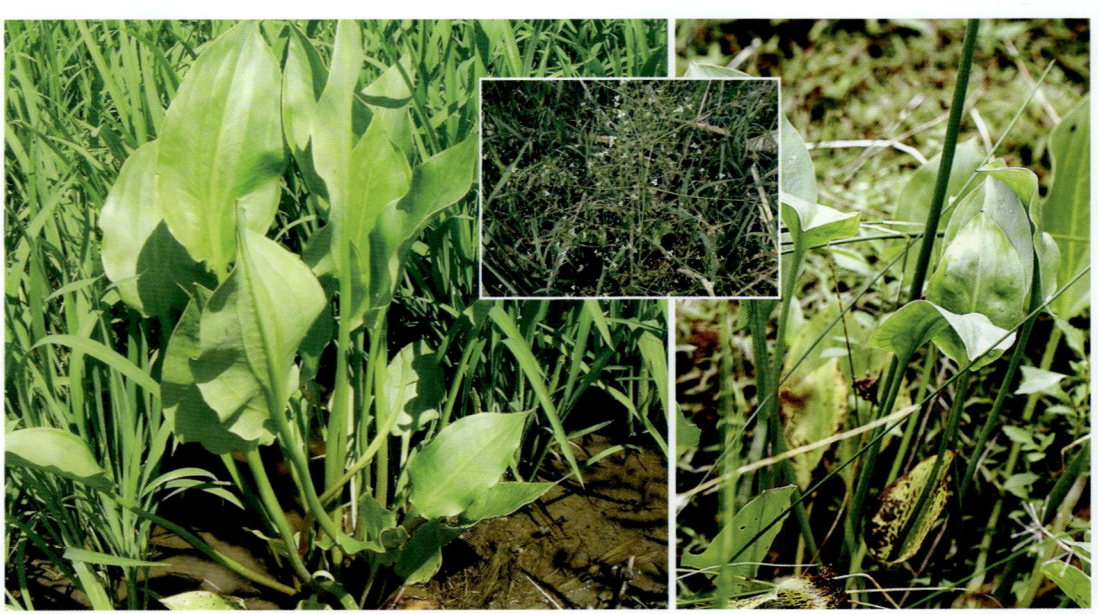

고란초

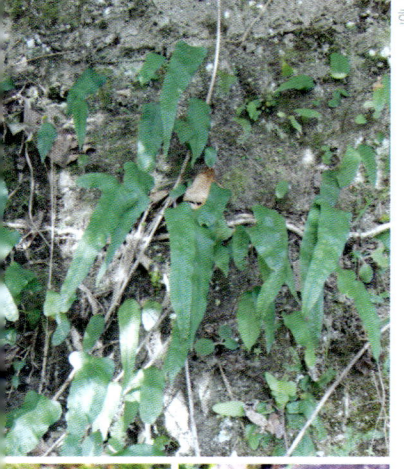

학명 Crypsinus hastatus (Thunb.) Copel. 분류 양치식물문 〉고사리강 〉고란초과

강원도 이남의 그늘진 바위나 낭떠러지에서 자라는 상록다년초로서 잎은 단엽이며 긴 타원상 피침형으로서 끝이 뾰족한 것이 많지만 잘 자란 것은 2~3개로 갈라진다. 잎 표면은 녹색이며 뒷면은 다소 흰빛이 돌고 엽병은 털이 없으며 딱딱하고 윤기가 있다. 전초를 석위와 더불어 마질약麻疾藥으로 사용한다.

• 약효와 사용방법

이뇨 · 해열 · 해독 - 하루 양 8~20g을 물 400cc에 넣고 1/3의 양이 되도록 달여 3회에 나누어 복용한다.

고들빼기

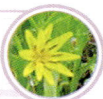

학명 Youngia sonchifolia, Maximowicz 분류 피자식물문 〉쌍떡잎식물강 〉국화과

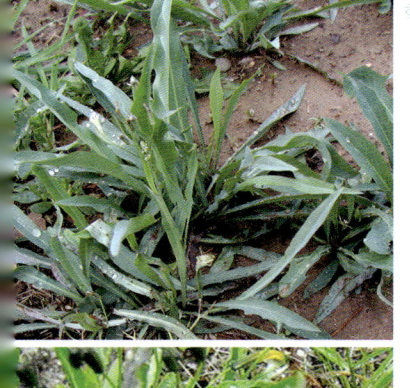

건조한 곳에서 자라는 1년 내지 2년초로서 높이가 30~70cm이고 흔히 자줏빛이 돌며 가지가 퍼진다. 꽃은 8~9월에 피고 가지 끝과 원줄기 끝에 산형傘形 비슷하게 달린다. 수과는 갈색 또는 흑색이며 길이는 3.5~3.8mm로서 12개의 능선이 있고 관모冠毛는 길이가 3.5mm 정도이며 백색이다. 어린 순은 나물로 한다.

• 약효와 사용방법

종기 · 부스럼 - 잘 건조한 두화頭花에 참기름이 찰 듯 말 듯할 정도로 담가 이 기름을 직접 종기에 바른다.

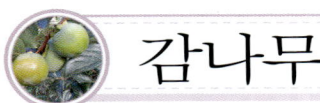

감나무

학명 Diospyros kaki THUNB. 분류 속씨식물문 〉 쌍떡잎식물강 〉 감나무과

경기도 이남에서 과수로 재배하고 있는 낙엽교목으로서 높이가 14m에 달한다. 잎은 호생하며 혁질이고 톱니가 없고 엽병은 길이가 5~15mm로서 털이 있다. 꽃은 양성 또는 단성으로서 5~6월에 피며 황백색이고 엽액에 달리며 꽃받침과 화관 겉면에 잔털이 밀생한다. 열매는 지름이 4~8cm로서 10월에 황홍색으로 익는다. 과육에 반점이 생기는 단감과 이것이 없는 떫은 감으로 구별하지만 익으면 모두 달고 열매의 외형에 따라 여러 가지 품종으로 나뉜다.

● 약효와 사용방법

혈압 강하 – 술잔 한 잔에 무 갈은 것을 섞어서 공복 시에 1일 3회 복용한다. 또 건조시킨 잎을 1일 20g, 달여서 차 대신에 마시면 좋다.

딸꾹질 –감꼭지 5g에 묵은 생강을 같은 양을 넣어서 물 200cc에 달여서 마신다.

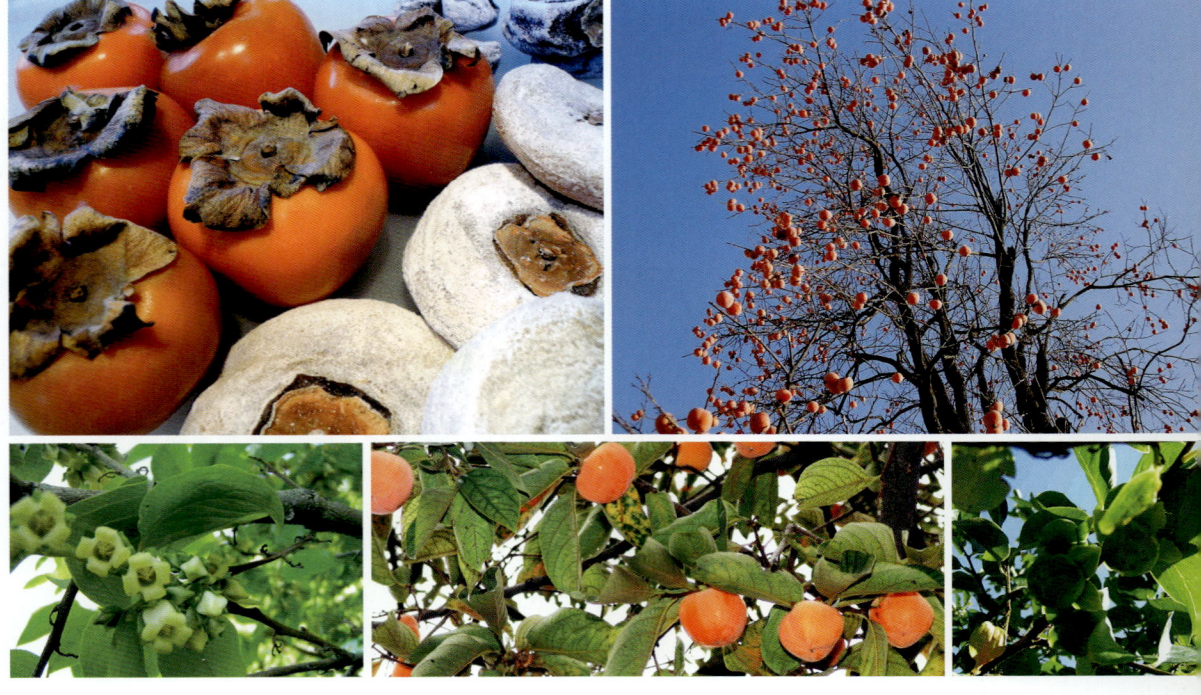

개사철쑥

학명 Artemisia apiacea HANCE 분류 속씨식물문 › 쌍떡잎식물강 › 국화과

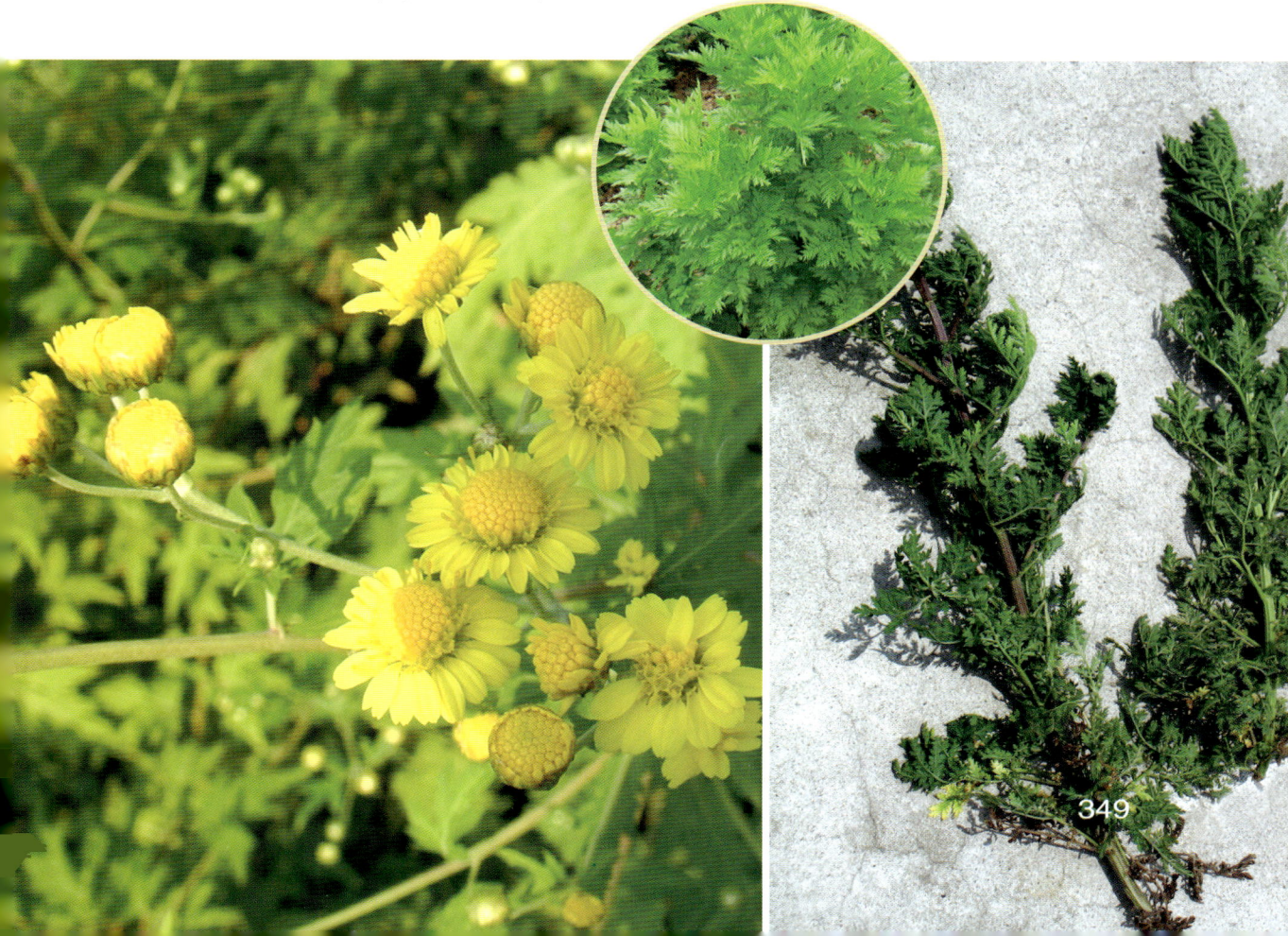

냇가의 모래땅에서 자라는 2년초로서 높이가 40~150cm이고 털이 없으며 가지가 많다. 열편은 긴 타원형으로서 옆으로 퍼지며 중축 윗부분이 빗살처럼 된다. 꽃은 7~9월에 피며 가지 끝과 원줄기 끝에 한쪽으로 치우쳐 있는 총상화서에 달린다.

어린 순은 나물로 하고 선병질腺病質 및 허약자虛弱者에 사용한다.

• 약효와 사용방법

해열 – 건조한 잎을 1회 양 3~5g으로 해서 뜨거운 물을 부어서 식기 전에 복용한다.

개선疥癬 – 생줄기잎을 비벼 즙을 환부에 바르든가, 건조한 것 약 50~100g을 보자기에 싸서 약용료藥溶料로서 욕조에 넣고 목욕한다.

349

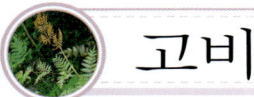

고비

학명 Osmunda japonica THUNB.   분류 양치식물문 〉 양치식물강 〉 고비과

산복山腹 이하의 숲 가장자리 또는 냇가 근처에서 자라는 다년초로서 주먹 같은 근경에서 여러 대가 나와서 높이가 60~100cm 정도 자란다. 어린 잎은 용수철처럼 풀리면서 자라며 적색 바탕에 백색 선모腺毛로 덮여 있고 엽병은 주맥과 더불어 윤기가 있으며 처음에는 적갈색 털로 덮여 있지만 곧 없어진다. 성숙한 잎은 윤기가 있고 털이 없으며 2개씩 갈라진 측맥은 주맥과 50° 내외의 각을 형성한다. 생식엽生殖葉은 영양엽榮養葉보다 일찍 나와서 일찍 스러지고 소우편은 매우 좁아져 선형線形으로 되며 포자낭胞子囊이 밀착한다. 연한 엽병을 삶아서 말렸다가 식용으로 한다.

• 약효와 사용방법

최유催乳 – 말린 고비로 끓인 된장국을 먹으면 좋다고 하는 민간 요법이 있다.

빈혈 · 이뇨 – 1회 양으로서 지상부의 건조한 것 5~10g을 물 300cc에 넣고 1/2 양까지 달여 복용한다.

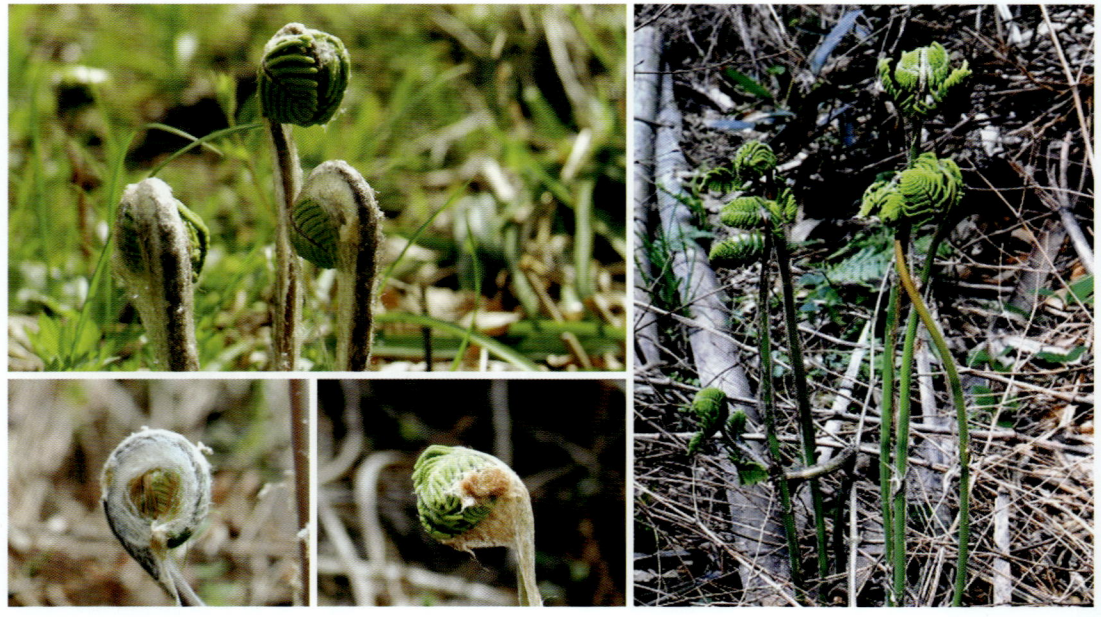

고사리삼

학명 Sceptridium ternatum (Thunb.) Lyon   분류 양치식물문 〉 고사리강 〉 고사리삼과

햇볕이 잘 드는 숲 속 기름진 곳이나 산골짝 냇물 가까운 풀밭에서 자라는 다년초로서 잎은 두꺼우며 윤기가 있다. 굵은 육질의 뿌리는 사방으로 퍼지고 1개의 잎이 나와 2개로 갈라져서 나엽裸葉과 실엽實葉으로 된다. 나엽은 엽병이 길며 3개로 갈라지고 다시 2~3회 깊게 갈라지며 가장자리에 톱니가 있고 엽신은 길이가 5~10cm로서 삼각형 또는 오각형이며 양쪽 밑 우편에 긴 엽병이 있다. 소우편小羽片은 긴 난형 또는 난형이고 우편 바깥쪽 밑의 소우편이 가장 크며 각 열편은 넓은 타원형 또는 넓은 난형으로서 끝이 둥글고 나비는 2~3mm이며 가장자리에 잔 톱니가 있다. 포자엽胞子葉은 나엽보다 훨씬 길고 윗부분이 잘게 갈라져서 각 가지에 좁쌀 같은 포자양胞子囊이 달리며 9~11월에 익는다. 전초를 약용으로 한다.

• 약효와 사용방법

복통 · 하리이질 – 전초를 잘 건조한 것 1회 양을 약 10g으로 해서 물 600cc에 넣고 1/2의 양이 되도록 달여 복용한다.

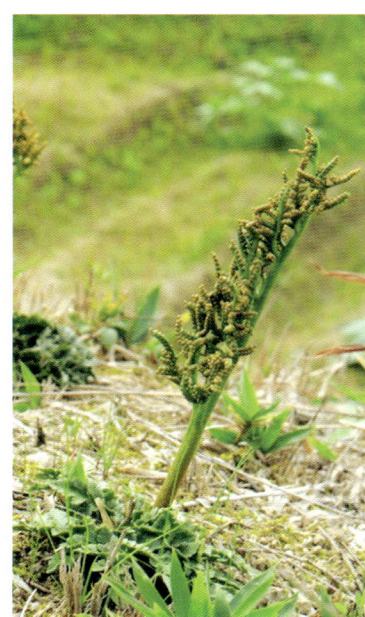
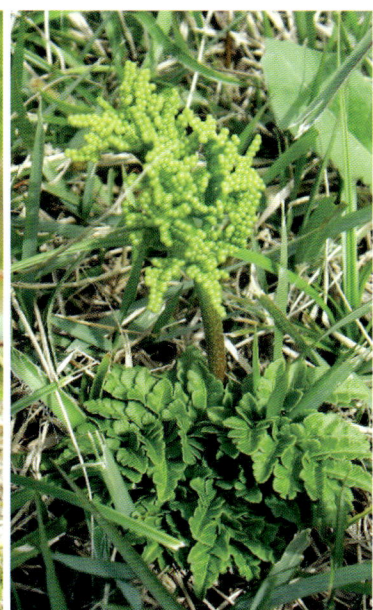
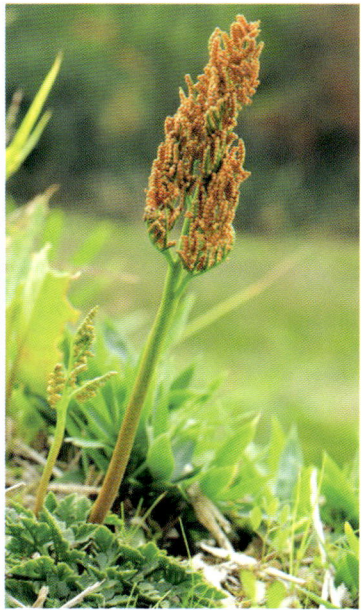

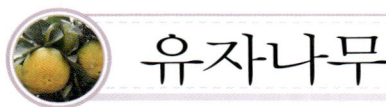

유자나무

학명 Citrus Junos Ciebold&Tanaka   분류 속씨식물문 〉쌍떡잎식물강 〉운향과

전남에서 재배하고 있는 중국 원산의 상록수목으로서 높이가 4m에 달하며 가지에 길고 뾰족한 가시가 있다. 잎은 호생하고 위로 올라갈수록 좁아지다가 끝이 다소 오목해지며 밑부분이 둔저鈍底이고 가장자리에 둔한 톱니가 있으며 엽병에 넓은 날개가 있다.

꽃은 엽액에 1개씩 달리고 때로는 밑으로 처진다. 열매의 외피는 울퉁불퉁하며 황색으로 익으면 향기가 있는 외피와 신맛이 강한 내부가 잘 떨어지며 중심부가 비어 있고 추위에 강하다. 열매는 조미료로 사용하고 미숙과는 탱자의 대용품으로서 약용으로 한다.

● 약효와 사용방법

피로회복 · 신경통 · 류머티즘 등 – 유자탕을 만든다. 11월의 동지에 유자탕이 들어가지만 이것은 유자의 정유 피넨, 시트랄 등의 피부 자극에 보다 혈행을 원활하게 하고 추워서 굳는 몸을 깨우는 역할을 한다. 특히 신경통 · 류머티즘에는 효과가 크기 때문에 동지에만 한정 짓지 말고 유자가 있는 한 유자탕을 이용하면 좋다.

피로회복 · 중풍예방 – 유자 4개 정제 설탕 300g, 소주 1.8ℓ로 유자탕을 만들어 3개월 후에 걸러서 1회 양 15~20cc로 하루 3회 마신다.

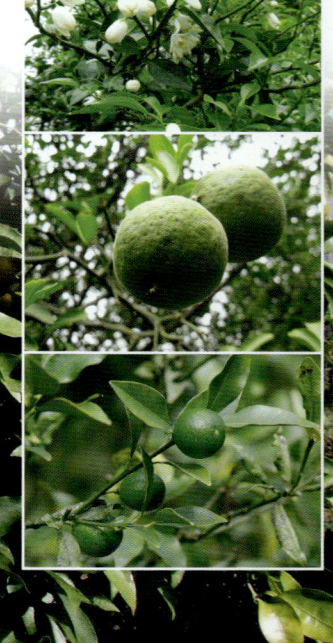

섬공작고사리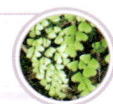

학명 Adiantum monochlamys Eaton　분류 양치식물문 〉 방사식물강 〉 고사리과

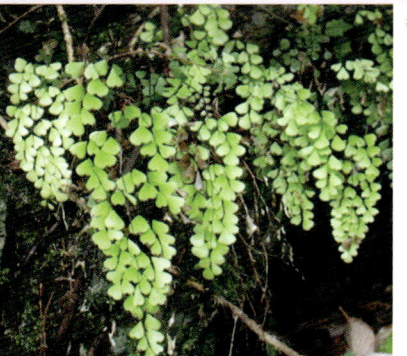

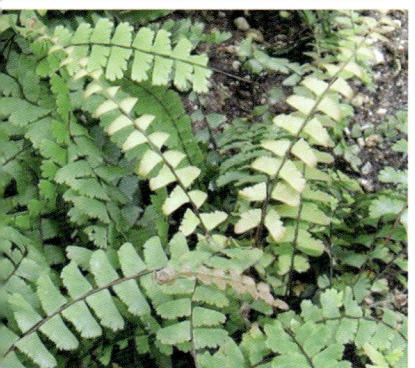

한라산 남쪽 산 속의 바위틈에서 자라는 상록초목으로서 근경은 짧고 엽병 밑부분과 더불어 흑갈색이 도는 선형인편線形鱗片으로 덮인다. 엽병은 길이가 8~15cm로서 윤기가 있고 엽신은 우상羽狀으로 갈라진다. 소엽小葉은 도삼각형이며 엽병이 있고 맥이 부채꼴로 퍼진다. 포자양군胞子囊群은 각 소엽에 1개씩 달리고 윗가장자리의 오목한 곳에 달리며 원형圓形 또는 신장형腎臟形이다. 잎가장자리는 뒤로 말려서 포막包膜처럼 된다.

• 약효와 사용방법

통경通經 · 거담 · 이뇨 – 하루 양 6~10g을 물 400cc에 넣고 1/3의 양이 되도록 달여 3회에 나누어 복용한다.

줄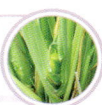

학명 Zizania latifolia (Griseb.) Turcz. ex Stapf　분류 속씨식물문 〉 외떡잎식물강 〉 벼과

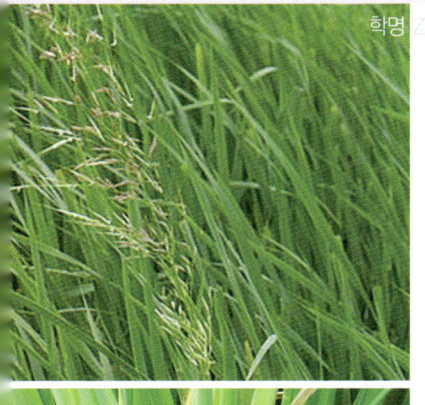

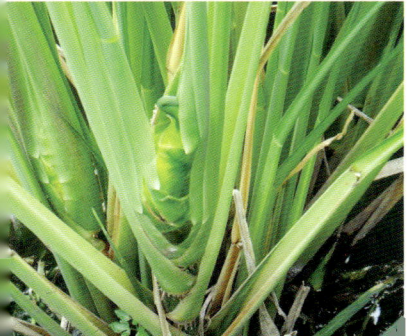

연못이나 냇가에서 군락을 형성하는 다년초로서 진흙 속에서 굵고 짧은 근경과 뻗는 줄기가 옆으로 뻗으면서 총생한다. 화경은 높이가 1~2m로서 8~9월에 큰 원추화서가 발달하며 가지는 반윤생한다.

• 약효와 사용방법

이뇨 – 건조한 뿌리 또는 뿌리줄기를, 하루 양으로서 5~10g, 물 600cc로 1/2 양까지 달여서 복용한다.

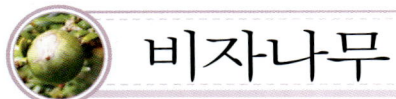

비자나무

학명 Torreya nucifera S. et Z. **분류** 관다발식물문 〉 구과식물강 〉 주목과

높이가 25m, 지름이 2m에 달하는 상록교목으로서 가지가 사방으로 퍼지며 수피는 암갈색이고 노목의 것은 얕게 갈라져서 떨어진다. 잎은 우상羽狀으로 배열되고 혁질이며 털이 없고 표면은 짙은 녹색, 뒷면은 갈색이지만 중근中肋과 가장자리는 녹색이다.

꽃은 이가화로서 4월에 피며 한 화편에 10여 개의 꽃이 달린다. 종자는 양 끝이 좁고 타원형이며 차갈색이고 점질이 딱딱하며 내피는 적갈색이고 약용 또는 식용으로 한다. 용림수 또는 관상수이다.

• 약효와 사용방법

야뇨夜尿 – 열매를 분말로 해서 3~5개 정도까지 되면 1회에 0.2~0.6g을 하루 3회 내복하든가 생과일 1~2개를 익혀 먹는다.

십이지장충 구제 – 공복 시에, 건조한 열매를 성인은 1회 3~5g 분말로 해서 복용한다. 하루 한 번으로 좋다.

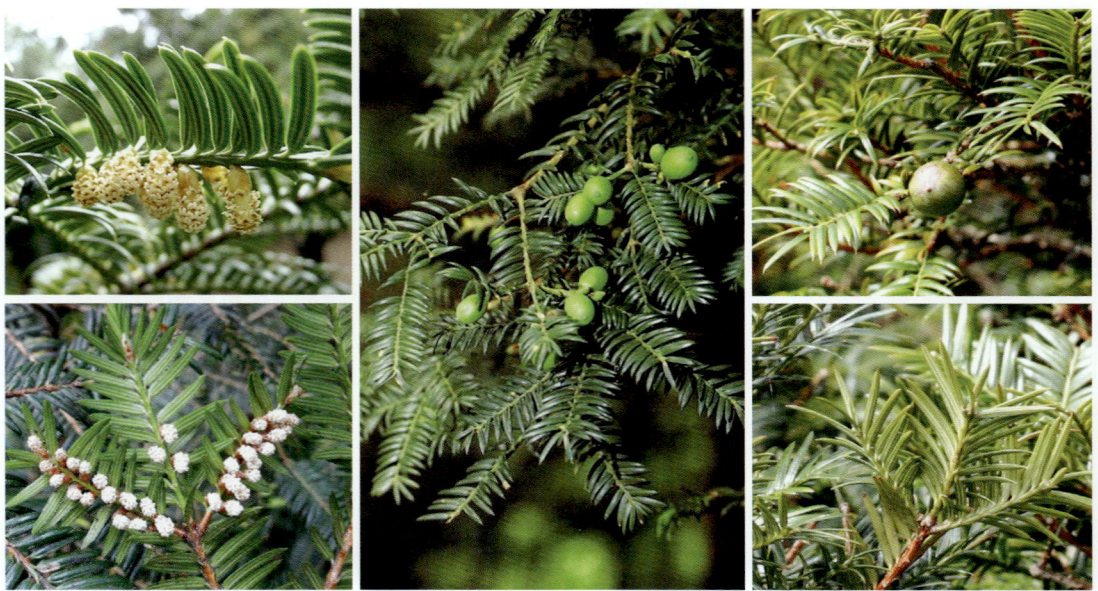

만년석송

학명 Lycopodium obscurum L. 분류 석송문 > 석송강 > 석송과

한라산·지리산·설악산 및 북부지방의 높은 산 숲 속에서 자라는 상록다년초로서 원줄기는 땅 속 깊이 옆으로 뻗고 적갈색이며 좁은 비늘 같은 잎이 드문드문 달린다. 군데군데에서 곧추자라는 가지가 나와서 높이가 15~30cm로 되고 밑부분에는 작은 가지가 없으며 윗부분에는 작은 가지가 비스듬히 퍼져 마치 나무 모양같이 된다. 포자엽은 난상신장형이고 끝이 매우 뾰족하며 가장자리는 투명한 막질로서 파상波狀이다. 모양은 햇볕이 잘 쬐는 숲 가장자리에서 자라는 것과 그늘 밑에서 자라는 것에 따라 차이가 있다.

● 약효와 사용방법

갈증이 날 때·이뇨를 촉진할 때 – 잘 건조한 지상부의 몸체를 채취해, 하루 양 8~15g을 물 400cc에 넣고 1/3의 양의 되도록 달여 3회에 나누어 복용한다.

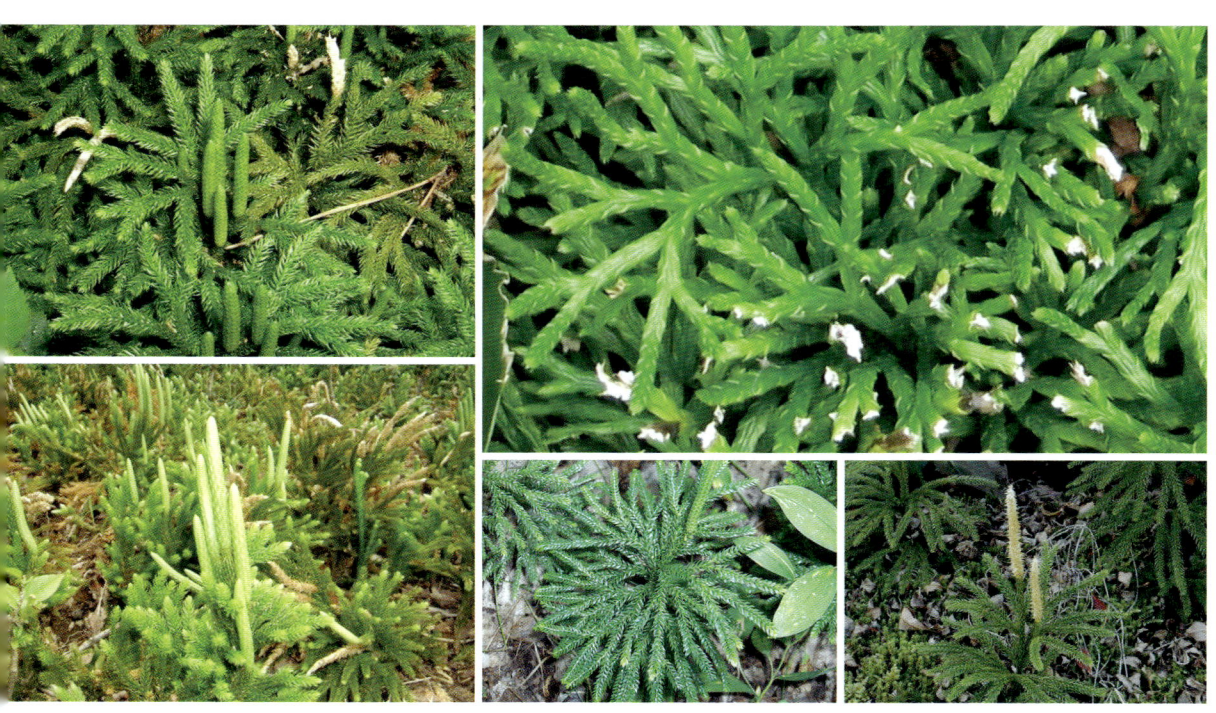

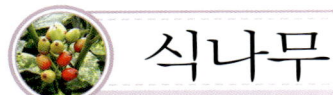

식나무

학명 Aucuba japonica THUNB. 분류 속씨식물문 〉쌍떡잎식물강 〉층층나무과

울릉도와 외연도外煙島 이남에서 자라는 상록관목으로서 높이가 3m에 달하고 작은 가지는 녹색이며 굵고 털이 없으며 윤기가 있다. 잎은 호생하고 타원상 난형 또는 타원상 피침형이며 예두 또는 점첨두이고 표면은 윤기가 있으며 가장자리에 치아상의 톱니가 있다.
원추화서는 가지 끝에 달리며 꽃은 이가화로서 3~4월에 핀다. 열매는 타원형이며 10월에 적색으로 익고 겨울 동안에 가지에 달려 있다.

● 약효와 사용방법

화상·종기·부스럼·동상 – 생잎을 금망에 얹어서, 약한 불에 구우면, 잎이 부드럽고 연하게 되면서 색이 검게 변한다. 이것을 타지 않게 하면서 꺼내어 환부에 얹어 가볍게 붕대로 눌러 준다.

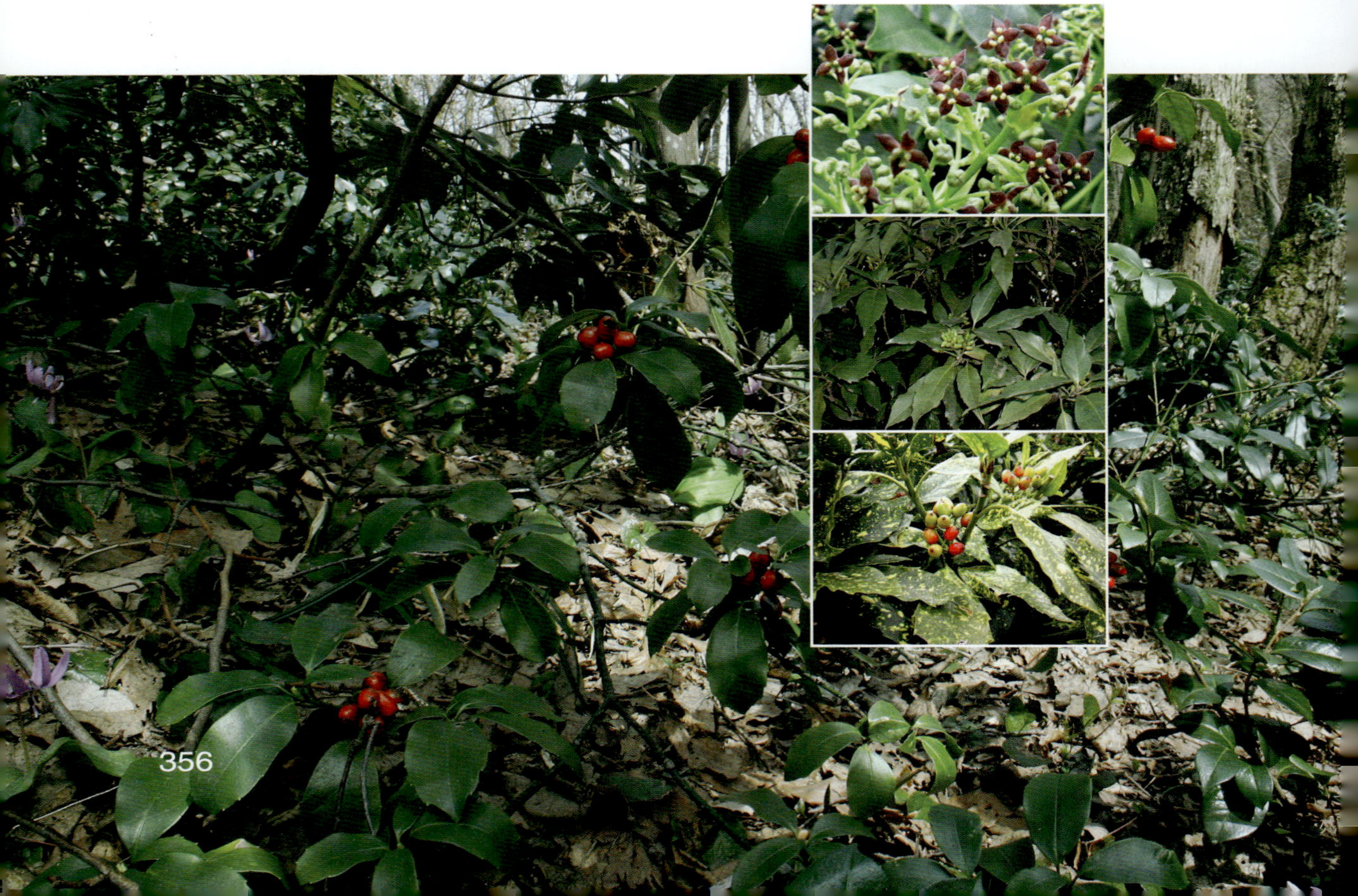

학명 Sigesbeckia pubescens (Makino) Makino   분류 속씨식물문 > 쌍떡잎식물강 > 국화과

진득찰과 같이 자라지만 남부지방과 바닷가에서 보다 왕성하게 자라고 높이가 1m에 달하며 원줄기와 잎에 털이 많고 가지는 진득찰과 같이 갈라진다.

잎은 대생하며 중앙부의 잎은 난형 또는 난상 삼각형이고 끝이 뾰족하며 기부에 3개의 큰 맥이 있고 가장자리에 불규칙한 톱니가 있으며 엽병은 윗부분이 엽신으로 흘러 날개처럼 된다.

꽃은 8~9월에 피고 가지 끝과 원줄기 끝에 달려서 전체가 산방상으로 되며 화경은 대가 있는 선모가 밀생한다. 수과는 도란형이고 약간 굽으며 4개의 능각이 있다.

한방에서 전초를 진득찰과 더불어 약용으로 한다.

• 약효와 사용방법

종기 · 부스럼 – 하루 양으로서 약 5~10g을 물 400~600cc에 넣고 1/2의 양이 되도록 달여 복용한다.

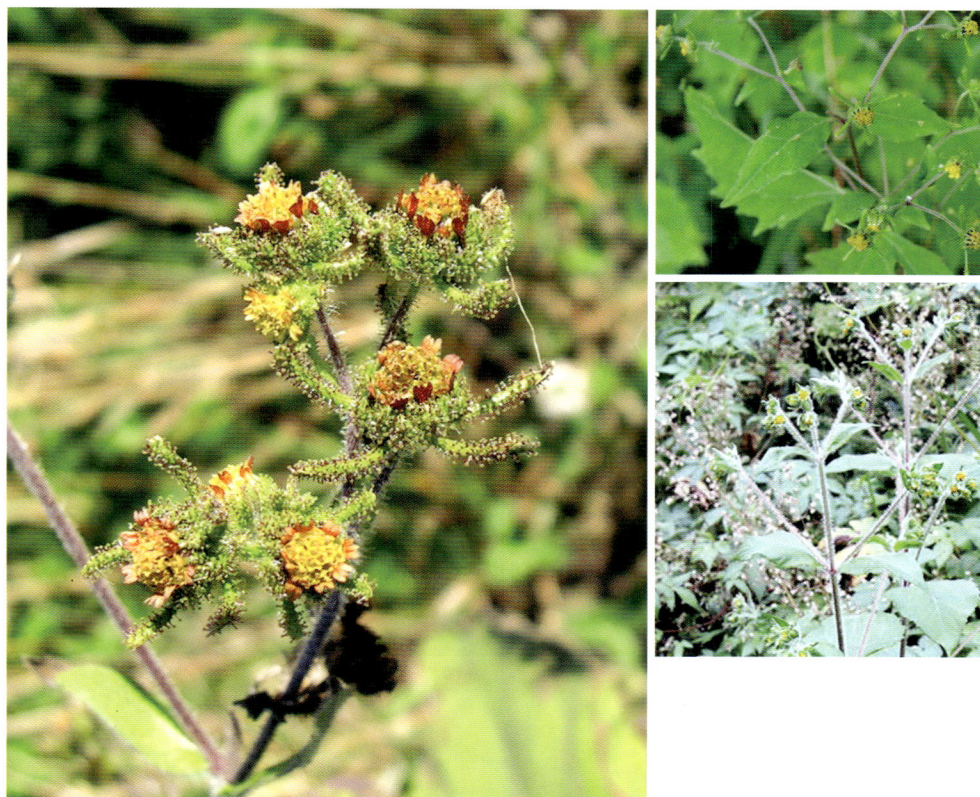

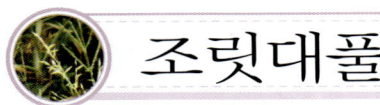

조릿대풀

학명 Lophatherum gracile 분류 속씨식물문 〉 쌍떡잎식물강 〉 벼과

남쪽 섬의 숲 속에서 자라는 다년초로서 총생하며 높이가 40~80cm이고 근경은 목질이며 사방으로 퍼진 수염뿌리에 황백색의 괴근塊根이 달린다.

잎은 화경의 중앙 이하에 2줄로 달리고 편평하며 밝은 녹색이다. 꽃은 8~10월에 피며 원추화서는 1~2개씩 옆으로 퍼지며 소수小穗는 한쪽에만 달린다. 소수는 길이가 7~8mm로서 털이 약간 있는 것도 있고 밑부분에 속모束毛가 있다.

• 약효와 사용방법

이뇨 – 하루 양 5~10g을 물 600cc로 1/2의 양까지 달여 복용한다.

당뇨병 예방 – 위와 같은 분량으로 복용한다.

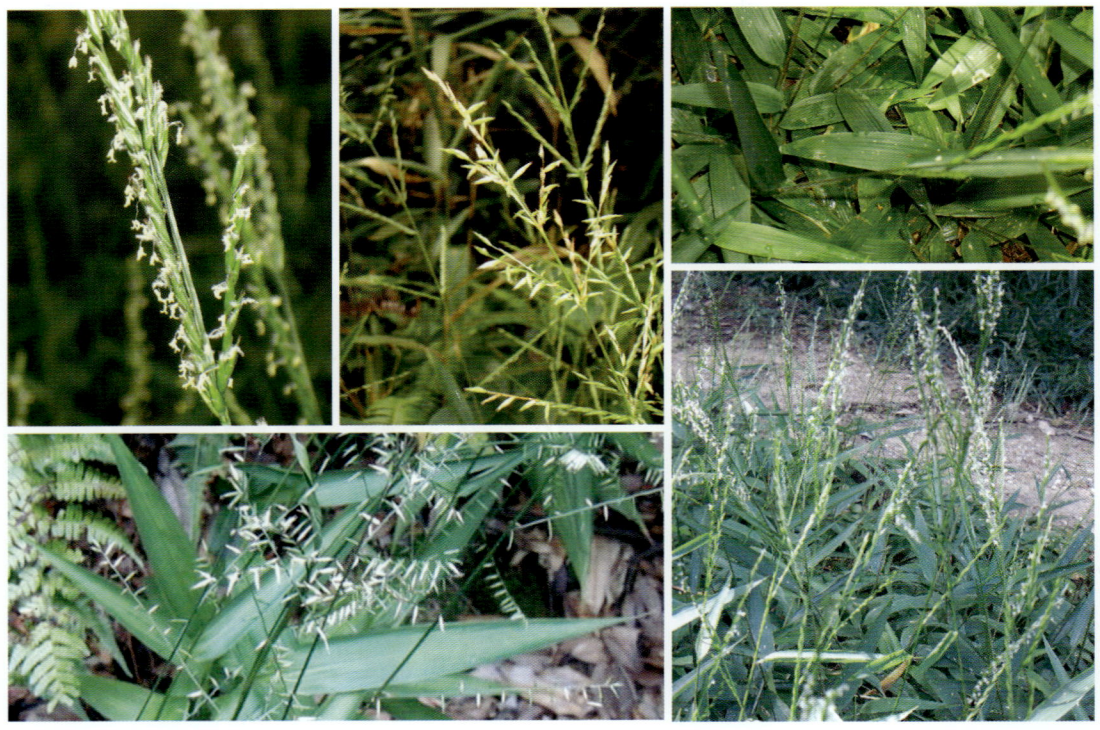

실고사리

학명 Lygodium japonicum (Thnub.) Sw.   분류 양치식물문 〉고사리강 〉실고사리과

전라도와 경상도 이남의 산록에서 자라는 덩굴식물로서 근경은 지하에서 옆으로 뻗으며 지름은 2~3mm이고 겉에는 엽병 밑부분과 더불어 흑색털이 있다.

잎은 엽병이 원줄기처럼 되어 다른 물체를 감아 올라가면서 길이가 2m 내외로 자라며 잎처럼 보이는 우편羽片이 호생한다. 우편은 처음 1쌍의 소우편이 갈라지면 생장이 중지되고 끝에 눈이 생기므로 우상羽狀으로 갈라지는 것같이 보인다. 소우편은 3출상이며 2~3회 우상으로 갈라지고 열편 가장자리에 톱니가 있다. 특히, 정열편은 길게 자라며 뒷면 가장자리에 포자양군胞子囊群이 달리고 포자낭군이 많이 달리는 열편은 특히 잘게 갈라지기도 한다. 포막苞膜의 가장자리는 불규칙한 톱니처럼 된다. 포자를 한약방에서 마질약麻疾藥으로 사용한다.

• 약효와 사용방법

이뇨 – 해금사海金砂 : 생약명의 하루 양 8~15g을 물 300cc에 넣고 반량이 되도록 달여 3회에 나누어 복용한다.

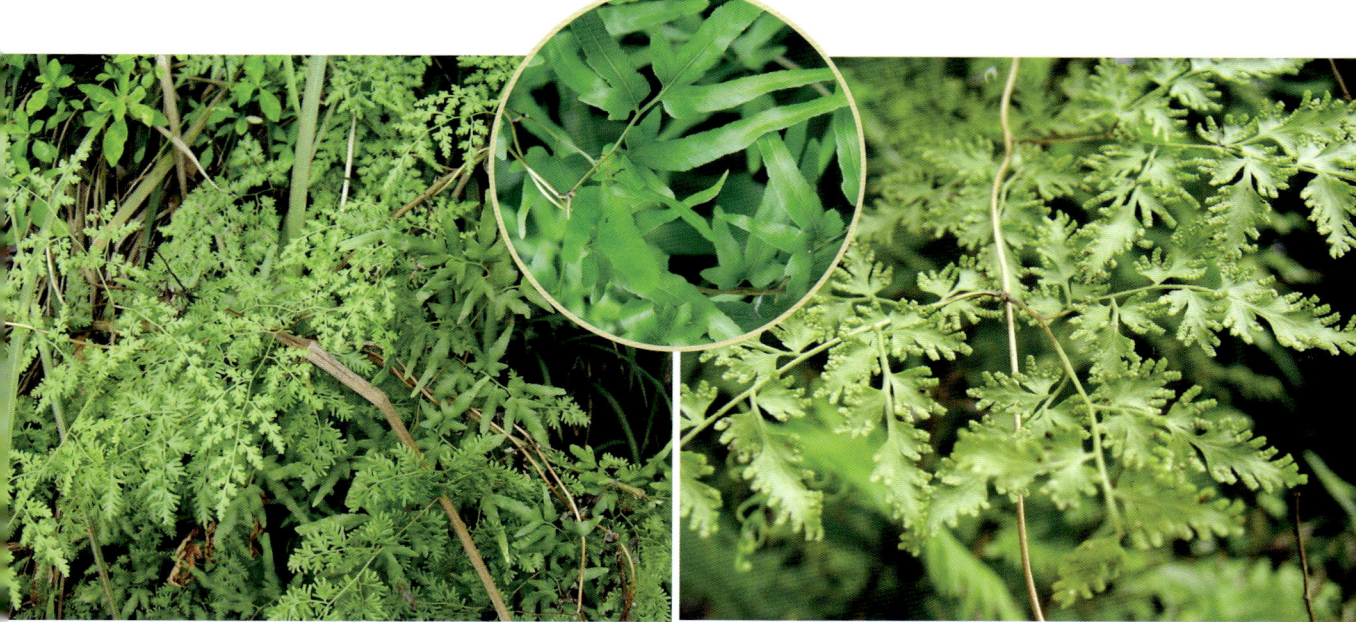

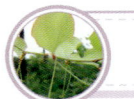

청미래덩굴

학명 Smilax china L. 분류 속씨식물문 〉 외떡잎식물강 〉 백합과

덩굴성 수목으로서 뿌리가 굵고 꾸불꾸불 옆으로 뻗는다. 원줄기는 마디에서 이리저리 굽으며 길이가 3m 정도로서 갈고리 같은 가시가 있다. 잎은 호생하고 윤기가 있다. 엽병은 길이가 7~20mm이고 탁엽은 덩굴손으로 된다. 꽃은 이가화로서 5월에 피며 황록색이고 산형화서는 엽액에 달린다. 열매는 둥글고 지름은 1cm 정도로서 9~10월에 적색으로 익으면 명감 또는 망개라고 한다. 종자는 황갈색이며 5개 정도이다. 뿌리는 약용으로 하고 열매는 생식하며 어린 순은 나물로 한다.

● 약효와 사용방법

종기 · 부스럼 · 여드름 등 – 건조시킨 뿌리줄기 10~15g을 하루 양으로 해서 물 200cc에 넣고 반량으로 달여, 3회에 나누어 공복 시에 복용한다.

부종 · 부었을 때의 이뇨 – 위와 같은 분량으로 하루 3회, 공복 시에 복용하면 좋다.

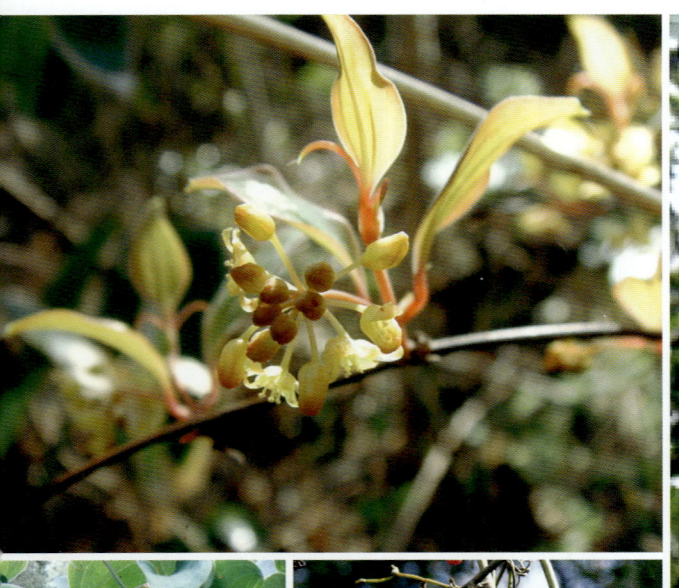

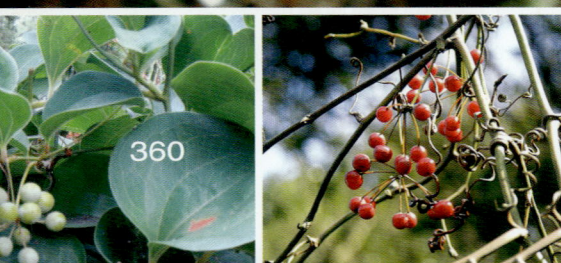

360

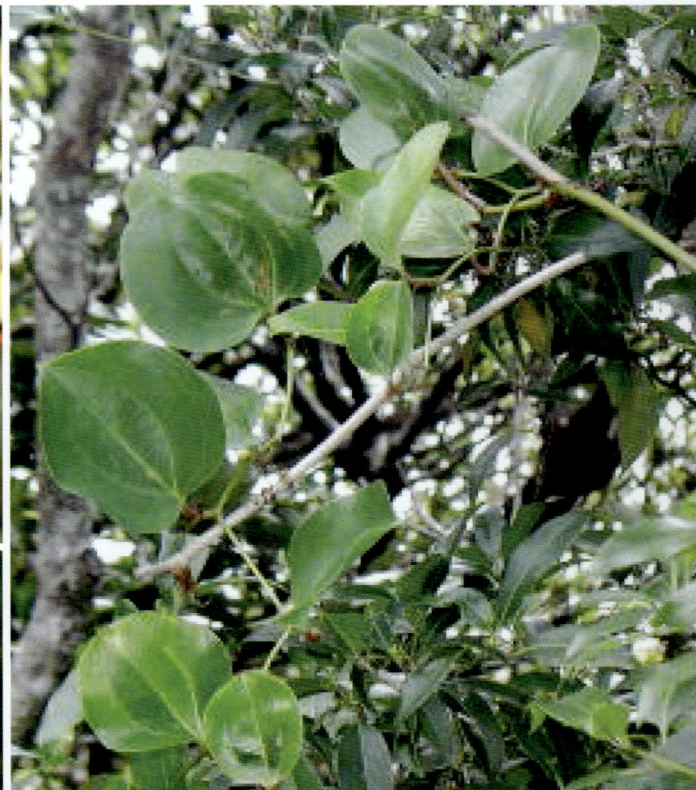

탱자나무

학명 Poncirus trifoliata Rafin. 분류 속씨식물문 〉쌍떡잎식물강 〉 운향과

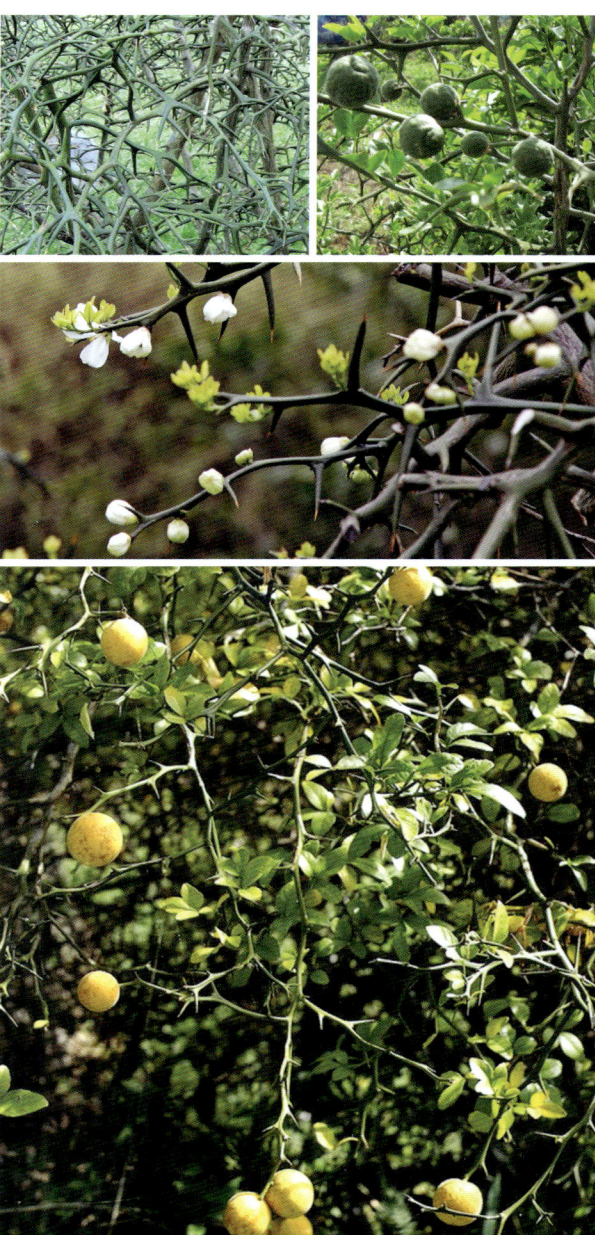

경기도 이남에서 자라는 낙엽수목으로서 높이가 3m에 달하고 가지는 약간 편평하며 녹색이고 길이가 3~5cm의 굳센 가시가 호생한다. 꽃은 5월에 피고 백색이며 정생 또는 액생하고 1개 또는 2개씩 달리며 꽃받침잎과 꽃잎은 5개가 이생離生하고 수술은 많으며 자방에 밀모가 있다. 열매는 둥글고 지름은 3cm로서 향기가 좋으나 먹을 수 없으며 9월에 익고 종자는 긴 타원형으로 길이는 1~1.3cm이다. 열매를 약용으로 하며 묘목은 귤나무의 대목臺木으로 사용하고 성목은 남부지방에서 산울타리로 환영받고 있다.

● 약효와 사용방법

건위 – 건조한 열매를 10g, 하루 양으로 해서 물 400cc에 넣어 반 정도의 양이 될 때까지 달여 하루 3회, 식전에 복용하면 좋다. 이질의 기미가 있을 때에도 좋지만 위가 체한 듯한 경우에도 좋다. 또, 갈증이 심할 경우에도 효과적이다. 건위에는 다음과 같은 방법도 효과적이다. 탱자나무주를 만드는데, 건조한 생열매 5개분을 소주 500cc에 3개월 정도 담가 두었다가 걸러서 복용한다. 한 회 10~20cc 내에서 하루 3회 식전 30분 정도에 복용한다. 이것은 쓴맛을 내는 것이기 때문에 설탕을 넣지 않는다.

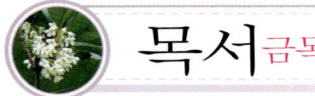

목서 금목서

학명 Osmanthusfragrans(Thunb.)Lour.　　분류 속씨식물문 〉 쌍떡잎식물강 〉 물푸레나무과

중국산의 상록대관목으로서 가지에 털이 없고 연한 회갈색이다. 잎은 대생하며 긴 타원형 또는 긴 타원상 넓은 피침형이고 예첨두 예저이며 길이는 7∼12cm, 나비는 2.5∼4cm로서 가장자리에 잔 톱니가 있거나 거의 밋밋하고 표면은 짙은 녹색이며 중근中肋이 요입凹入되고 털이 없으며 뒷면은 연한 녹색이고 측맥이 어느 정도 뚜렷하게 도드라지며 엽병은 길이가 7∼15mm이다.

꽃은 이가화로서 지름은 5mm 정도이고 황백색이며 엽액에 모여 달리고 길이 7∼10mm의 소화경이 있다. 꽃받침은 녹색이며 4개로 갈라지고 화관도 4개로 깊게 갈라지며 열편은 타원형 원두圓頭이고 2개의 수술과 1개의 암술이 있다. 등황색 꽃이 피는 것을 금목서라고 한다.

• 약효와 사용방법

치통 – 1회 양을 작은 숟갈로 2∼3 숟가락을 차를 거르는 차조리에 넣어, 뜨거운 물을 부어 복용한다. 양치질도 좋다.

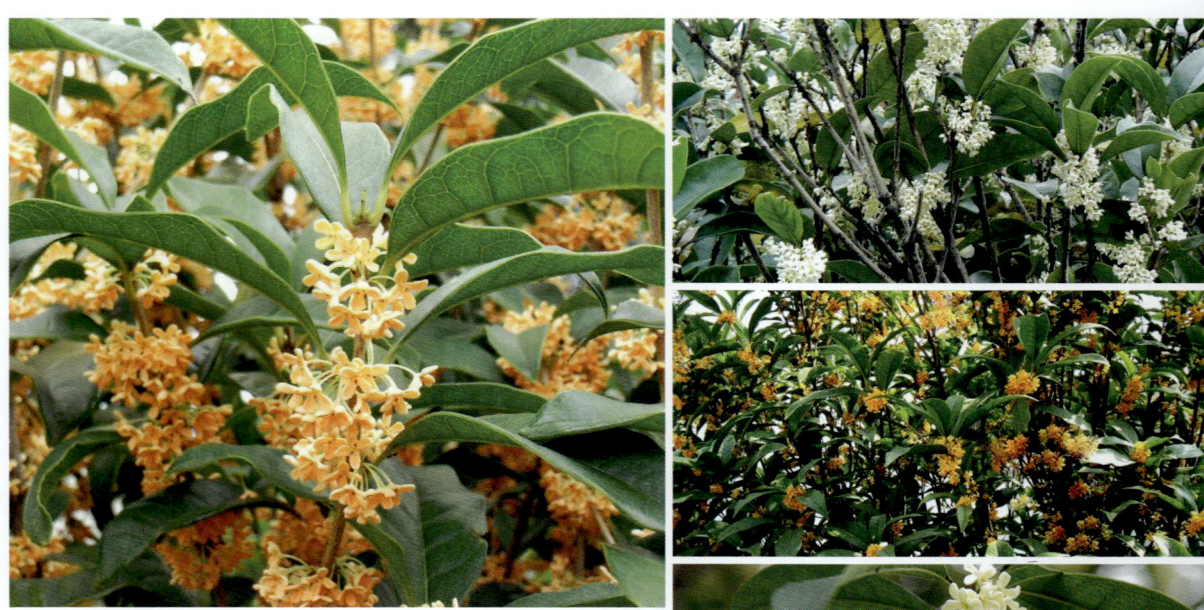

모과나무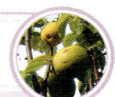

학명 Chaenomeles sinensis KOEHNE. 분류 속씨식물문 〉 쌍떡잎식물강 〉 장미과

과수 또는 관상용으로 재식하고 있는 낙엽교목으로서 높이가 10m에 달한다.

잎은 호생하고 양 끝이 좁고 가장자리에 뾰족한 잔 톱니가 있으며 어린 잎은 선형이고 뒷면에 털이 있으나 점차 없어지며 탁엽은 피침형이고 가장자리에 선모가 있다. 꽃은 5월에 피며 연한 홍색이고 1개씩 달린다. 열매는 원형 또는 타원형이고 지름은 8~15cm로서 목질이 발달하며 9월에 황색으로 익고 향기가 좋으나 과육은 시며 굳다.

• 약효와 사용방법

기침 – 건조한 열매를 하루 양 5~10g에 물 200cc와 설탕 소량을 넣고 1/2의 양이 되도록 달여 3회에 나누어 내복한다.

피로회복 – 익힌 것도 익히기 전의 것도 좋다. 생과일 1kg을 둥글게 잘라 정제 설탕 200g을 넣고 소주 1.8ℓ에 담가 반년 이상 묵힌다. 한 번에 30cc 정도로 하루에 두 번 마신다.

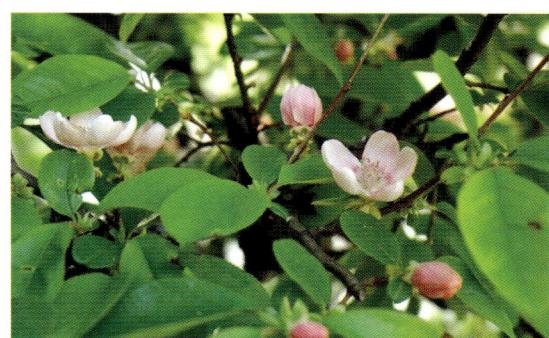

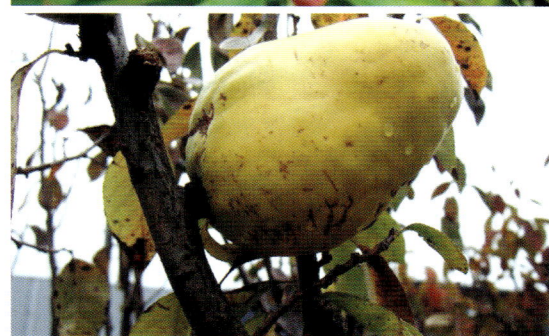

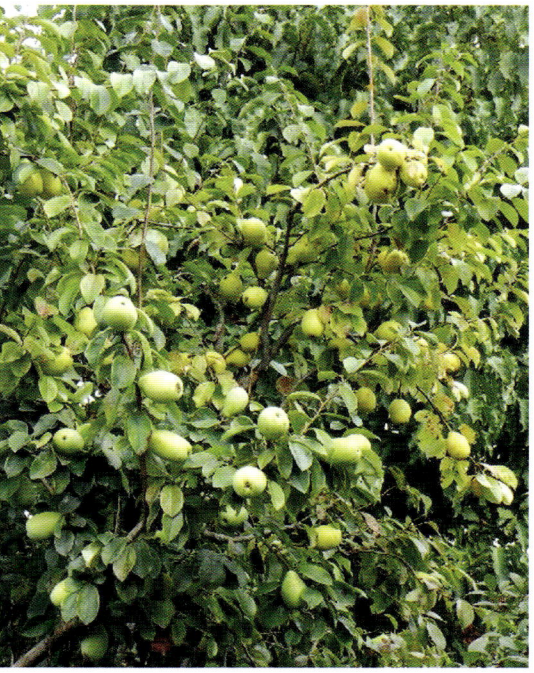

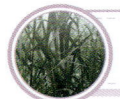

물대

학명 Arundo donax L.　분류 속씨식물문 〉 외떡잎식물강 〉 벼과

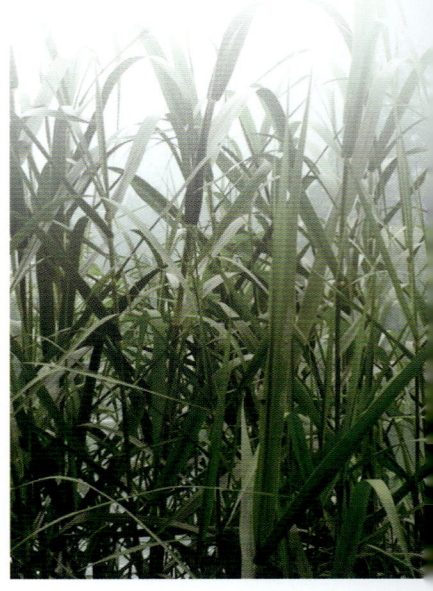

남쪽 바닷가 근처에서 심고 있는 다년초로서 높이가 2~4m이고 털이 없다. 잎은 길이가 50~70cm로서 백록색이며 엽설은 절두截頭이고 길이가 1~2mm로서 가장자리에 털이 있다. 화수는 원추형이며 곧추서고 길이는 30~70cm로서 다소 적자색이 돌며 가지가 깔깔하고 소수小穗는 3~5개의 꽃으로 핀다.

• 약효와 사용방법

이뇨 – 하루 양 5~10g을 물 600cc에 넣고 1/2의 양이 될 때까지 달여 복용한다.

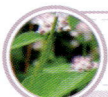

고마리

학명 Persicaria thunbergii H. Gross　분류 속씨식물문 〉 쌍떡잎식물강 〉 마디풀과

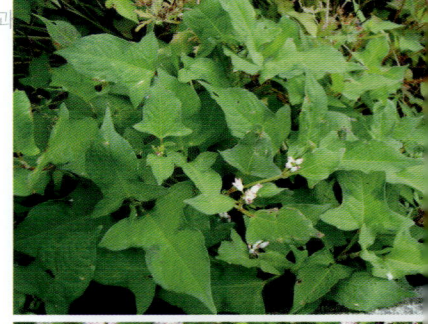

들이나 물가에서 자라는 덩굴성 1년초로서 길이가 1m에 달하고 잎은 엽병葉柄이 있으나 윗부분의 것은 엽병이 없고 창검 같으며 길이는 4~7cm이다. 꽃은 8~9월에 피고 가지 끝에 10~20개씩 뭉쳐서 달리며 화경에 짧은 털과 대가 있는 선모腺毛가 있다. 수과는 세모진 난형이고 황갈색이며 길이는 3mm 정도로서 윤기가 없고 꽃받침으로 싸여 있다.

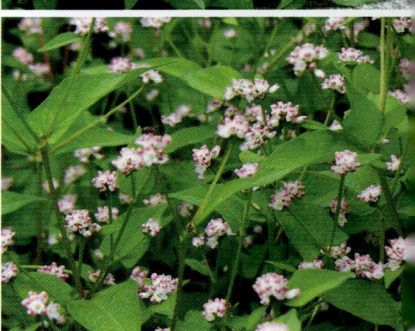

• 약효와 사용방법

찰과상의 지혈 – 생줄기잎, 또는 잎을 짓이겨 나온 즙을 환부에 바른다.

마가목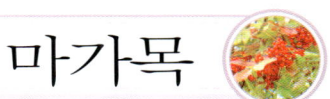

학명 Sorbus commixta HEDL. 분류 속씨식물문 · 쌍떡잎식물강 · 장미과

전남 · 제주도 및 강원도에서 자라는 낙엽소교목으로서 높이가 6~8m이고 소지와 동아에 털이 없으며 동아에 점성이 있다.

잎은 호생하고 우상복엽이며 소엽은 9~13개이고 피침형, 넓은 피침형 또는 타원상 피침형이며 긴 점첨두이고 예저이며 길이는 2.5~5cm로서 양면에 털이 없고 표면은 녹색이며 윤기가 없고 뒷면은 연한 녹색이며 가장자리에 길고 뾰족한 복거치複鋸齒 또는 단거치單鋸齒가 있고 탁엽이 일찍 떨어진다. 복산방화서는 지름이 8~12cm로서 털이 없으며 꽃은 백색이고 암술대는 3개이며 이과梨果는 둥글고 적색으로 익는다.

● 약효와 사용방법

개선疥癬 · 땀띠 – 1회 양으로 약 10g을 물 600~800cc로 1/3의 양이 되도록 달여, 그 달인 즙으로 환부를 씻는다.

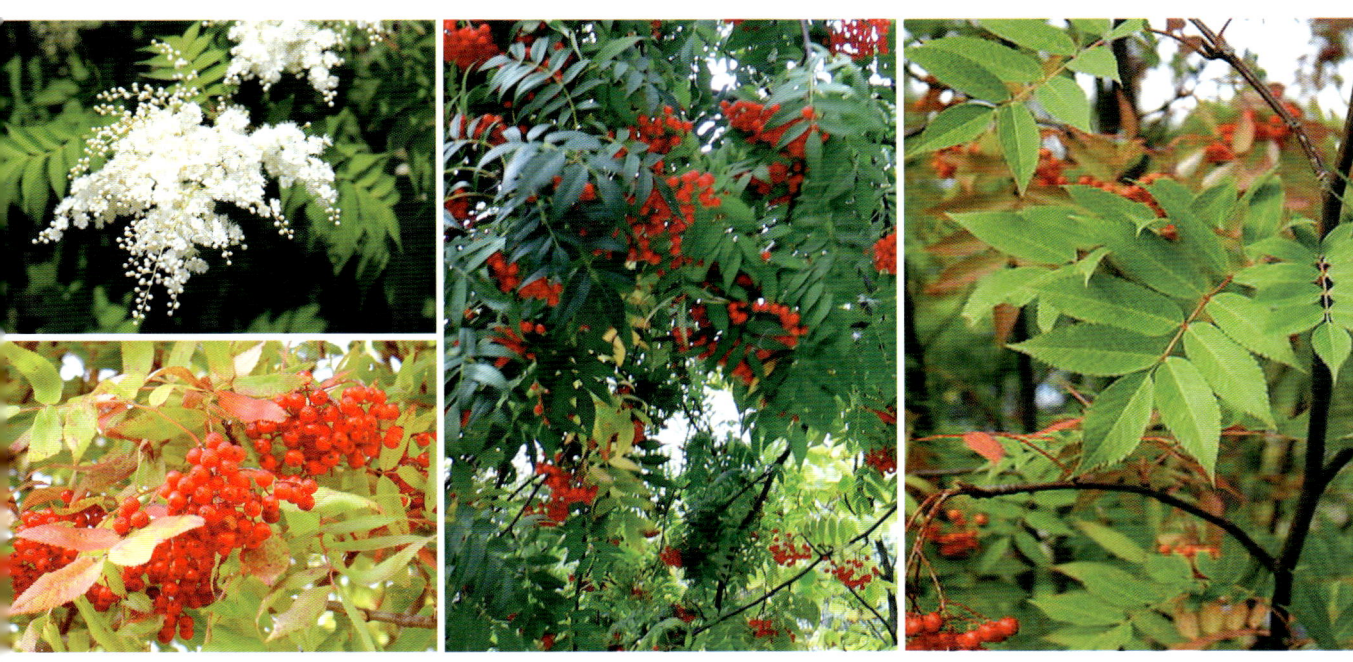

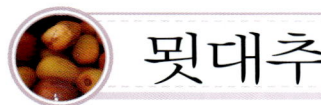

묏대추

학명 Ziziphus jujuba   분류 속씨식물문 〉쌍떡잎식물강 〉갈매나무과

열매는 내과피^핵의 부분이 발달해서 중과피^{과육}가 작기 때문에 일반 대추처럼 먹지 못한다. 신맛이 강하고 핵은 딱딱하고 크기 때문에 부수어서 반으로 자르면 가운데에서 편평하고 둥근 종자가 나온다. 가을에 열매를 채취해 내과피^핵를 두드려 갈라서 종자를 빼내어 햇빛에 말린다.

• 약효와 사용방법

불면 · 신경쇠약 – 산조인주^{酸棗仁酒}를 이용한다. 산조인 100g, 정제 설탕 150g, 45도의 소주 720㎖를 병에 넣고 나서 2개월 이상 두었다가 거른다. 남은 산조인은 버리지 말고 생산조인 50g을 추가해서 정제 설탕 150g, 45도의 소주 720㎖를 넣고 첫 번과 같은 방법으로 2개월 이상 두었다가 거르면 된다. 3~4회째의 이용은 무리다. 취침 직전에 20cc를 복용하면 좋다. 불면증의 약은 합성 의약품이 많고 각기 부작용이 많지만 이것은 안전하다.

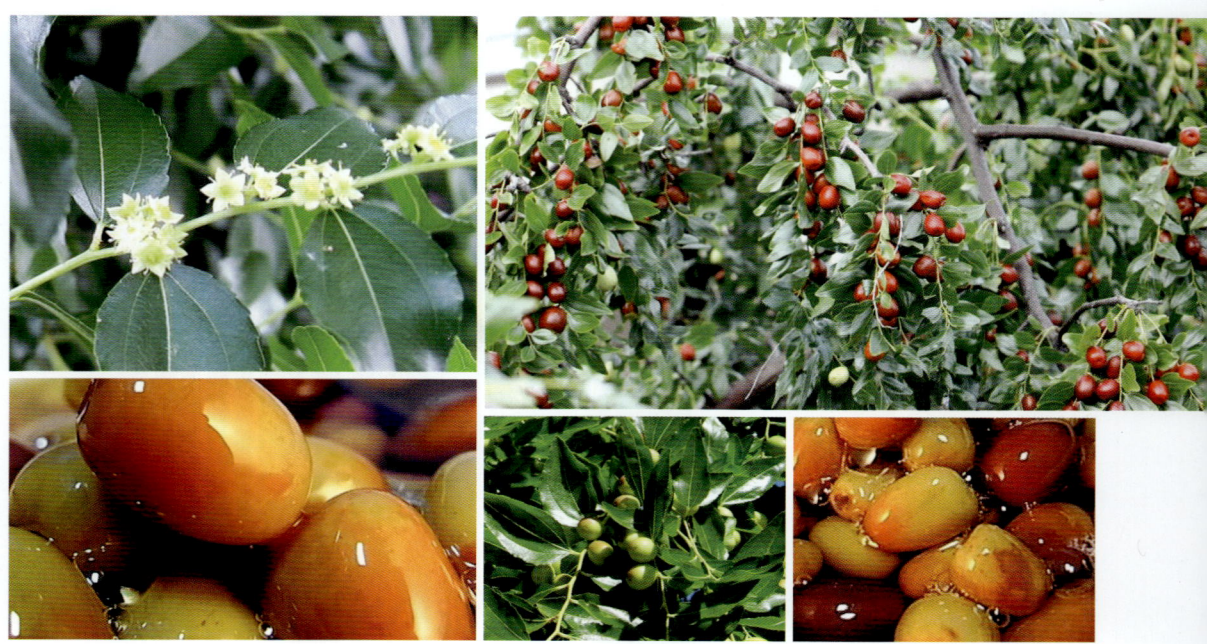

뚜깔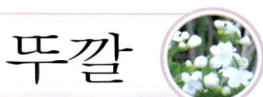

학명 Patrinia villosa (Thunb.) Juss.   분류 녹색식물문 › 쌍떡잎식물강 › 마타리과

양지에서 자라는 다년초로서 높이가 1m에 달하고 백색털이 많으며 밑에서 뻗는 가지가 지하 또는 지상으로 자라면서 번식한다. 잎은 호생하고 우상으로 갈라지며 표면은 짙은 녹색이며 뒷면은 흰빛이 돌고 가장자리에 톱니가 있다. 꽃은 7~8월에 피고 백색이며 가지 끝과 원줄기 끝에 산방상으로 달린다. 어린 순은 나물로 한다.

● 약효와 사용방법

종기 · 부스럼의 해독 – 하루 양 5~10g을 물 600cc에 넣고 1/2의 양이 되도록 달여서 복용한다.

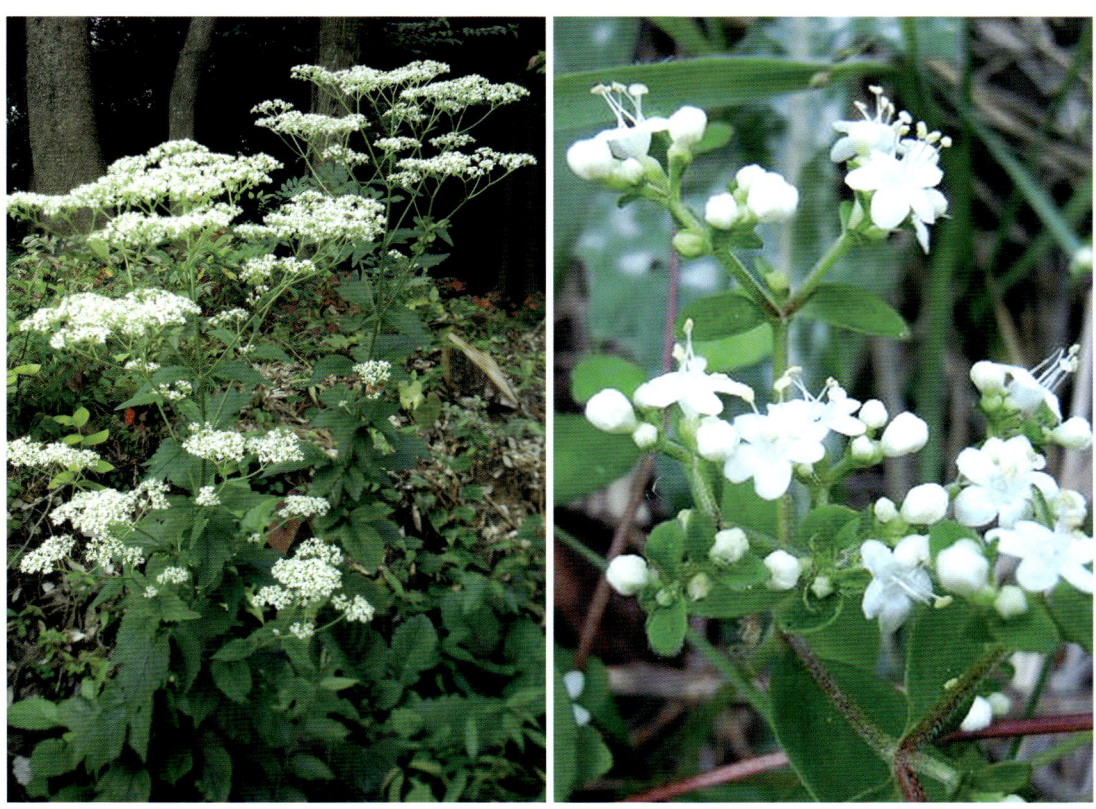

ㄱ

가도관(헛물관) 쌍떡잎식물 중 일부와 겉씨식물, 양치식물에서 물이 드나드는 길 구실을 도맡는 조직

가엽 식물의 잎꼭지가 변하여 잎처럼 평평하게 되며 잎의 작용을 하는 부분이고 잎의 변태의 한 가지

각과 견과보다 덜 단단한 열매껍질과 깍정이에 싸여 있는 열매. 다 익어도 갈라지지 않는다

감과 장과의 한 가지로 속열매껍질의 일부가 주머니처럼 생겼으며 속에 액즙이 있고 겉열매껍질과 가운데 열매껍질이 갯솜 모양인 과실

거(꿀주머니) 화관이나 꽃받침이 시작되는 곳 가까이에 툭 튀어나온 부분. 속이 비어 있거나 꿀샘이 들어 있다

거치(톱니) 잎가장자리가 톱니 모양으로 들쭉날쭉함

결각 잎의 가장자리가 깊이 패어 들어간 모양

결각연 결각으로 되어 있는 식물의 잎의 가장자리

개과 열매가 익은 뒤에 열매의 껍질이 저절로 벌어져서 속의 씨를 흩어지게 하는 열매

강모 식물의 각부 표면에 나는 돌기물 중에서 표피세포가 변화하여 생긴 털의 한 가지이며 끝이 뾰족하며 몹시 빳빳하고 거센 털

견과 각과보다 더 단단한 열매껍질과 깍정이에 싸여 있는 열매. 다 익어도 갈라지지 않는다

거치연 잎의 가장자리가 톱니로 된 모양

겹꽃 수술, 암술 등이 꽃잎 모양으로 바뀌어 꽃잎이 여러 겹으로 겹친 꽃

경생엽 줄기에서 나는 잎. 근생옆의 상대어

곡과(영과) 벼과 식물의 열매. 내영과 호영 속에 암술과 수술이 들어 있는데, 암술이 열매로 익어도 보통 이 껍질이 그대로 남아 열매를 감싸므로 '영과'라고 한다. 껍질 속에 씨앗이 1개 있으며, 씨앗의 배

젖은 크고 녹말로 채워져 있다

골돌과 단단한 열매껍질이 봉합선 1줄을 따라 벌어지는 열매. 씨방 1개에 씨앗이 1개 또는 여러 개 들어 있다

과수(열매이삭) 열매가 여러 개 모여 달린 것

과육 주로 과일의 살이 되는 부분

관모(깃털) 씨방 위쪽에 달리는 털 모양의 돌기. 꽃받침 조각이 변해서 된 기관으로 보며, 식물의 속(屬)을 구별하는 중요한 기준

관목 키가 2m 안팎의 목본식물로서 원줄기가 분명하지 않고 밑동에서 가지가 많이 나는 나무

관상화(대롱꽃) 화관이 가늘고 긴 대롱 모양인 꽃. 통꽃의 일종이며, 국화과 식물의 두상꽃차례에서 중심에 모여 있는 꽃이다

광합성 녹색식물이 태양의 복사에너지를 이용하여 이산화탄소와 물을 산소와 탄수화물로 바꾸어 저장하는 현상

괴경(덩이줄기) 뿌리줄기에서 갈라져 나온 가지의 끝이 양분을 갈무리하면서 크게 덩어리진 것. 감자나 튤립 등에서 볼 수 있다

괴근(덩이뿌리) 양분을 갈무리하여 덩이진 뿌리. 여기서 많은 눈이 생겨 번식한다. 고구마, 달리아 따위에서 볼 수 있다

괴목 콩과에 딸린 갈잎큰키나무이며 키는 7~10m이고 잎은 깃꼴겹잎으로 작은 잎은 달걀 모양이며 가장자리에 톱니가 없다

교목 줄기가 곧고 굵으며, 높이 자라고 대부분 위쪽에서 가지가 퍼지는 나무

구경(알줄기) 땅 속에서 녹말 같은 양분을 갈무리하여 공이나 달걀 모양, 타원꼴로 크게 살찐 줄기. 비늘줄기와 비슷하지만, 비늘줄기는 잎에 양분을 저장하여 커진 것이고 알줄기는 줄기가 커진 것이다. 토란, 글라디올러스 등에서 볼 수 있다

구과 소나무과 식물의 열매로 목질로 된 비늘 조각

이 여러 겹으로 포개져서 둥글거나 원추와 같은 모양을 이루고 각 비늘 조각 안에 씨가 붙어 있다

구근 공이나 덩이 모양으로 된 땅속줄기나 뿌리를 일컬으며 알뿌리를 말한다

권산화서 유한 꽃차례 가운데 취산화서의 하나로 꽃 줄기의 꼭대기에 한 개의 꽃이 피고 바로 아래에서 한 개의 꽃 꼭지가 나와 꽃이 붙고 또다시 그 꽃 아래에서 먼저의 꽃 꼭지가 생기어 꽃이 붙는 것을 여러 번 되풀이하여 나중에는 꽃줄기가 꼬부라지는 꽃차례

권수 다른 물체에 감기어서 줄기를 지탱하는 덩굴

귀화식물 다른 곳에서 저절로 자라다가 이런저런 이유로 어떤 곳으로 옮아와, 그곳에서 본래 자라던 식물과 어울려 자라고 저절로 번식하면서 터를 잡은 식물

근경(뿌리줄기) 뿌리처럼 땅 속으로 뻗는 줄기. 마디에서 새싹과 뿌리를 내보냄으로써 포기를 늘리며, 녹말 같은 양분을 저장하기도 한다. 연꽃, 매꽃 등에서 볼 수 있다.

근류(뿌리혹) 뿌리에서 군데군데 혹처럼 크게 부푼 부분. 콩과 식물에서 볼 수 있는데, 뿌리에 침입하여 기생하는 뿌리혹박테리아가 양분을 빼앗아 먹고 내놓는 물질이 뿌리 군데군데를 크게 키워서 생긴다

기근(헛뿌리) 민꽃식물에서 뿌리처럼 생긴 부분. 보통 가느다란 실 모양이며 단세포나 세로 1줄로 되어 있다. 식물체를 받치는 구실을 하고 이따금 물이나 양분을 빨아들이기도 한다

근상엽 잎이 변태되어 뿌리 모양으로 된 것

근생엽 뿌리나 땅속줄기에서 땅 위에 나온 잎

급첨두 잎맥만 자라서 잎 끝이 뾰족한 것

기산화서 유한 꽃차례 중 취산화서의 한 가지로 꽃대의 꼭대기에 한 개의 꽃이 있고 그 꽃의 아래에 두 개의 꽃꼭지가 생겨 그 꼭대기마다 꽃이 달리고 또 그 꽃 아래에 두 개의 꽃꼭지가 생겨 여러 층으로 된 것

기생식물 어떤 생물에 달라붙어 같이 살면서 양분을 빼앗는 식물. 광합성을 하여 스스로 양분을 만들면서 다른 생물의 양분도 빼앗는 반기생식물, 스스로 양분을 만들지 못해 다른 생물에 완전히 기대어 양분을 빼앗는 전기생식물 등 2종류로 나뉜다

기수우상복엽 소엽의 수가 홀수인 것

기판 콩과 식물의 접형화관의 한가운데 있는 큰 꽃잎

길이생장 생장점의 세포가 분열하여 위나 아래로 늘어나면서 뿌리와 줄기가 길어지는 활동

까끄라기 벼과 식물의 호영 끝에 난 털 모양의 돌기

꼬투리 협과 식물에서 씨앗을 싸고 있는 열매껍질

꽃받침통 꽃받침이 서로 붙어서 통 모양이 된 부분

ㄴ

나자식물 밑씨가 씨방 안에 있지 않고 벗어져 드러나는데 가루받이할 때 꽃가루가 곧장 밑씨 위에 붙고 꽃잎은 없으며, 줄기에 부름켜가 발달하였으나 물관을 없고 헛물관을 가진다.

나화 꽃받침도 꽃부리도 없는 불완전한 꽃

난상 달걀 꼴

난자 암컷의 생식세포

난형 달걀처럼 생겼으며 아랫부분이 넓은 잎의 모양

내영 벼과 식물의 낱꽃을 밑에서 2겹으로 둘러싸는 것 중에서 속에 있는 것.

ㄷ

다년초(여러해살이풀) 잇따라 여러 해를 사는 풀. 겨울에 땅 위의 기관은 죽어도 땅 속의 기관(뿌리, 뿌리줄기, 비늘줄기, 덩이줄기 등)은 살아서 이듬해 봄에 다시 새싹이 돋는다.

다육근 육질로 된 굵은 뿌리

다육식물 메마른 곳에서 잘 자라도록 땅 위의 줄기나 잎 속에 물을 많이 저장하는 식물. 국화과 · 닭의장풀과 · 돌나물과 · 선인장과 식물 등이 여기에 속한다

단각과 열과의 한 가지로 장각과와 같으나 넓이가 넓으며 작고 짧다

단맥 잎의 주맥이 한 개만 발달한 것

단산화서 유한 꽃차례의 하나로 취산꽃차례의 한 변태이며 꽃의 꼭지가 없는 작은 꽃이 많이 모여나는 꽃차례

단엽(홑잎) 잎몸이 작은 잎으로 쪼개지지 않고 온전하게 하나로 된 잎. 대체로 잎가장자리가 깊이 갈라지거나 톱니가 있다

대생(마주나기) 줄기나 가지의 한 마디에 잎 1쌍이 서로 마주붙어 달리는 모양 덩굴손이 덩굴지면서 자라는 식물이 다른 식물에 잘 얽히고 감기도록 몸 일부의 형태를 바꾸어서 된 기관. 줄기나 잎이 변한 것, 겹잎에서 맨 꼭대기에 있는 작은 잎이 변한 것, 턱잎이 변한 것 따위가 있다

단일성식물 꽃이나 과실을 형성하기 위하여, 하루의 일조 시간이 일정한 시간 이하로 되지 않으면 꽃이 피지 않는 식물

도관(물관) 속씨식물의 물관부 중에서 물이 드나드는 길 구실을 도맡는 조직. 모가 여러 개 진 기둥꼴이나 원기둥꼴인 물관세포가 몇 개씩 잇닿아 있다. 이따금 헛물관이 덧붙기도 하며, 함께 나무처럼 단단해져서 줄기를 지탱한다

도란형 거꾸로 선 달걀 모양

도롱이 비웃 대용으로 사용하는 것

도심장형 거꾸로 된 심장 모양

도장 농작물이 무르고 부드럽게 키만 크는 것

두상꽃차례(두상화서) 줄기 끝에서 나와 아주 짧아져서 원반 모양이 된 꽃줄기에 꽃자루 없는 작은 꽃이 여러 송이 달린 꽃차례. 꽃줄기 끝에 꽃 1송이가 달린 것처럼 보인다.

둔거치 둔한 톱니 같은 잎 가장자리

둔두 둔한 잎 끝

등본 덩굴이 지고, 줄기가 다른 물체에 감기거나 또는 덩굴손 따위로 다른 물체에 붙어 올라가는 식물

ㅁ

막질 막으로 된 성질이나 성분

만경(덩굴줄기) 끝이 곧게 자라지 않고 좌우로 돌아가면서 다른 물체를 감아 올라가는 줄기. 종에 따라 왼쪽으로 감기도 하고 오른쪽으로 감기도 한다. 나팔꽃이나 칡, 더덕 등에서 볼 수 있다

만경식물(덩굴식물) 줄기가 곧게 자라지 않고 땅바닥을 기든지, 다른 물체를 감거나 타고 오르는 식물

만성 식물의 줄기가 덩굴로 뻗는 것

망상맥(그물맥) 잎의 중심맥에서 갈라져 나와 그물 모양으로 퍼지는 맥. 양치식물과 쌍떡잎식물의 잎에 생긴다

목질부 식물의 유관속 안에 도관·가도관·목부 유조직·목질 섬유로 이루어진 부분

무성아 어미 식물체에서 떨어져 나가 내부 구조를 나누어 기능을 달리 하면서 새로운 개체가 되려고 하는 새끼 식물체. 홀씨로 번식하는 선태식물에서 흔히 볼수 있다.

미상 잎 끝이 갑자기 좁아져서 꼬리처럼 길게 자란 모양

밀면모 꼬불꼬불하고 엉긴 털

밀선(꿀샘) 꽃에서 꿀을 내보내는 기관

ㅂ

반구형 동그라미를 절반으로 나눈 모양

반기생식물 엽록소가 있어서 광합성을 하여 스스로 양분을 만들면서도 다른 생물에 달라붙어 그것의 양분도 빼앗는 기생식물

반연성 식물이 반연하는 성질

방사상 중앙의 한 점에서 사방으로 거미줄이나 바퀴살처럼 뻗어 나간 모양

배·배아(씨눈) 씨앗에 들어 있는 생명체. 식물이 만들어지는 처음 단계에 생긴다. 여기에서 어린 뿌리와 떡잎이 나오며, 떡잎 사이에서 나온 싹은 자라서 줄기가 된다

배우체 양치식물에서 난자, 정자 같은 유성생식세포를 만드는 기관. 난자를 만드는 배우체를 '암배우체', 정자를 만드는 배우체를 '수배우체' 라고 한다

배유(배젖) 씨앗 속에서 씨눈을 둘러싼 조직. 나중에

식물의 여러 조직이 될 씨눈이 잘 자라도록 영양을 공급한다

배주 꽃의 암꽃술에 있는 중요한 기관

배주(밑씨) 암술의 씨방 속에 들어 있는 기관. 꽃가루를 만나 수정하면 자라서 씨앗이 된다. 속씨식물은 밑씨가 씨방 속에 있지만 겉씨식물은 씨방이 없어서 밑씨가 겉으로 드러난다

변이 각 개체가 환경에 따라 생리적, 형태적으로 그 일부가 서로 조금씩 달라지는 현상

복산형화서(겹산형꽃차례) 산형꽃차례가 여러 개 우산살처럼 모인 꽃차례.

복수상화서(겹수상꽃차례) 수상꽃차례가 여러 개 이삭 모양으로 모인 꽃차례. 벼과 식물에서 볼 수 있으며, 겹수상꽃차례를 이루는 수상꽃차례 1개를 '작은 이삭'이라고 한다.

복엽(겹잎) 잎이 여러 장 달린 것처럼 보이지만, 잎몸 하나가 갈라져서 작은 잎이 여러 장으로 나뉜 잎이다. 작은 잎 여러 장이 깃털처럼 줄지어 붙는 깃꼴겹잎, 작은 잎 3장이 붙는 삼출잎, 작은 잎 5~7장이 손가락 벌린 모양으로 붙는 손꼴겹잎 등이 있다

부피생장 부름켜의 세포가 분열하면서 뿌리나 줄기가 살찌고 굵어지는 활동

부화관 화관의 일부나 꽃밥이 화관 모양으로 바뀌어서 된 기관. 수선화속 식물에서 볼 수 있다.

분과 분열과를 이루는 열매

분리과(분열과) 씨방 여러 개가 한 묶음이 되어 자라다가 각각 열매가 되어 익으면 떨어져 나가는 열매

분열과 중축 좌우가 두 개로 갈라진 열매

불임성 식물이 열매를 맺지 않는 성질

비음수 차양의 그늘을 만들기 위하여 심는 나무

ㅅ

사강웅예 이생 웅예의 하나. 한송이의 꽃 속에 수술이 여섯 개 있는데 그 중 넷은 길고 둘은 짧은 수꽃술이다. 냉이의 수술, 배추의 수술, 무의 수술 따위가 있다

사계성 해가 길고 짧음에 관계 없이, 다른 조건이 유리하게 되면 수시로 꽃이 피는 성질

사관(체관) 속씨식물의 체관부에서 양분이 드나드는 길 구실을 도맡는 조직. 관다발의 맨 바깥쪽에 있고 원기둥꼴 체관세포가 잇닿아 통 모양을 이룬다. 세포 사이사이는 작은 구멍이 숭숭 뚫린 체 모양의 판이 가로막고 있다

사상체(원사체) 1줄로 줄지어 붙은 세포로 된 실 모양의 배우체. 양치식물과 선태식물에서 볼 수 있으며, 홀씨가 싹튼 뒤 정단세포와 나란히 있는 분열면에서만 세포가 늘어나면서 생긴다

삭과 익으면 과피(果皮)가 말라 쪼개지면서 씨를 퍼뜨리는 여러 개의 씨방으로 된 열매. 백합, 붓꽃 따위

산방화서(산방꽃차례) 긴 꽃줄기에 꽃자루 있는 꽃이 여러 송이 달리는데, 꽃줄기 위로 갈수록 꽃자루가 짧아져서 평평한 꽃차례

산포 흩어져 퍼지거나 흩어 퍼뜨림

산형화서(산형꽃차례) 꽃줄기 끝에서 나온 많은 꽃자루가 우산살처럼 퍼지고 꽃자루마다 꽃이 1송이씩 달린 꽃차례.

삼출맥 주맥이 세 개로 발달한 것

상과 짧은 꽃대에 많은 꽃이 한 덩어리로 엉기어 피고 거기에 열매가 다닥다닥 붙어 열어 겉으로 보기에는 한 개의 열매와 같이 보인다

생식잎 생식 기능을 하는 기관이 달리는 잎. 고사리류에서 홀씨가 달리는 잎 등을 말한다

생장점 뿌리와 줄기의 끝에서 왕성하게 분열하는 세포가 모여 있는 부분. 식물은 생장점의 세포가 분열함으로써 자란다. 뿌리의 끝에서는 뿌리골무가, 줄기의 끝에서는 어린 잎이 생장점을 보호한다.

선형 길이가 넓이보다 몇 배 길고 양쪽 가장자리가 평행하면서 좁은 모양

설상화(혀꽃) 꽃잎 여러 장이 합쳐져서 꽃잎이 1장처럼 된 꽃. 국화과 식물의 두상꽃차례에서 가장자리에 있다

섬유 식물체 속에 들어 있는 세포. 아주 가늘고 길며 양쪽 끝이 뾰족하면서 벽이 두껍다. 그러한 세포들이 포여 이룬 조직을 뜻하기도 하며 피층·체관부·물관부·잎살 등의 속에 있다

성모 여러 갈래로 갈라진 별 모양으로 된 털

세대교번 생물 한 종이 세대에 따라 다른 방법을 번갈아 쓰면서 생식하는 현상

소견과 크기가 작은 견과

소수화서 꽃가루가 없는 꽃이 화축에 달려 있는 꽃차례

소우편 한편의 작은 깃털

소지 작은 나뭇가지

속생 식물이 더부룩하게 모여나는 것

수 식물체에서 줄기의 중심부를 차지하고 있는 관다발에 둘러싸인 부분

수과 얇은 종이처럼 반투명한 열매껍질이 마르면서 나무줄기처럼 딱딱해지거나 가죽처럼 질겨지고, 익어도 열리지 않는 열매. 속에 들어 있는 씨앗 1개가 열매껍질과 달라붙어 있어서 열매가 씨앗처럼 보인다

수관 많은 가지와 잎이 달려 마치 갓 모양을 이루는 나무줄기의 윗부분

수근(수염뿌리) 원뿌리와 곁뿌리의 구분 없이 같은 굵기로 수염처럼 나오는 뿌리. 외떡잎식물에서 볼 수 있다

수매화 물이 도와서 꽃가루받이를 하는 꽃

수상화서(수상꽃차례) 가늘고 긴 꽃줄기 1개에 꽃자루 없는 작은 꽃이 여러 송이 다닥다닥 붙어서 이삭 모양이 된 꽃차례

수정 암술머리에 닿은 꽃가루가 자라 암술대를 타고 씨방 속의 밑씨와 만나는 현상

수정란 정자를 만나 결합한 난자

시과 열매껍질이 자라서 날개처럼 되어 흩어지기에 편리하게 된 열매

식충식물(벌레잡이식물) 곤충 같은 작은 동물을 잡아서 소화하여 양분을 빨아들이는 식물

신미료 매운 맛을 내는 양념거리

심피 속씨식물에서 암꽃술이 되는 잎

○

아(芽)눈 줄기 끝에 생기는 어린 구조. 나중에 잎, 꽃 등으로 자란다.

아린 겨울눈을 싸고, 뒤에 꽃이나 잎 따위가 될 연한 부분을 보호하는 질이 단단한 비늘 조각 모양의 잎

아종 생물 분류상의 한 단위로 종을 다시 세분한 가장 작은 단위의 하나

악(꽃받침) 내화피와 뚜렷하게 구분되는 외화피, 꽃잎·암술·수술을 바깥쪽에서 싸면서 떠받친다. 보통 녹색이지만, 이따금 여러 색깔을 띠면서 꽃잎 모양으로 바뀌기도 한다. 대체로 꽃잎과 함께 지지만, 꽃잎보다 먼저 지거나 열매를 맺어 익기까지 남기도 한다.

악편(꽃받침조각) 여러 조각으로 떨어진 꽃받침의 한 조각. 보통 녹색이지만, 색소를 지녀 꽃잎처럼 보이는 것도 있다

약(꽃밥) 수술의 끝에 달려 꽃가루를 만들어 담는 기관. 종에 따라 크기나 모양이 다르며, 익으면 터지거나 뚫리면서 꽃가루가 나온다

양전화 한 개의 꽃 속에 수술과 암술이 모두 갖춘 꽃

열편 찢어진 낱낱의 조각

엽록립 식물체 중 잎. 그 밖의 녹색 조직 세포 안에 있는 색소체의 한 가지

엽록소 녹색식물의 잎살 속에 들어 있는 녹색 화합물질. 태양의 빛에너지를 받아 이산화탄소와 물을 산소와 탄수화물로 바꾸어 저장한다

엽록체 엽록소를 담고 있는 조직. 둥글거나 타원꼴이며, 엽록소가 녹색이므로 녹색으로 보인다

엽맥(잎맥) 잎의 뼈대를 이루는 조직. 뿌리에서 줄기를 통해 온 물과 양분을 잎을 구성하는 세포로 나르고, 잎에서 광합성으로 만든 물질을 다는 기관에 나른다. 외떡식물에서는 나란하고, 쌍떡잎식물에서는 그물 모양이다

엽면시비 식물 영양제의 용액을 잎에 뿌려 숨구멍을 통해서 직접 흡수시키는 일

엽병(잎자루) 잎과 줄기를 연결하는 부분. 잎자루 없이 잎몸이 바로 붙은 식물도 있으며, 잎자루가 있더

라도 줄기의 위치에 따라 길이나 모양이 다르다

엽상체 뿌리, 줄기, 잎으 구조와 기능이 나뉘지 않은 식물체. 관다발은 없지만 엽록소가 있으므로 온몸이 광합성을 하여 잎 구실을 하고, 물과 양분을 빨아들인다. 양치식물 중 양치류와 속새류의 전엽체는 보통 심장 모양의 엽상체다

엽서(잎차례) 잎이 달리는 모양, 마주나기, 어긋나기, 모여나기·돌려나기 등이 있다

엽설(잎혀) 잎집과 잎몸이 맞닿는 곳의 안쪽에 생기는 작은 돌기. 혓바닥 모양으로 얇은 종이처럼 반투명하며, 잎집 속으로 빗물이 들어가는 것을 막는다. 주로 벼과 식물에서 볼 수 있다

엽신(잎몸) 잎에서 잎자루를 뺀 넓은 부분

엽심 잎의 중심

엽액(잎겨드랑이) 줄기에서 잎이 나오는 겨드랑이 같은 부분

엽이(잎귀) 잎몸의 양쪽 밑과 잎집이 잇닿는 부분에서 속으로 굽어 귓불처럼 보이는 돌기. 잎집 속으로 빗물이 들어가는 것을 막는다

엽초(잎집) 잎이 시작되는 곳에서 줄기를 집처럼 감싸는 부분. 외떡잎식물에서 볼 수 있으며, 쌍떡잎식물 중에서는 마디풀과나 미나리과 식물에서 볼 수 있다

엽총 잎이 한 군데에 무더기로 나 있는 것

엽침 잎이 붙은 곳, 또는 잎 밑동이 볼록한 부분

엽탁 턱잎

영과 견과의 한 가지

외영(호영) 벼과 식물의 낱꽃을 밑에서 2겹으로 둘러싸는 것 중에서 바깥에 있는 것.

외종피 씨를 싸고 있는 맨 바깥쪽의 껍질

요두 끝이 원형이고 잎맥 끝이 오목하게 팬 잎 끝

우상 날개 모양

우상복엽(깃꼴겹잎) 작은 잎 여러 장이 잎자루의 양쪽으로 나란히 줄지어 붙어서 새의 깃털처럼 보이는 겹잎과 작은 잎의 개수가 짝수이면 짝수깃꼴·겹잎, 홀수이면 홀수깃꼴겹잎이다

우상맥 깃 모양으로 갈라진 잎맥

원추화서(원추꽃차례) 긴 꽃줄기가 원뿔꼴로 가지를 친 꽃차례. 가지마다 총상꽃차례나 수상꽃차례가 있다

월년초 두해살이풀

유관속(관다발) 물과 양분이 드나드는 길 구실을 하는 조직. 물관부와 체관부로 되어 있는데 물관부에서는 물이 드나들고 체관부에서는 양분이 드나든다. 뿌리·줄기·잎 등에 있다. 씨앗식물과 양치식물은 관다발이 있으므로 둘을 모아 '관다발식물'이라고 부르며, 선태식물이나 그것보다 더 하등한 식물은 관다발이 없으므로 통틀어 '비관다발식물'이라고도 부른다

유성생식 암수가 나뉘어 있어 저마다 생식세포를 만들며, 성이 다른 두 생식세포가 만나(수정) 새로운 개체를 만드는 방법

유성세대 세대교번을 하는 생물이 유성생식을 하는 세대. 이 때에는 전엽체 상태로 생식을 하며, 암수가 구별되는 기관이 전엽체에 생겨서 정자와 난자 같은 유성생식세포를 만든다

유세포 희거나 누르스름한 젖 같은 즙액을 가진 세포

육수화서(육수꽃차례) 굵고 살과 즙이 많은 꽃줄기에 꽃자루 없는 작은 꽃이 빽빽이 달린 꽃차례

윤산화서(윤산꽃차례) 잎이 마주 붙는 줄기의 잎겨드랑이마다 취산꽃차례가 있는 꽃차례

윤생(돌려나기) 줄기나 가지의 한 마디에 잎 3장 이상이 바큇살처럼 달리는 모양

웅예(수술) 꽃가루를 만드는 기관. 꽃밥과 수술대로 되어 있으며, 한 송이에 2개 이상 무리지어 있는 꽃도 있고 1개만 있는 꽃도 있다

은두화서 유한 꽃차례의 한 가지

은화과 복과의 하나로 씨방이 커다란 꽃받기 속에 이루어지고 살이 많다

이년초(두해살이풀) 싹이 튼 이듬해에 자라 꽃피고 열매 맺은 뒤에 말라 죽는 풀

이층 나뭇잎이 떨어질 무렵 잎꼭지가 가지와 붙은 곳에 생기는 특수한 세포층

이판화(갈래꽃) 꽃잎이 한 장 한 장 떨어진 꽃.

인 식물의 씨에서 껍질을 벗긴 배아

인경(비늘줄기) 살과 즙이 많은 잎이 땅 속의 짧은 줄기 둘레를 겹겹이 빽빽하게 덮으면서 둥글게 덩어리진 것. 알줄기와 비슷하게 생겼지만, 알줄기는 줄기가 양분을 저장하면서 크게 자란 것이고 비늘줄기는 양분을 저장한 잎 여러 장이 줄기를 두껍게 덮은 것이다. 흔히 '알뿌리'라고 부르며 백합·파·튤립·수선화 등에서 볼 수 있다

인모 식물의 줄기나 잎 따위의 겉면을 덮어 이를 보호하는 잔털의 한 가지

인엽 자연 변태로 비늘같이 된 잎

일년초(한해살이풀) 싹트고 꽃이 피며 열매 맺어 말라죽는 과정이 1년 안에 끝나는 풀

잎깍지 잎의 엽편은 펼쳐져 있고 잎대에 해당한 부분만이 줄기를 싸서 깍지 모양으로 되어 있는 것

ㅈ

자방(씨방) 암술 밑의 볼록한 기관. 밑씨를 담고 있고 장차 열매가 된다. 씨방의 위치는 씨앗식물을 분류하는 중요한 기준이다

자엽(떡잎) 씨앗 속에 있는 씨눈에서 처음에 나오는 잎. 쌍떡잎식물에서는 2장, 외떡잎식물에서는 1장 나온다

자예(암술) 열매를 만드는 기관, 암술머리·암술대·씨방으로 되어 있다. 보통 한 송이에 1개씩 있지만 2개 이상 있는 종도 있다.

자웅동주(암 수 한그루) 암꽃과 수꽃이 같은 그루에 달리는 것을 말한다.

자웅이주 (암수딴그루) 암꽃과 수꽃이 각각 다른 그루에 달리는 것을 말한다.

장각과 건조과 중의 열과의 한 가지

장과 씨방이 크게 자라서 된 열매로, 조직이 무르고 과육에 살과 즙이 많다. 익어도 벌어지지 않고 속에 단단한 씨앗이 들어 있다.

장상맥 잎 꼭지의 끝에서 여러 개의 주맥이 뻗어나와 손바닥 모양으로 된 잎맥

장상복엽 소엽이 총엽병 끝에서 방사형으로 퍼져 있는 복엽

장상심렬 잎이 손바닥 모양으로 깊게 째진 모양

장일성 식물 하루의 일조 시간이 12시간 이상이면 꽃봉오리를 맺는 식물

전분 엽록소가 있는 식물의 영양 저장 물질

전연 잎의 가장자리의 생긴 모양의 하나

전엽체 양치식물의 유성세대를 사는 개체. 홀씨가 싹터 자라서 되는 배우체로, 여기에 난자와 정자를 만드는 기관이 있다

전초 식물의 천체 즉 그 식물의 뿌리·줄기·잎 꽃 할것없이 전체를 말한다

정생 줄기의 맨 끝이나 꼭대기에 나는 것

정자 수컷의 생식세포

조엽 광택이 나는 아름다운 잎

조직배양 다세포생물 개체의 조직 한 조각을 떼어 내 유리로 된 그릇에 담고 환경을 조절하고 영양분을 주면서 키워 똑같은 개체를 많이 만드는 일.

종유체 표피나 기본유조직의 세포 중에 생긴 탄산칼슘의 결정

종피(씨앗껍질) 씨앗의 겉을 둘러싼 껍질. 씨눈과 배젖을 보호하고 싹이 틀 때 물을 빨아들이는 구실을 한다

주근(원뿌리) 뿌리에서 중심이 되는 굵은 뿌리. 여기에서 곁뿌리와 뿌리털이 나온다. 쌍떡잎식물에서 볼 수 있다

주두(암술머리) 속씨식물의 암술 끝에 있는 기관. 수술의 꽃가루를 받고, 보통 겉에 뾰족한 것이 돋거나 끈끈한 진을 내보냄으로써 꽃가루가 잘 붙도록 한다

주맥(중심맥) 주된 잎맥으로, 보통 가장 굵은 맥을 말한다

주아(살눈) 잎이 발달하지 않고 줄기가 아주 커져 구슬 모양이 되거나 줄기가 자라지 않은 채 잎에 살과 즙이 많아지면서 구슬 모양이 된 것. 양분을 저장하는 기관으로, 식물체에서 쉽게 떨어져 나가 새로운 식물체로 자란다

직근 줄기에서 땅 속으로 뻗어가는 곧은 뿌리

차상맥 한 가닥의 유관속이 두 가닥으로 동등하게 갈라짐이 계속되는 잎맥

총상화서(총상꽃차례) 꽃자루 있는 꽃이 긴 꽃줄기에 여러 송이 어긋나게 달린 꽃차례. 꽃줄기 아래에서 위로 가면서 피며, 꽃자루의 길이가 거의 같다

총생 여러 개의 잎이 짧막한 등걸에서 무더기로 나는 것

총포 포가 한데 모인 것. 꽃이 여러 송이로 된 꽃차례에서, 꽃마다 달린 꽃자루가 짧아짐에 따라 꽃자루에 달린 포가 다닥다닥 붙어서 된 부분이다

총포 조각 총포를 이루는 한 조각

최유제 젖이 잘 나오게 하는 것

최종열편 마지막으로 찢어진 낱낱의 조각

추형 아랫부분이 넓고 윗부분이 송곳처럼 갑자기 뾰족한 모양

충영 식물의 잎이나 가지에 일부 곤충의 기생으로 이상발육을 하여 혹처럼 된 것

취산화서(취산꽃차례) 꽃줄기의 맨 끝에 달린 꽃 밑에서 꽃자루가 1쌍 나와 끝에 꽃이 1송이씩 달리고, 그 꽃 밑에서 또 꽃자루가 1쌍 나와 끝에 꽃이 1송이씩 달리는 식으로 피라미드 모양을 이루는 꽃차례. 꽃은 맨 위에서 아래로 가면서 핀다

취합과 열매가 여러 개 빽빽이 모여 있는 것

측근(곁뿌리) 원뿌리에서 갈라져 나온 뿌리. 식물체를 더 잘 떠받치고 땅 속의 양분을 더 잘 흡수하게 한다

측아 잎겨드랑이에 생기는 싹

코르크 부피생장을 하는 식물의 줄기나 뿌리의 주변부에서 만들어지는 보호조직

탁엽(턱잎) 잎겨드랑이에서 잎자루 양쪽에 달리는 잎. 비늘 모양

탄사 홀씨주머니 무리에서 홀씨를 튀어나오게 하는 실 모양의 기관

태좌 암꽃술의 한 부분으로 자방 안에 배주가 붙는 부분

통도조직 식물체 내에서 물이나 양분 따위가 드나드는 길 구실을 하는 조직을 통틀어 일컫는 말

통형 둥글고 길며 속은 비고 양 끝이 열린 통 모양

파상 잎 가장자리가 물결 모양인 것

평행맥(나란히맥) 잎의 중심맥에서 갈라져 나와 나란하게 퍼지는 맥. 외떡잎식물의 잎에 생긴다

평활 편편하고 미끄러운 것

포 잎이 양을 바꾸어서 된 기관. 꽃차례나 눈을 보호하고, 본래 잎에서 크기가 줄어들어서 된 것, 모양이나 질이 달라진 것. 비늘 조각 모양이 된 것, 꽃받침 바로 밑에 붙는 것, 꽃자루가 시작되는 곳에 붙는 것 등이 있다

포과 주머니 모양으로 바뀐 포에 싸여 있는 열매. 얇은 종이처럼 반투명한 열매껍질 속에 씨앗이 들어 있다

포린 소나무 같은 겉씨식물의 암꽃의 밑씨를 받치고 있는 종린의 아래쪽에 생기는 작은 돌기

포막 양치식물에서 홀씨주머니 무리를 싸는 보호기관. 얇은 종이처럼 반투명하다

포복경(가는줄기) 땅바닥을 기면서 옆으로 뻗는 줄기. 마디에서 눈을 내보내고 뿌리를 내리면서 새 포기를 만든다

포복지 기는 가지

포엽 잎의 변태로 꽃의 바로 아래나 그 가까이에서 봉오리를 싸 보호하는 작은 잎

포영 벼과 식물의 작은 이삭을 밑에서 받치는 기관. 보통 2겹으로 되어 있어 제1포영, 제2포영으로 나눈다

포자(홀씨) 홀씨 주머니에서 홀씨어미세포가 분열해서 된 무성생식세포. 다른 것과 결합하지 않고도 혼자 싹터 새로운 개체로 자란다. 스스로 배우체를 만들며, 배우체 속에서 난자와 정자가 생긴다. 민꽃식물에서 볼 수 있다

포자낭(홀씨 주머니) 홀씨를 만드는 주머니 모양의 기관. 홀씨가 다 익으면 터지면서 홀씨를 바깥으로 내보낸다

포자낭수(홀씨주머니이삭) 홀씨를 달고 있는 잎 여러 장이 이삭 모양으로 모여 있는 것. 속새류에서 볼 수 있다

표피 식물체 표면을 덮는 세포층

피침형 창처럼 생겼으며 길이가 폭의 몇 배가 되고, 밑에서 ⅓ 정도 되는 부분이 가장 넓으며, 끝이 뾰족한 모양

ㅎ

핵과 씨가 내과피가 굳어서 된 단단한 핵으로 싸여 있는 열매

혁질 질감이 가죽과 같이 두꺼운 것

합판화(통꽃) 꽃잎의 일부나 전부가 붙은 꽃

협과 콩과 식물의 열매. 속이 몇 칸으로 나뉘어 있고 칸마다 씨앗이 들어 있으며, 익은 뒤 마르면 열매껍질이 2줄로 갈라지면서 씨앗이 드러난다

형성층(부름켜) 관다발의 체관부와 물관부 사이에서 세포 1층으로 만들어지는 얇은 조직. 뿌리나 줄기가 굵어지도록 세포를 불리는 구실을 한다. 겉씨식물과 쌍떡잎식물에서 발달하여 외떡잎식물과 양치식물에서는 발달하지 않는다

호생(어긋나기) 줄기나 가지의 마디마디 잎이 방향을 바꾸면서 어긋나게 달리는 모양

호접화 나비 모양의 꽃

혼합아 꽃이 될 눈과 잎이 될 눈이 함께 있는 눈

홍백반입 한 송이의 꽃의 꽃잎이 뚜렷하게 빨강, 흰빛 등의 무늬로 되어 있는 꽃

화경(花莖꽃줄기) 꽃자루를 여러 개 달고 있는 줄기

화관 내화피나 꽃잎이 모여 나팔 모양, 접시 모양, 방울 모양 따위로 일정한 모습을 이룬 것

화분(꽃가루) 수술의 꽃밥 속에 생기는 가루 같은 생식세포

화사(수술대) 수술에서 꽃밥을 받치는 기관. 보통 가늘고 길지만 종에 따라 크기, 모양이 다르고 수술대가 없기도 하다

화서(꽃차례) 꽃이 달리는 모양. 꽃이 피는 순서에 따라 무한꽃차례와 유한꽃차례로 나누는데 꽃이 아래에서 위로 가면서 피면 무한꽃차례, 위에서 아래로 가면서 피면 유한꽃차례다.

화주(암술대) 암술머리와 씨방 사이에서 암술머리를 받치는 기관. 모양과 개수가 종에 따라 달라서 식물을 분류하는 기준으로 중요하다. 암술대가 없는 종도 있다

화탁(꽃턱) 꽃자루 맨 끝의 불룩한 부준. 꽃잎·꽃받침·수술·암술 등 꽃의 모든 기관이 붙어 있다. 접시나 사발 모양이다

화판(꽃잎) 크고 색깔이 화려하여 외화피와 뚜렷하게 구분되는 내화피. 꽃받침 위에서 암술과 수술을 싸며, 예쁜 색깔과 모양, 향기로 곤충을 끌어들여 꽃가루받이를 돕는다

화피 수술과 암술을 바깥에서 보호하는 기관. 종에 따라 1겹이기도 하고 2겹이기도 하다. 2겹일 때는 속에 있는 것을 내화피, 바깥에 있는 것을 외화피라고 한다

화피열편(화피 조각) 화피를 이루는 낱낱의 조각

환문 고리 무늬

🌸 찾아보기

발행일   2011년 3월 20일 초판1쇄 발행 | 2019년 3월 10일 초판4쇄 발행

엮은이   자연을 담는 사람들   **책임기획**   장강   **편집 디자인**   김영숙

펴낸이   박경준   **펴낸곳**   글로북스

주소   서울특별시 마포구 서교동 444-15   **등록**   2001년 7월 2일 제 15-522호

전화   02-332-4337 **팩스**   02-3141-4347